怀孕了，吃什么，怎么吃

轻松满足你的营养和胃口

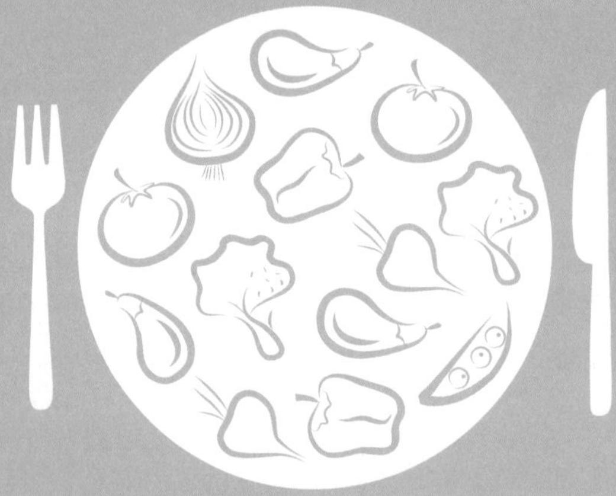

小小不适别害怕

孕期健康吃出来

妈妈宝宝系列

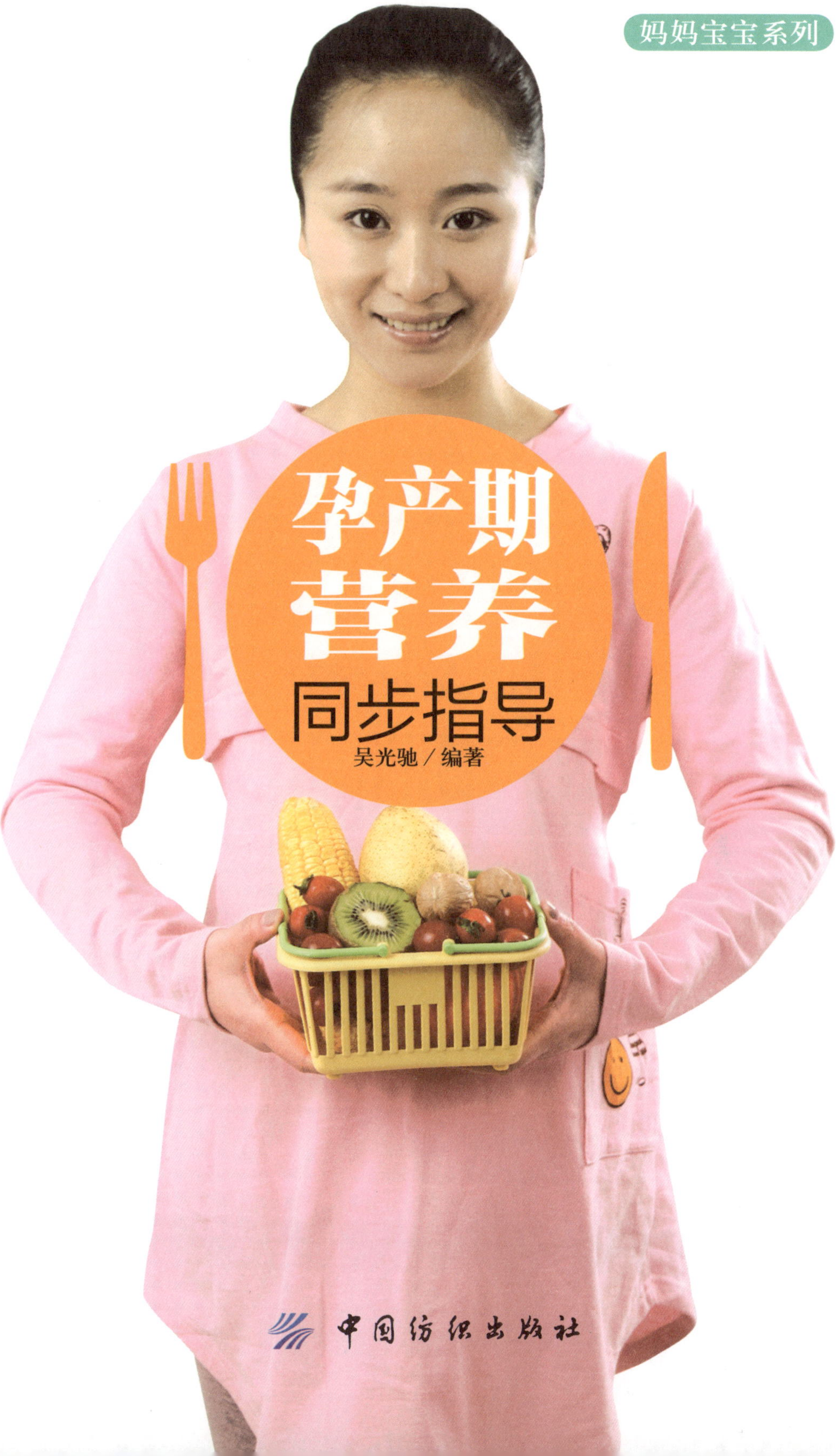

孕产期营养同步指导

吴光驰／编著

中国纺织出版社

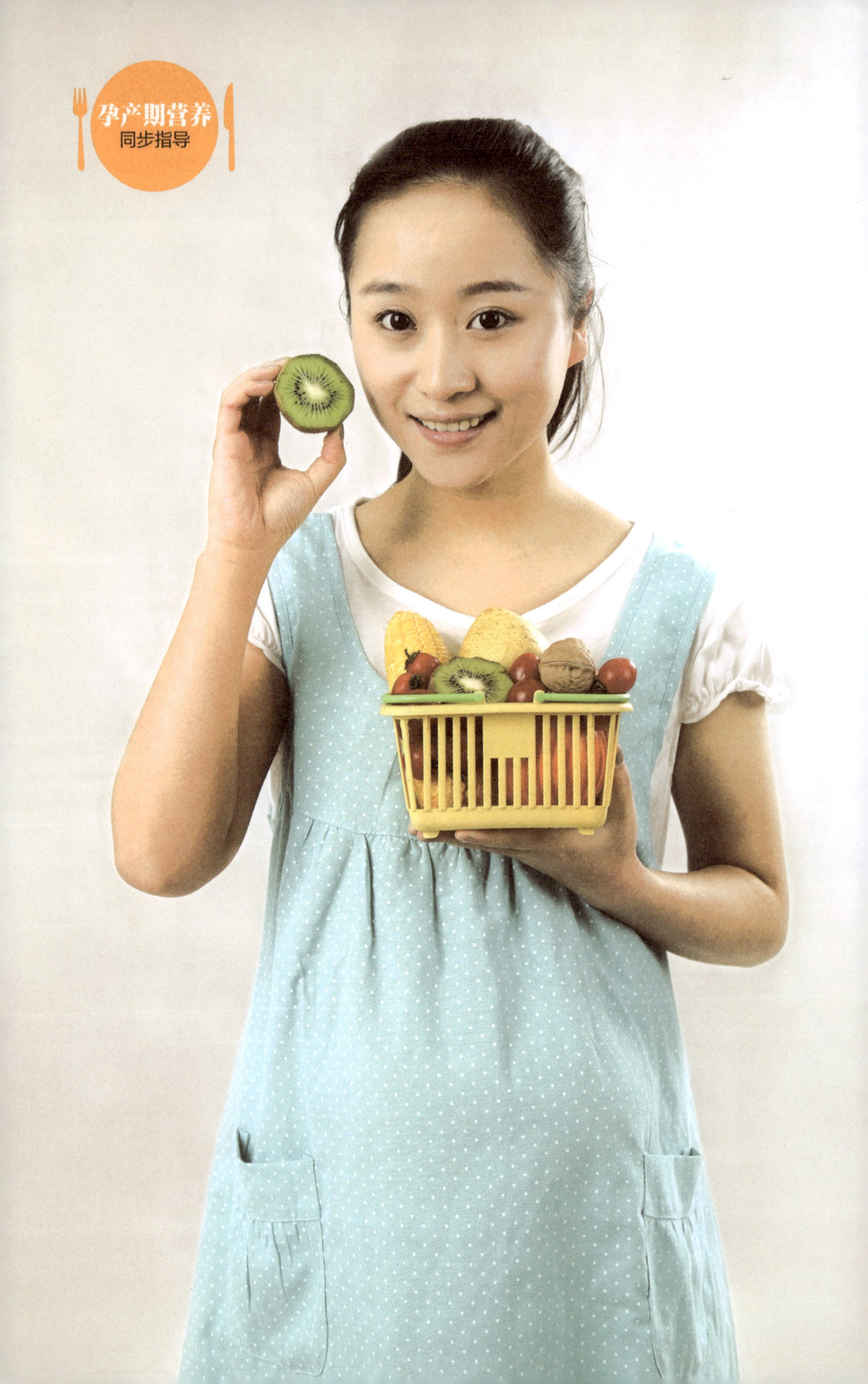

前言

怀孕了，准妈妈和家人最关心的是健康饮食的问题，因为怀胎10月的不同时期胎宝宝和准妈妈对营养的需求也会变化，所以怎样吃对、怎样吃好、怎样吃最健康是每个准妈妈最关心的问题。

本书不采用繁琐的说教，而是采用最简单的“食材+菜谱”的形式，解决准妈妈孕期可能遇到的小毛病、小困扰，看着简单，做着容易。

孕前怎样吃才能提高受孕率，预防胎儿畸形？

孕早期反应严重，吃什么能止吐？吃什么能开胃？

总是担心宝宝的安全，吃什么能安胎护胎？

孕中期妊娠纹出现，毛孔变粗大，吃什么能缓解这些烦恼？

孕晚期吃什么能让分娩更顺利？

孕期各种小毛病怎样靠吃来缓解？

分娩后吃什么能快速恢复？

坐月子吃什么奶水才能又好又足？

产后怎样吃才能恢复好身材？

……

本书分别从孕前、孕早期、孕中期、孕晚期、产后坐月子五个部分，针对每个时间段的特点，贴心为准妈妈准备了针对性的营养方案，孕期营养问题一并解决。

目录

第一章 孕前 好孕需要好营养

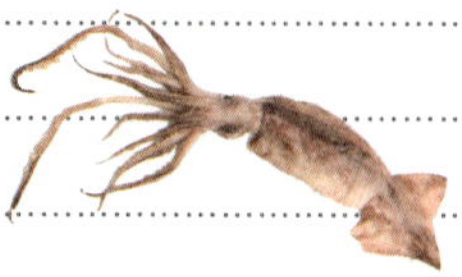

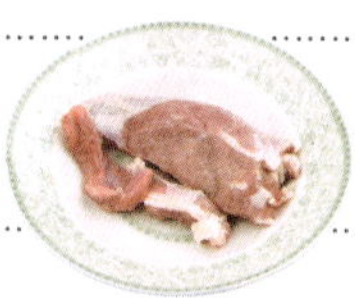

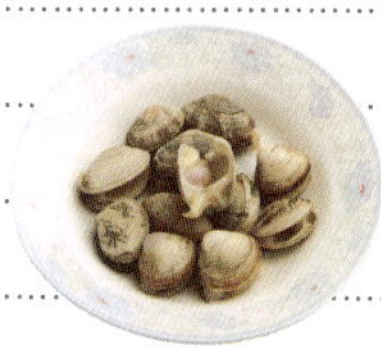

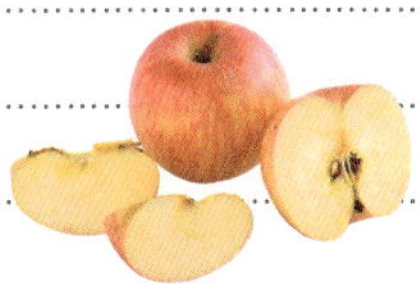

第二章 孕早期 护胎养胎的关键期

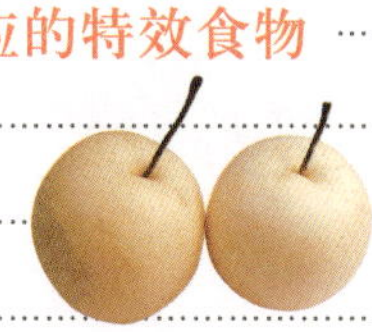

第三章 孕中期 饮食进补的黄金期

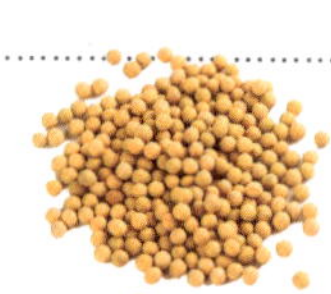

第四章 孕晚期 安全分娩的准备期

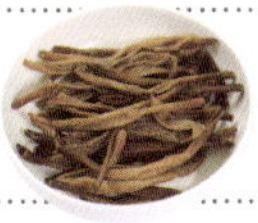

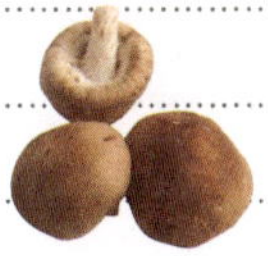

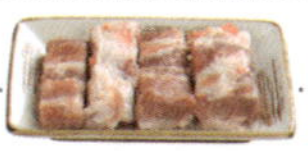

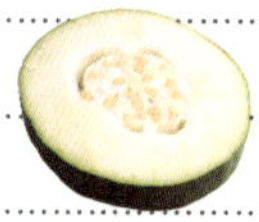

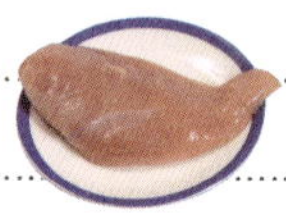

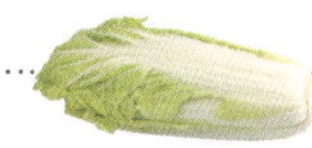

第五章 产后坐月子 恢复调养的关键期

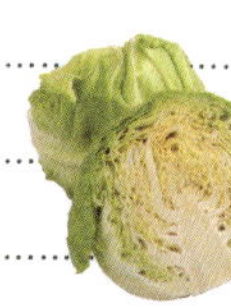

附录　怀孕期间不可不知的各种饮食、用药禁忌

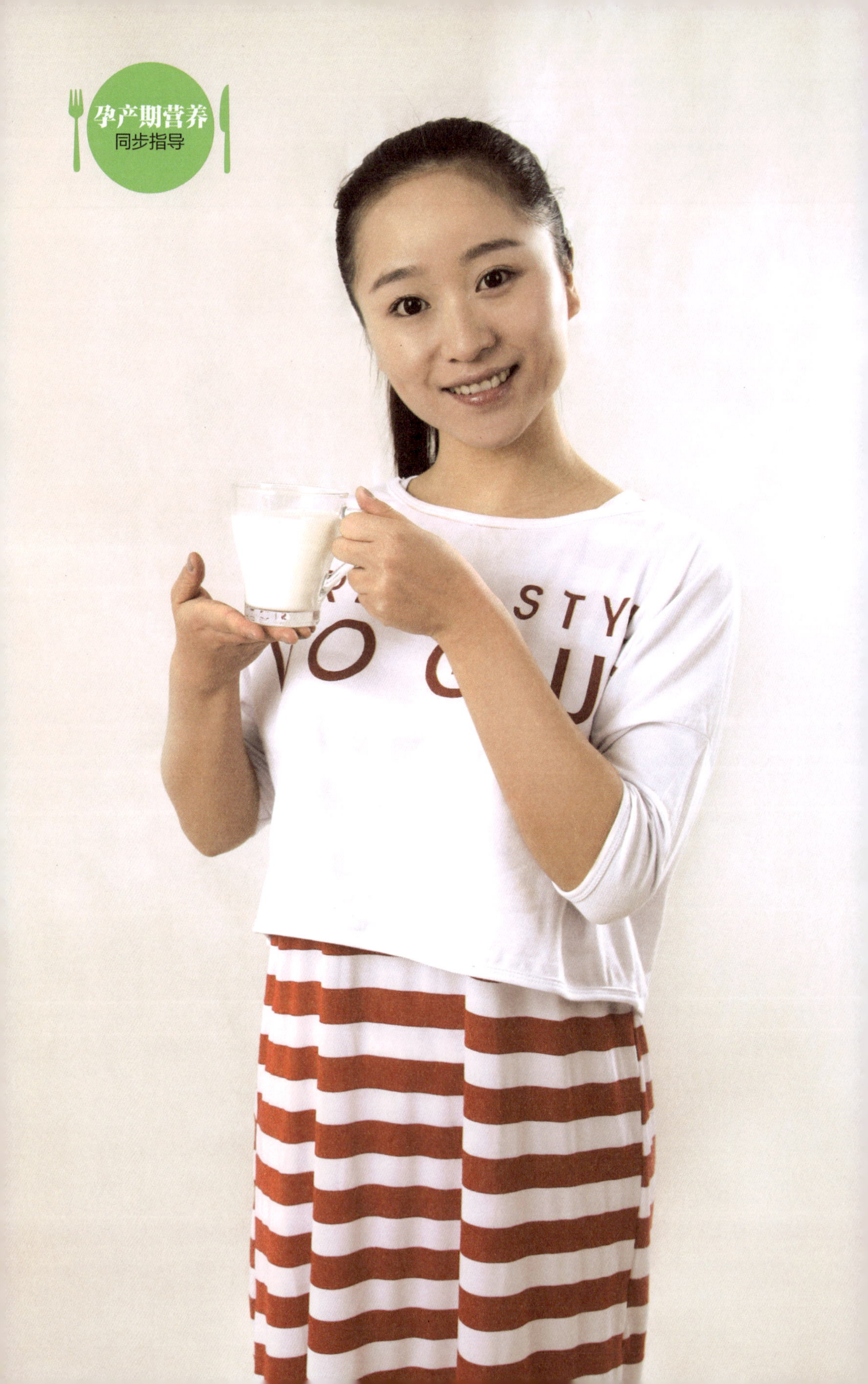

第一章

孕前 好孕需要好营养

饮食调养不应该等到怀孕以后才重视，在怀孕前半年左右的备孕时期，就需要做好饮食调养工作了。

好孕饮食细节

平衡+全面才能好孕

饮食调养就是通过摄入人体内所需的物质来维持机体的健康和正常功能。平衡饮食，可以从食物中摄取人体各部分所需的多种营养物质，保证人体各组织器官都能正常发挥功能。这也是为了最大限度保证胎儿无畸形，实现优生，并为宝宝以后的发育奠定了一个良好的物质基础。

实现标准体重

育龄妇女若体重过低，营养状况欠佳，易生低体重儿；体重过高则易导致自身发生某些妊娠并发症，如妊娠高血压、妊娠糖尿病等，而且能导致超常体重儿的出生。

合理安排饮食

体重过高者应在膳食营养素平衡的基础上减少每日摄入的总热量。原则是低热量，低脂肪，适宜优质蛋白（如鱼、鸡蛋、豆制品、瘦肉、牛奶等），以减少脂肪（如肥肉、内脏、蛋黄、坚果、植物油等）为主。体重过低者应纠正厌食、挑食、偏食习惯，减少零食摄入，保证每天膳食营养素的摄取，补充碳水化合物、优质蛋白、新鲜蔬菜水果等，脂肪按需要量摄入，不宜过多。

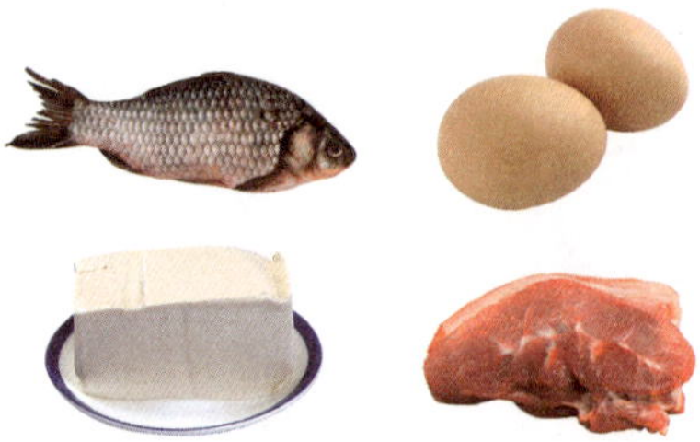

纠正营养失衡

准妈妈营养失衡会使胎宝宝发育所需的某些营养素短缺或过多，对优生不利。故在怀孕前应当对自己的营养状况做全面了解，必要时也可向营养师咨询，有目的地调整饮食，积极储存平时体内含量偏低的营养素。如机体缺铁，可适量增加牛肉、动物肝脏、绿色蔬菜、葡萄干等的摄取；缺钙可适量增加虾皮、乳制品和豆制品的摄取。

健康饮食行为

每餐不要吃得过饱，七八分饱即可，不暴饮暴食，要细嚼慢咽，延长进食时间，按进食计划把每餐食品计划好。禁烟酒及成瘾药物。

慎对进补

树立优生优育的观念是好事，但优生优育不是盲目进补，相反只要达到最基本的饮食均衡、生活规律、心情舒畅，做好孕前检查就已经足够了。

孕前补铁

人体缺铁就会出现缺铁性贫血。准妈妈孕前健康检查如发现血红蛋白值低于正常值，即可判定有轻度贫血，需要补充铁剂，把血红蛋白提高到正常水平。可补充硫酸亚铁，每天100毫克，连补3周后，复查血常规。

日常饮食补铁可以分三步走：

1 多吃一些含铁丰富的食物，如黑木耳、海带、芹菜、韭菜、芝麻、大麦米、糯米、小米、黄豆、赤小豆、蚕豆、绿豆；特别是在动物肝脏、蛋黄中铁含量更为丰富。

2 多用铁炊具烹调饭菜。做菜时尽量使用铁锅、铁铲，这些传统的炊具在烹制食物时会产生一些小碎铁屑溶解于食物中，形成可溶性铁盐，容易让肠道吸收铁。

3 多吃有助于铁吸收的食物。水果和蔬菜不仅能够补铁，所含的维生素C还可以促进铁在肠道的吸收。因此，在吃富铁食物的同时，最好一同吃一些水果和蔬菜，也有很好的补铁作用。准妈妈最好鸡蛋和肉同时食用，提高鸡蛋中铁的利用率。或者鸡蛋和番茄同时食用，番茄中的维生素C也可以提高铁的吸收率。

小贴士

孕前准爸爸为预防微量元素缺乏，也必须配合妻子一起补充微量元素。研究证明，微量元素对男性的生殖内分泌功能有重要影响，特别是影响到精液的质量。

为了给胎宝宝创造一个良好的孕育空间，最好从孕前3个月起就开始服用专门针对准妈妈的特殊需要而研制的微量营养素补充剂，切忌滥补。

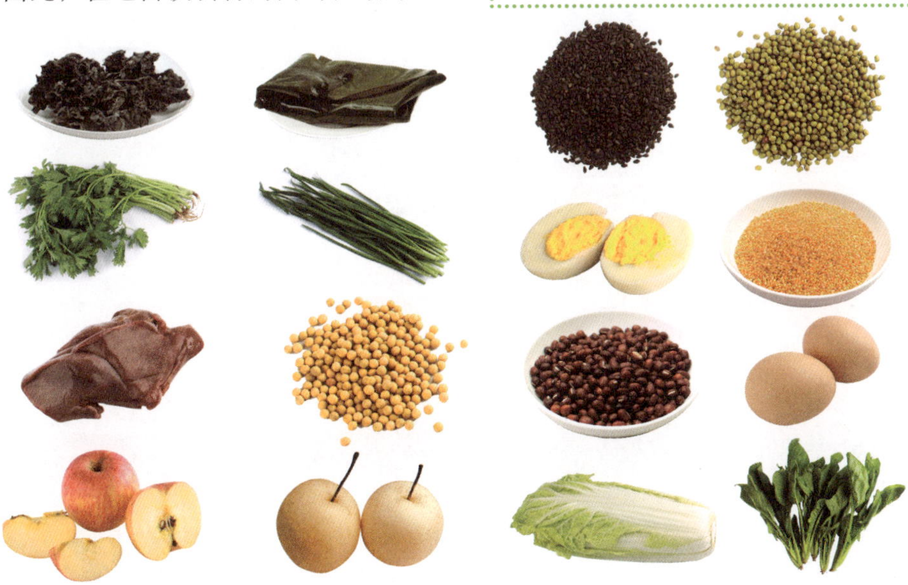

孕前补叶酸

叶酸是胎宝宝神经发育的关键营养素，准妈妈饮食中如果缺乏叶酸，有可能导致新生儿畸形。

准妈妈应该从准备怀孕的前3个月就开始补叶酸了，以给未来的小宝宝做充足的储备。孕早期是胎宝宝中枢神经系统生长发育的关键期，脑细胞增殖迅速，最易受到致畸因素的影响，如果在此关键期补充叶酸，可使胎宝宝患神经管畸形的危险性减少。进入孕中期后可停服叶酸片，多从食物中汲取就可以了。

叶酸片

人体内叶酸总量约5~6毫克，但人体不能合成叶酸，只能从食物中摄取，加以消化吸收。准妈妈一定要在医生的指导下服用叶酸片，每天约补充400~800微克叶酸，就可以满足胎宝宝生长需求和自身需要。

叶酸虽然对宝宝很重要，但是补充过量也会危害宝宝的健康。过量摄入叶酸易导致某些进行性的、未知的神经损害的危险增加。大量的临床数据显示，准妈妈对叶酸的日摄入量可耐受上限为1000微克。所以口服叶酸片一定要慎重。

含叶酸较多的食物

含叶酸丰富的蔬菜：莴笋、菠菜、番茄、胡萝卜、青菜、龙须菜、花椰菜、油菜、小白菜、扁豆、豆荚、蘑菇等。

含叶酸丰富的水果：杨梅、海棠、酸枣、石榴、葡萄、猕猴桃、草莓、梨、胡桃等。

含叶酸丰富的动物食品：动物的肝脏、肾脏，禽肉及蛋类，如猪肝、鸡肉、牛肉、羊肉等。

含叶酸丰富的豆类、坚果类食品：黄豆、豆制品、核桃、腰果、栗子、杏仁、松子等。

含叶酸丰富的谷物类：大麦、米糠、小麦胚芽、糙米等。

叶酸含量较高的10种食物

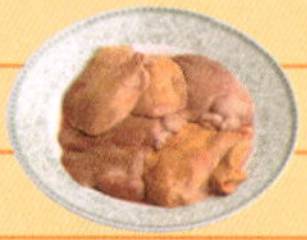
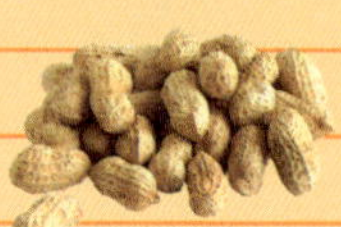
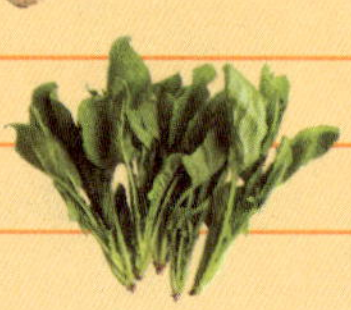

食物	含量
鸡肝	1172.2
猪肝	425.1
黄豆	181.1
鸭蛋	125.4
茴香	120.9
花生	107.5
核桃	102.6
青蒜	90.9
菠菜	87.9
豌豆	82.6

减少食物中叶酸流失的方法

含叶酸的食物很多，但由于叶酸遇光、遇热就不稳定，容易失去活性，所以人体真正能从食物中获得的叶酸并不多。如：蔬菜贮藏2~3天后叶酸损失50%~70%；煲汤等烹饪方法会使食物中的叶酸损失50%~95%；盐水浸泡过的蔬菜，叶酸也会损失很大。

孕妇奶粉提前喝

孕妇奶粉是专为准妈妈设计的配方奶粉，即使准妈妈膳食结构比较合理、平衡，但有些营养素只从膳食中摄取，还是不能满足身体的需要，如钙、铁、锌、维生素D、叶酸等。而孕妇奶粉中几乎含有准妈妈需要的所有营养素。所以准妈妈应该喝孕妇奶粉，来满足自身对各种营养素的需求。

●孕妇奶粉比鲜奶好

从营养成分来讲，孕妇奶粉优于鲜奶。

目前市售的鲜奶大多只是强化了维生素A和维生素D或钙等营养素，而孕妇奶粉几乎强化了准妈妈所需的各种维生素和矿物质。比如，所含的钙是牛奶的3.5倍，可以为准妈妈和胎宝宝提供充足的钙，防止发生缺钙性疾病。

●从备孕起就要孕妇奶粉

从准备怀孕时开始喝孕妇奶粉，这样有利于准妈妈做好受孕后的营养储备，可以提高体内营养素的水平，有利于受孕。

●不需特别补充其他营养素

如果无特殊情况，原则上不再需要补充其他营养素，以免造成营养摄取过量。孕妇奶粉里富含孕期所需的各种维生素和矿物质，基本上可以满足准妈妈的营养需要。

●怎样喝孕妇奶粉

应按照孕妇奶粉的说明，每天喝2次，早晚各1次。但由于每个人的饮食习惯不同，膳食结构也不同，所以对于营养素的摄入量也不完全相同。最好在营养专家或医生的指导下做一些恰当的增减，以免某些营养素摄入过量，甚至引起中毒。

孕妇奶粉中的营养成分比鲜奶的更适合备孕或怀孕的妈妈。

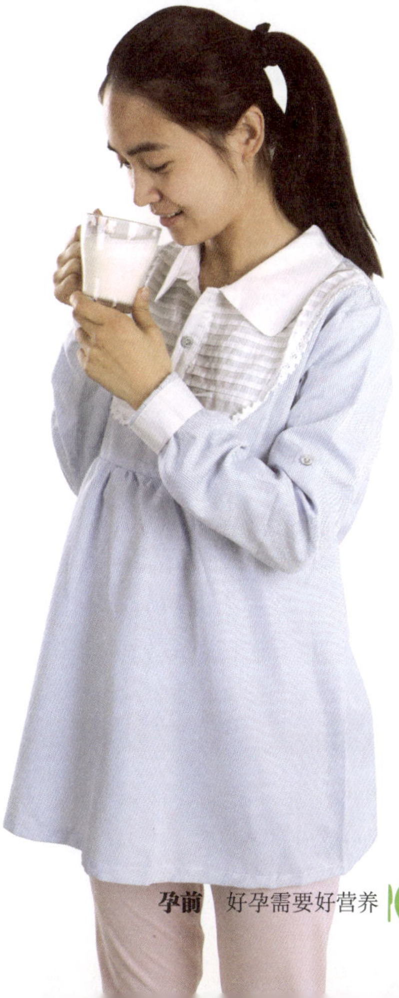

如何通过饮食改善准爸爸的精子质量

准爸爸的精子质量直接决定着未来胎宝宝的发育是否会正常，因此，准爸爸在日常饮食中需要格外注意。

保证充足的优质蛋白质

蛋白质是细胞的重要组成部分，也是生成精子的重要原材料，合理补充富含优质蛋白质的食物，有益于协调男性内分泌机能以及提高精子的数量和质量。

富含优质蛋白质的食物有深海鱼虾、牡蛎、瘦肉、鸡蛋等。

海产品不仅污染程度低，还含有促进大脑发育和增进体质的DHA、EHA等营养元素，对准爸爸十分有益。但不能超量摄入。蛋白质摄入过量容易破坏体内营养的摄入均衡，造成维生素等多种物质的摄入不足，并造成酸性体质，对受孕十分不利。

合理补充矿物质和微量元素

人体内的矿物质和微量元素对男性生育力具有同样重要的影响。最常见的就是锌、硒等元素，它们参与了男性睾丸酮的合成和运载的活动，同时帮助提高精子活动及受精的能力等生殖生理活动。锌在体内可以调整免疫系统的功能，改善精子的活动能力。人体内锌缺乏，会引起精子数量减少，畸形精子数量增加及性功能和生殖功能减退，甚至不育；缺硒会减少精子活动所需的能量来源，使精子的活动力下降。

含锌较高的食物：贝壳类海产品、动物内脏、谷类胚芽、芝麻、虾等。

含硒较高的食物：海带、墨鱼、虾、紫菜等。

多食水果蔬菜

水果蔬菜中含有的大量维生素是男性生殖生理活动所必需的。一些含有高维生素的食物，对提高精子的成活质量有很大的帮助。如维生素A和维生素E对精子的生成、提高精子的活性具有良好效果。

摄取适量脂肪

脂肪中的胆固醇是合成性激素的重要原料，脂肪中还含有精子生成所必需的脂肪酸，如果缺乏，不仅影响精子的生成，而且还可能引起性欲下降。

肉类、鱼类、禽蛋中含有较多的胆固醇，适量摄入有利于性激素的合成。尽量少吃猪肉，可多选择鱼类、禽类食物，尤其是多吃深海鱼，深海鱼中含有的必需脂肪酸，参与了激素的产生和平衡，有益男性生殖健康。

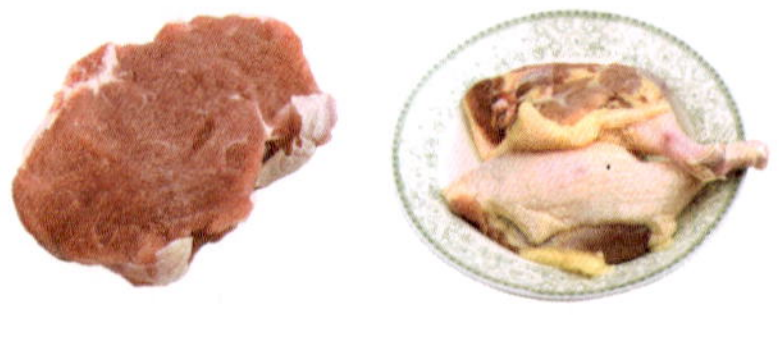

小心食物“杀精”

一些很普通的食物，其中却很可能隐藏着不为人知的秘密，比如有些食物就有“杀精”功能，准爸爸若是经常食用这些食物有可能影响准妈妈正常怀孕。

豆腐

大豆及其制品中含有丰富的异黄酮类植物雌激素，若摄入过多，自然会影响到男性体内雄性激素的水平，从而导致一系列不良后果。

研究发现，常吃大豆制品的男性，发生勃起功能障碍的概率是不常吃者的3.46倍。因此适量吃大豆制品，是避免男性出现健康隐患的最好方法。所谓“适量”，是指一周吃3次以下，每次100克左右。

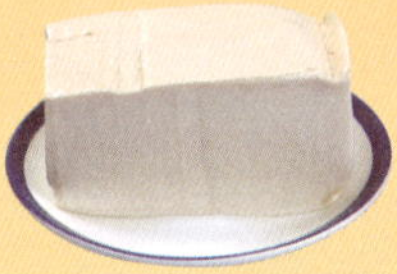

奶茶

目前市面的珍珠奶茶多是用奶精、色素、香精和木薯粉及自来水制成。而奶精主要成分氢化植物油，是一种反式脂肪。反式脂肪会减少男性荷尔蒙的分泌，对精子的活跃性产生负面影响，中断精子在身体内的反应过程。

饼干、薄脆饼、油酥饼、巧克力、色拉酱、炸薯条、炸面包圈、奶油蛋糕、大薄煎饼、马铃薯片、油炸干吃面等食物中，均含有不等量的反式脂肪。

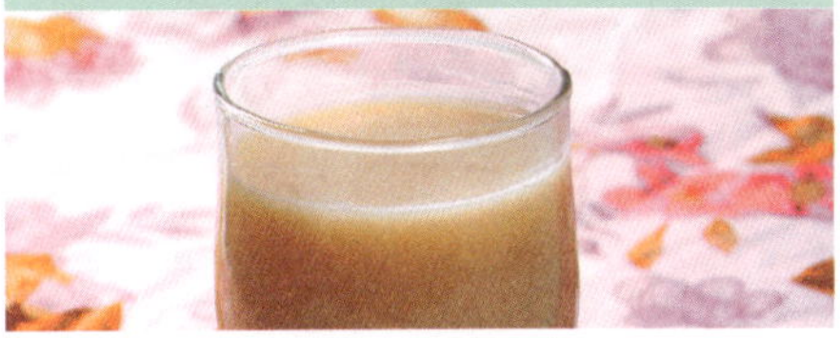

咖啡

咖啡因会刺激人的交感神经，造成性欲减退。因此平常感情起伏较大，交感神经容易兴奋的人，备孕期间最好不要喝咖啡等含咖啡因的饮料，以免压抑副交感神经，减低性欲。

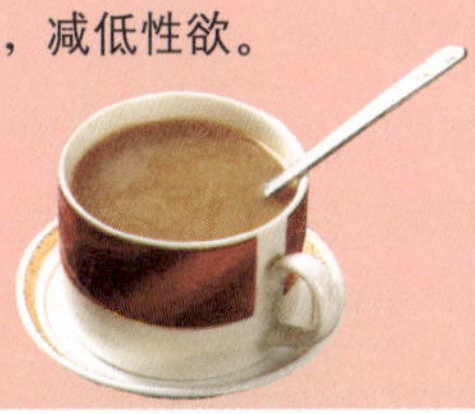

芹菜

男性多吃芹菜会抑制睾丸酮的生成，从而有杀精作用，减少精子数量。研究发现，健康良好、有生育能力的年轻男性连续多日食用芹菜后，精子量会明显减少甚至到难以受孕的程度。

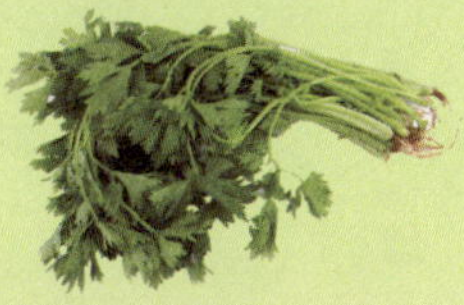

油炸和烧烤类食物

油炸和烧烤的淀粉类食物中含有致癌毒物丙烯酰胺，可导致男性少精、弱精。此外，重金属镉、农药残留均会对精子产生毒性。

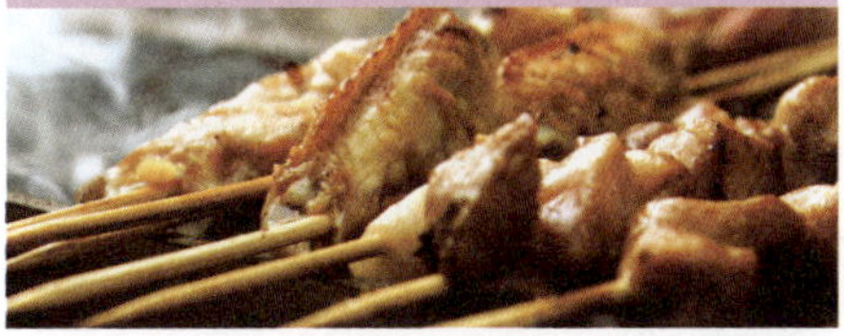

外出就餐要减少

经常外出就餐固然能省去不少麻烦，但是准备怀孕的爸爸妈妈要注意了，外出就餐存在许多不安全因素。

外出就餐可能遭遇的健康隐患主要有以下几种。

1 **可能吃到地沟油。**目前我国每年返回餐桌的地沟油有200万~300万吨。医学研究发现地沟油中的黄曲霉素强烈致癌，毒过砒霜100倍。地沟油包括各种最劣质的油，除了泔水提炼的以外，还有各种废弃的动物皮脂、内脏提炼的油、食品加工过程中反复使用过剩下的油等。地沟油会对人体产生巨大的危害。外出就餐，无法得知油的来源，所以还是少出去吃为妙。

2 **各种调味料、色素过量。**为了增加菜肴的色泽和味道，一般餐馆都会大量使用各种色素和调味料，这些都会对人体产生伤害。

3 **大量的油脂。**餐馆的菜肴在制作过程中一般都会使用大量的油，即使是优质的食用油，摄入过多也不利于身体健康。

4 **餐具消毒无保证。**餐馆由于每日餐具使用量大，可能存在清洗消毒不彻底的情况，有的餐馆根本就不消毒，经常使用这样的餐具，很容易导致各种病菌侵入，特别是传染病。即使是一次性的餐具也有很大的健康隐患，如漂白或熏蒸过的木筷就含有大量的有毒物质。

5 **食物本身不安全。**为了降低成本，有的餐馆可能用劣质的食材，特别是鱼类、肉类等，通过添加各种调味料做出看似美味的菜肴。

所以，为了生个健康的宝宝，备孕的爸爸妈妈还是减少外出就餐的次数，多自己动手制作美味吧。

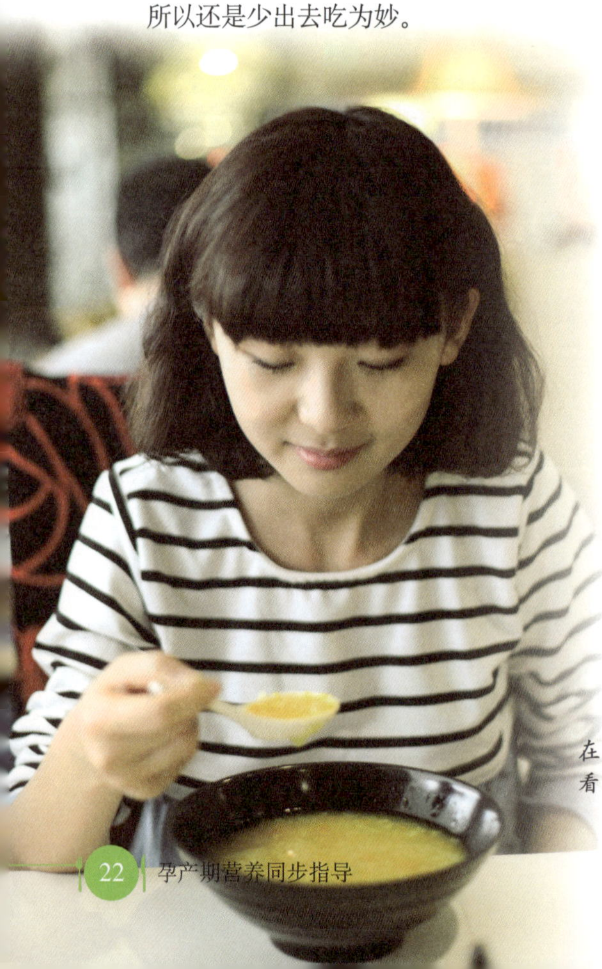

在家吃饭，不管从营养还是安全的角度看，都是整个孕期的最好选择。

孕前喝酸奶的诀窍

很多准妈妈都知道酸奶有益身体健康，但是怎样喝酸奶却大有学问。

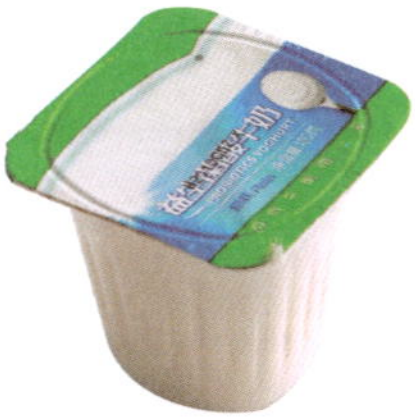

1 **酸奶和酸奶饮料。**酸奶是由优质的牛奶经过乳酸菌发酵而成的，本质上属于牛奶的范畴；而酸奶饮料只是饮料的一种，不再是牛奶。二者的营养成分含量差别很大，酸奶饮料的营养只有酸奶的1/3左右。酸奶饮料可以作为消暑、解渴的饮品，它在解渴的同时还有一定的营养价值，但是绝不能代替牛奶和酸奶。酸奶饮料中添加剂较多，备准妈妈或准妈妈最好不要喝。

2 **喝酸奶并非多多益善。**喝酸奶要注意适可而止，否则很容易导致胃酸过多，影响胃黏膜及消化酶的分泌，降低食欲，破坏人体内的电解质平衡。尤其是平时就胃酸过多、常常觉得脾胃虚寒、腹胀者，更不宜多饮。对于备孕的准妈妈，一天大约食用250~500克酸奶是比较合适的。

3 **酸奶和牛奶。**从营养价值来说，牛奶和酸奶差异不是很大。不过，与牛奶相比，酸奶更易于消化和吸收，使得它的营养素的利用率有所提高。此外，牛奶中所含的糖分大部分是乳糖，有部分成人的消化液中缺乏乳糖酶，影响了对乳糖的消化、吸收和利用，造成这些人喝牛奶后胃部不适甚至腹泻，称为“乳糖不耐受症”，此时可以用酸奶来代替牛奶。

4 **酸奶不可随意搭配。**酸奶和很多食物搭配起来都很不错，特别适合与淀粉类的食物搭配食用，比如米饭、面条、包子、馒头、面包等，口感好还营养丰富。但千万不要和香肠、腊肉等高油脂的加工肉品一起食用。因为加工肉品内添加了硝，也就是亚硝酸，会和酸奶中的胺形成亚硝胺，是致癌物。酸奶还不宜和某些药物同服，如氯霉素、红霉素、磺胺类等抗生素，它们可杀死或破坏酸奶中的乳酸菌。

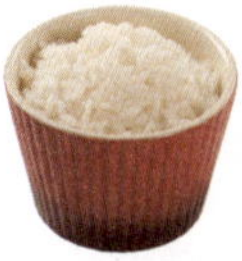
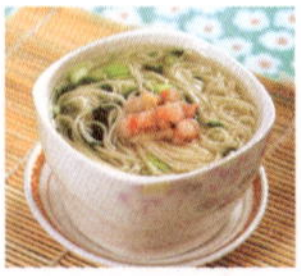
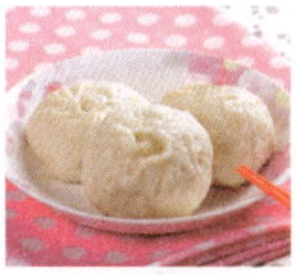

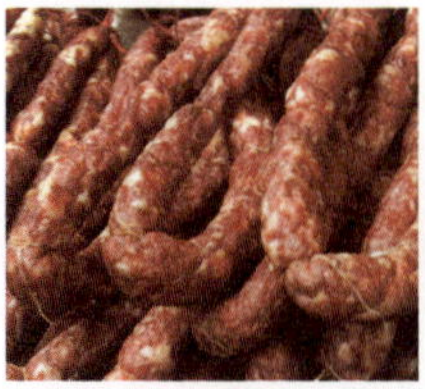
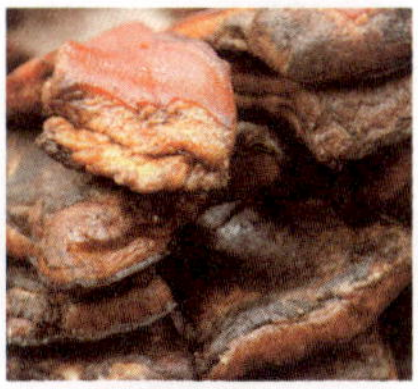

上班的准妈妈，最好别吃盒饭了

年轻的准爸妈们工作生活压力都很大，在备孕期间还要加紧工作，为将来打好经济基础，上班的时候一样吃工作餐，吃盒饭。其实，盒饭对备孕的准妈妈有着很大的安全隐患。

●盒饭中的安全隐患

1 卫生不能保证。这个每个人都了解，餐盒是否合乎卫生标准，使用的材料、加工、运输的过程是否能保证安全卫生，这些都是盒饭中的安全隐患。卫生部门的调查显示30%以上的盒饭是不符合卫生标准的。

2 营养匮乏。盒饭是最没营养的食物之一，首先加工的过程中为了口感，盐和酱油的量经常会超标，为了改善口味会使用动物油，而且做好后会放较长时间，不能马上吃，大量维生素会流失。

●自备营养便当

条件允许的准妈妈，中午最好能回家吃饭，也可以和同事到附近的饭馆拼菜吃。带饭的话，注意用符合标准的餐盒。

蔬菜加工好以后，维生素流失很快，早上做好的便当，中午蔬菜基本就没什么营养了，所以从家里带饭尽可能少带绿叶蔬菜，可以带点肉食和土豆、萝卜、冬瓜等瓜菜和根菜。

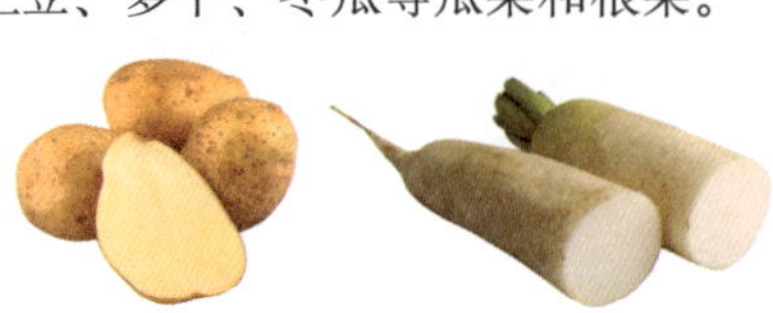

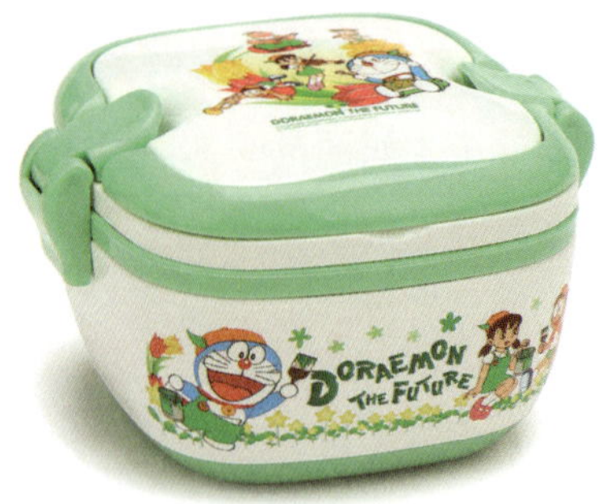

带饭上班尽量不要带绿叶蔬菜，其他时间要注意补充。

每天中午餐后或者下午工间吃一个苹果或其他水果补充维生素，午餐可以喝杯牛奶。

晚餐适当增加蔬菜的比例，以弥补午餐维生素的不足。

小贴士

时尚妈妈：健康好吃的工作餐

主食：白米饭、金银饭（小米大米按1:3比例做成的饭）或小花卷。

菜：每周一餐鱼（红烧，清蒸的鱼中午有腥味），一餐火腿带荷包蛋，三餐其他的。

水果：2个苹果，至少吃1个。

干果：干果类零食若干，随时吃一点解馋。

孕前应避免的食物

日常生活中的很多食物可能会对生育产生影响，因此，准备怀孕的爸爸妈妈一定要避免食用这些食物。

酒

酒的主要成分是乙醇，乙醇能使准爸爸身体里的儿茶酚胺浓度增高，血管痉挛，睾丸发育不全，甚至使睾丸萎缩，生精功能就会受到影响，睾丸酮等雄性激素分泌不足。准爸爸会出现声音变细，乳房增大等女性化表现。下一代发生畸形的可能性也较大。

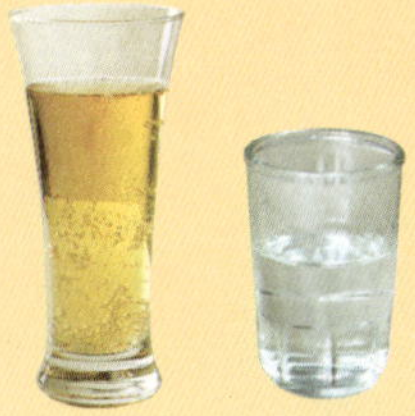

味精

味精的成分是谷氨酸钠，进食过多可影响锌的吸收，不利于胎宝宝神经系统的发育。

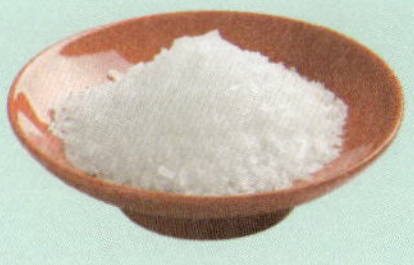

腌制食品

这类食品虽然美味，但内含亚硝酸盐、苯丙芘等，对身体很不利。

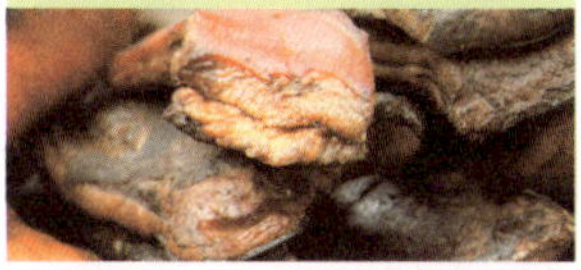

各种“污染”食品

应尽量选用新鲜天然食品，避免食用含食品添加剂、色素、防腐剂的食品、熟食。水果等要洗净后才食用，以避免农药残留。

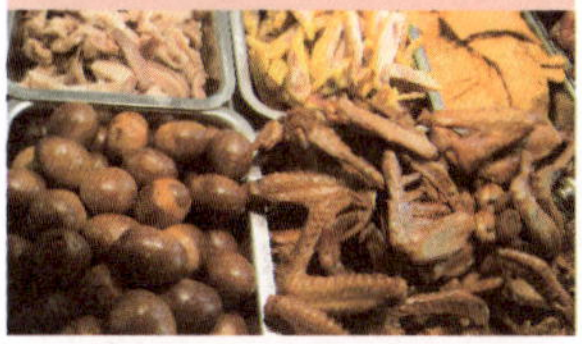

葵花子

葵花子的蛋白质部分含有抑制睾丸成分，能引起睾丸萎缩，影响正常的生育功能，故育龄夫妇不宜多食。

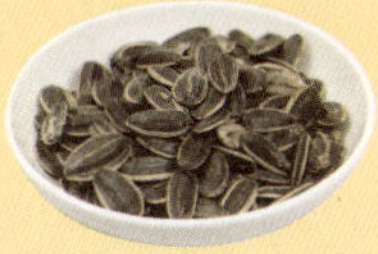

含咖啡因的食品

咖啡因作为一种能够影响到女性生理变化的物质可以在一定程度上改变女性体内雌、孕激素的比例，从而间接抑制受精卵在子宫内的着床和发育。含有咖啡因的食物主要有咖啡、茶、可乐等。

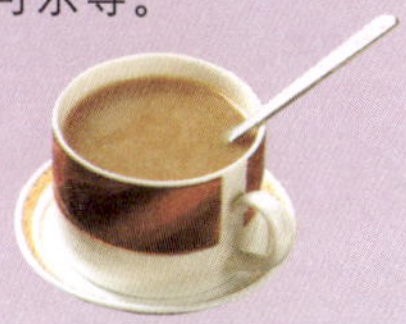

木瓜

木瓜中含有酶——木瓜蛋白酶，可与孕酮相互作用，从而达到避孕效果。

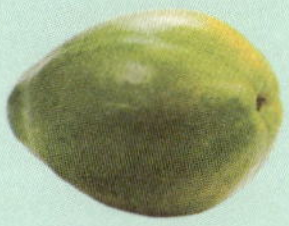

烤牛羊肉

吃烤牛羊肉易造成弓形虫感染，导致所生儿畸形。

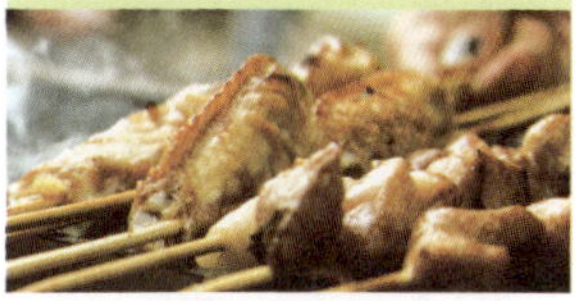

远离各种食物添加剂

为了改善食品品质、延长食品保存期、便于食品加工，很多食品中都使用了添加剂。虽然安全剂量的添加剂对人体无害，但很多时候我们并不知道哪些食物使用了过量的添加剂，若是经常或大量食用这些食物，很可能对身体造成伤害，特别是对即将孕育宝宝的父母以及将来的宝宝来说，伤害会更大。

常见的食品添加剂较多或容易超标的食品有如下类别：

1 **凉果蜜饯类：**如话梅、凉果、蜜饯、果脯和瓜果干等。这些食品在加工的过程中可能使用糖精或过量使用苯甲酸钠。经常食用会对宝宝的肝脏等脏器会造成损伤，严重影响健康。

2 **膨化食品类：**如虾条、薯片、鱿鱼酥、蔬菜圈和爆米花等。这类食品加工过程中会产生致癌物丙烯酰胺，且常使用铝的化合物当膨大剂，造成铝残留，会影响胎宝宝的智力发育。油炸薯片还容易残留高温油炸产生的致癌物质黄曲霉素。

3 **肉干鱼干类：**如牛肉干、牛肉脯、猪肉粒、鱼干和鱼片等，防腐剂、调味剂、色素都会超出安全剂量。

4 **果冻类：**五颜六色的果冻中常含有大量的色素，容易给身体造成伤害。

5 **腊肉、熏肉：**加工成腊肉后，肉中的维生素几乎全部流失。腊肉的含盐量很高，不限制容易盐超标。特别是黑心商人用廉价猪肉和有毒染料胭脂红制作的劣质腊肉，胭脂红本身有较强烈的致癌作用。

6 **速冻饺子、馄饨、包子：**长时间冷冻，盐会和肉馅、蔬菜馅缓慢氧化，变得不新鲜。为了保持饺子的外观，使其不容易破碎，速冻水饺中往往加入很多食用胶，长期食用，对人体有害。

7 **速冻鱼丸、肉丸、虾丸等：**盐有防腐作用，所以这些速冻肉食当中都含有不少的盐，在加工的时候我们往往会再放一遍盐，这样就很容易造成盐超标。

8 **各类罐头：**水果罐头中大量的糖很容易导致热量超标，维生素被破坏殆尽。伪劣罐头苯甲酸、糖精钠、甜蜜素的过量使用，会对肝脏和神经系统造成很大伤害。肉类罐头盐含量多超标，亚硝酸盐和防腐剂含量也比较高。鱼类罐头原料不明，可能含有重金属，防腐剂也会大量使用。

9 **各种商品饮料、冰淇淋等：**这类食品都含有大量人工色素和防腐剂，糖含量也会超标。

小心反式脂肪

反式脂肪没有营养价值，却可以延长食品的保质期，这正是人们大量使用它的原因。对于反式脂肪，一定要认识其危害，并在生活中尽可能避免食用。特别是备孕的父母要注意，过量反式脂肪会严重影响准爸爸精子的活性，造成不育。

反式脂肪可导致多种疾病

天然脂肪被人体吸收后约7天左右就能顺利代谢并排出体外，而反式脂肪则需要51天才能够被分解代谢、排出体外。它在人体内逗留时间非常长，这样的直接结果就是导致肥胖发生或加剧，这也是为什么吃洋快餐多的人群体型更容易在短时间内“发福”的原因之一。

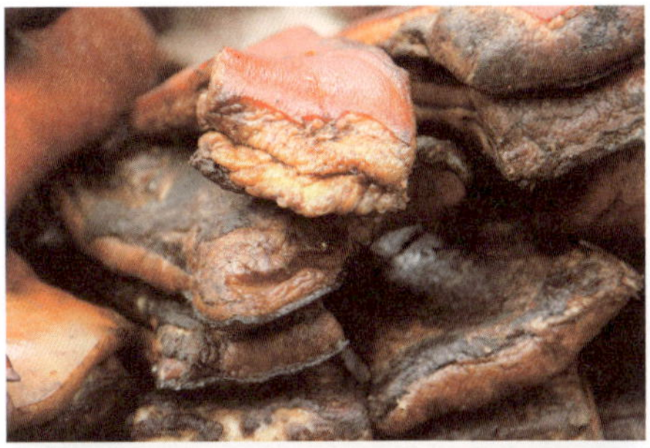

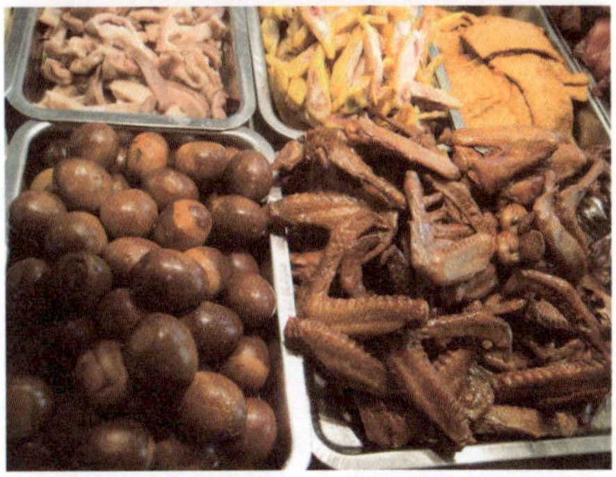

油炸食品、奶油蛋糕、成品熟食都是反式脂肪的“聚集地”。

此外反式脂肪被证实的另一大危害是会降低人体中有助于防止血管硬化的高密度胆固醇的含量，而使容易导致血管梗塞的低密度胆固醇含量增加。前者比例越高越能有效阻止血管病变，后者多的话则会增加血管疾病发生的概率。如果长期食用含有反式脂肪的食物，可能导致糖尿病、冠心病等“代谢综合征”，乳腺癌、老年痴呆症的发生率也会增高，同时还可能影响儿童生长发育和神经系统健康。产妇食用了富含反式脂肪的食品甚至会对婴儿的健康造成危害。

反式脂肪不利于怀孕

备孕父母尤其要避免过多食用含反式脂肪高的食物，避免影响精子生成活性。哺乳的妈妈也应少吃富含反式脂肪的油炸食品，否则可能导致婴儿体重下降。

一般而言，越是精加工的食物，反式脂肪含量越高，少吃精食、多吃粗粮，少吃包装食品、多吃新鲜食物，都能有效抵御过多反式脂肪进入人体。

备孕用药需谨慎

计划怀孕时应该从怀孕前3 个月就开始慎重使用药物，特别是抗生素或感冒药。优孕和药物的关系非常密切，但怀孕一般在4~5 周后才能够发觉。因此，一般在医生开处方前就要说明自己的怀孕打算，包括丈夫在内，因为很多药物也会使精子受到损伤。

有研究表明，许多药物会影响精子与卵子的质量，甚至使胎宝宝致畸。卵子从初期卵细胞发育到成熟卵子约14天，在此期间卵子最容易受药物的影响。一般来说，女性在停药20天后受孕，比较安全；但有些药物的影响时间可能更长。因此有长期服药史的女性一定要咨询医生，才能确定安全受孕时间。

备孕期间，女性要禁用哪些药物

抗酸剂、四环素类、链霉素、卡那霉素、氯霉素、磺胺类药物、阿司匹林和非那西汀、巴比妥类、激素类药、抗癌药、减肥药等都可能对生育能力及受精卵产生损害。

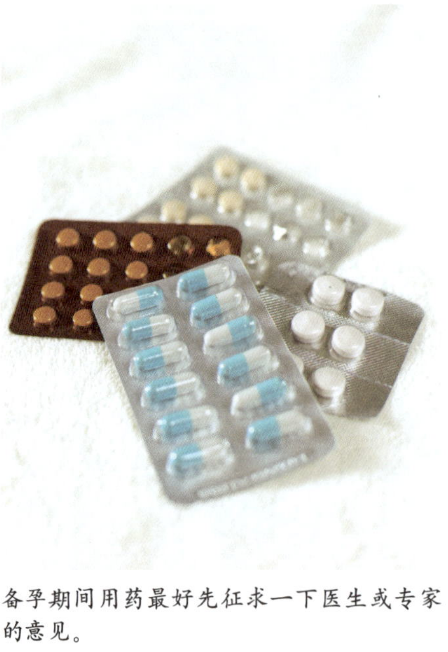

备孕期间用药最好先征求一下医生或专家的意见。

在服用感冒药和抗过敏药物之前，最好再跟医生确认一下自己是否可以服用某种药物。如果正在服用抗抑郁类药物、抗生素，或者一些治疗哮喘、暗疮、糖尿病、高血压、癫痫的药物，需要征求一下医生的意见。

备孕期间，男性要禁用哪些药物

在怀孕前的2~3个月和怀孕期，准爸爸用药一定要小心，可能的话，最好停用一切药物。

胎宝宝虽然要在母亲体内生长发育，但是如果准爸爸服用某些药物，同样会给胎宝宝的发育带来一定影响。准爸爸服用某些药物后，药物可通过血液进入睾丸，使精子受到影响，进而影响受精卵。

吃火锅存在安全风险

很多准妈妈热衷于吃火锅，殊不知，吃火锅存在潜在的健康风险。如不加以注意，很容易危害自身和胎宝宝的健康。因此建议准妈妈最好不要吃火锅。

风险一：弓形虫感染

弓形虫的幼虫往往藏匿在受感染的动物肌肉细胞中，吃火锅时，把鲜嫩的肉片放到煮开的汤料中稍稍一烫即进食，这种短暂的加热并不能杀死寄生在肉片细胞内的弓形虫幼虫，进食后幼虫可在肠道中穿过肠壁随血液扩散至全身。准妈妈受感染时多无明显不适，或仅有类似感冒的症状，但幼虫可通过胎盘传染给胎宝宝，严重者可发生流产、死胎。

风险二：汤料辛辣刺激肠胃

火锅的底料中常常含有各种香辛料，这些香辛料很容易刺激肠胃，影响宝宝的发育，若是含有不适合准妈妈食用的成分则危害更大。吃火锅的过程中，准妈妈往往不经意间就吃进了大量的麻酱，很容易造成脂肪摄入过量，影响健康。

风险三：亚硝酸盐过量

在涮煮过程中，原料中所含的硝酸盐和亚硝酸盐不断进入汤锅中，因水分蒸发而使汤汁浓缩，其中的硝酸盐和亚硝酸盐含量明显增加。亚硝酸盐摄入过量，会对准妈妈产生较大的危害。

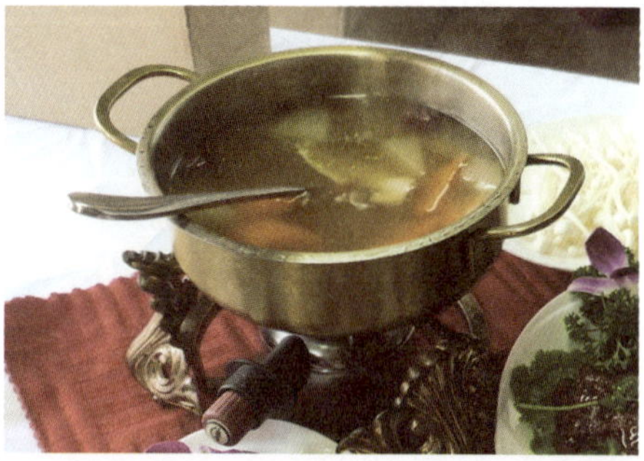

从备孕开始一直到做完月子，准妈妈都要跟火锅、麻辣烫说再见了。

风险四：容易造成上火

因为火锅浓汤的温度可高达120℃，取出即吃很易烫伤口腔、舌部、食管以及胃的黏膜。一些本来就有复发性口疮的人，吃火锅后更容易上火，口疮发生概率会高出几倍，原有的口腔黏膜炎症也会加重症状。没有口疮的准妈妈孕期抵抗力下降，很容易由此引发口疮。

风险五：环境污染

吃火锅时，若是使用明火的火锅，燃烧过程中氧气消耗、涮煮所产生的水蒸气以及燃烧所产生的一氧化碳和二氧化碳等气体，使得就餐环境的空气质量严重下降，造成室内空气不流通和严重缺氧，危害胎宝宝的健康。

好营养带来好孕

增强精子活性饮食

精氨酸是精子形成的必需成分，并且能够增强精子活力，对维持男性生殖系统正常功能有重要作用。鳝鱼、海参、墨鱼、章鱼、木松鱼、芝麻、花生仁、核桃等食材精氨酸含量高，可适当多吃一些。

海参

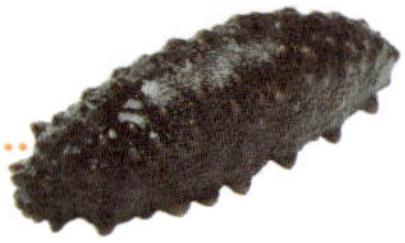

海参有滋阴益阳的效果，对促进精子形成，增强精子活性有一定作用。

海参虾肉汤

原料：虾仁60克，海参150克，姜、大葱、盐各适量。

做法：❶ 将虾肉洗净，沥干水；将发好的海参洗净切丝；姜洗净，切丝。

❷ 葱去须洗净，切段；起油锅，加清水适量，大火煮沸；海参放入沸水锅内，小火煮1小时；放虾肉、姜丝煮。

❸ 煮20分钟，放葱、盐调味即可。

红枣海参淡菜粥

原料：粳米100克，海参50克，红枣（干）10克，淡菜（干）10克。

做法：❶ 将红枣洗净，去核并切成片。

❷ 海参用清水发透，切成颗粒；淡菜洗净切成小块。

❸ 大米淘洗干净，将大米置于锅中，加入红枣、海参、淡菜及少量清水，用大火煮沸，再改用小火煮45分钟即成。

海参百合粥

原料：水发海参50克，银耳10克，薏米30克。

做法：❶ 海参切小块，薏米泡2小时，银耳泡10分钟。

❷ 锅内加水，放入海参，薏米烧开后小火熬半小时，放入银耳继续熬20分钟即可。

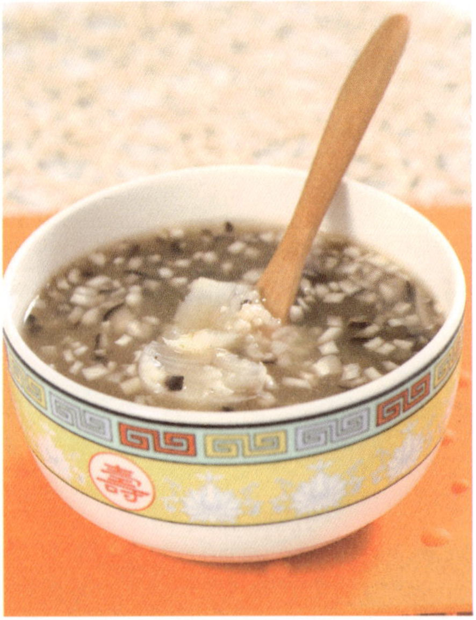

鳝鱼

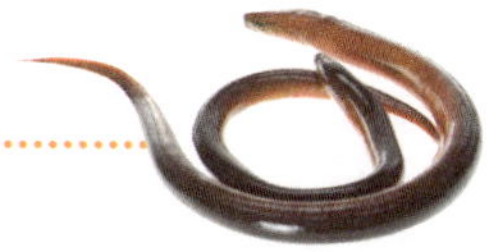

鳝鱼能补气养血、温阳健脾、滋补肝肾，有助于增强男性性功能，改善精子质量。

清炒鳝鱼丝

原料：鳝鱼肉200克，青椒100克，料酒、味精、盐、姜丝、葱丝、花生油、香油各适量。

做法：❶ 鳝鱼肉切成丝，入沸水中烫去血污，捞出。

❷ 青椒去蒂、子洗净切丝；锅中加花生油烧热，下入姜葱丝爆锅，加入鳝鱼丝、青椒丝，烹入料酒、加盐、味精炒熟，淋入香油，出锅即成。

鳝鱼茄子

原料：紫皮长茄子500克，酱油、白糖、盐、五香粉各适量。

做法：❶ 茄子洗净，在正反两面斜刀切，每条分两段，放入盐水中浸泡。

❷ 锅内放油烧热，放入茄子炸熟捞出，控干油。

❸ 锅内留底油，放入茄子、少量水和调料入味，汁浓时起锅即可。

鳝鱼粥

原料：大米80克，鳝鱼2条，姜、葱、料酒、盐、胡椒粉各适量。

做法：❶ 大米淘洗干净，加水适量浸泡20分钟；鳝鱼杀好、洗净、切丝；姜洗净切丝，葱洗净切段。

❷ 大米及浸米的水一起下锅煮开，改小火熬粥；将鳝鱼丝用开水加1大匙料酒焯水捞出，放入粥内同煮，再加姜丝和盐调味。

❸ 待鳝鱼熟软时熄火，撒上葱花和胡椒粉，盛出食用即可。

鳝鱼粉丝汤

原料：鳝鱼250克，粉丝75克，盐、胡椒粉、料酒各适量。

做法：❶ 粉丝用开水泡软后捞出备用；鳝鱼宰杀，剔骨，洗净。

❷ 将鳝鱼骨放入锅内加水熬煮清汤，盛出备用。

❸ 锅内放一半鳝鱼骨清汤，把粉丝、鳝鱼肉分别放入烫透，捞出，装在砂锅里。

❹ 在砂锅中放入另一半鳝鱼骨清汤，烧沸，加入盐、料酒略烧，撒上胡椒粉即可。

红枣鳝鱼汤

原料：鳝鱼300克，红枣5枚，食用油、盐、姜片各适量。

做法：❶ 起油锅，放入鳝鱼块、姜片、盐，炒至鳝鱼块半熟。

❷ 将红枣放入锅内，加清水适量，大火煮沸后，改小火煲1小时至熟，调味食用。

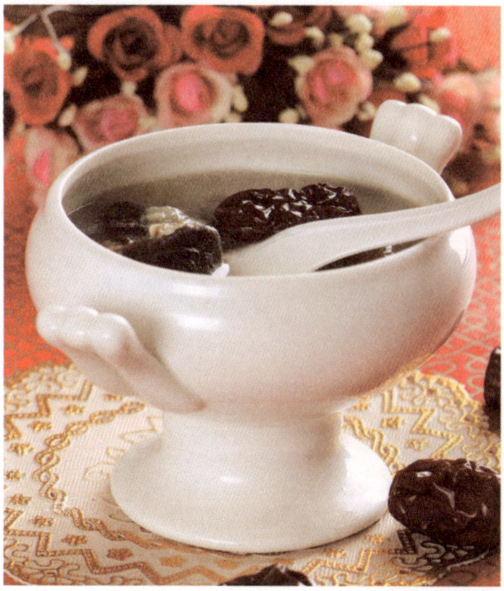

鱿鱼

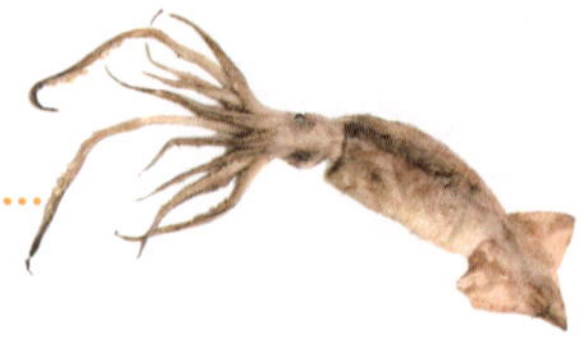

鱿鱼含有丰富的微量元素和蛋白质，对精子的形成和保持精子活性都有积极作用。

白烩鱿鱼丝

原料：鲜鱿鱼500克，鲜香菇25克，木耳25克，葱姜蒜、香油、料酒、水淀粉、盐、花椒各适量。

做法：❶ 鱿鱼清洗干净，切成丝，过沸水焯一下捞出；木耳、香菇洗净切丝。

❷ 葱姜蒜入油锅爆香，放入鱿鱼丝翻炒，再放入木耳、香菇、盐和料酒，翻炒均匀，加入少许开水和味精，烧开后加水淀粉勾芡，淋香油出锅即可。

孜然鱿鱼

原料：鲜鱿鱼1只，白醋、盐、孜然粉、葱末、姜片、蒜蓉各适量。

做法：❶ 将鱿鱼剪开，把墨囊取出，剥下皮，剪去内脏并冲洗干净。

❷ 将鱿鱼切成花刀片，放沸水中焯一下捞出沥干。

❸ 锅中放油烧热后放入葱末、姜片炝锅。

❹ 倒入鱿鱼快速翻炒再放入白醋、盐、孜然粉将鱿鱼炒熟透即可。

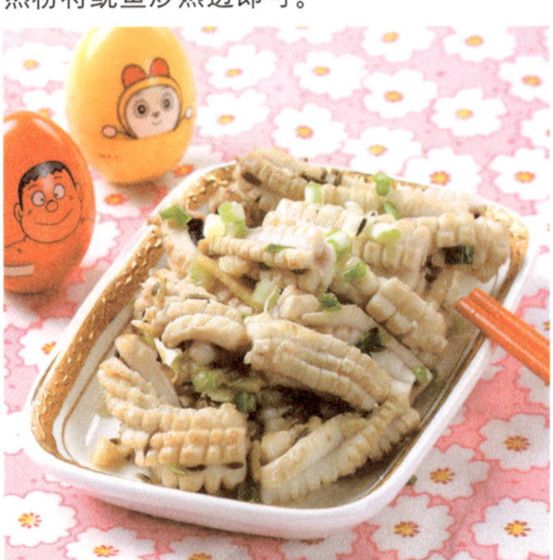

宫保鱿鱼

原料：鱿鱼500克，干辣椒25克，料酒、酱油、糖、醋、香油、色拉油各适量。

做法：❶ 鱿鱼外膜撕掉，洗净，在内部斜切交叉花纹，再切成长方块。

❷ 将鱿鱼放入开水中汆烫片刻，卷成圆筒花状后，取出沥干。

❸ 锅中倒入适量色拉油，烧热后爆香干辣椒，加入料酒、糖、醋、酱油和香油，接着放进鱿鱼卷翻炒，拌匀即可。

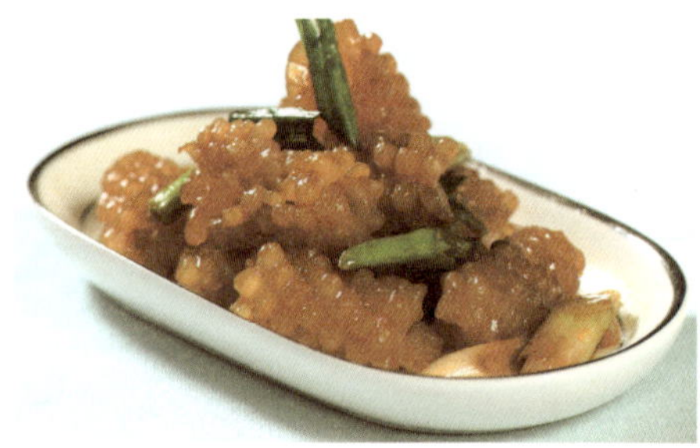

佛手瓜炒鱿鱼

原料：佛手瓜300克，鱿鱼1条，猪瘦肉50克，料酒1小汤匙，盐少许，淀粉1小汤匙，柿子椒1个，葱白1/2根，料酒、盐各少许，油4大汤匙，胡椒粉、香油各适量。

做法：❶ 将发好的鱿鱼浸入少量料酒，切丝；猪肉切丝，放入料酒、淀粉、盐的佐料腌泡。

❷ 佛手瓜洗净，切成细丝，柿子椒去子，切丝，葱切斜片；油锅烧热，放入猪肉煸炒，变色后取出待用。

❸ 油锅烧热，放入葱、鱿鱼、佛手瓜、柿子椒翻炒，加入肉、盐拌匀，撒入胡椒粉，淋上香油即可。

黑芝麻

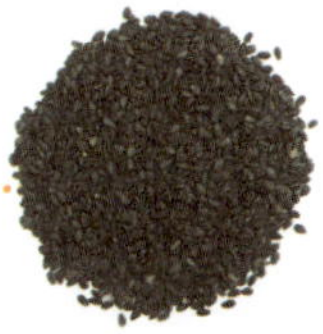

黑芝麻有“补肝肾，益精血”的作用，其中的卵磷脂和各种氨基酸及微量元素都有助于提高精子活性。

芝麻鸡汤

原料：鸡1只，黑芝麻20克，红枣15克，姜、盐各适量。

做法：❶ 鸡洗净，切块，开水稍烫，除去血水；姜切片；红枣洗净。

❷ 鸡块、芝麻、红枣、姜一起放入沸水锅中，中火煲半个小时，用盐调味即可。

豆浆芝麻糊

原料：豆浆300毫升，黑芝麻20克。

做法：❶ 将黑芝麻放小磨中磨碎。

❷ 将磨碎的粉与豆浆调匀，放入锅中煮沸即可。

黑芝麻大米粥

原料：黑芝麻15克，粳米100克。

做法：❶ 黑芝麻放入锅中炒黄；粳米洗净。

❷ 将粳米放入锅中，加适量水，熬至六成熟时，加入黑芝麻，继续熬至粥成。

芝麻韭菜

原料：韭菜500克，芝麻20克，盐、油各适量。

做法：❶ 把韭菜择洗干净，切3厘米长的段，放入盘中。

❷ 把芝麻炒熟，放入韭菜段内。

❸ 锅内加油烧热，将韭菜和芝麻倒入锅内炒熟加盐调味即可。

芝麻藕片

原料：莲藕500克，黑芝麻50克，料酒、白糖、甜面酱、姜末、葱末、盐各适量。

做法：❶ 将藕去皮洗净，切两半，改刀切成薄片。

❷ 炒锅注油烧至六成热，放入藕片炸至微黄色，捞出控油；锅内留少许油，下入葱姜末、甜面酱略炒，加水、白糖、料酒，放入藕片拌匀，撒上黑芝麻翻匀即可。

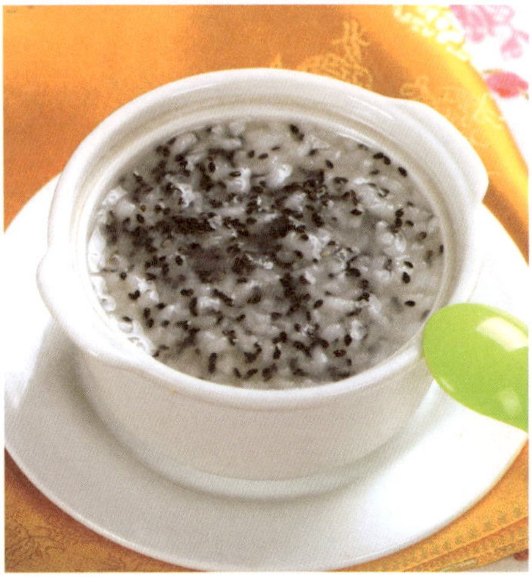

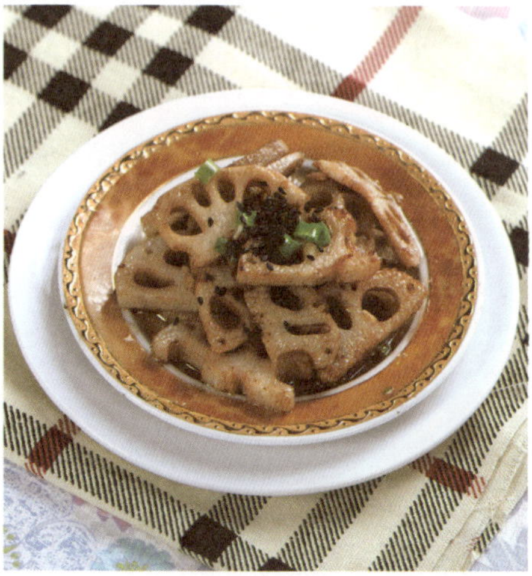

核桃

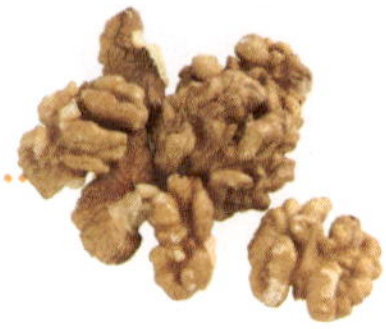

核桃有补肾助阳的作用，对遗精阳痿、精子活性低都有较好的食疗效果。

香椿苗拌核桃

原料：香椿苗100克，核桃8个，盐、生抽、白醋、橄榄油各适量。

做法：❶ 核桃剥出桃仁，用开水烫一下，去掉核桃衣。

❷ 香椿苗掐掉根部，用淡盐水洗净，再用凉开水淘洗。

❸ 在核桃仁和香椿苗中放入盐、生抽、白醋、橄榄油各适量，拌匀即可。

老醋核桃仁

原料：核桃20个，盐、醋、香油各适量。

做法：❶ 用核桃专用去壳器把外皮剥掉。

❷ 核桃仁清洗后泡进清水中，浸泡一夜。

❸ 核桃仁泡好后，用手剥掉核桃仁上的红色外皮。

❹ 剥好的核桃仁放入容器中，调入盐、醋、香油，拌均匀即可。

杏仁核桃汤

原料：核桃仁40克，甜杏仁12克，冰糖适量。

做法：❶ 将核桃肉、甜杏仁分别洗净沥干，放入锅内炒至熟香变脆后研末。

❷ 每日早餐后，取2匙冲水，加适量冰糖饮用。

桃仁松子玉米粥

原料：核桃仁15克，松子仁15克，玉米粒100克，大米100克，白糖适量。

做法：❶ 将核桃仁切成粒，松子仁、玉米粒洗净，大米用清水洗净。

❷ 瓦煲内注入适量清水烧开，加入大米，改小火煲至米八成熟。

❸ 放入核桃仁、松子仁、玉米粒，调入白糖，继续煲30分钟即可。

桃仁丝瓜

原料：丝瓜300克，核桃仁50克，高汤、盐、料酒、水淀粉、香油各适量。

做法：❶ 丝瓜刮去外层老皮，切滚刀块；锅烧热下油至五六成热时，下入丝瓜略炸，再下核桃仁滑透，同丝瓜一同捞出控油。

❷ 原锅加高汤、盐、料酒，放入丝瓜、核桃仁，大火煮沸，用水淀粉勾芡，淋入香油即成。

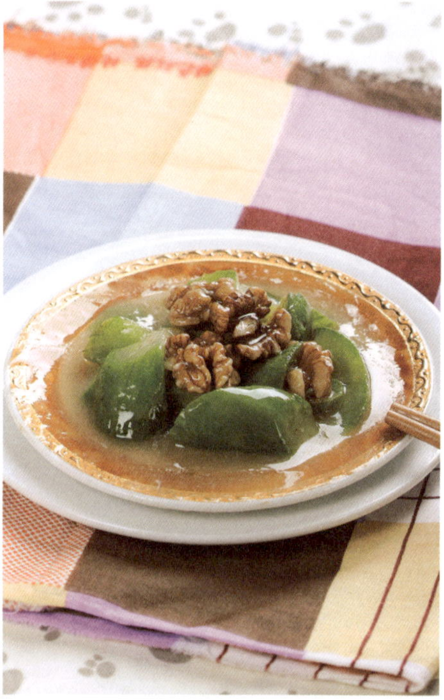

花生

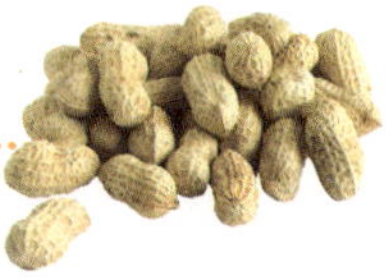

花生有扶正补虚的作用，对体虚血弱导致的精子过少、活力不强，有一定的改善作用。

煮花生米

原料：花生仁（生）150克，栗子（鲜）50克，牛蹄筋100克，盐适量。

做法：❶ 将花生米、牛蹄筋用温水泡软；栗子去壳备用。

❷ 将牛蹄筋与栗子仁、花生仁一同入锅，加适量清水煮至熟烂，加少许盐调味即可。

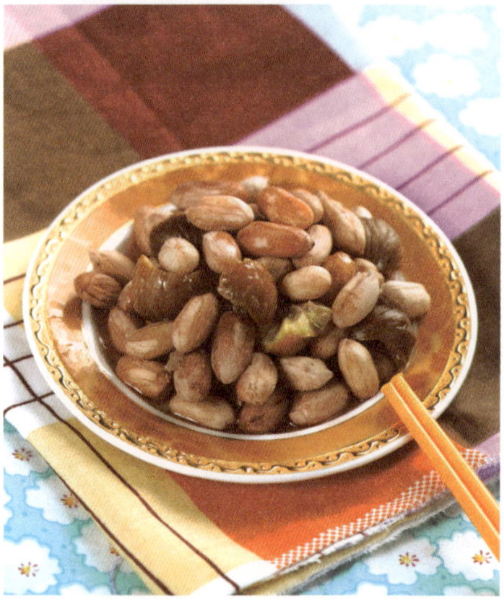

糯米花生麦粥

原料：粳米100克，花生仁（生）50克，麦仁50克，冰糖75克。

做法：❶ 糯米、麦仁洗净，用冷水浸泡2~3个小时，捞起，沥干水分。

❷ 花生仁洗净，用冷水浸泡回软；锅中加入约1000毫升冷水，将麦仁、花生仁放入，用旺火烧沸，然后加入糯米，改用小火熬煮至熟。

❸ 冰糖下入粥中，搅拌均匀，稍焖片刻，即可盛起食用。

黄瓜拌花生米

原料：花生仁（生）300克，黄瓜200克，盐、香油各适量。

做法：❶ 花生仁洗净，煮熟，捞出后用冷水浸凉，沥尽水分。

❷ 黄瓜洗净，切成与花生米同样大小的丁块，同煮熟的花生米掺在一起装盘，加入适量的盐和香油拌匀即可。

花生衣红枣汁

原料：花生仁（生）100克，红枣（干）50克，红糖15克。

做法：❶ 花生仁用温水泡半小时，取皮。

❷ 枣洗净后温水泡发；枣与花生米皮同放锅内，倒入泡花生米的水，再加清水适量，小火煎半小时；捞出花生衣，在汁中加适量红糖即成。

花生杏仁粥

原料：粳米200克，花生仁（生）50克，杏仁25克，白糖20克。

做法：❶ 花生仁用冷水浸泡回软，杏仁焯水烫透。

❷ 粳米洗净，浸泡半小时，沥干水分，放入锅中，加入2000毫升冷水，大火煮沸，转小火，下入花生仁，煮约45分钟，再下入杏仁及白糖，搅拌均匀，煮15分钟即可。

孕 前
孕早期
孕中期
孕晚期
坐月子

壮阳食物助好孕

对于肾虚、性功能不强的准爸爸来说，在备孕期间，可以多吃一些壮阳食物来提高性功能，令夫妻性生活更和谐，提高受孕概率。

猪肝

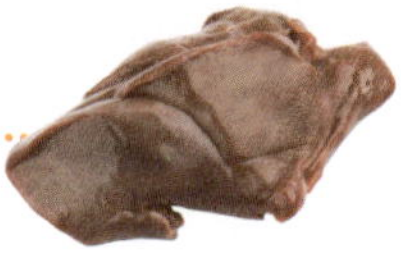

中医认为：肝藏血，肾藏精，精血同生，故肝阴和肾阴相互滋养，肝肾相生。猪肝有补肝、明目、养血的功效，适量食用可助肾生精。

猪肝茼蒿汤

原料：猪肝150克，茼蒿200克，鸡蛋1个，盐适量。

做法：❶ 茼蒿洗净，切成段，沥干水分。
❷ 猪肝洗净，切薄片；鸡蛋搅成蛋液；瓦煲内加水，煮至水沸，放入猪肝，煮熟。
❸ 放入茼蒿，最后放入鸡蛋液，搅成蛋花；出锅前放入盐调味，即可。

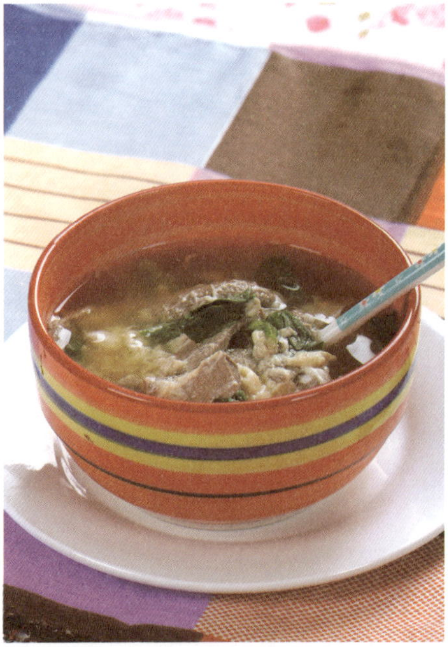

猪肝金针菇西红柿汤

原料：猪肝100克、金针菇100克、西红柿1个、植物油、生姜、盐、豆粉、料酒、香菜叶各适量。

做法：❶ 金针菇洗净备用；西红柿用开水烫过去皮，切块备用；生姜洗净、切丝备用。
❷ 猪肝洗净、切片，用豆粉、料酒、姜丝、盐码味，再用开水煮至豆粉凝固即可，捞出备用。
❸ 锅里加水，加点植物油，把西红柿、金针菇放进去烧开3分钟，再下猪肝煮1分钟，最后加盐调味，撒上香菜叶即可。

苦瓜猪肝汤

原料：菠菜120克，猪肝120克，苦瓜1根，猪油（炼制）10克，姜、大葱各5克，盐3克，味精1克。

做法：❶ 菠菜洗净在沸水中烫片刻，切段。
❷ 鲜猪肝洗净切薄片；葱切段，姜拍破。
❸ 先把猪肝放入煲罐中用温火熬20分钟，八分熟时加入姜、葱、熟猪油；煮几分钟后，下入苦瓜和菠菜，小火煮1分钟即可。

鸡肝

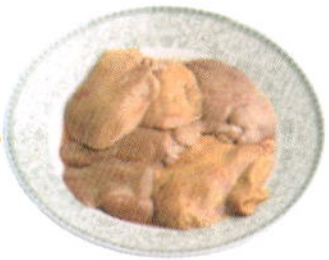

鸡肝有补肝、补肾、安胎、止血的作用。特别是用来补肝脏，较其他动物肝脏作用更强，而且可暖胃。

盐肫肝

原料：鸡肫250克，鸡肝250克，盐200克，猪油（炼制）50克，味精10克，香油10克。

做法：❶ 先把鸡肝洗净切件，再将鸡肫剖开除净内膜，用水清洗后用刀直横切花纹，形成球形，再清洗备用。

❷ 另备瓦钵烧热，放下猪油、盐、味精，炒热搅匀，再将鸡肝、鸡肫放入用文火烧至4～5分钟便熟，取出装碟洒上少量香油即成。

鸡杂粥

原料：鸡肝50克，鸡肫50克，大米150克，姜3克，韭菜花20克，酱油20毫升，盐2克。

做法：❶ 大米淘洗干净加水煮成粥；鸡肝洗净，放在水中去血水并换水2~3次。

❷ 鸡肫洗净，并在表面划数刀。

❸ 姜去皮切丝。

❹ 锅里倒入调味料中的酱油和水半杯一同煮开，再放入鸡肝、鸡肫和姜丝，开锅后改用小火煮至入味。

❺ 把韭菜花放在加了盐和油的热水中烫成翠绿色，和上步制成的材料一起放入热腾腾的白粥中就可以了。

鸡肝枸杞汤

原料：鸡肝200克，枸杞子15克，冬笋10克，菠菜10克，藕粉5克，八角2克，盐2克，白酒5毫升，姜汁5克。

做法：❶ 将鸡肝切成约2厘米厚，放入煮沸的鸡汤内，加入姜汁，片刻捞起，便可去除腥味。

❷ 冬笋洗净煮熟，切成薄片。

❸ 菠菜用加盐的滚汤烫至青色时捞起，切成段。

❹ 放枸杞子和八角入汤内，煮30分钟，然后加入鸡肝和笋片同煮。

❺ 汤煮片刻后加盐调味，再加入藕粉使之成胶黏，并加少许酒，最后加入菠菜和适量胡椒粉。

鸡肝小米粥

原料：小米100克，鸡肝30克，菟丝子15克，料酒、酱油、盐、味精各适量。

做法：❶ 鸡肝切成极薄的片，放入碗内，加料酒、酱油拌匀，腌制入味，菟丝子用冷水洗净沥干，切成碎末。

❷ 小米用适量温水浸软，用冷水洗净，倒入煮锅，加入约1000毫升冷水，旺火煮沸，然后加入菟丝子末、鸡肝片，小火慢熬。

❸ 待小米将熟时，放入盐、味精调味，继续煮沸即可。

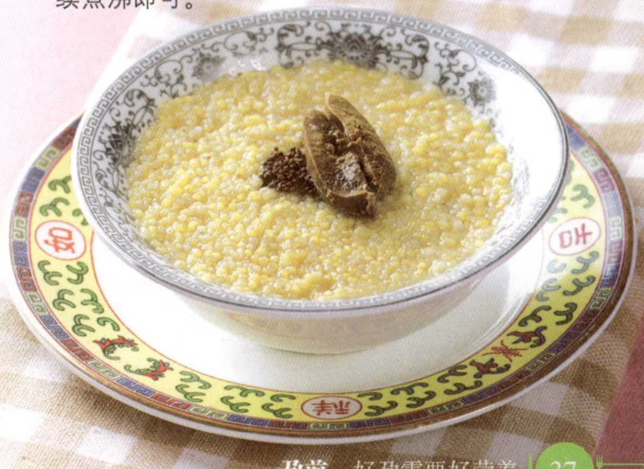

牛肚

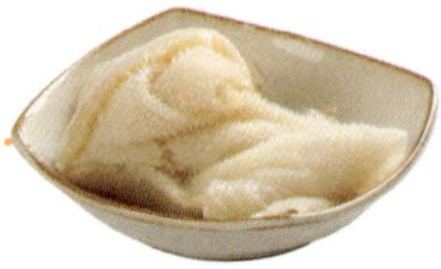

牛肚有补益脾胃、补气养血、补虚益精的功效。备孕期间常食，可增加营养、强健脾胃，使气血充足。

牛百叶汤

原料：牛百叶500克，咖喱25克，味精5克，盐50克。

做法：❶ 将牛百叶洗净污秽，切成1.7厘米宽的长条，漂在清水里，待用。

❷ 用笊篱将牛百叶捞出，沥去水分，放入烧沸的汤锅中烫30秒钟（时间长牛百叶不脆并发老，时间太短则不熟），立即将笊篱取出，将牛百叶倒在碗中，加盐、味精，再加咖喱汤即成。

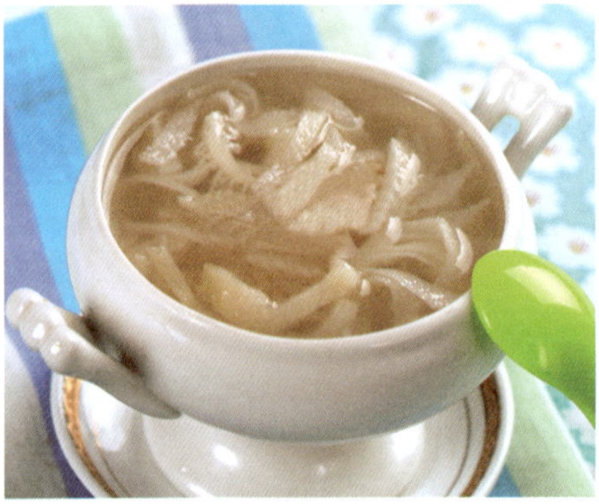

姜葱牛百叶

原料：牛百叶1000克，姜25克，小葱30克，生抽30克，白糖5克，味精3克，植物油50克。

做法：❶ 牛百叶用石灰100克及清水500毫升拌匀，泡腌10 分钟，搓去黑色薄衣，漂洗干净，切成小块，用盆盛起。

❷ 姜、葱洗净分别切成细丝。

❸ 中火烧热炒锅，下油烧沸成熟油。

❹ 随即放入生抽、白糖、味精，加水50毫升煮沸，成调味佐料，用碗盛起。

❺ 旺火烧沸水锅，把牛百叶块用漏勺盛着放入焯至刚熟取出，上碟或分小碗盛。

❻ 将姜丝、葱丝分放在牛百叶表面，加入调味佐料，便可食用。

炒细牛百叶

原料：牛百叶1000克，冬笋丝150克，韭黄100克，辣椒（红，尖，干）25克，猪油（炼制）100克，料酒25克，盐5克，味精2克，醋3克，香油15克，淀粉8克。

做法：❶ 牛百叶煮到七成烂时捞出，切成细丝，再将牛百叶下入冷水烧开氽过，沥干水分。

❷ 将猪油烧到六成热时，下入冬笋和牛百叶丝煸炒出香味，烹入料酒，放入红辣椒丝、盐、味精和韭黄炒一下，加入汤150毫升，用水淀粉15克（淀粉8克加水7克）调稀勾芡，放入醋、香油，翻炒几下，装入盘内即成。

葱拌牛肚

原料：牛肚250克，小葱10克，酱油5克，盐3克，醋5克，花椒3克，植物油10克。

做法：❶ 牛肚洗净煮熟煮透切细丝。

❷ 小葱切2厘米长的段。

❸ 锅加油烧热，投入花椒，炸出香味，捞出花椒不要，花椒油留用。

❹ 熟牛肚丝加小葱段，加盐、酱油、少许醋和花椒油拌匀即成。

猪肚

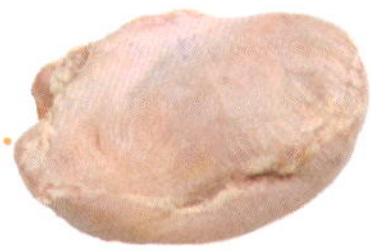

猪肚中含有大量的钙、钾、钠、镁、铁等矿物质和维生素A、维生素E、蛋白质、脂肪等成分，可补虚损、健脾胃。

莲子猪肚汤

原料： 猪肚1具，去心莲子40颗，盐、姜丝、鸡精、花生油各适量。

做法： ❶ 将莲子煮熟，装入洗净的猪肚内，用线缝合开口，放入锅中隔水蒸至肚熟，取出晾凉。

❷ 将猪肚切块，用花生油加姜丝煸炒，最后加盐和鸡精调味即可。

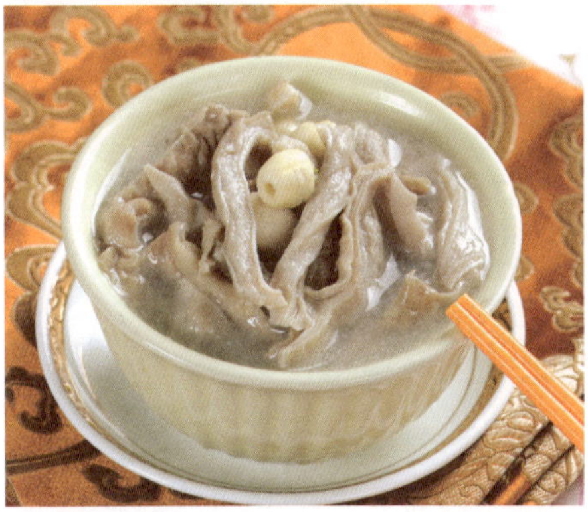

萝卜煮肚丝

原料： 鲜猪肚丝400克，酸萝卜200克，姜丝、野山椒各适量。

做法： ❶ 将猪肚洗净，出水压粑后切粗丝，酸萝卜切粗丝待用。

❷ 另起锅下油，野山椒、泡姜丝、酸萝卜丝炒香加汤、下肚丝，入味煮透即成。

熘白肚

原料： 猪肚300克，油菜、胡萝卜、玉兰片各5克，酱油15克，水淀粉（豌豆）、大葱、大蒜（白皮）各5克，姜2克，味精1克，醋5克，植物油50克，盐5克，高汤35克。

做法： ❶ 将猪肚洗净煮熟改切成菱形片；油菜、胡萝卜、玉兰片均洗净切成片；葱、姜均切丝，蒜切末。

❷ 用酱油、高汤、盐、味精、水淀粉兑成味汁。

❸ 勺内放适量油烧至四五成热，将肚片放入勺内滑透，倒在漏勺内。

❹ 勺内放底油烧热，放入葱、姜、蒜、油菜片、玉兰片、胡萝卜片稍炒，再倒入滑好的肚片，烹上少许醋，再倒入味汁，翻个儿出勺即可。

大蒜烧肚条

原料： 猪肚400克，大蒜350克，高汤、料酒、水淀粉、胡椒粉、盐、葱、姜各适量。

做法： ❶ 葱姜洗净切末；猪肚洗净焯去血水，洗净后放入清水中煮1小时后捞出，晾凉后切成长粗条。

❷ 锅内倒油烧热后将去皮大蒜放入锅中翻炒几下盛出；锅中剩余油放入葱姜末爆香，加入高汤，下入肚条、大蒜、盐、料酒、胡椒粉，煮沸转小火烧20分钟，加盐调味，用水淀粉勾芡即可。

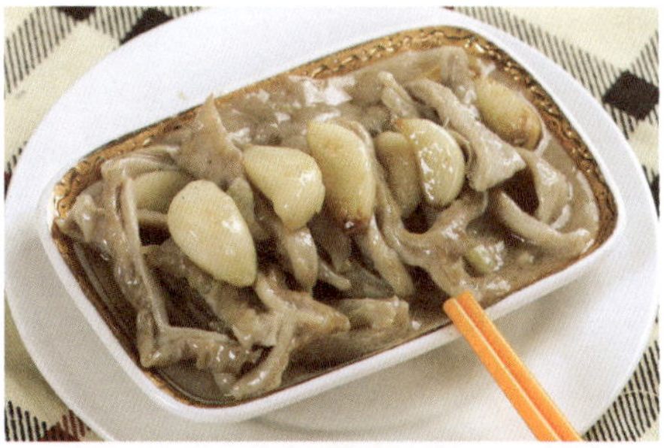

韭菜

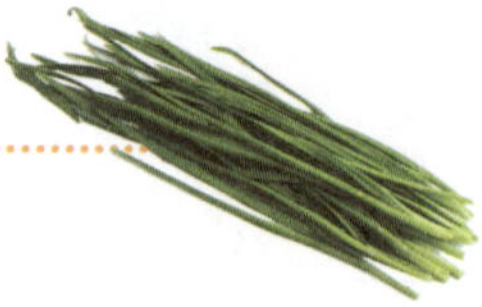

韭菜又称“起阳草”，顾名思义，韭菜助阳固精，补肾效果显著。食用韭菜籽也能有效治疗阳痿。

炸韭菜卷

原料：韭菜150克，绿豆芽50克，鸡蛋100克，淀粉、小麦面粉、盐、香油、葱、姜、花椒粉、植物油各适量。

做法：❶ 把韭菜、豆芽、葱、姜切末，加入淀粉、盐、香油、花椒粉搅拌均匀。

❷ 把鸡蛋打入碗内，取蛋黄加适量盐在热油锅中摊成两张蛋皮。

❸ 再把蛋清加适量水和面粉调成蛋清粉糊待用。

❹ 把蛋皮铺在案板上，将韭菜豆芽卷到蛋皮里，卷成手指粗细的卷，再切成5厘米长的段，用蛋清面粉糊封口；锅内放油烧至七成热，把韭菜卷放入油里炸透，呈金黄色时捞出控油即成。

韭菜鲫鱼汤

原料：鲫鱼200克，韭菜30克，酱油、盐各适量。

做法：❶ 鱼去肠杂及鳞片，洗净；将韭菜放入鱼腹中装满。

❷ 放入盖碗内，加酱油、盐，盖上盖，蒸半小时即成。

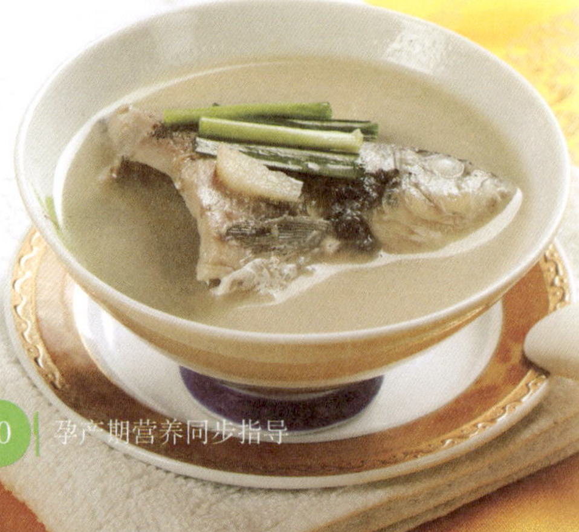

韭菜炒鲜虾

原料：鲜虾250克，韭菜150克，植物油、盐各适量。

做法：❶ 将韭菜切成3厘米长的段，鲜虾去壳洗净。

❷ 将锅烧热，放入植物油，倒入韭菜、鲜虾反复翻炒，撒入盐，炒匀即可。

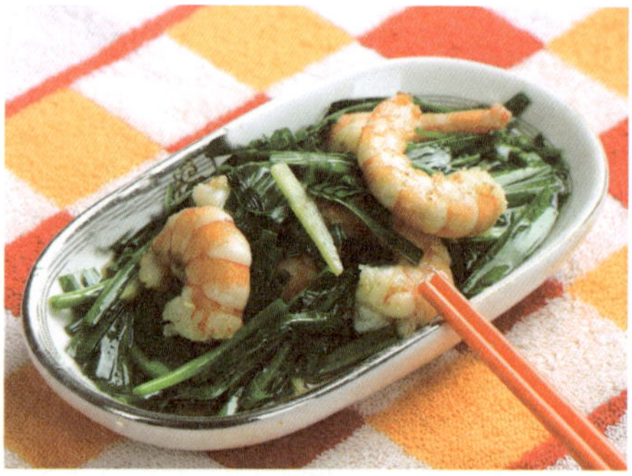

素炒韭菜

原料：韭菜500克，尖椒1个，食用油、盐各适量。

做法：❶ 将韭菜择洗干净，切段备用；尖椒洗净切丝备用。

❷ 锅内加油烧热，下尖椒爆香，放入韭菜段，翻炒至韭菜变软，加少许盐调味即可。

韭菜粳米粥

原料：新鲜韭菜30~60克，或用韭菜籽5-10克，粳米100克，精盐少许。

做法：❶ 韭菜洗净切细（或取韭菜籽切碎为细末）。

❷ 先煮粳米为粥，待粥沸后，加入韭菜或韭菜籽细末、精盐，同煮成稀粥。

羊肉

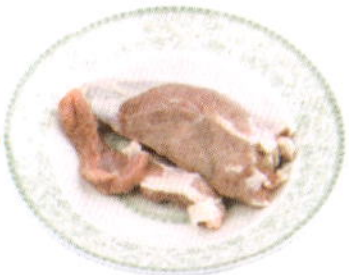

羊肉有补虚劳，益气力，壮阳，开胃等功效。用羊肉煲汤，汤肉一起食用，对男性五劳七伤、胃虚阳痿有很好疗效。

羊肉山药汤

原料：羊肉500克，怀山药150克，生姜10克，料酒20克，精盐3克，葱白10克，胡椒l克，羊肉汤750克。

做法：❶ 先将羊肉剔去筋膜，洗净，略划几刀，再人沸水内焯去血水；葱、姜洗净待用。

❷ 将怀山药用温水浸透后切成片，与羊肉一起置锅中，加入羊肉汤，投入姜（拍破）、葱、胡椒、精盐、料酒。

❸ 先用大火烧沸，去尽浮沫，移文火上炖至熟，捞出羊肉晾凉后切成片，装入碗中；再将原汤中的葱、姜拣去不用，连山药一同倒入羊肉碗内即成。

白萝卜炖羊肉

原料：羊肉250克，白萝卜150克，枸杞子、大料、葱、生姜、料酒、盐、胡椒粉、植物油各适量。

做法：❶ 羊肉洗净、切块，放入沸水中汆烫片刻，去除血沫，捞出用活水冲净；白萝卜洗净，切块，备用；葱洗净、切段；生姜洗净、切片。

❷ 砂锅内加油烧热，放入葱段、姜片和大料爆香，加入羊肉块，烹入料酒拌炒均匀，倒入适量的清水烧开，转小火加盖煮至羊肉七成熟。

❸ 加入白萝卜块、枸杞、盐和胡椒粉拌匀，继续煮至羊肉和白萝卜软烂成熟即可。

羊肉滋补汤

原料：羊腿肉500克，白萝卜750克，生姜15克（切块拍烂），陈皮、山楂各2片，冰糖适量。

做法：❶ 羊腿肉切小块，先用清水煮沸5分钟后，将水倒掉。

❷ 再用5碗清水，放入羊肉、拍烂的生姜、陈皮、山楂、冰糖，用高压锅煮40分钟后熄火焖1小时至羊肉软棉，再放入白萝卜煮至白萝卜变透明即可。

当归生姜羊肉汤

原料：羊肉650克，当归、生姜片各20克，盐、料酒、酱油各适量。

做法：❶ 把当归洗净切片；羊肉剔去筋膜，放入沸水锅内焯去血水后，过清水洗净，斩成小块。

❷ 瓦煲加入清水适量，用大火煮沸，加入当归片、生姜片、羊肉块、料酒、酱油，煲加盖，用小火煲3小时，加入盐调味即可。

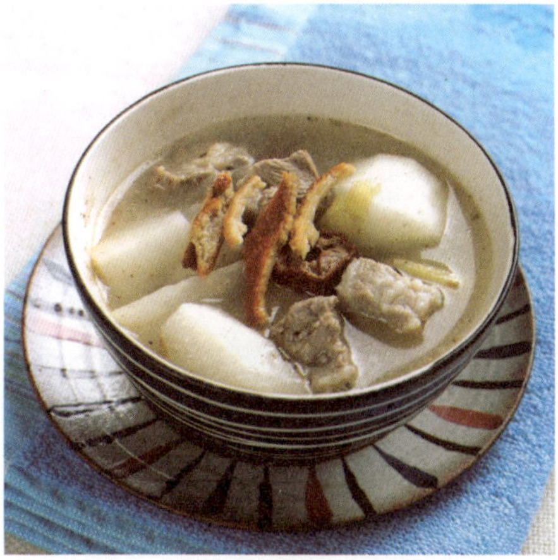

含锌、硒食物改善精子质量

人体内的矿物质和微量元素对男性生育力具有同样重要的影响，最常见的就是锌、硒等元素，它们参与男性睾丸酮的合成和运载，同时帮助提高精子活动的能力，促进受精等生殖生理活动。锌在体内可以调整免疫系统的功能，改善精子的活动能力。人体内锌缺乏，会引起精子数量减少，畸形精子数量增加及性功能和生殖功能减退，甚至不育。

富含锌的食物：各种植物性食物中，含锌量比较高的有豆类、花生、小米、萝卜、大白菜等；各种动物性食物中，以牡蛎含锌最为丰富，此外，牛肉、鸡肝、蛋类、羊排、猪肉等含锌也较多。

含硒较高的食物有：海带、墨鱼、虾、紫菜等。

海带

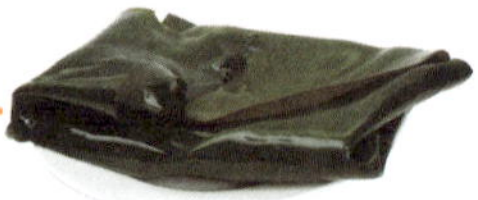

海带中含有较多的碘和硒，而碘和硒的缺乏或不足会造成女性流产、男性性功能衰退、性欲降低。海带还有排毒的作用，能促进体内有毒元素镉和锶的排出。

绿豆海带汤

原料：鲜海带200克，大米30克，绿豆60克，陈皮6克，冰糖适量。

做法：❶ 把鲜海带洗净切成细丝，用开水烫一下，捞出，控净水；大米、绿豆、陈皮分别洗净。

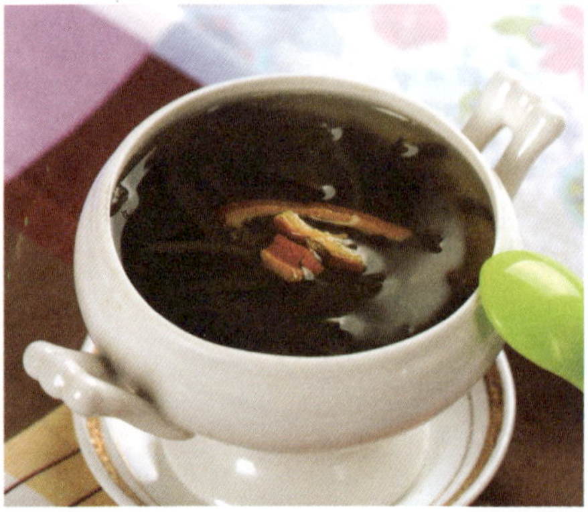

❷ 砂锅内倒入清水1000克，加入大米、绿豆、海带、陈皮，用大火烧开，改小火煮至绿豆开花，放入冰糖即可食用。

海带鸡肉粥

原料：粳米200克，水发海带30克，鸡肉50克，胡萝卜50克，盐、胡椒粉、淀粉（玉米）、料酒各适量。

做法：❶ 海带洗净，切成小块；粳米洗净，用冷水浸泡半小时，捞起，沥干水分；胡萝卜洗净，去皮切丁。

❷ 鸡肉切成片，加入淀粉、料酒腌渍15分钟。锅中加入约2000毫升冷水，放入粳米，用旺火煮沸，下鸡肉片、海带块、胡萝卜丁，改用小火煮至粳米熟烂，加入盐和胡椒粉拌匀即可。

虾

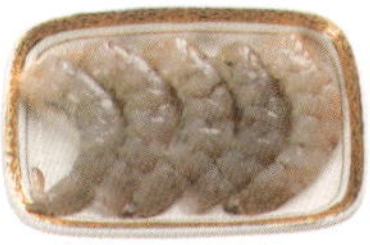

虾有壮阳益肾、补精、通乳的功效，准爸爸常吃虾，可以强身壮体。另外，虾还对久病体虚、无食欲、气短乏力者有滋补作用。

清炒虾仁

原料：虾仁400克，胡萝卜丁25克，青豆50克，水淀粉10克，香油15克，食用油、盐、水淀粉、料酒各适量。

做法：❶ 将虾仁洗净，挑去泥肠，加淀粉、料酒、适量盐拌匀。

❷ 锅中下油烧热，放入虾仁略炸，捞起沥油。

❸ 锅内留底油烧热，放入胡萝卜丁、青豆略炒，放入剩余的盐，用水淀粉勾芡，倒入虾仁炒熟，淋入香油，起锅即可。

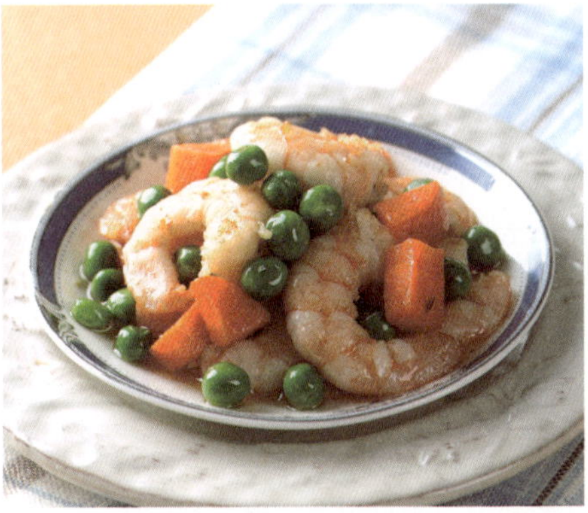

玉米虾仁

原料：虾仁250克，甜玉米250克，青椒30克，盐2克，花生油20克，淀粉（豌豆）5克，料酒、鲜汤各适量。

做法：❶ 将虾仁洗净，装入碗内，加入盐、料酒、水淀粉拌匀；青椒洗净切丁。

❷ 炒锅注油烧至六成热，倒入虾仁，炒熟取出。

❸ 炒锅注油烧热，下入青椒翻炒至断生，倒入甜玉米，虾仁煸炒，加入鲜汤和盐，翻炒几下，用水淀粉勾芡，出锅即可。

鲜虾炒海带

原料：海带50克，虾仁30克，葱、姜、蒜各少许，酱油、醋、水、盐、糖、香油各适量。

做法：❶ 蒜和姜用油爆香，葱切花。

❷ 加入海带、虾仁和酱油、醋、水、盐、糖等调味料炒熟。

❸ 起锅后滴几滴香油，撒上葱花即可。

鱼粒虾仁

原料：净鱼肉100克，虾仁100克，荸荠100克，玉米粒50克，鸡汤30毫升，食用油、淀粉、盐各适量。

做法：❶ 将净鱼肉切成丁（即鱼粒），虾仁洗净，均加少许淀粉拌匀；荸荠洗净，去皮，切丁。

❷ 锅中热油，放入鱼丁和虾仁炒散，再放入鸡汤和荸荠，加盐调味，炒至荸荠呈半透明时放入玉米粒翻炒均匀即可。

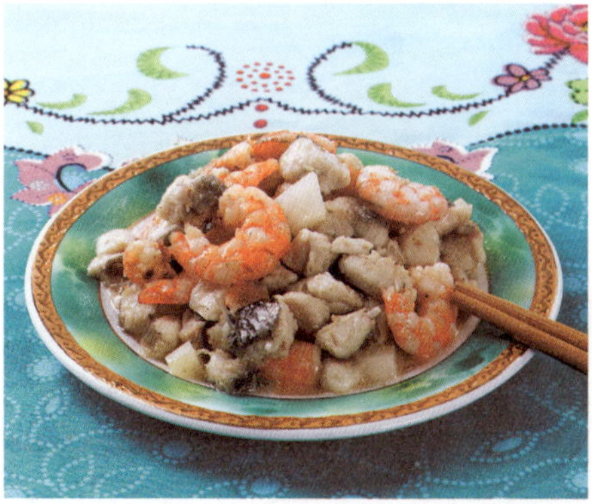

贝类

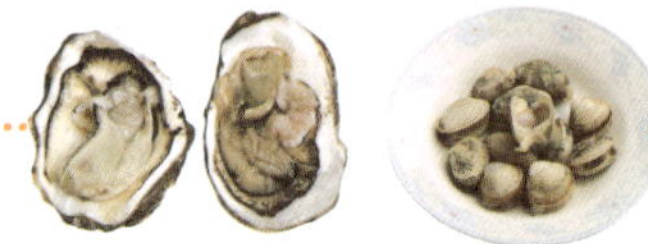

贝类是增加性欲的理想食物，牡蛎、蛤蜊中富含的锌对性功能具有改善作用。尤其是牡蛎被视为性爱的催化剂。

鸭蛋牡蛎粥

原料：咸鸭蛋2枚，干牡蛎50克，粳米60克。

做法：❶ 将咸鸭蛋煮熟，熟时捞起去壳；粳米煮粥。

❷ 将咸鸭蛋切碎和干牡蛎一起放入粥内，再煮片刻，调味食用。

蛤蜊豆腐汤

原料：蛤蜊250克，豆腐100克，葱、姜、胡椒粉、盐、香油各适量。

做法：❶ 在清水中滴入少许的香油，将蛤蜊放入，让蛤蜊彻底吐净泥沙，冲洗干净，备用。

❷ 豆腐切成1厘米见方的小丁。姜洗净切片；葱洗净切成葱花，备用。

❸ 锅中放水、盐和姜片煮沸，把蛤蜊和豆腐丁一同放入。

❹ 转中火继续煮，蛤蜊张开壳，豆腐熟透后即可关火。出锅时撒上葱花即可。

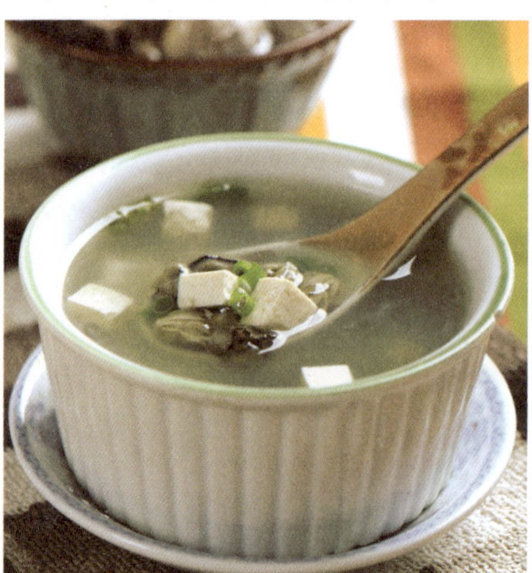

牡蛎瘦肉汤

原料：猪瘦肉250克，牡蛎肉30克，红枣（干）20克，盐、味精各适量。

做法：❶ 将生牡蛎洗净，打碎，装入纱布袋内。

❷ 红枣洗净；猪瘦肉洗净，切块。

❸ 把全部材料一齐入砂锅内，加清水适量，大火煮沸后，小火煮1小时，加盐、味精调味即可。

牛奶花蛤汤

原料：鸡汤250克，花蛤500克，鲜奶200毫升，盐、糖、姜片、胡椒粉各适量。

做法：❶ 将花蛤放入淡盐水中浸半小时，使其吐净污物，然后放入滚水中煮至开口，捞起后去掉无肉的壳。

❷ 在锅内倒入适量油，放入姜片爆香，加入鲜奶、鸡汤煮滚后，放入花蛤用大火煮1分钟，最后加入盐、糖、胡椒粉调味即成。

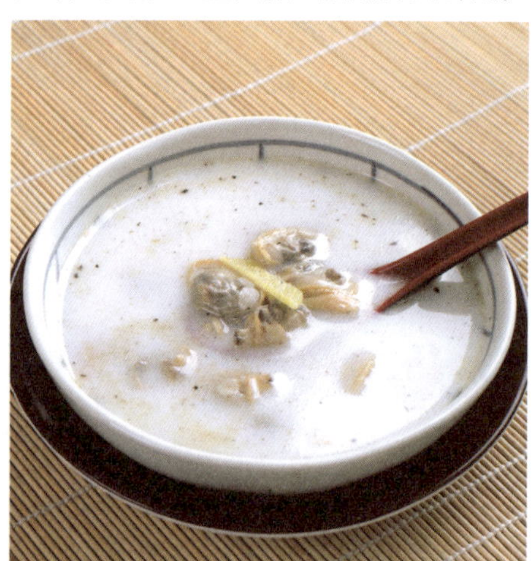

猪肉

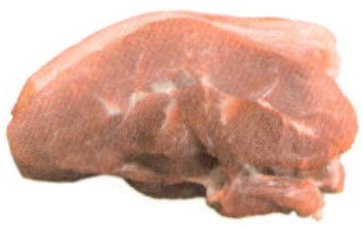

猪肉含有丰富的蛋白质及脂肪、碳水化合物、钙、磷、铁等成分，具有补虚强身、滋阴润燥的作用。

黑木耳炒肉

原料：黑木耳250克，猪肉150克，青、红椒各半个，香葱、姜、蒜、盐、酱油、辣椒油各适量。

做法：❶ 黑木耳洗净切丝，猪肉洗净切丝，青、红辣椒切丝，香葱切段，姜、蒜切片。

❷ 锅内放油烧到七成热，下姜、蒜片爆炒出香；下猪肉爆炒变色，放酱油调味。

❸ 下青、红椒丝和木耳，加盐、少许辣椒油大火快炒至熟；起锅前加香葱即可。

猪肉白菜粥

原料：猪瘦肉50克，白菜30克，大米100克，盐适量。

做法：❶ 将白菜洗净切丝，猪肉洗净、切丁；淘净大米，锅内盛入六成满的清水，用大火烧沸后，将米入锅。

❷ 大火烧沸后，将猪肉放入锅内，小火煨粥30分钟左右；放入白菜、盐，稍煮片刻即可。

海马猪肉汤

原料：海马、蛤蚧各1对，猪肉100克，葱花、姜末、胡椒、盐、植物油各适量。

做法：❶ 猪肉切丝，海马、蛤蚧洗净。

❷ 把海马、蛤蚧和猪肉丝下入煮沸水的锅中，炖至熟透后，加葱花、姜末、胡椒、盐、植物油各适量，再煮1~2分钟即成。

冬笋肉丝

原料：里脊肉150克，鲜冬笋100克，青豆、盐、糖、淀粉、料酒、食用油各适量。

做法：❶ 冬笋去老壳切丝，肉切丝，放入少许糖、淀粉、料酒腌制。

❷ 油温热后倒入肉丝滑炒，肉丝变白后倒出，锅留底油放入青豆，冬笋煸炒，加入肉丝，放盐、糖调味即可。

洋葱炒肉片

原料：洋葱（白皮）200克，猪瘦肉70克，酱油、盐、植物油各适量。

做法：❶ 猪瘦肉洗净切薄片，洋葱洗净切片。

❷ 在炒锅内放入适量植物油，待油至六七成热时放入猪瘦肉煸炒，再将洋葱下锅与肉同炒，最后放入适量酱油、盐，略炒即可。

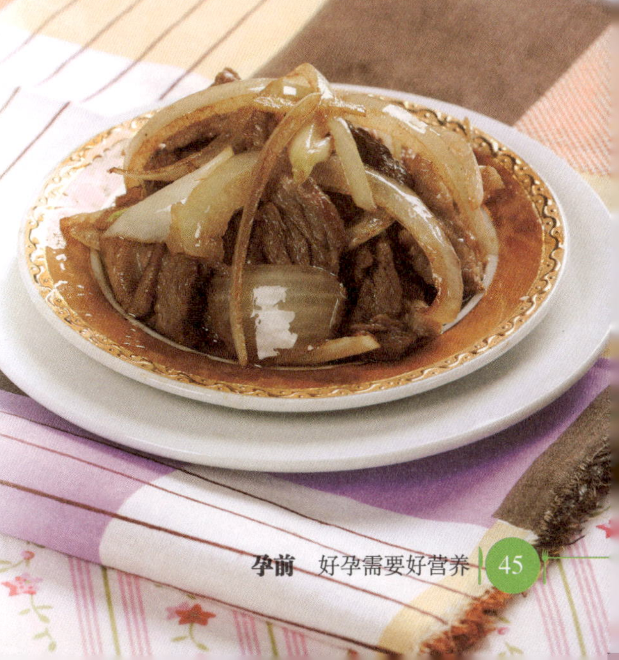

紫菜

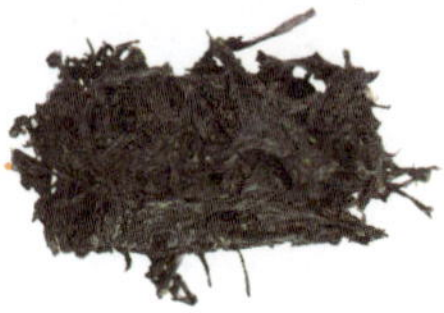

紫菜含有丰富的维生素A、B族维生素，还有丰富的矿物质及膳食纤维，可帮助排泄身体内的废物及毒素。

紫菜豆腐肉片汤

原料：紫菜（干）12克，北豆腐150克，猪瘦肉80克，生抽、醋、盐、香油、葱粒各适量。

做法：❶ 紫菜浸洗后捞起；猪肉切片，加少许盐腌过；豆腐切片。

❷ 锅内加水适量煮开，倒入紫菜、豆腐、肉片，再开时，加生抽、醋、盐、香油，撒上葱粒即成。

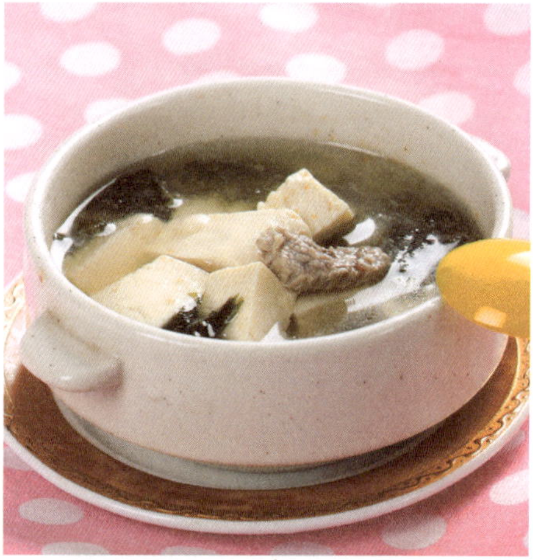

紫菜粥

原料：粳米100克，干紫菜15克，瘦猪肉50克，盐、葱、胡椒粉、香油各适量。

做法：❶ 紫菜洗净，去杂质；粳米淘洗干净备用；葱洗净、切段；猪肉切末备用。

❷ 将粳米放入锅中，加适量水煮粥。

❸ 将猪肉末倒入粳米粥内，加入紫菜和盐、葱段、香油等，稍煮片刻，撒上胡椒粉即成。

豆腐白菜汤

原料：豆腐200克，白菜100克，紫菜10克，猪油、高汤、盐、味精各适量。

做法：❶ 豆腐切片，用开水焯一下捞出。

❷ 白菜切条。汤锅置大火上，放入猪油烧热，加入高汤，放入白菜、豆腐，小火煲汤。

❸ 煲至菜熟后，放入盐，味精，撒上紫菜，稍煲片刻即可。

南瓜紫菜鸡蛋汤

原料：南瓜100克，紫菜10克，虾皮20克，鸡蛋1个，盐适量。

做法：❶ 南瓜去皮、瓤后洗净，切成2厘米厚的块；紫菜泡发后洗净；鸡蛋打散搅成蛋液。

❷ 锅中加入清水，将南瓜块放入锅内，大火煮沸，然后转小火煮约30分钟。

❸ 把虾皮和泡好洗净的紫菜放入锅内，再继续煮10分种。

❹ 将搅好的蛋液倒入锅中，转大火煮沸，放入盐调味即可。

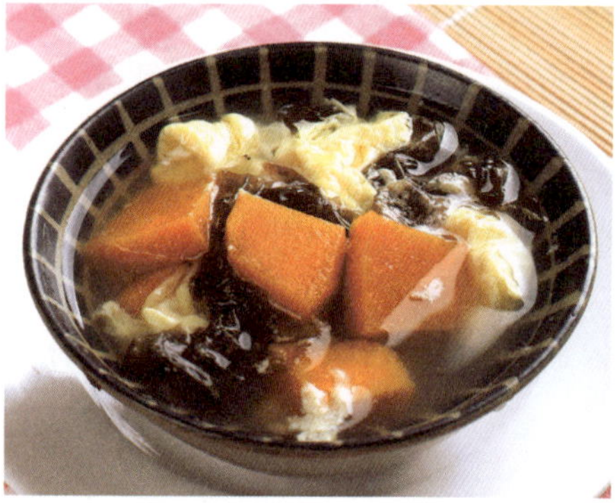

蛋类

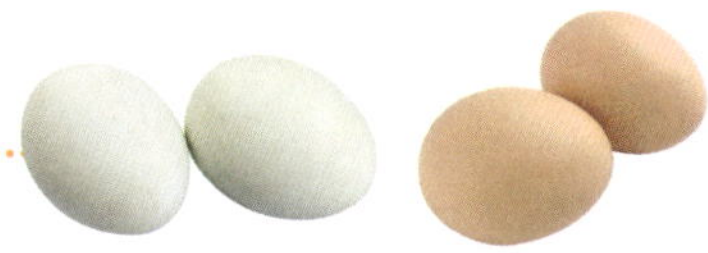

蛋类是增强人体性功能的最佳营养添加剂。蛋类的蛋白质组成与人体十分类似，所以容易吸收。备孕的夫妻常食蛋类食物，可提高性爱指数。

银耳鸭蛋汤

原料：银耳15克，冰糖25克，鸭蛋1个。

做法：将银耳与冰糖共煮，水沸后打入鸭蛋煮熟即可。

松花拌豆腐

原料：南豆腐350克，松花蛋（鸭蛋）150克，酱油10克，食用油、盐、白糖、花椒、辣椒油各适量。

做法：❶ 将油锅烧热，投入花椒，炸出香味，捞出花椒不要，花椒油留用；南豆腐原样放长盘中，横切片，竖切丝让豆腐开花；松花蛋洗净切丁，置豆腐中央。

❷ 取一小碗，加盐、少许酱油、白糖、花椒油调匀成汁，浇在豆腐上，再淋上辣椒油即成。

银耳鸽蛋汤

原料：银耳（干）50克，鸽子蛋400克，冰糖50克。

做法：❶ 银耳水发后择净杂质，漂洗干净，揉碎，熬成银耳羹待用。

❷ 在20个酒盅里抹上猪油，然后将鸽蛋分别打入，每盅1个，上笼用小火蒸3分钟左右即可出笼，将鸽子蛋起出，放在清水中漂起待用。

❸ 将银耳羹烧开，放入冰糖，待冰糖溶化后撇去浮沫，把鸽子蛋下入锅内，同煮沸，起锅即成。

木耳炒鸡蛋

原料：鸡蛋200克，水发木耳200克，大葱、香菜、盐、食用油各适量。

做法：❶ 将木耳洗净，沥水；将鸡蛋磕入碗内，搅匀；大葱切段；炒锅烧热，加油适量，稍烧热，即将鸡蛋倒入，摊熟，出锅备用。

❷ 锅内再加油适量，将沥干水的木耳放入，煸炒几下，再放入鸡蛋，加入盐调味，撒上香菜即可。

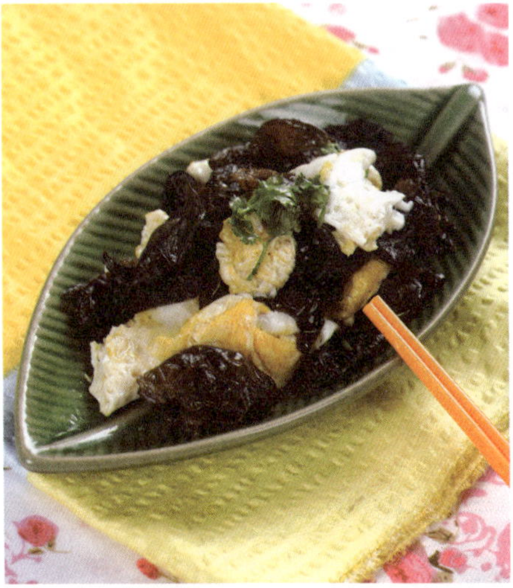

桂圆枸杞鸽蛋汤

原料：桂圆肉5粒，枸杞子5粒，鸽子蛋3个，米酒600毫升。

做法：❶ 桂圆与米酒一起放入砂锅或不锈钢锅中，以大火煮沸。

❷ 加入枸杞子，转小火煮10分钟左右。

❸ 打入鸽子蛋，待鸽蛋煮熟即可。

补充胆碱让宝宝更聪明

胆碱是一种强有机碱，是卵磷脂的组成成分。准妈妈胆碱的摄入量是否足够，会影响到胎宝宝的大脑发育。从怀孕25周开始，胎儿大脑的海马体开始发育，并一直持续到孩子4岁。所以，如果在海马体发育初期，准妈妈出现胆碱缺乏，就会导致胎宝宝的神经细胞凋亡，新生脑细胞减少，进而影响到大脑发育。因此准妈妈在准备怀孕时要均衡摄取饮食，保证营养充足，为怀孕后胎宝宝发育做准备。

瘦肉类

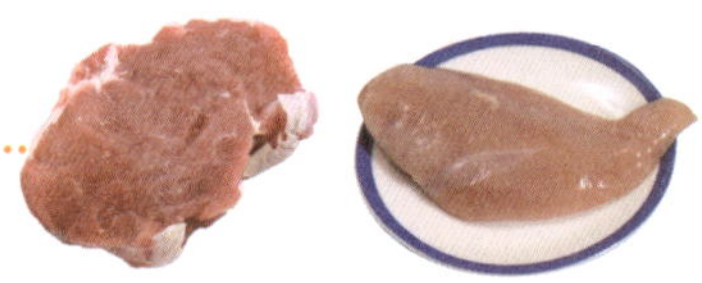

日常膳食结构中，猪瘦肉和牛瘦肉是胆碱的主要来源之一，并且所含的营养成分较丰富，易于消化。一般来讲，成人每天食肉量应为50~100克。

芦笋牛柳

原料：牛里脊150克，芦笋250克，红彩椒半个，食用油、蚝油、料酒、淀粉、盐各适量。

做法：❶ 牛里脊切小条，淀粉加一点水和料酒调成淀粉水，倒入牛肉中，再加少许蚝油，抓匀，盖好盖子静置约15分钟后，倒入少许炒菜的油再抓匀备用。

❷ 芦笋洗净，削去根部的外皮，然后斜切成段，彩椒切成细条。

❸ 芦笋放入开水中焯半分钟到1分钟，捞出过凉水。

❹ 锅先稍微加热，然后可以淋入少许油，下牛肉条滑开。

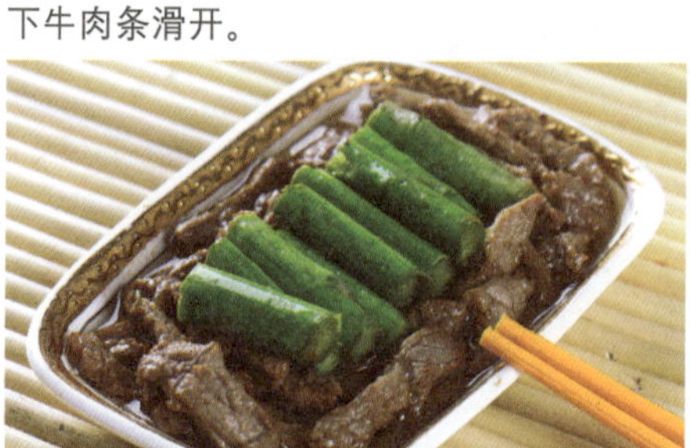

❺ 待牛肉炒熟后，放入芦笋、彩椒，然后加入蚝油调味，翻炒均匀即可。

香菇瘦肉锅

原料：猪瘦肉300克，香菇5朵，粉丝100克，菜花100克，甜豆、蛋、生姜、香菜、盐、胡椒粉各适量。

做法：❶ 香菇泡软、切小块；瘦肉切厚片；粉丝泡软；菜花切小朵；香菜洗净、切花，生姜洗净、切片。

❷ 香菇与姜片煮至味道溢出，再放入其余材料，以小火煮8分钟，最后加入调味料即可。

鸡肉山药粥

原料：鸡肉100克，山药30克，盐、料酒各适量。

做法：❶ 将鸡肉洗净，放入锅中，加少许料酒，煮至极熟烂，取出切碎后再放入。

❷ 将山药洗净切碎，放入鸡肉汤中，煮至熟烂黏稠，加盐调味即可。

绿叶蔬菜

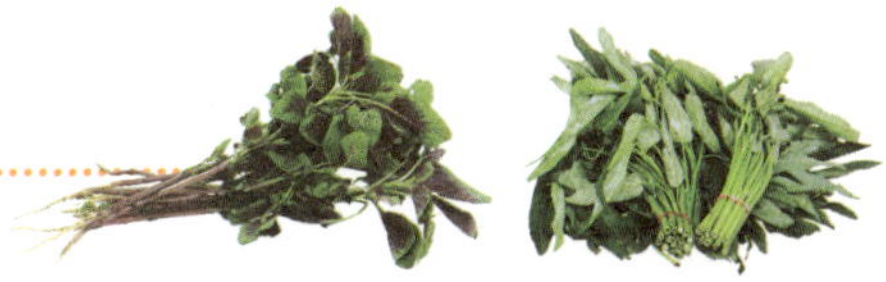

蔬菜中也含有少量胆碱，如菜花、西蓝花及韭菜等绿叶蔬菜。可适量多吃。

韭菜炒肉丝

原料：新鲜韭菜30~60克（或用韭菜籽5~10克）粳米100克，细盐少许。

做法：❶ 韭菜洗净切细（或取韭菜籽碎为细末）。

❷ 先煮粳米为粥，待粥沸后，加入韭菜或韭菜籽细末、细盐，同煮成稀粥即可。

蒜香苋菜

原料：苋菜300克，大蒜20克，盐、味精、猪油（炼制）各适量。

做法：❶ 择去苋菜根，放入清水中，搓洗干净，沥干备用；大蒜去皮洗净捣成蒜泥。

❷ 炒锅放在中火上，放入少许猪油，待油温达到七成热时，放入蒜泥、苋菜翻炒几下，放入盐、味精调味，装盘即可。

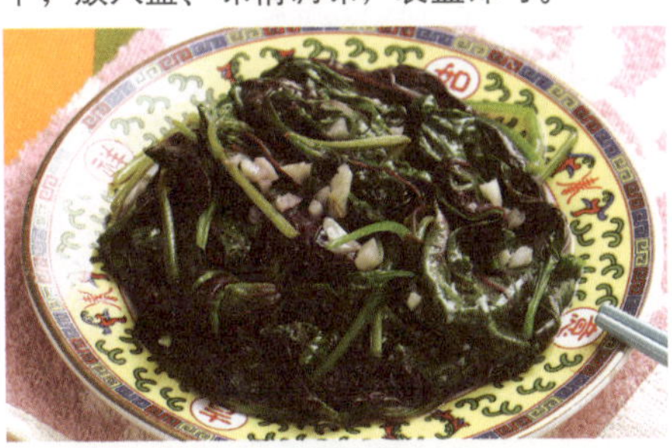

核桃仁炒韭菜

原料：韭菜250克，核桃仁60克，香油20克，盐3克。

做法：❶ 将韭菜去杂洗净，切段备用；锅里放适量香油烧至六成热，下核桃仁炒熟。

❷ 然后下韭菜段与核桃仁一起翻炒，加盐少许调味即可。

牛奶西蓝花

原料：西蓝花500克，牛奶200毫升，黄油40克，盐、水淀粉各适量。

做法：❶ 西蓝花去掉根、茎、叶，改成均匀的块，洗净，下沸水锅煮熟后捞出备用。

❷ 锅中下入黄油30克和牛奶、盐烧开，加入煮过的西蓝花，调好味，用水淀粉勾芡，最后淋入10克黄油即可。

素炒空心菜

原料：空心菜500克，食用油、盐、大葱、料酒各适量。

做法：❶ 将空心菜择去根、茎和老叶，洗净，沥干水分，切段；将大葱洗净切成末待用。

❷ 炒锅烧热放油，下入空心菜、葱末，翻炒，再下盐，烹入料酒，炒至菜色变深出锅即可。

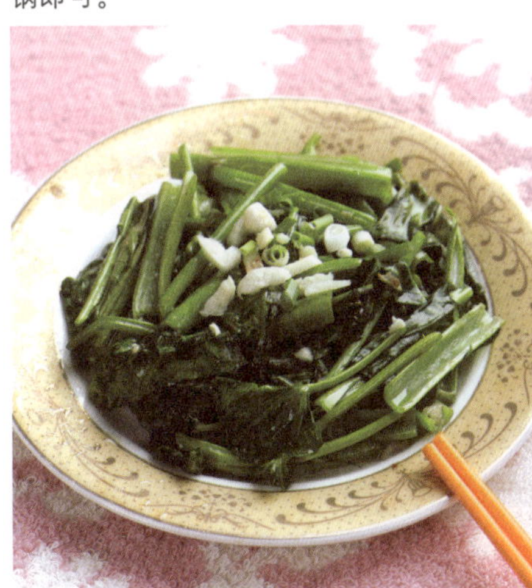

鸡蛋

蛋黄是含胆碱丰富的食品。吃蛋黄可增加胆碱的摄入量，对保证胎宝宝的脑神经发育和母婴的身体健康都具有重要的作用。

肉末蒸蛋

原料：鸡蛋3个，猪肉50克，食用油、葱末、水淀粉、酱油、盐各适量。

做法：❶ 将鸡蛋打入碗内搅散，放入适量盐、清水搅匀，上笼蒸熟。

❷ 选用三成肥、七成瘦的猪肉剁成末。

❸ 锅放炉火上，加入食用油烧热，放入肉末，炒至松散出油时，加入葱末、酱油及适量水，用水淀粉勾芡后，浇在蒸好的鸡蛋上面即成。

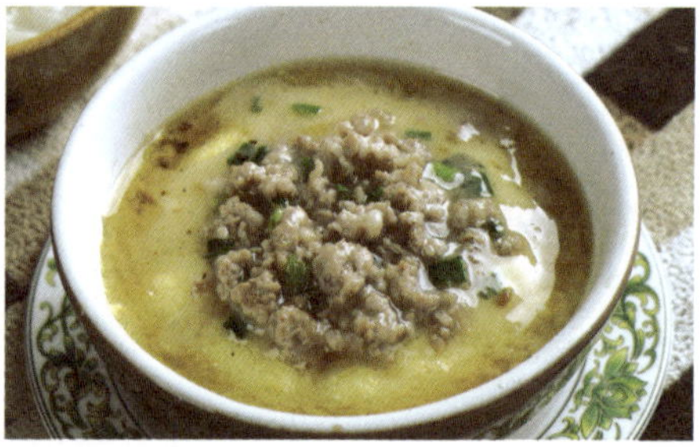

醪糟蒸鸡蛋

原料：醪糟250克，鸡蛋1个，桂花、白糖各适量。

做法：❶ 醪糟放在碗中，打入鸡蛋，隔水蒸30分钟左右。

❷ 从蒸锅中取出，加入适量桂花和白糖即可食用。

蛋花粥

原料：鸡蛋1个，糯米100克，盐适量。

做法：❶ 糯米先加水如常法煮粥。

❷ 待粥将熟时，把鸡蛋打匀后加入粥内，再煮片刻，放入适量盐即可。

奶味蛋花汤

原料：奶酪、面粉、西芹末、番茄末各20克，鸡蛋1个，骨汤1大碗，盐、胡椒粉各适量。

做法：❶ 奶酪与鸡蛋一起打散，加些面粉搅匀。

❷ 骨汤烧开，用盐、胡椒粉调味，淋入调好的蛋液。

❸ 最后撒上西芹末、番茄末作点缀即可。

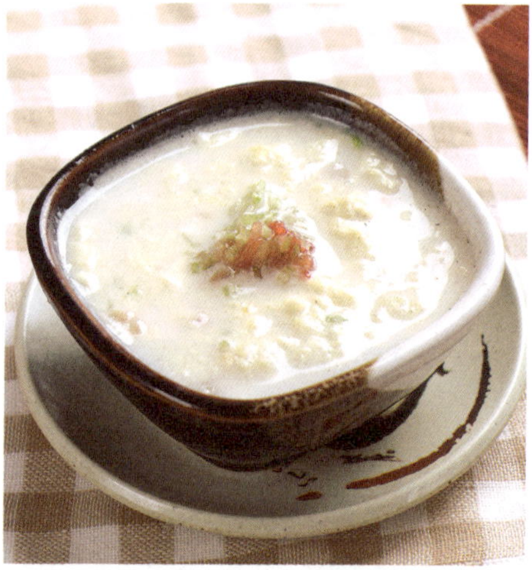

番茄鸡蛋羹

原料：鸡蛋3个，番茄150克，葱花、香菜末、盐、香油、鲜酱油各适量。

做法：❶ 番茄用沸水略烫，去皮，切小丁。

❷ 鸡蛋磕入蒸碗里，加盐搅散，再加入300克温水和番茄搅匀，上笼用中火蒸刚熟取出，撒上葱花和香菜末。

❸ 炒锅上火放香油加热，倒入酱油和匀，起锅浇在蛋羹上，即成。

豆制品

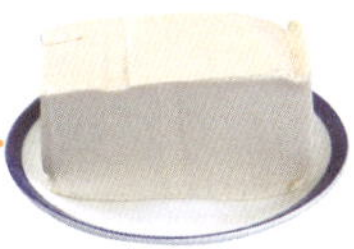

大豆富含卵磷脂，卵磷脂由甘油、脂肪酸、磷酸和胆碱组成。常食大豆及豆制品可摄取到较多量的胆碱。

大豆排骨汤

原料：猪排骨250克，大豆150克，精盐、白糖、料酒、酱油、姜片、清汤各适量。

做法：❶ 大豆洗净，用小火炒熟；猪排骨洗净，剁成3厘米长的段，入沸水锅焯水，捞出后再用冷水洗净。

❷ 砂锅内加清汤，放入大豆、排骨、姜片，调入黄油、酱油、白糖，旺火烧开后撇去浮沫，改小火炖2小时至大豆酥烂，用盐调味即成。

红白鱼丸汤

原料：番茄250克，鱼肉250克，南豆腐250克，盐、葱花、姜片、鸡精、香油各适量。

做法：❶ 将番茄洗净、切块；豆腐切块；鱼肉洗净沥水，剁成泥，加盐调味，放入葱花搅匀，做成鱼丸子待用。

❷ 把豆腐、番茄放入锅中煮沸后放入鱼丸，加姜片、鸡精，淋入香油，煮熟即可。

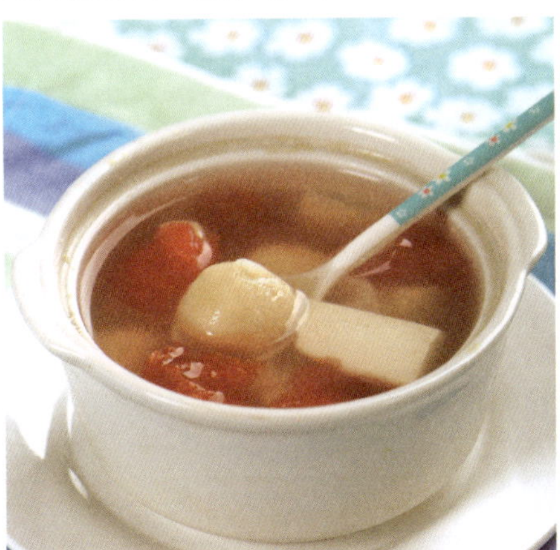

苦瓜豆腐汤

原料：苦瓜150克，北豆腐400克，色拉油、香油、盐、淀粉（豌豆）各适量。

做法：❶ 苦瓜洗净切片，豆腐洗净切块，淀粉加水适量调匀成水淀粉备用。

❷ 锅中下色拉油烧热后略为降温，加入苦瓜片翻炒数下，倒入适量沸水，推入豆腐块，用勺划碎，加盐调味煮沸，用少许水淀粉勾薄芡，淋上香油即成。

黄豆芽豆腐汤

原料：黄豆芽50克，豆腐200克，姜丝、葱段、油、高汤各适量。

做法：❶ 黄豆芽洗净；豆腐，清水漂净后切块。锅中放油，油热后，爆香姜丝、葱段。

❷ 锅中加入高汤，将豆腐、黄豆芽入锅，中火烧汤至熟透。

海带扒冻豆腐

原料：冻豆腐500克，水发海带75克，盐、料酒、水淀粉、食用油各适量。

做法：❶ 将冻豆腐洗净，放室温下缓慢解冻，在能切动时将冻豆腐改成骨牌块，码在盘内。

❷ 将水发海带用旺火热油煸出鲜香味，再推入冻豆腐块，加清水约750克，置小火上煨，将熟时加入盐、料酒调味，用水淀粉勾芡，翻匀即可。

排除毒素，创造干净内环境的食物

如果身体内的毒素长时间滞留在肠道内不排出，会被重新吸收进入体内，给未来的胎宝宝健康造成危害。因此，备孕的准妈妈应多吃一些具有排毒润肠作用的食物。

香蕉

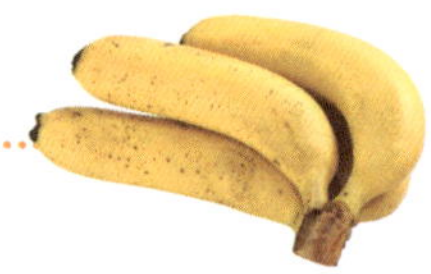

香蕉能够润肠通便、清热解毒、通畅血脉，可以增加皮肤光泽、补充能量，使人体力充沛。

香蕉蜂蜜粥

原料：大米100克，香蕉1根，蜂蜜适量。

做法：将大米放入锅中煮开，放入切成小块的香蕉，煮熟后冷却加入适量蜂蜜即可。

香蕉牛奶

材料：香蕉1根，牛奶250克。

做法：❶ 香蕉洗净去皮，切块备用。

❷ 将牛奶、香蕉放入果汁机中，搅打均匀，倒入杯中即可饮用。

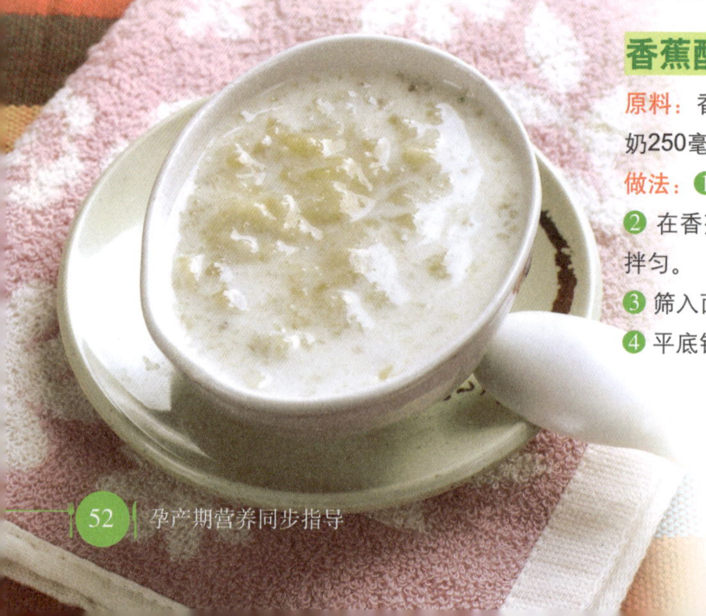

脆皮香蕉卷

原料：馄饨皮20张，香蕉 3 根，沙拉酱10克，糖粉20克，肉桂粉适量。

做法：❶ 馄饨皮一字排开，挤上少许沙拉酱。

❷ 香蕉去皮切成六等份，将一张馄饨皮摆上一段香蕉，包成枕头状，缺口用水黏合。

❸ 香蕉卷入温油锅炸至金黄色，捞起排盘，糖粉加上肉桂粉过筛撒上即可。

香蕉酪饼

原料：香蕉3根，鸡蛋2个，白糖20克，牛奶250毫升，面粉30克，食用油适量。

做法：❶ 用饭勺把香蕉捣成泥状。

❷ 在香蕉泥中加打散的鸡蛋、白糖、牛奶拌匀。

❸ 筛入面粉调成面糊。

❹ 平底锅倒油烧热，入面糊煎成饼即可。

动物血

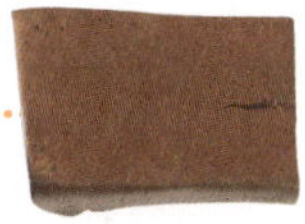

动物血中的血浆蛋白被消化酶分解后，可产生一种解毒和润肠的物质，能与人体内的粉尘和金属微粒结合，然后排出体外，所以有除尘、清肠、通便的作用。

韭菜猪血汤

原料：猪血250克，韭菜50克，高汤适量，盐、胡椒粉各适量。

做法：❶ 猪血洗净，切片，入沸水锅中焯一下。韭菜洗净切段。

❷ 高汤入锅中煮开，放入猪血煮3分钟，放入盐、胡椒粉调味，起锅前放入韭菜段即可。

鸭血豆腐汤

原料：鸭血200克，南豆腐200克，猪排骨100克，葱姜末适量，青蒜1根，胡椒粉3克，料酒、盐、香油各适量。

做法：❶ 鸭血、豆腐放水中汆煮一下（可以去除异味），然后切成小块备用。

❷ 排骨煮熟，将肉剔下切成细丝，排骨汤备用；青蒜切成段备用。

❸ 铁锅放油将葱姜末煸香后，放入排骨肉丝快速翻炒，再加入料酒和排骨汤，最后放鸭血、豆腐、盐、胡椒粉，炖煮10分钟左右，出锅时撒上青蒜段，滴上香油即可。

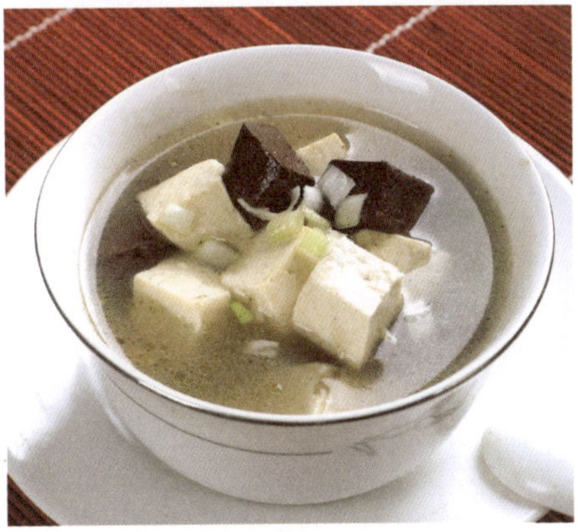

韭菜炒鸭血

原料：鸭血250克，韭菜100克，干辣椒、盐、味精、胡椒粉、香油、料酒各适量。

做法：❶ 将鸭血切长方片，韭菜洗净切段，干辣椒切丝。

❷ 锅内加水烧开，下入鸭血片焯透捞出。

❸ 锅内注油，下入干辣椒丝、韭菜段略炒，烹料酒，加鸭血、盐、味精、胡椒粉炒匀，淋入香油即可。

鸭血菠菜汤

原料：鸭血200克，菠菜150克，枸杞子、葱段、姜片、香油、盐各适量。

做法：❶ 菠菜洗净、切段，放入沸水中焯一下；鸭血切片。

❷ 砂锅内倒适量清水，放入葱段、姜片，并放鸭血、枸杞子，大火煮开后转中火炖煮。

❸ 鸭血将熟时，放入菠菜段，加盐调味后再煮片刻，淋入香油即成。

猪血菠菜汤

原料：猪血250克，菠菜250克，盐适量。

做法：❶ 猪血洗净切块，菠菜洗净切段。

❷ 将猪血和菠菜一同放入锅中加水煮熟，加盐调味即可。

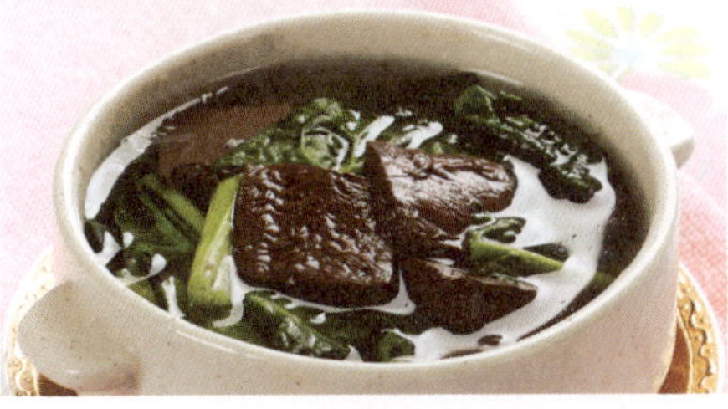

番茄

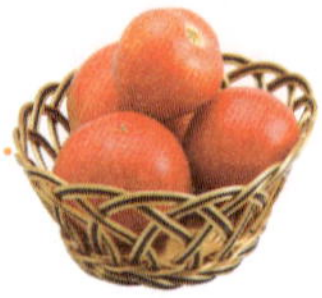

番茄富含番茄红素、胡萝卜素等抗氧化成分，可延缓机体衰老。

番茄排骨汤

原料：排骨300克，番茄200克，食用油、盐、料酒、生姜片、白胡椒粉各适量。

做法：❶ 用开水把番茄浸泡两分钟左右，去皮后切成块。

❷ 排骨清洗后焯水，再次冲洗干净。

❸ 锅中加入清水，倒入排骨，加入姜片，料酒，煮沸后改小火炖1个小时。

❹ 锅中放入适量食用油，加入番茄翻炒，看到番茄出汁就倒入排骨汤，继续大火煮3分钟左右。

❺ 加入盐和白胡椒粉调味即可出锅。

玉米番茄羹

原料：番茄400克，玉米罐头1盒，奶油、水淀粉、香菜、盐各适量。

做法：❶ 番茄洗净、去皮、切丁；香菜洗净、切段。

❷ 锅中倒入清水烧沸，先下入玉米稍煮一下，再倒入番茄丁，烧沸后改小火，将奶油徐徐下入锅中，调入盐，最后淋入水淀粉，撒上香菜出锅。

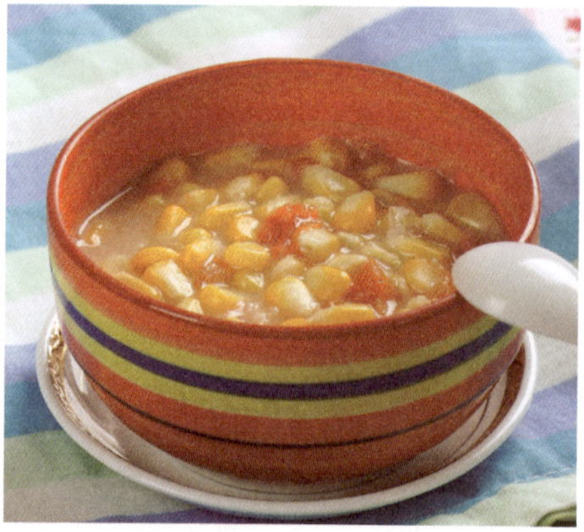

番茄丝瓜汤

原料：丝瓜300克，番茄1个，食用油、盐、胡椒粉、味精、葱丝各适量。

做法：❶ 番茄洗净，切成月牙形；丝瓜洗净，去皮切片。

❷ 锅上火，油烧至六成热，加入丝瓜、番茄快速翻炒。

❸ 加入高汤，煮熟后放入盐、味精、胡椒粉、葱丝调味即可。

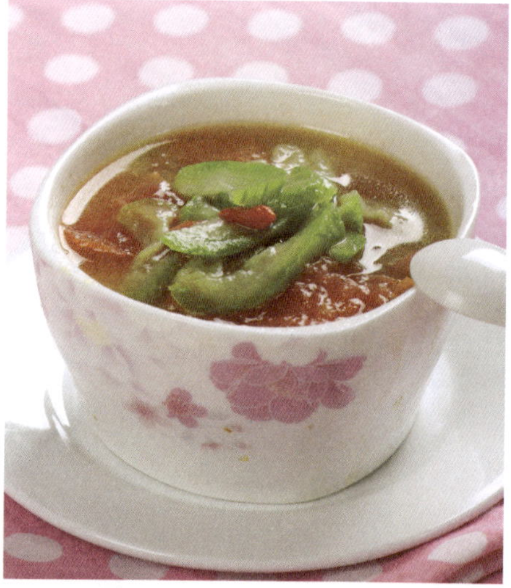

南瓜番茄汤

原料：小番茄300克，南瓜300克，红萝卜1根，苹果1个，蜂蜜适量。

做法：❶ 南瓜去掉瓜瓤、苹果去皮、胡萝卜去皮，分别切成小块备用。

❷ 南瓜胡萝卜加入足量清水，上火煲煮，沸腾后，转小火煲10分钟。

❸ 加入苹果、小番茄，大火煮沸，最后再转小火煲10分钟，调入蜂蜜即可。

魔芋

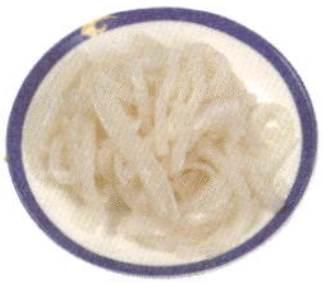

中医称魔芋为“蛇六谷”。魔芋是有名的胃肠“清道夫”“血液净化剂”，能有效清除肠壁上的废物，预防便秘。

凉拌魔芋丝

原料：魔芋150克，小黄瓜100克，金针菇50克，酱油、香油、白醋各适量。

做法：❶ 魔芋切丝；金针菇洗净，与魔芋丝放入滚水中氽烫捞起，沥干备用。

❷ 小黄瓜洗净切丝，放在碗中加白醋抓拌一下，捞出后以凉开水冲净，沥干备用。

❸ 将魔芋丝、金针菇和黄瓜丝放入碗中，加酱油和香油搅拌均匀即可。

鸡丝魔芋豆腐

原料：魔芋1000克，鸡胸脯肉150克，火腿50克，香菇（鲜）50克，蛋清25克，猪油（炼制）80克，料酒15克，盐6克，味精1克，胡椒粉1克，大葱15克，淀粉（豌豆）23克，鸡油15克。

做法：❶ 葱切成3厘米长的段；香菇去蒂洗净，和火腿都切成丝。

❷ 将鸡脯肉筋剔去，切成5厘米长的细丝，用蛋清、干淀粉、盐调匀浆好。

❸ 将魔芋切成6厘米长、1厘米大的方条，下入冷水锅中烧开氽过，用开水泡上。

❹ 锅内放油烧至五成热，将鸡丝下入油锅，用筷子拨散滑八成熟，倒入漏勺内沥油。

❺ 锅内留油50克，下入香菇丝、火腿煸一下，烹料酒，放入盐、味精、胡椒粉、魔芋、豆腐。

❻ 用水淀粉勾芡，加入葱段、鸡丝，淋入鸡油装入盘内即可。

酸菜魔芋

原料：魔芋250克，酸白菜150克，泡椒5克，大葱5克，姜5克，酱油5克，味精5克，料酒5克，大蒜3克，豆瓣10克，盐1克，胡椒粉1克，色拉油50克，淀粉5克，素高汤20毫升。

做法：❶ 姜、蒜切成指甲片，泡椒、葱切成马耳朵形，淀粉加水适量调匀成水淀粉备用，酸菜切成2厘米长的节。

❷ 魔芋切成4厘米长、2厘米宽的条，放入沸水锅烫一下后捞起。

❸ 炒锅放在火上，倒油加热，放入姜、葱、蒜、泡椒、酸菜、豆瓣，炒香并呈红色。

❹ 倒入素高汤，放入魔芋，烹调料，烧熟入味，勾芡收汁后起锅装盘即成。

荠菜魔芋汤

原料：荠菜150克，魔芋100克，姜、盐各适量。

做法：❶ 荠菜去叶择洗干净，切成大片。

❷ 魔芋洗净，切成条，用热水煮2分钟，去味，沥干，备用。

❸ 姜洗净切丝，备用。

❹ 将魔芋、荠菜、姜丝放入锅内，加清水用大火煮沸，转中火煮至荠菜熟软，加盐调味即可。

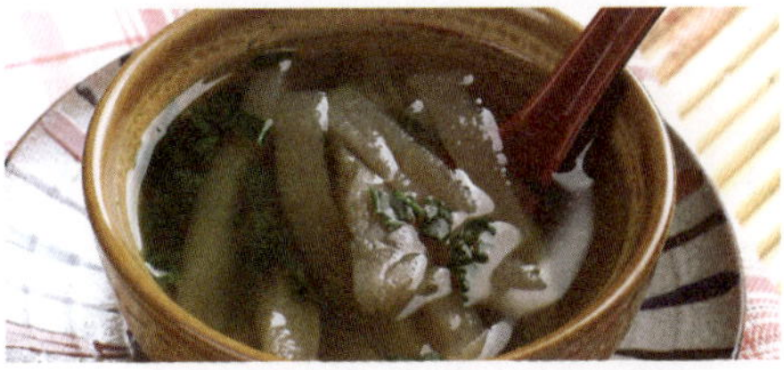

草莓

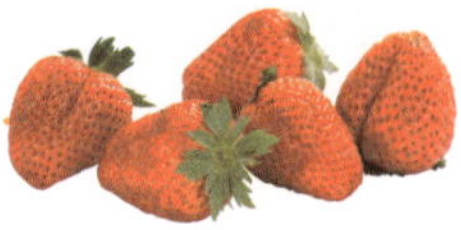

草莓具有生津润燥、促进消化吸收等作用。草莓所含的多种有机酸、果胶、膳食纤维和矿物质等能清洁肠胃、缓解便秘。

草莓果冻

原料：草莓200克，白砂糖5克。

做法：❶新鲜的草莓用淡盐水洗净，去蒂。

❷将处理好的草莓放入果汁机中打碎。

❸将准备好的白糖放入果汁中拌匀，晾凉后倒入一只小碗内，放入冰箱中冷冻即可。

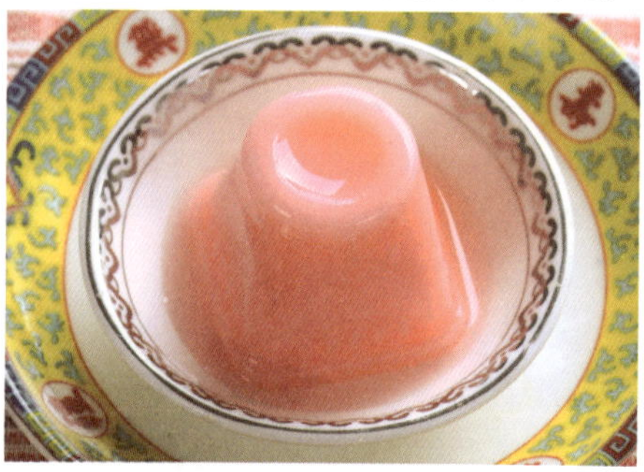

草莓沙拉拌生菜

原料：生菜（团叶）300克，草莓150克，色拉酱200克。

做法：❶草莓去蒂，洗净备用。

❷生菜叶用手撕成片，洗净备用。

❸将生菜与草莓放入碗中拌匀。

❹涂上沙拉酱，即可。

什锦水果沙拉

原料：火龙果150克，菠萝200克，橙子100克，草莓150克，香蕉100克，鲜橙汁300克。

做法：❶将火龙果、鲜菠萝、橙子、草莓、香蕉洗净。

❷上述材料切成大小一致的小丁，用鲜橙汁搅拌均匀即可。

草莓鲜奶饮

原料：草莓3个，牛奶250毫升，鲜柠檬汁少许。

做法：❶将草莓用盐水洗净，切成块。

❷将草莓果肉、牛奶一起放入搅拌机中，滴入柠檬汁后搅拌均匀至稀糊状即可。

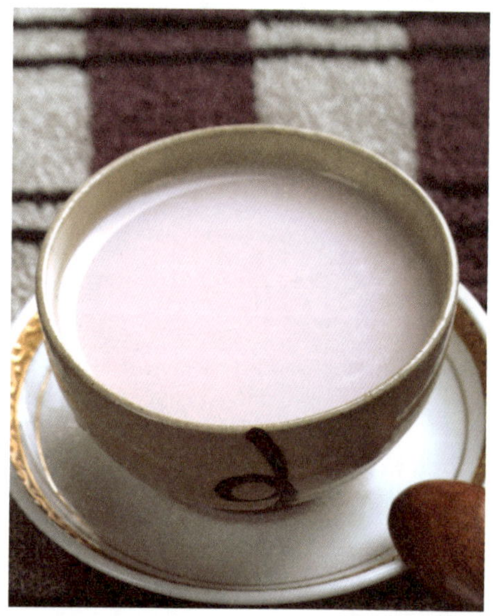

草莓果酱

原料：草莓500克，柠檬100克，白砂糖350克，果冻30克。

做法：❶草莓选择去蒂，用盐水洗净，再擦干水。

❷果冻加入冷开水，搅匀备用。

❸将柠檬挤汁，与草莓、白砂糖及果冻一起放入大碗中，放入微波炉，采用中火20分钟，中途需要搅拌多次，观察成浓稠状时即可取出，待冷却后装入瓶内。

糙米

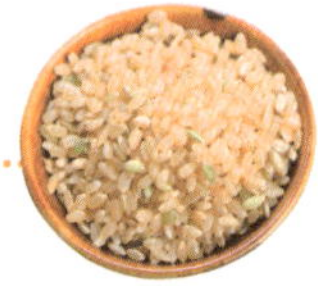

糙米富含膳食纤维和多种维生素、矿物质，代谢经过肠道时可吸附肠内毒素，从而有助于毒素从肠道内排出。

南瓜粥

原料：老南瓜100克，糙米50克，食盐适量。

做法：❶ 南瓜去皮，洗净切块备用。

❷ 糙米洗净，放入锅中，加清水适量煮粥，待沸时放入南瓜，至粥熟时，加食盐调味即可。

胡萝卜甜粥

原料：糙米80克，胡萝卜15克，白糖少许。

做法：❶ 将胡萝卜洗净剁成细末；糙米淘洗干净。

❷ 锅中加水，放入糙米烧开，待米煮烂，再将胡萝卜末放入同煮。

❸ 粥煮烂后，放入白糖即成。

栗子粥

原料：糙米200克，鲜栗子150克，白砂糖适量。

做法：❶ 将栗子切开，加水烧开后取出，剥去外壳，把栗子肉切成丁块；糙米淘净。

❷ 将糙米和栗子入锅，加水适量，旺火烧开后，再用小火煮至栗子酥烂，粥汤稠浓，加糖即成。

黑芝麻糙米粥

原料：黑芝麻15克，糙米100克。

做法：❶ 将黑芝麻放入锅中炒黄，糙米洗净。

❷ 将糙米放入锅中，加适量水，熬至六成熟时，加入黑芝麻，继续熬至粥成。

竹笋米粥

原料：竹笋50克，糙米100克。

做法：❶ 将鲜竹笋脱皮洗净，切成丁；糙米洗净，先泡半个小时。

❷ 锅中加适量清水，下入笋丁、糙米，大火煮开，改用小火煮成粥。

蔬菜意粉糙米汤

原料：竹笋50克，糙米100克。

做法：❶ 将鲜竹笋脱皮洗净，切成丁；糙米洗净，先泡半个小时。

❷ 锅中加适量清水，下入笋丁、糙米，大火煮开，改用小火煮成粥。

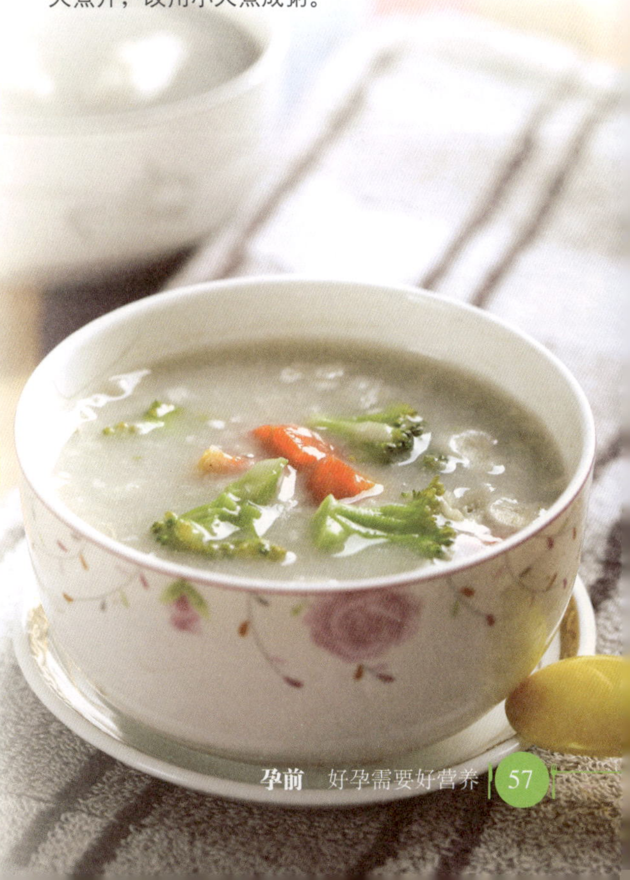

苹果

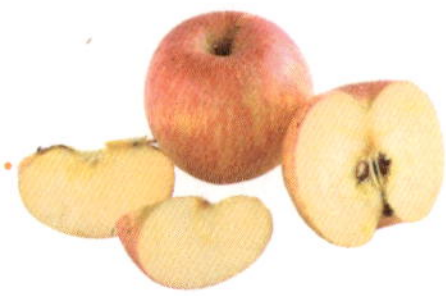

苹果含苹果酸，可加速机体新陈代谢；另外，其含有的果胶能避免食物在肠道内腐败产生毒素，含有的可溶性膳食纤维能促进粪便的排泄。

苹果橘子汁

原料：苹果1个，橘子汁50毫升，冷开水适量。

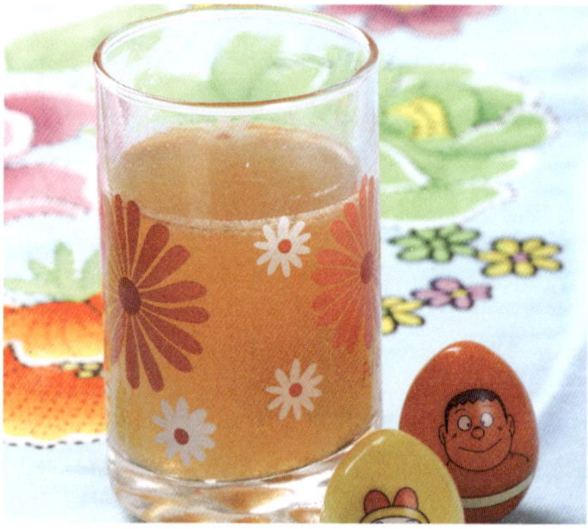

做法：将苹果洗净，去皮及核，切成小块，放入果汁机中，加入冷开水、橘子汁搅打均匀，即可倒入杯中饮用。

苹果麦片粥

原料：燕麦片3大匙，牛奶250克，苹果100克，胡萝卜100克。

做法：❶ 将苹果和胡萝卜洗净，切成细丝。

❷ 将燕麦片、胡萝卜丝放入锅中，倒入牛奶，加入适量水同煮。

❸ 煮开后，火候调至小火，煨粥20分钟，放入苹果丝，再煨片刻即可。

西瓜

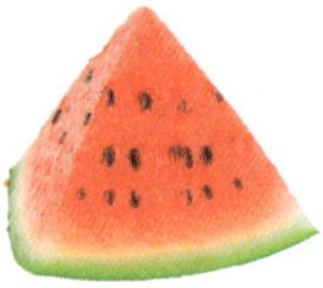

西瓜是水果中的利尿专家，适量食用可以促进排除体内多余的水分。

西瓜西米粥

原料：西瓜瓤100克，西米100克，冰糖适量。

做法：❶ 西瓜瓤去籽、切块；西米洗净，浸泡1~3小时。

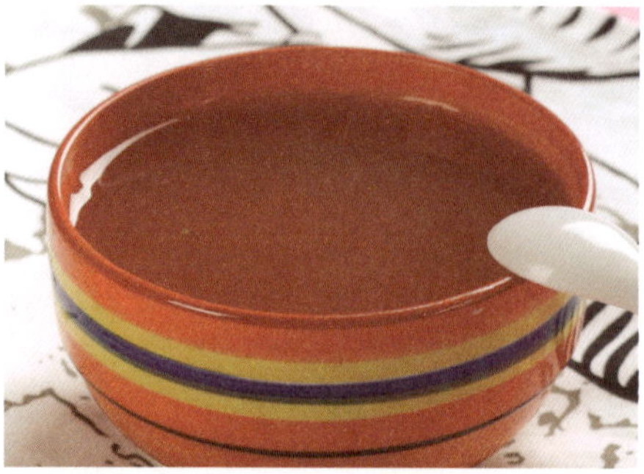

❷ 锅内盛水，将西米入锅，小火煮粥20分钟，再加入西瓜、冰糖，稍煨片刻。

西瓜露

原料：西瓜瓤100克，冰雪碧适量，樱桃1个。

做法：❶ 将西瓜切成丁，放在杯子里，放小半杯即可。

❷ 把冰雪碧倒入杯中，不要很满；将吸管穿过樱桃，斜放在杯中。

红小豆

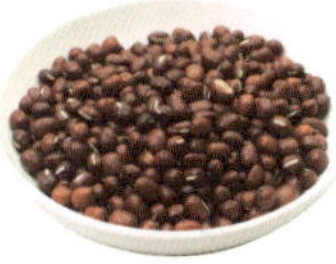

红小豆所含的石碱酸可以促进大肠蠕动，减少便秘；还有利尿的作用。

黑米红豆粥

原料：黑米20克，红小豆10克，大米80克，白糖适量。

做法：❶ 将红小豆洗净，用冷水浸泡；淘净黑米、大米。

❷ 锅内盛入六成满的清水，大火煮沸后，将黑米、大米、红小豆放入锅内。

❸ 水再次煮沸时，调成小火，煨30~40分钟；粥成时，放入适量白糖。

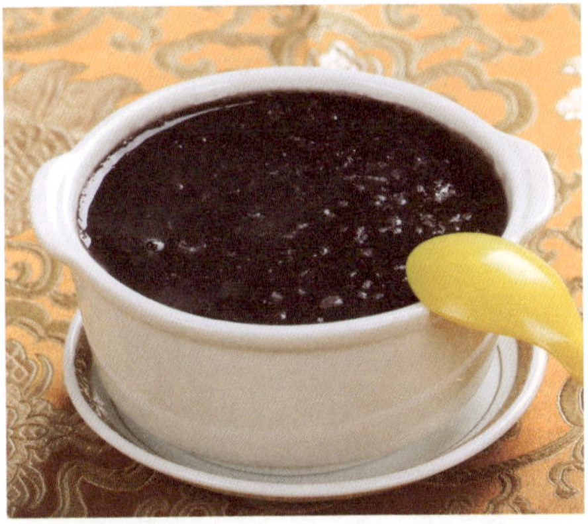

八宝粥

原料：黑米100克，红小豆、绿豆各150克，薏米100克，莲子、桂圆肉、百合各50克，红糖、米酒各适量。

做法：❶ 将红小豆、绿豆、薏米洗净后，加水浸泡一晚，入锅一同煮至八成熟后，加入莲子煮至熟烂。

❷ 桂圆肉用米酒浸泡，百合剥开成片状备用。

❸ 黑米洗净后，加水煮成粥状。

❹ 将红小豆、绿豆、薏米粥和桂圆肉、百合一同倒入糯米粥中，加入红糖，煮开即可。

红豆薏米饭

原料：糯米100克，红小豆、薏米各50克。

做法：❶ 红小豆洗净浸泡12小时，下锅加水煮至八成熟。

❷ 将煮好的红小豆倒出汤水，将红小豆放入冰箱冷藏。

❸ 将糯米、薏米淘净后，用煮红小豆的水，浸泡6~8个小时，然后与红小豆一起入锅蒸熟即可。

红小豆鲤鱼汤

原料：鲤鱼500克，红小豆15克，冬瓜30克，盐适量。

做法：❶ 将鲤鱼去除内脏和腮，处理干净；冬瓜去皮切块。

❷ 锅中加适量清水，放入鲤鱼、红小豆、冬瓜，大火煮沸，改小火炖煮，至肉烂汤白，加少许盐调味即可。

大豆甜汤

原料：绿豆、红小豆、黄豆各100克，白砂糖适量。

做法：❶ 上述三豆用清水浸半小时。

❷ 开大火煮滚后，收小火煮至豆熟。

❸ 最后加入适量的糖调味即可。

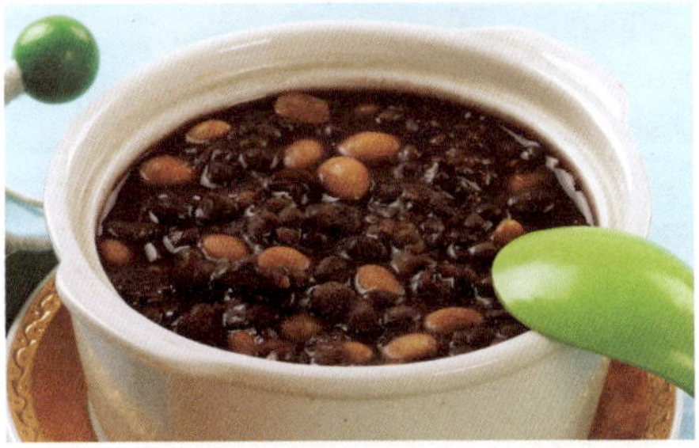

菠菜

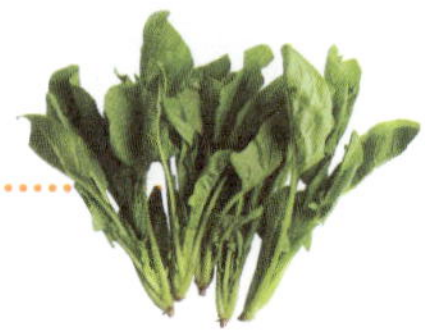

菠菜有利肠胃、解热毒和酒毒的功效。食用菠菜可以促进血液循环，平衡新陈代谢，去火排毒。

菠菜拌猪肝

原料：猪肝100克，菠菜100克，海米、香菜、酱油、醋、盐、蒜泥各适量。

做法：❶ 将新鲜猪肝洗净后，切成小薄片，放入锅里沸水中汆一下，捞出后用凉开水过一下，沥干水分。

❷ 把洗净的新鲜菠菜用沸水焯一下，捞出后用凉开水过一下。把洗净的新鲜香菜切成2厘米长的小段，将菠菜、香菜、肝片及海米放入盘中，加上适量酱油、醋、盐和少许蒜泥拌匀即可。

大蒜姜汁拌菠菜

原料：菠菜300克，姜、大蒜、大葱、酱油、香油、盐各适量。

做法：❶ 将大蒜去皮洗净，捣成蒜泥。

❷ 姜洗净绞成姜汁，葱切成末，菠菜洗净，用沸水焯熟，挤干水分。

❸ 将菠菜置于大碗中，加入蒜泥、姜汁、葱花、酱油、盐、香油拌匀即成。

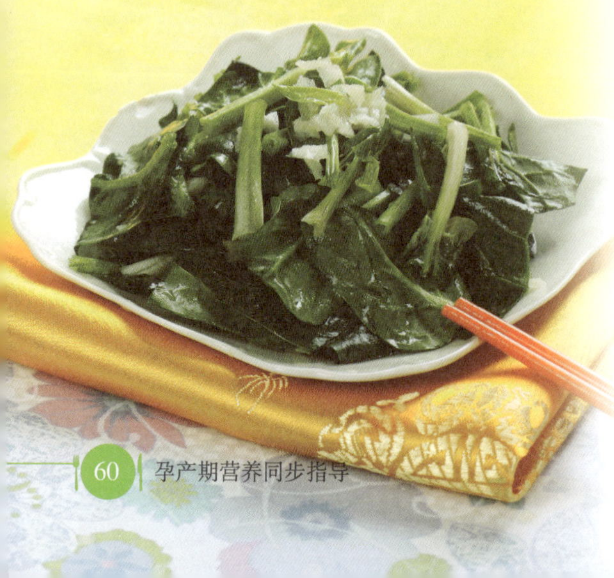

姜汁猪血菠菜

原料：菠菜300克，姜25克，猪血100克，酱油15毫升，香油3毫升，精盐2克，醋少许。

做法：❶ 将菠菜带根洗净，切成约5厘米长的段，于滚开水中焯2分钟后沥去水分，装盘抖散。

❷ 猪血洗净切片后先入热油锅爆炒，熟后取出与菠菜混匀。

❸ 姜去皮，洗净后捣烂取汁；待菠菜，猪血凉后加入姜汁和酱油、香油、精盐、醋拌匀即可。

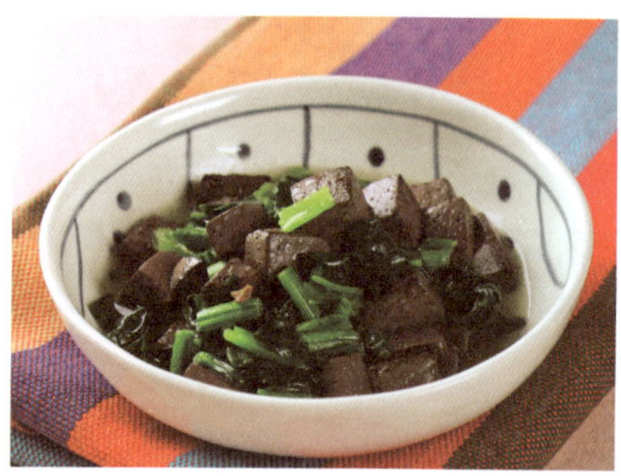

猪骨菠菜汤

原料：猪脊骨500克，菠菜100克，火腿50克，胡椒粉、精盐各适量。

做法：❶ 猪骨斩段，入沸水锅内汆一下，捞出沥水；火腿切成条；菠菜择洗干净，切成段备用。

❷ 将猪骨放入锅内，加适量清水，熬成浓汤；锅中下入菠菜段、火腿条，以胡椒粉、精盐调味，烧开即成。

黑木耳

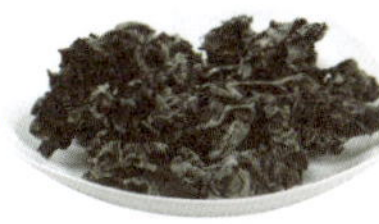

黑木耳所含的植物胶质有较强的吸附力，可吸附残留在人体内的杂质，清洁血液。

黑木耳猪肝汤

原料：黑木耳30克，猪肝300克，生姜10克，红枣、盐各适量。

做法：❶ 先将黑木耳用清水透发，洗干净，备用。

❷ 猪肝、生姜、红枣分别用水洗干净，猪肝切片；生姜刮皮；红枣去核，备用。

❸ 加适量清水于煲内，先用猛火煲至水沸，然后放入黑木耳、生姜和红枣，继续用中火煲1小时左右，加入猪肝，等猪肝熟透，加盐调味即可。

西蓝花拌黑木耳

原料：西蓝花200克，黑木耳20克，胡萝卜50克，大蒜10克，香菜5克，盐适量。

做法：❶ 黑木耳用温水浸泡20分钟，取出剪去根蒂，撕成小块；西蓝花切成小段，在淡盐水中浸泡15分钟，再冲洗净；胡萝卜切丝，大蒜剁成蓉。

❷ 锅内放清水烧开后，放入西蓝花氽烫约2分钟，捞起立即放入凉开水中浸泡；再分别放入黑木耳及胡萝卜丝氽烫约1分钟，捞起同样浸入凉开水中。

❸ 将西蓝花，黑木耳及胡萝卜彻底沥干水份，放入一个大碗内，放香菜，加蒜蓉、盐拌匀即可。

荸荠炒黑木耳

原料：荸荠200克，黑木耳20克，蒜2瓣，香菜2根，食用油，盐，白糖各适量。

做法：❶ 荸荠去皮切成片；黑木耳用清水泡发后，控干待用；蒜拍碎，香菜只取根部，切成小段。

❷ 炒锅加热下食用油烧至五成热，下蒜末慢慢爆香。

❸ 放荸荠在油里翻炒几下，接着下黑木耳同炒。

❹ 炒至黑木耳有一点软塌，放白糖、盐和香菜根炒匀即可。

黑木耳红枣汤

原料：黑木耳40克，红枣20枚。

做法：❶ 将黑木耳、红枣洗净放入锅内，加水适量。

❷ 文火煎煮30分钟即可。

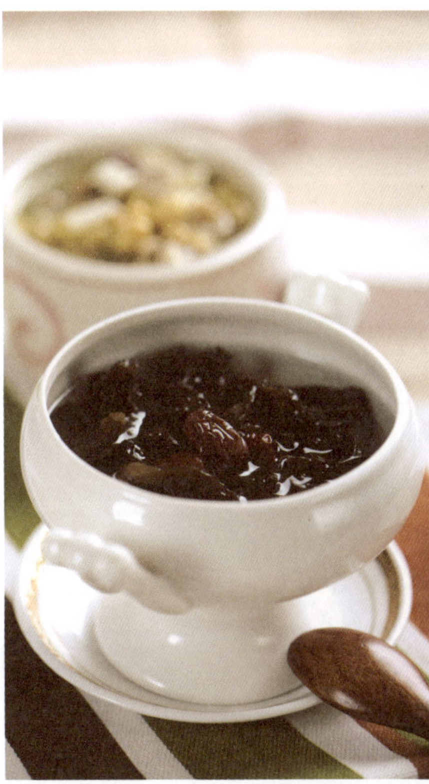

抗二手烟的食物

二手烟这种被动吸烟方式，是危害最广泛、最严重的室内空气污染。二手烟含有焦油、阿摩尼亚、尼古丁、悬浮微粒、PM2.5、钋-210等超过4000种有害化学物质及数十种致癌物质。备孕期间的夫妻不但要自己戒烟，还要防范二手烟的侵害。

海鱼

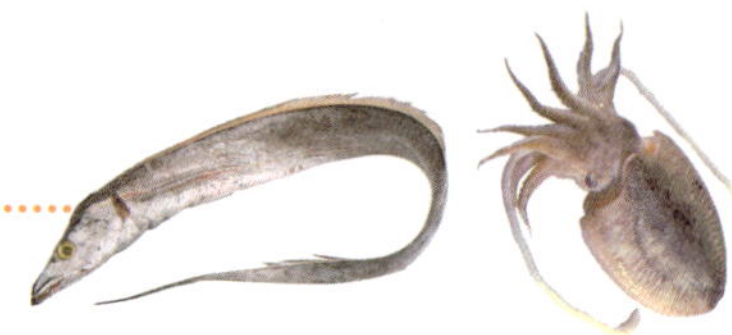

海鱼中富含多种不饱和脂肪酸，它能减少香烟对人体的伤害，还能提高免疫力。

韭菜炒墨鱼

原料：墨鱼20克，韭菜100克，桂皮3克，料酒5克，红糖5克，酱油5克，花生油15克。

做法：❶ 将韭菜洗净，切段；桂皮碾成粉备用。

❷ 将墨鱼洗净取肉，切成米粒状，下入热油锅中，加桂皮粉、料酒、红糖、酱油等炒散。

❸ 墨鱼肉将熟时，投入韭菜段炒熟即可。

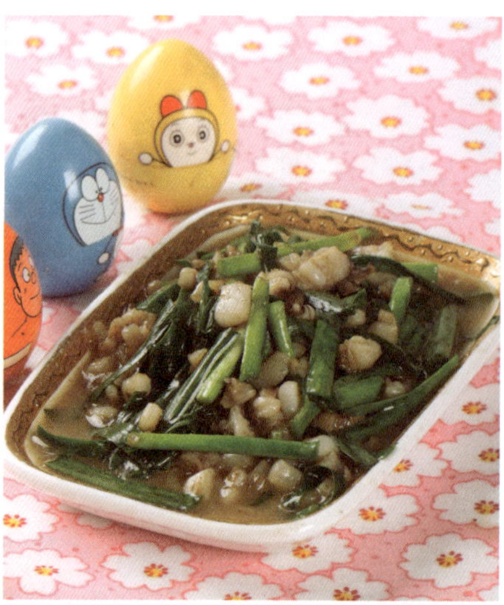

红烧带鱼

原料：带鱼段450克，青、红椒100克，食用油、小葱、姜、蒜、老抽、料酒、盐、水淀粉各适量。

做法：❶ 带鱼、青椒、红椒洗净切块。

❷ 小葱切段，姜和蒜切片；油烧至六成热时放入带鱼段，炸至两面金黄，捞出。

❸ 锅内留适量油，放入姜、蒜片和葱段炒出香味，倒入青、红椒块翻炒。

❹ 下带鱼段，加老抽、盐和一小碗水，煮开后淋入水淀粉翻炒均匀即可。

家常焖带鱼

原料：带鱼2条，冬菇3朵，红椒1只，生姜、盐、绍酒、胡椒粉、酱油、花椒油各适量。

做法：❶ 将带鱼处理干净后砍成块，生姜去皮切粒，冬菇切片，红椒切片。

❷ 锅内烧油，投入带鱼，用小火煎至微黄，放入姜粒，烹入绍酒，加入冬菇及适量清汤，用中火焖约8分钟。

❸ 加红椒片，调入盐、胡椒粉、酱油、花椒油焖透入味即可。

韭菜

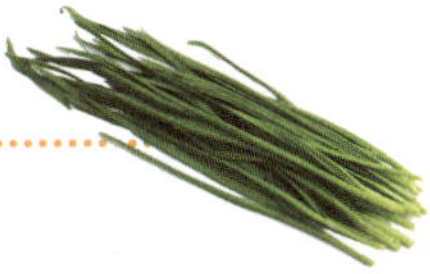

韭菜营养丰富，含有蛋白质、膳食纤维及硫化物等，尤其是春韭。其中的粗纤维能帮助喝酒及吸烟人员排出身体的毒素。

韭菜鸭血汤

原料：鸭血200克，韭菜30克，酱油、盐、胡椒粉各适量。

做法：鸭血洗净切片，入沸水中略煮，加韭菜煮熟，加盐、胡椒粉、酱油调味即可。

桃香韭菜

原料：韭菜150克，核桃仁6克，香油2克，盐3克。

做法：❶ 韭菜洗净后切段；核桃仁用香油炒熟。

❷ 在核桃仁中加入韭菜、盐略炒，待韭菜熟即可。

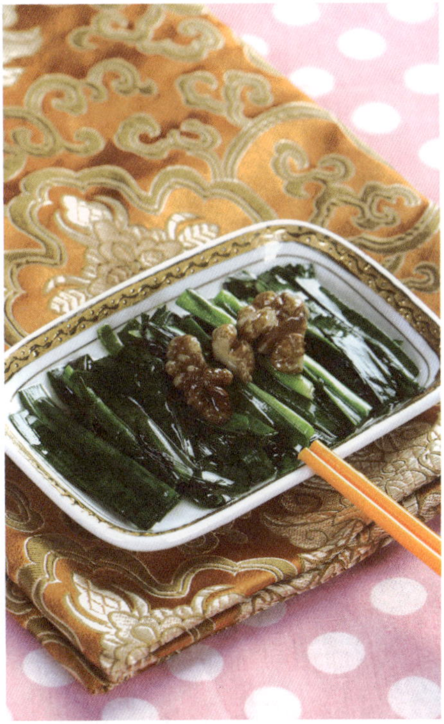

韭菜炒鱿鱼

原料：鲜鱿鱼250克，韭菜150克，植物油、盐各适量。

做法：❶ 将韭菜切成3厘米长的段，鲜鱿鱼洗净切片。

❷ 将锅烧热，放入植物油，倒入鲜鱿鱼反复翻炒，快熟时倒入韭菜，撒入盐，炒匀即可。

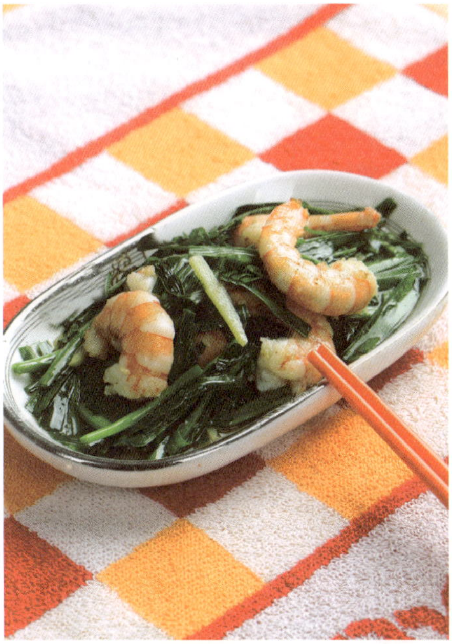

韭菜炒香干

原料：新鲜韭菜30~60克，香干100克，盐少许。

做法：❶ 韭菜、香干洗净切段。

❷ 热锅凉油，下香干略炒，下入韭菜，加盐，翻炒均匀即可。

预防胎儿畸形的食物

研究发现，叶酸对孕妇尤其重要。如在怀孕头3个月内缺乏叶酸，有可能导致胎宝宝神经管发育缺陷，从而增加脊柱裂、无脑儿的发生率。在准备怀孕前1~3个月就开始补充叶酸，或是平时多吃富含叶酸的食物，可以一定程度上预防畸形。叶酸广泛存在于动植物类食品中，尤以酵母、肝及绿叶蔬菜中含量较多。

豆芽

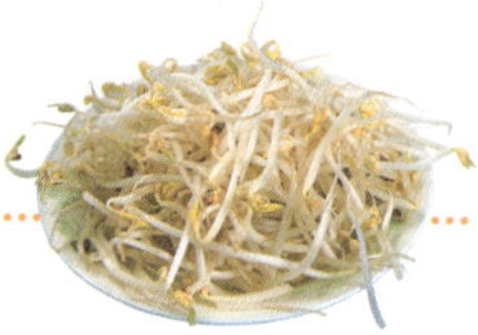

豆芽含有丰富的优质蛋白质及人体易吸收利用的铁、锌等矿物质，并含有丰富的维生素A、维生素D、维生素B_{12}、维生素C及叶酸，可预防孕妇贫血以及胎儿畸形。

豆芽木耳汤

原料：黄豆芽200克，黑木耳20克，番茄1个，玉米1根，高汤、盐、白胡椒粉各适量。

做法：❶ 番茄的外皮轻划十字刀，放入沸水中烫约30秒，取出泡冷水去皮，切块备用；玉米切段，黑木耳切条。

❷ 将玉米、黑木耳放入汤锅中，与黄豆芽、番茄加高汤同煮，中火烹煮约15分钟后，加入调味料即可起锅。

绿豆芽拌豆腐

原料：北豆腐300克，绿豆芽100克，芝麻酱、醋、酱油、大葱、姜各适量。

做法：❶ 大葱切成葱花，姜去皮切成丝，豆腐洗净切小块，绿豆芽择洗干净入沸水锅中焯熟，将酱油、醋、芝麻酱同放碗中调匀成味汁。

❷ 豆腐放入盆中，加入绿豆芽，再撒上姜丝和葱花，淋上调味汁，拌匀装盘即成。

猪排炖黄豆芽汤

原料：子排 500 克，鲜黄豆芽 200 克，葱、姜、盐各适量。

做法：❶ 将子排切成段，放入沸水中焯水，用清水洗净，放入炒锅或煲内，放清水300 克，投入葱结、姜块，用旺火烧沸。

❷ 改用小火炖 1 小时，投入黄豆芽，用旺火煮沸，改用小火熬 15 分钟，放入适量盐，拣出葱、姜即可。

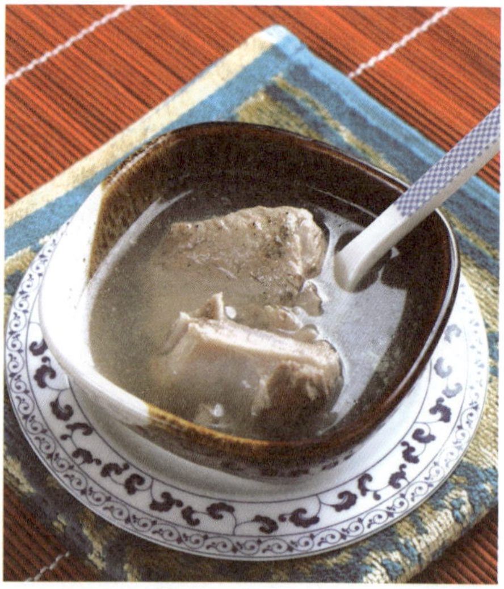

绿叶蔬菜

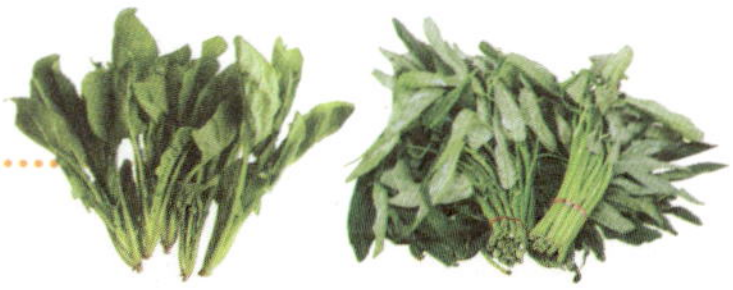

研究显示叶酸可预防新生儿缺陷，并可帮助保持男性的精子质量。常吃绿叶蔬菜等富含叶酸食品的男性较少出现精子异常的现象。大部分含维生素C丰富的食物如新鲜蔬菜、水果都含叶酸。

猪肝菠菜粥

原料：粳米100克，菠菜120克，猪肝80克，盐、姜、大葱各适量。

做法：❶ 粳米淘洗干净，浸泡半小时后捞出沥干。

❷ 猪肝反复洗净，切成薄片；菠菜洗净，去根切段；姜、葱均切丝。

❸ 锅内注入约1200毫升冷水，放入粳米，用大火煮沸，改小火煮成粥，放入肝片、菠菜、姜丝、葱丝，加盐调味，继续煮至猪肝熟透即可。

生菜沙拉

原料：生菜40克，黄瓜25克，番茄25克，洋葱20克，嫩笋20克，口磨25克，青、红椒20克，香菜5克，樱桃萝卜5克，盐3克，白胡椒粉2克，沙拉油25克。

做法：❶ 将生菜掰成不规则片状，黄瓜切成圆形片，番茄切成块，洋葱切成圈，嫩笋切段，口蘑切片，青红椒去籽切成圈，香菜切成段，然后与樱桃萝卜一起拼摆在透明的玻璃盛皿内。

❷ 把沙拉油倒入盛皿内，放盐、白胡椒粉调匀，浇在时菜沙拉上即可。

空心菜粥

原料：空心菜200克，粳米100克，盐适量。

做法：❶ 将空心菜择洗干净，切细；粳米淘洗干净。

❷ 锅置火上，放适量清水，下入粳米，大火煮沸后改小火煮粥，粥将成时，加入空心菜、盐，再续煮至粥成即可。

凉拌空心菜

原料：空心菜300克，大蒜、香油、白糖、盐各适量。

做法：❶ 空心菜洗净，切成段；蒜洗净，切成末；水烧开，放入空心菜，煮沸后捞出沥干。

❷ 将蒜末、白糖、盐与少量水调匀后，再加入热香油，浇在空心菜上拌匀即可。

菠菜豆腐汤

原料：北豆腐200克，菠菜300克，胡萝卜40克，小麦面粉20克，鸡蛋2个，姜汁、上汤、盐、酱油、米酒、白糖各适量。

做法：❶ 豆腐焯火后沥干，再放在钵里加鸡蛋液、面粉、米酒、糖和盐搅匀拌碎。

❷ 胡萝卜切条，用水煮软；菠菜用盐水煮过捞起，切成约5厘米长条状。

❸ 上汤煮开，将豆腐用汤匙舀块，放进汤内，待浮起时加盐和酱油调味，再放入菠菜、胡萝卜条，滴少许姜汁便可饮用。

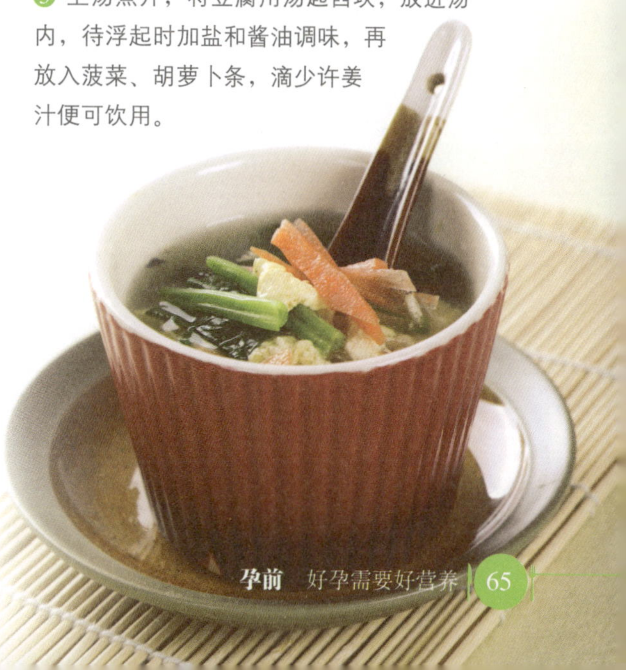

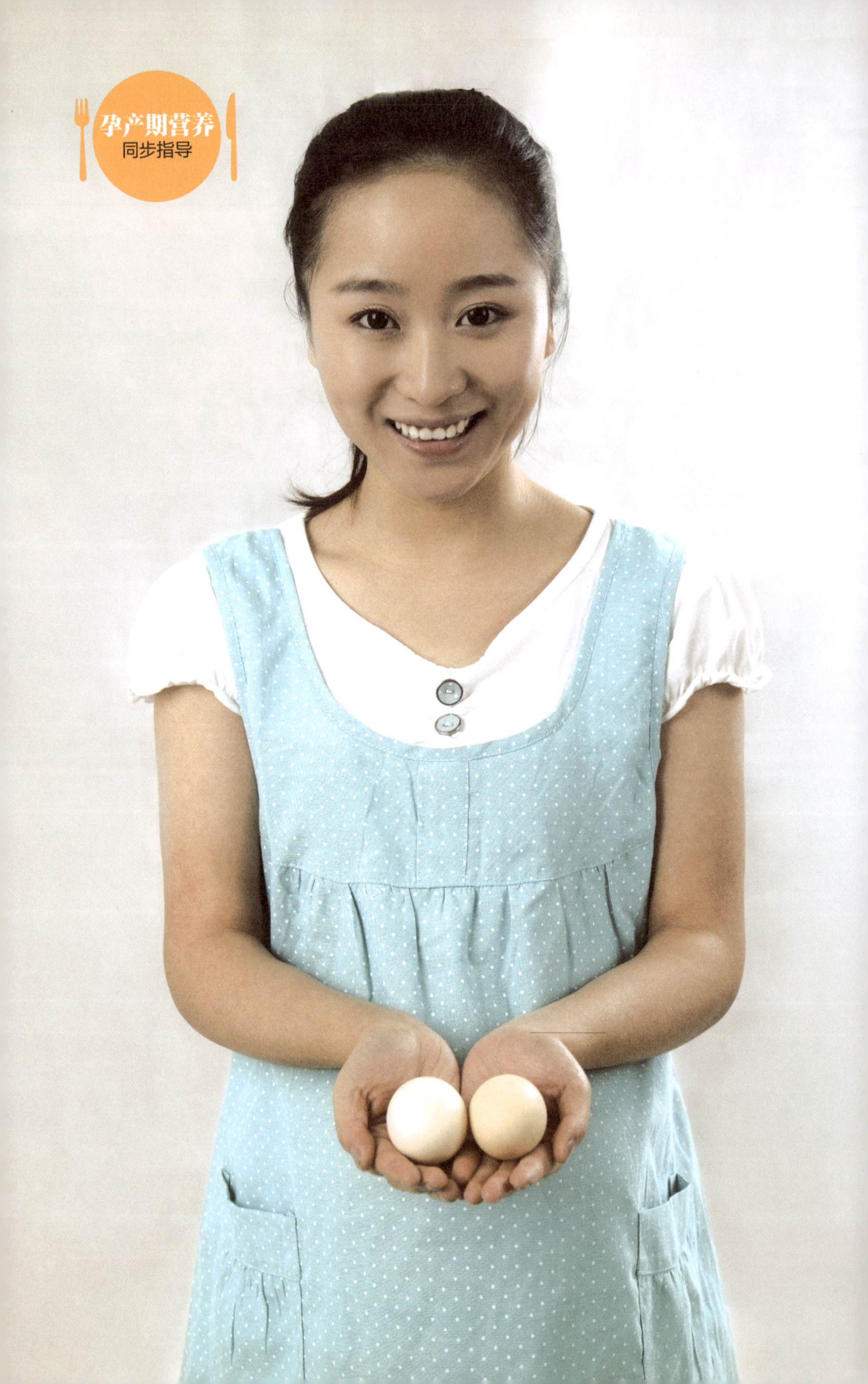

第二章

孕早期
护胎养胎的关键期

孕早期，虽然准妈妈的身体表面上看变化比较小，但是也不要掉以轻心。因为孕早期是流产的高发期，所以一定要特别小心。

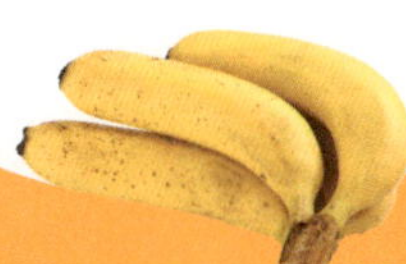

孕早期关键营养

孕早期的膳食原则

孕早期膳食以简单、清淡、易消化吸收为原则。

为适应准妈妈的口味，使其食欲增强，烹调时可用少量酸、辣、甜味来提升食物的口感，少用油和刺激性强的调味料。

多食富含蛋白质的食品

孕早期虽然胚胎生长比较缓慢，但机体已经有一定的蛋白质储存。妊娠1个月时，胚胎每日储存蛋白质0.6克。由于早期胚胎缺乏氨基酸合成的酶类，不能合成自身所需的氨基酸，必须由母体提供，所以孕早期必须通过食物摄取足够的优质蛋白质。

多食海产品

为保证碘和锌的摄入，准妈妈每周至少应吃一次海产品，如虾、海带、紫菜等。

多食牛奶及奶制品

牛奶不但含有丰富的蛋白质，还含有多种人体必需的氨基酸、钙、磷等多种营养元素，以及维生素A和维生素D等。如不喜欢喝牛奶，可用酸奶、冰淇淋或豆浆代替。

多食谷类食品

谷类食品每日食用不可少于150克，而且品种要多样，要经常粗细粮搭配，尽量食用中等加工程度的米面，以利于获得全面营养，实现食物中蛋白质的营养价值。

多食蔬菜和水果

应多选用绿叶蔬菜或其他有色蔬菜，准妈妈膳食中绿叶蔬菜应占2/3，蔬菜和水果要选用新鲜的，以保证维生素C的供给。

注意补铁

如果准妈妈缺铁，容易造成母婴贫血和营养不良。因为母乳中几乎不含铁，所以胎宝宝在正常发育过程中除制造血液和肌肉组织需要一定量的铁外，还需要在肝脏贮存一部分铁，以供出生后6个月之内的消耗。

多种食物均含有铁，一般植物性食品铁的吸收率较低，而动物性食品铁的吸收率较高。富含铁的动物性食品有：猪肾、猪肝、猪血，牛肾，羊肾，鸡肝、鸡肫等；植物性食品含铁多的有黄豆、油豆腐、银耳、黑木耳、淡菜、海带、海蜇、芹菜、荠菜、大枣等。

怎样去掉蔬菜水果上的农药

蔬菜和水果上的残留农药会严重影响生育，危及胎宝宝健康，因此食用前要特别注意去除。主要方法如下：

去皮法

蔬菜瓜果表面农药量相对较多，所以削去皮是一种较好的去除残留农药的方法。

适用蔬果：苹果、梨、猕猴桃、黄瓜、胡萝卜、冬瓜、南瓜、西葫芦、茄子、萝卜等。

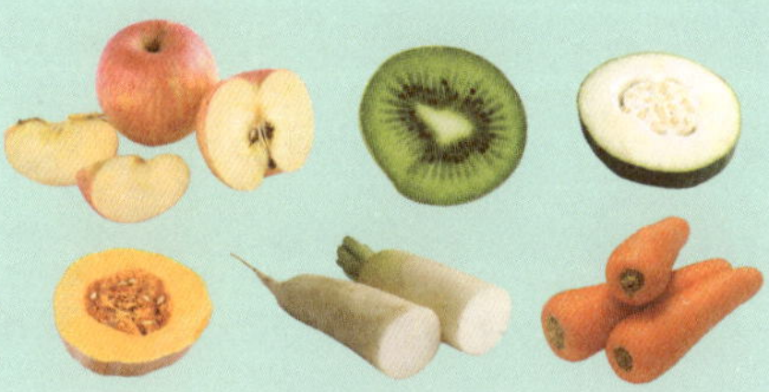

浸泡水洗法

蔬菜污染的农药品种主要为有机磷类杀虫剂，有机磷杀虫剂难溶于水，浸泡水洗法仅能除去部分污染的农药。但水洗是清除蔬菜水果上其他污物和残留农药的基础方法，一般先用水冲洗掉表面污物，然后用清水浸泡，浸泡不少于10分钟。果蔬清洗剂可增加农药的溶出，所以浸泡时可加入少量果蔬清洗剂。浸泡后要用流水冲洗两三遍。

适用蔬果：叶类蔬菜，如菠菜、金针菜、生菜、小白菜等。

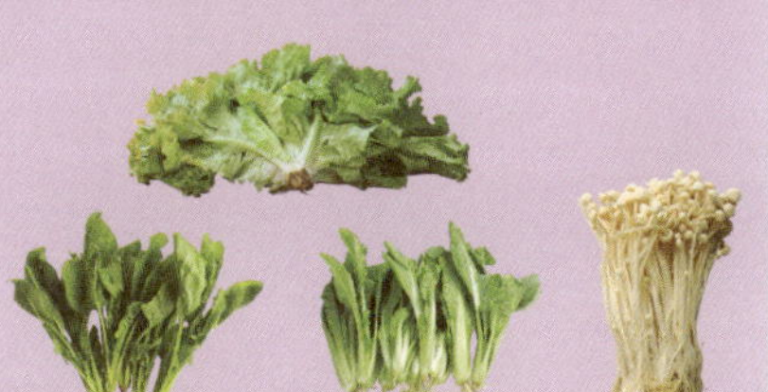

碱水浸泡法

有机磷杀虫剂在碱性环境下分解迅速，用碱水浸泡是去除农药污染的有效措施。方法是先将表面污物冲洗干净，浸泡到碱水中（一般500毫升水中加碱面5~10克）5~15分钟，然后用清水冲洗3~5遍。

适用蔬果：各类蔬菜瓜果。

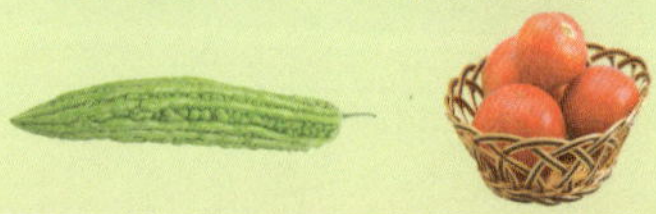

盐水清洗法

使用1%～3%的淡盐水洗涤蔬菜不仅可以去除部分农药，而且可以除去菜根部位或者菜叶背面纹里躲藏着的各种小虫。

适用蔬果：各类蔬菜瓜果。

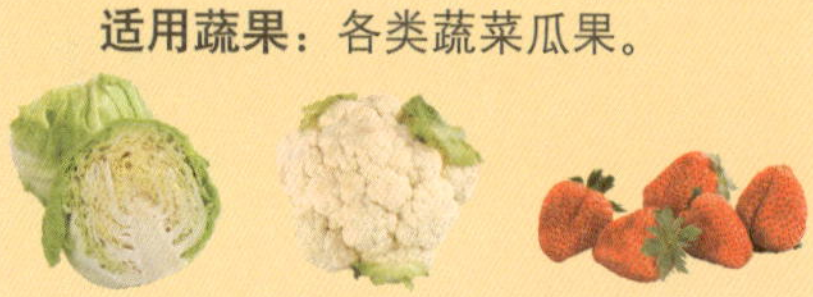

淘米水清洗法

我国目前大多用甲胺磷、辛硫磷、敌敌畏、乐果等有机磷农药杀虫，这些农药一遇酸性物质就会失去毒性。在淘米水中浸泡10分钟左右，用清水冲洗干净，就能使蔬菜残留的上述农药成分减少。

适用蔬果：各类蔬菜瓜果。

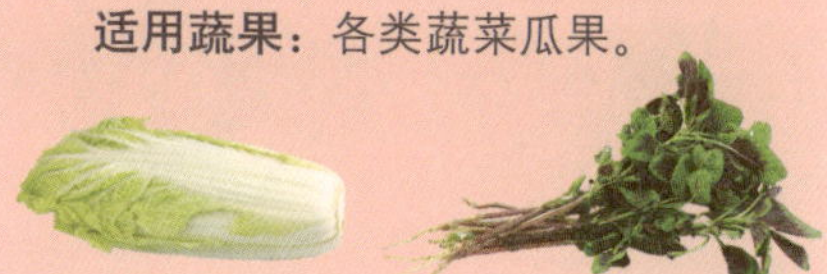

储存法

农药在存放过程中随时间能够缓慢地分解为对人体无害的物质。所以对易于保存的瓜果蔬菜可通过一定时间的存放，减少农药残留量。一般存放15天以上。同时建议不要立即食用新采摘的未削皮的水果。

适用蔬果：苹果、猕猴桃、冬瓜等不易腐烂的种类。

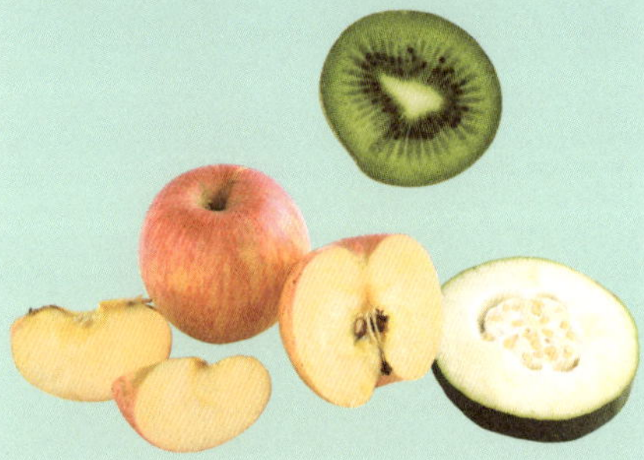

晾晒法

光谱效应会使蔬菜中部分残留农药被分解、破坏。经日光照射晒干后的蔬菜，农药残留较少。对于方便贮藏的蔬菜，最好先放置一段时间，空气中的氧与蔬菜中的色酶对残留农药有一定的分解作用。

适用蔬果：白菜等。

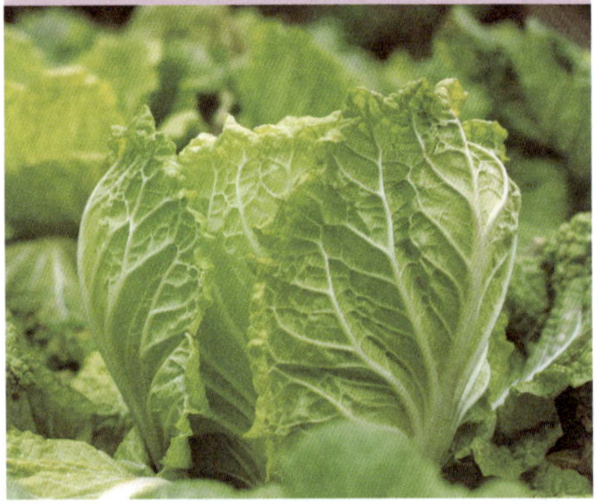

加热法

氨基甲酸酯类杀虫剂随着温度升高，可迅速分解。所以对一些其他方法难以处理的蔬菜瓜果可通过加热去除部分农药。先用清水将表面污物洗净，放入沸水中 2 ~ 5 分钟捞出，然后用清水洗1~2遍。

适用蔬果：芹菜、菠菜、小白菜、圆白菜、青椒、菜花、豆角等。

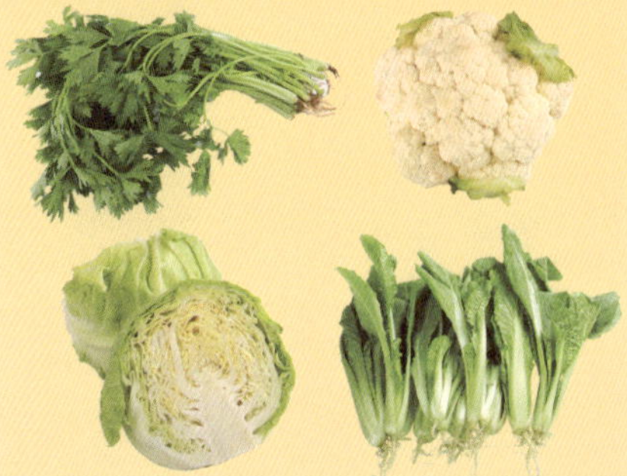

活氧解毒

氧原子具有极强的活性和氧化能力。目前市场上出现的新型环保小家电“活氧解毒机”或“多功能活氧机”，实际上就是利用活氧的强氧化能力分解果蔬表面的残留农药。由于臭氧在水中的氧化分解能力比在空气中更强、更快速，因而，用活氧水清洗蔬菜水果有很好的去除农药残留的效果。

适用蔬果：各类蔬菜瓜果。

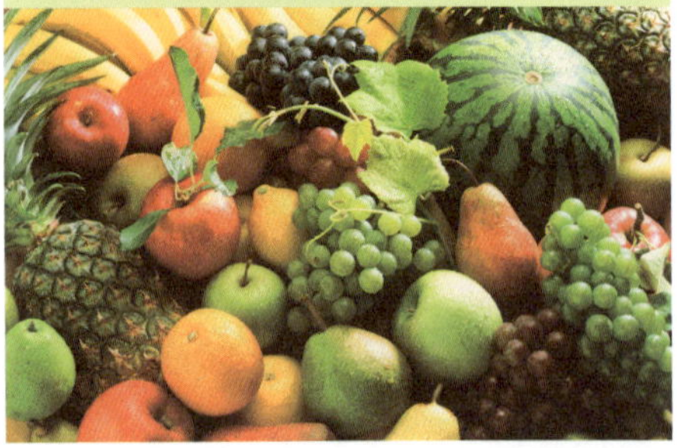

怎样喝水更安全

因为要给胎宝宝更多的储备，准妈妈孕期需要的水分比平时要多，这时候准妈妈要掌握安全饮水的原则，以保障孕期对水分的需要，同时避免不良水质的危害。

●早晨一杯新鲜的白开水

早饭前30分钟用小口慢喝的方式喝200毫升25~30℃的新鲜开水，可以温润胃肠，促进消化液的分泌，以促进食欲，刺激肠胃蠕动，有利定时排便，预防便秘、痔疮。

早晨空腹饮水能很快被胃肠吸收进入血液，使血液稀释、血管扩张，从而加快血液循环，补充细胞夜间丢失的水分。

●切忌口渴才饮水

口渴说明体内水分已经失衡，体内细胞脱水已经到了一定的程度。准妈妈最好定时饮水，次数不限，但保证一天共饮水1600毫升就差不多了。

●久沸或反复煮沸的水不宜喝

水在反复沸腾后，水中的亚硝酸银、亚硝酸根离子以及砷等有害物质的浓度相对增加。喝了久沸的开水，有可能会导致血液中的低铁血红蛋白结合成不能携带氧的高铁血红蛋白，给机体造成伤害。

●没烧开的自来水也不能喝

自来水中的氯与水中残留的有机物相互作用，会产生致癌物质。

●不能喝在热水瓶中贮存超过24小时的开水

随着瓶内水温的逐渐下降，水中含氯的有机物会不断地被分解成为有害的亚硝酸盐，对准妈妈身体的内环境极为不利。

●不要喝浓茶

孕前有饮茶习惯的准妈妈，可适当喝一点淡茶，万不可过量、过浓。

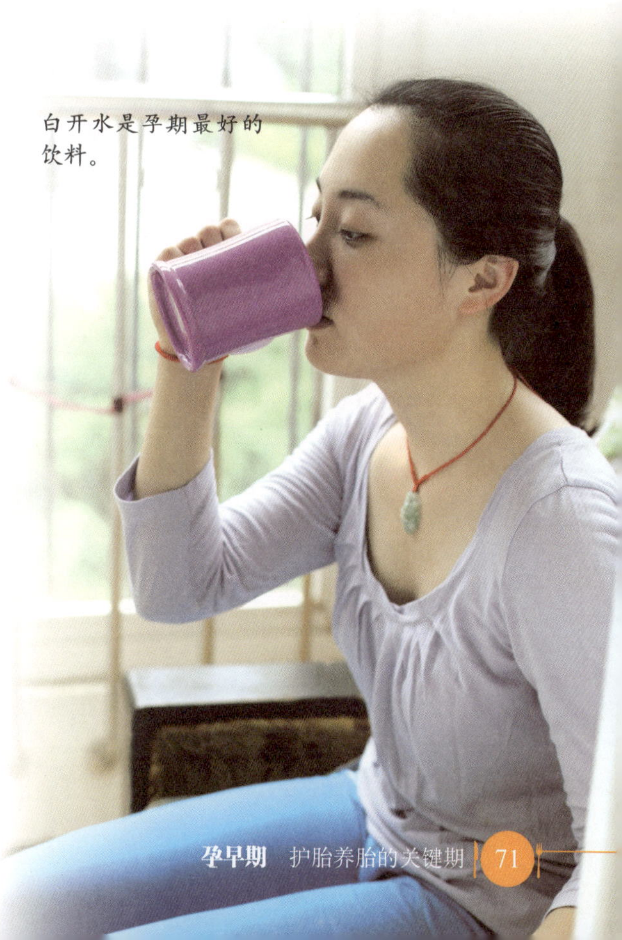

白开水是孕期最好的饮料。

准妈妈尽可能少喝的饮料

对准妈妈而言，最合适的饮料是白开水和清淡的果蔬汁。原来有“茶瘾”和“咖啡瘾”的准妈妈都应戒掉这些对胎宝宝不利的饮料，要知道，茶和咖啡跟酒是并列排在孕期黑名单的！

浓茶

准妈妈饮浓茶，由于茶中含有大量的丹宁，能和食物中的蛋白质结合，变成不溶解的丹宁酸盐，而且可同食物其他营养成分凝集而沉淀，影响准妈妈、胎宝宝对蛋白质、铁、维生素的吸收利用，进而导致营养不良。

茶叶中还含有多量的鞣酸，有收敛作用，影响肠道的蠕动，易使准妈妈发生便秘。准妈妈多饮汽水，可造成体内缺铁而贫血，不利母亲和胎宝宝。此外，准妈妈不宜多喝冷饮、多吃凉食，以防胎动不安和发生腹痛、腹泻。

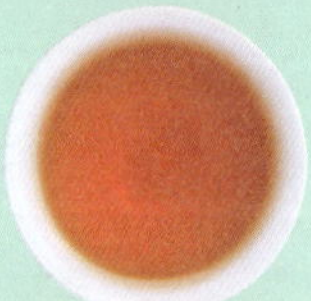

咖啡

无论是晨起醒神，还是工作解乏，亦或午茶休闲，咖啡受到很多人的青睐。不过，准妈妈得留意了，因为咖啡中的咖啡因可是危害胎宝宝健康的隐形“杀手”，它容易引起流产或早产，而且还有可能使细胞发生变异，引起畸形。所以准妈妈应尽量不喝咖啡。

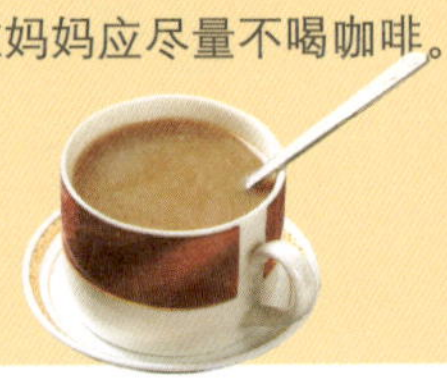

酒及含酒精的饮料

酒的害处大家都知道，它对准妈妈以及胎宝宝的害处更勿庸置疑。酒精通过胎盘进入胎宝宝血流可能造成流产及早产，还可能造成胎宝宝的先天异常，喜欢喝酒的准妈妈一定要克制。当然，除了白酒、黄酒、啤酒、红酒，还包括糯米甜酒及各种含酒精的饮料，准妈妈们都要注意。

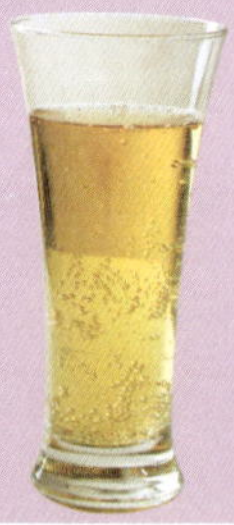

碳酸饮料

碳酸饮料的成分多种多样。但是其中不会少的一定是糖分、香料、碳酸水，有些还含人工色素，甚至还有含酒精的。

碳酸饮料最大的问题就是过度使用砂糖。准妈妈如果喝少量的当然没问题，但如果每天都喝，甚至大量喝的话就会造成每天的糖分摄取量超标，从而引起孕妈妈肥胖，还有可能引发妊娠期糖尿病。情绪方面，也会变得易焦躁、不稳定。

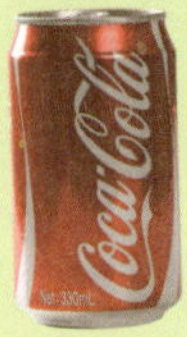

孕妇奶粉怎么喝

准妈妈补充营养除了依靠膳食摄取，还可以有很多选择，比如孕妇奶粉。因为孕妇奶粉的配方是根据准妈妈的身体特点研制出来的，所以营养更全面、更合理，准妈妈补充起来也会更方便。不过，究竟怎么喝孕妇奶粉，很多准妈妈还是存在困惑。

●喝孕妇奶粉注意事项

1 **不要拿孕妇奶粉当水喝。**一般来说，孕妇奶粉的产品说明上都会建议准妈妈每天喝1~2杯。不要擅自增加饮用量，否则反而对健康有害。

2 **孕妇奶粉并不能满足所有的营养需求。**孕妇奶粉的配方只是针对大多数准妈妈的，如果存在贫血、缺钙严重等状况，还应该针对身体状况，按照医生的诊断，补充铁和钙等。

3 **孕妇奶粉和多种维生素不能一起吃。**如果同时服用多种维生素，会造成一些营养成分摄入过量。而某些营养元素如果长期摄入过量，对胎宝宝和准妈妈的健康都是没有好处的。

●孕妇奶粉如何挑选

1 **多尝试，找到自己最喜欢的口味。**现在的孕妇奶粉品种很多，很多品牌都会通过超市、商场或者是杂志的渠道免费派发试用装，不妨多要几个品牌试一试。也可以到网站上看看大家都在喝哪些品牌的孕妇奶粉。尝试后再做决定。

2 **根据目的挑选奶粉。**可以根据自己的需求来选择孕妇奶粉，例如你想用孕妇奶粉代替平时吃的多种维生素，那就挑选一个配方里面营养元素种类相对多一些的。

孕妇奶粉中的营养是专门为准妈妈定制的。

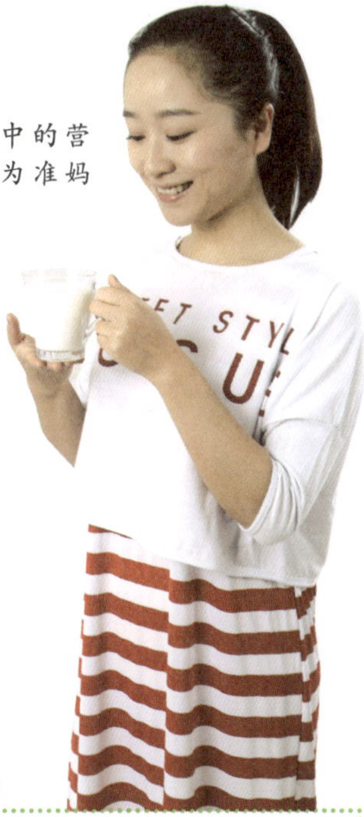

小贴士

不是所有的准妈妈都适合喝孕妇奶粉

患有妊娠期糖尿病的准妈妈最好在选择孕妇奶粉之前征求一下医生的意见。

体重超标、体重增长过快的准妈妈在选择孕妇奶粉之前也应该慎重考虑。

为什么孕早期爱吃酸

专家研究证实，准妈妈喜欢酸性食物是符合生理和营养需求的。女性怀孕后，母体和胎宝宝的胎盘会分泌一种叫绒毛膜促性腺激素的物质，有抑制胃酸分泌的作用，使胃酸减少，消化酶活性降低，从而影响胃肠的消化吸收功能，使准妈妈产生恶心、呕吐、食欲下降等妊娠反应。由于味觉能刺激胃分泌胃液，且能提高消化酶的活性，促进胃肠蠕动，增加食欲，有利于食物的消化和吸收，所以，多数准妈妈都爱吃酸食。

一般情况下，绒毛膜促性腺激素在怀孕后1个月左右开始增多，2个月时达到高峰，这也就是准妈妈为什么在怀孕初期偏爱酸食的道理所在。

但是，如果酸性食品吃得过多，超过了碱性食品，体内酸碱度失去了平衡，这不但不利于母体健康，而且还会危及胎宝宝。

小贴士

很多人认为怀孕期间，喜欢吃酸的就预示着生男孩，想吃辣的就可能怀的是女孩。其实这是毫无道理的。胎宝宝的性别是由性染色体决定的，仅以准妈妈口味的变化来判断胎宝宝的性别是毫无科学根据的。还有，不要过度放纵口舌之欲，如米醋、酸酒、酸菜以及酸性较大的刺激性食物等对准妈妈以及胎宝宝的健康都不利，不宜多吃。

准妈妈吃全素对胎宝宝有哪些害处

平时我们提倡多吃素食，但对准妈妈来说如果吃全素食则不利。其中最重要的一点就是会损伤胎宝宝的视力。

准妈妈光吃素食而不吃荤食，就会造成牛磺酸缺乏。实验证明，牛磺酸有助于视力正常发育，准妈妈如果缺牛磺酸，就会造成胎宝宝视力不佳，甚至生出失明的新生儿。

荤食大多含有一定的牛磺酸，再加上人体自身也能合成少量的牛磺酸，因而正常人的饮食不会出现牛磺酸缺乏。而对准妈妈来说，由于需要牛磺酸的量比平时增大，人体本身合成牛磺酸的能力又有限，再加之全食素食，必然造成牛磺酸缺乏，使胎宝宝视力受损。

除此之外，吃素也会不利于脂溶性维生素的吸收。维生素A、维生素E、维生素D、维生素K需要有脂肪的协助才能被人体吸收。

好的生活习惯能缓解孕吐

在孕吐严重的日子里，怎样轻松地吃进去东西才是最重要的，而那些精心打造的营养食谱也要把胃口放在第一位。

1 **想吃什么只要没害处，就吃点什么。**除了准妈妈忌食的食品外，喜欢吃什么就吃什么。一般怀孕早期的准妈妈都喜欢吃酸性口味的食品，如橘子、梅子干等。因此，丈夫和家人应多准备一些这类食品。由于孕早期胎宝宝生长缓慢，并不需要太多的营养。准妈妈在口味上可以尽量选取自己想吃的东西，多喝水，多吃富含维生素的食物，这样可以防止便秘，而便秘会加重早孕反应。另外，尽可能变换准妈妈就餐环境，这样能激发准妈妈的食欲。

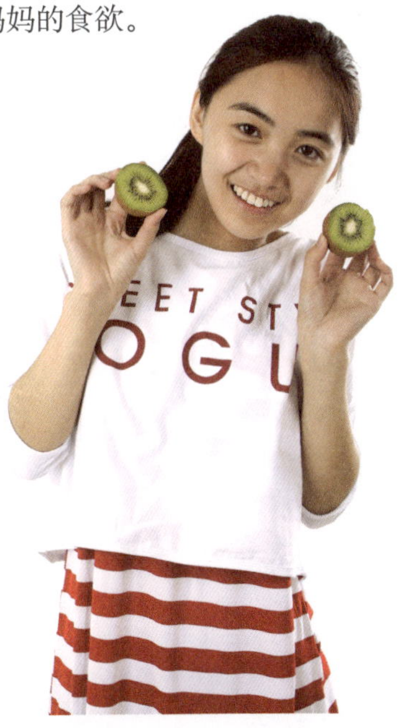

适量吃些酸味的水果，是改善孕早期妊娠反应的重要途径。尤其是猕猴桃，堪称孕期营养王，对改善孕吐的效果很好。

2 **想什么时候吃，就什么时候吃。**已经吐到营养缺乏了，这时候暂时可以放一放按时吃三顿饭的好习惯，趁着孕吐反应轻的时候，赶紧吃两口，采取少量多餐的方法，尽可能为身体补充足够的营养。可以尽量选择一些干的食物，如烧饼、饼干、烤馒头片、面包片等。多喝水，吃一些蔬菜水果。

3 **多吃清淡少吃油腻。**怀孕前3个月，准妈妈对于各种营养的需求增长并不迅速，所以为了调节好胃口，在孕吐时期，可以吃一些清淡、可口的食物，如各种小凉菜、稀粥、水果等。反应较轻的时间，可以吃一些高蛋白、低脂肪的食物，如瘦肉、禽肉和鱼类等，不要吃得太油。

4 **心情好才能吃得好。**研究表明，大多数的孕吐都跟精神紧张有关，所以，家人要适当"放手"，不要天天围着孕妈妈叮嘱这个、叮嘱那个，这样只会让准妈妈更紧张。如果准妈妈有一些小爱好，如看电视、上网、听音乐等，不妨在她的旁边放点喜欢的零食。这时候看电视不能吃东西的好习惯也可以暂时放一放。

吃鸡蛋也要讲科学

鸡蛋所含的营养成分全面而均衡，其中的营养素几乎完全能被身体所利用。尤其是蛋黄中的胆碱被称为“记忆素”，对于胎宝宝的大脑发育非常有益，还能使准妈妈保持良好的记忆力。除此之外，鸡蛋中的优质蛋白可储存于准妈妈体内，有助于产后提高母乳质量。

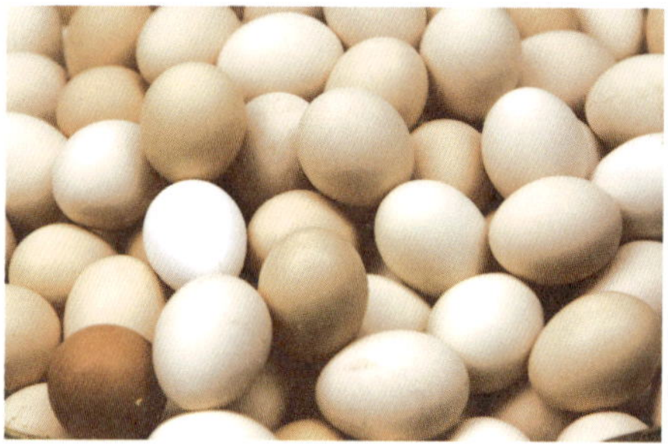

吃的原则

1 适度适量：鸡蛋吃太多会增加准妈妈胃肠道及肾的负担，准妈妈吃鸡蛋每天不宜超过3个。

2 完全煮熟：未完全熟的鸡蛋很可能有沙门菌残留，而且还会影响人体对生物素的利用，导致某些生物素的缺乏。所以，准妈妈必须食用完全煮熟的鸡蛋。

3 必须清洗：食用之前需要用洗涤剂清洗蛋壳，因为市场上购买的散装鸡蛋蛋壳上有大量的大肠杆菌、沙门菌，不清洁蛋壳就烹饪会污染食物。

搭配原则

1 不要与白糖同煮：鸡蛋和白糖同煮，会使鸡蛋蛋白质中的氨基酸形成果糖基赖氨酸结合物。这种物质不易被人体吸收，对健康会产生不良影响。

2 不要与豆浆同食：豆浆中有一种特殊物质叫胰蛋白酶，与蛋清中的黏液蛋白相结合，会造成营养成分损失，降低二者的营养价值。

3 不要与兔肉同吃：鸡蛋与兔肉同食会刺激胃肠道，引起腹泻。

吃的方法

鸡蛋吃法多种多样，就营养的吸收和消化来讲，煮蛋最好，炒蛋为次。煮鸡蛋以沸水煮5~7分钟为宜，但要注意细嚼慢咽，否则会影响吸收和消化。对准妈妈来说，还是蒸蛋羹、蛋花汤最适合，因为这两种做法能使蛋白质松解，很容易被身体消化吸收。

不喜欢吃鸡蛋的准妈妈，可以把鸡蛋藏在食物里一起吃。如薄煎饼里摊个鸡蛋，吃起来会没有鸡蛋的味道，或者把鸡蛋加入碎鸡肉里做成鸡肉汉堡，或者烤一些牛奶蛋糕等，都是很不错的吃法。

吃出来的漂亮宝宝

要做妈妈了，这是件令你欣喜、兴奋的事儿。可是，在欢喜的同时，也许孕妈妈还会生出几分忧虑：“孩子他爸个子不高，怎么才能让我的宝贝将来长成高个儿呢？”“我们两口子皮肤都有点黑，有什么办法能使我的孩子长得白一点呢？”有没有什么办法解决这些问题，帮助拥有一个健康漂亮的小宝贝？

在这里，告诉你一个秘密：准妈妈在怀孕期间如果能有意识地进食某些食物，会对腹中胎宝宝的生长发育起到意想不到的微妙作用。

改善偏黑的肤色

如果夫妻俩的肤色偏黑，准妈妈就可以多吃一些富含维生素C的食物。因为维生素C对皮肤黑色素的生成有干扰作用，从而可以减少黑色素的沉淀，使日后生下的婴儿皮肤白嫩细腻。

含维生素C丰富的食物有番茄、葡萄、柑橘、西蓝花、冬瓜、洋葱、大蒜、苹果、刺梨、鲜枣等蔬菜和水果，其中尤以苹果为最佳。

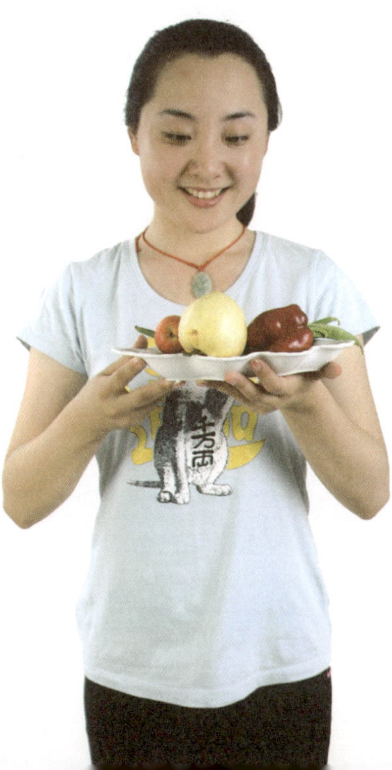

告别粗糙的肤质

如果夫妻俩皮肤粗糙，准妈妈应该经常食用富含维生素A的食物，因为维生素A能保护皮肤上皮细胞，使日后孩子的皮肤细腻有光泽。这类食物有动物的肝脏、蛋黄、牛奶、胡萝卜、番茄以及绿色蔬菜、水果、干果和植物油等。

培育光泽油亮的乌发

如果夫妻俩头发早白或者略见枯黄、脱落，那么，准妈妈可多吃些含有B族维生素的食物。比如瘦肉、鱼、动物肝脏、牛奶、面包、豆类、鸡蛋、紫菜、核桃、芝麻、玉米及绿色蔬菜等，这些食物可以使孩子的发质得到改善，不仅浓密、乌黑、而且光泽油亮。

促进骨骼发育，让宝宝长高

如果夫妻俩个头儿不高，应吃些富含维生素D的食物。维生素D可以促进骨骼发育，促使人体增高，这种效果尤其对于胎宝宝、婴儿最为明显。此类食物有虾皮、蛋黄、动物肝脏及蔬菜等。

可能导致胎儿畸形的五类食物

胎儿畸形很可能是“祸从口入”，科学家们已经证实，某些食物具有致畸作用。因此，准妈妈在怀孕时，应该先了解什么食物可以吃，什么食物不能吃。下面五类食物，准妈妈一定要忌口。

1 **过多的酸性食物：** 研究发现，准妈妈过多地食用肉类、鱼类、巧克力、糖等酸性食物，其体液会发生变化，酸性体质会促使血中儿茶酚胺水平增高，从而引起准妈妈烦躁不安等消极情绪。这种不良的消极情绪，可以使母体内的激素和其他有毒物质分泌增加，而这则是造成胎宝宝腭裂、唇裂及其他器官发育畸形的一个重要原因。

2 **含有弓形虫的食物：** 在怀孕早期感染弓形虫会导致胎宝宝脑积水、小头畸形、脑钙化、流产、死亡等，新生儿则有可能出现抽搐、脑瘫、试听障碍、智力障碍等，其死亡率非常高。

几乎所有哺乳动物和禽类（如猪、羊、牛、家兔和鸡、鸭、鹅等）都可以感染弓形虫。人类不当食用感染了弓形虫的肉类，如火锅的烫涮时间过短、烧烤的温度不够，肉食中的弓形虫没有杀死，就有感染的危险；生肉和熟食共用一个切菜砧板，生肉上的弓形虫就会污染熟食。因此，肉类一定要煮熟了再吃，生肉和熟食一定要分开处理。

3 **金枪鱼等海产：** 金枪鱼等海产特别是大型海洋鱼类中水银的含量严重超标，食用这些食物有可能导致胎儿畸形。另外，胎宝宝在母体吸收过量水银，脑部神经发育会受影响，将来学习能力会有缺陷，智力发展也会迟缓。

准妈妈应减少食用罐头的金枪鱼、鳕鱼，因为这类罐头鱼的水银含量也很高，食用的频率应以每月一次为限。

4 **受污染及霉变的食物：** 被DDT（双对氯苯基三氯乙烷）、六六六（六氯环已烷）等有机氯农药及有机汞农药西力生等蓄积性较强的农药污染的食物进入机体，毒物就会在准妈妈体内蓄积经血液循环进入胎盘导致胎宝宝中毒，从而引起流产、畸胎、死胎等。因此，受污染的食物千万不能吃。选购食物时要特别加以鉴别。有关专家指出，孕妇若食入被霉菌污染的食品，霉菌毒素可通过胎盘祸及胎宝宝，引起胎宝宝体内细胞染色体断裂。

5 **酒精类饮品：** 孕妇饮酒，酒精可通过胎盘进入发育胚胎，对胎宝宝造成严重的损害。如脑袋很小，耳鼻极小和上嘴唇宽厚等。

偏食准妈妈怎么纠正

很多准妈妈有偏食的习惯，而准妈妈偏食会导致胎宝宝营养不均衡，因此，要想使未来的宝宝健壮、聪明，偏食的准妈妈在孕期一定采用合理的补偿措施，以保证充足的营养。

● 偏食的危害

1 容易导致早产，使胎宝宝机体功能低下，或者发育受限、畸形，甚至流产或胎死宫内。

2 即使足月生产宝宝的体重也较同龄儿轻。

3 宝宝长大后易患糖尿病、高血压等疾病。

● 饮食补偿计划

偏食类型1：不爱吃蔬菜——易缺乏各种维生素、纤维素及微量元素

补偿计划：日常饮食中应多吃富含维生素C的食物。可在两餐之间多吃一些富含维生素C的水果，如橙子、草莓、弥猴桃等，也可以将它们榨成果汁。此外，也可以吃些全谷物粮食及坚果。

偏食类型2：不爱喝牛奶——易缺乏钙

补偿计划：可以选择酸奶和奶酪，口味上没有了鲜牛奶的腥味，而且酸奶中还含有乳酸菌，可以防治便秘。乳糖不耐症的准妈妈可以选用羊奶或者专用的低乳糖牛奶。或者也可每天喝杯孕妇奶粉。如果出现了缺钙的症状，可以在医生的指导下吃点钙片。

偏食类型3：不爱吃鱼——易缺乏蛋白质、脂肪、无机盐及维生素D、维生素A

补偿计划：可用坚果当加餐。做菜时多选用植物油，如大豆油、山茶油、橄榄油等以摄取脂肪酸，但要控制用量。

偏食类型4：不爱吃肉——易缺乏蛋白质、B族维生素

补偿计划：可多摄取奶制品，每天喝3杯牛奶，或每天250毫升牛奶、1杯酸奶，也可以每天吃2~3块奶酪。多选用豆制品和全谷物粮食。每天适当吃几粒坚果和两个鸡蛋。

偏食类型5：不爱吃蛋——易缺乏蛋白质、铁、钙及维生素A、维生素B_1、维生素B_2

补偿计划：可以喝点乳清蛋白粉。多吃点富含维生素C的蔬菜和水果，可以增加铁质的吸收。每天固定吃两份坚果。

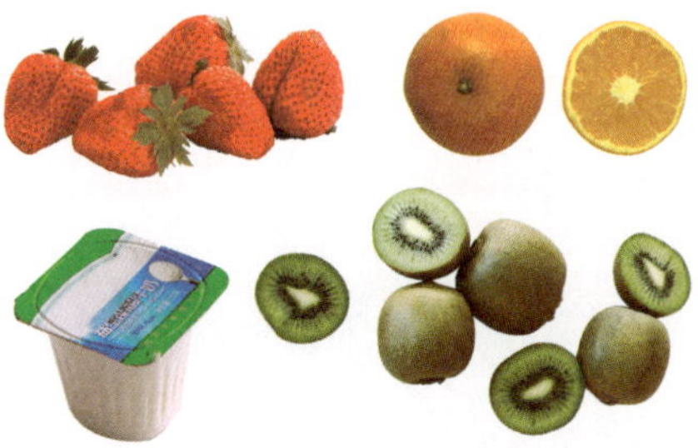

小心可能导致流产的食物

妊娠期间，准妈妈应注意营养的摄入，但同时也该注意到有些饮食可能会对自己或者胎宝宝产生不良影响。在此，我们介绍几种准妈妈不宜吃的食物以供大家参考。

山楂

山楂是酸性水果，酸甜可口，开胃消食，对缓解恶心呕吐、食欲不振等症状颇有功效，因此许多孕早期妈妈试图拿它作为调节妊娠反应的开胃美食。殊不知山楂对子宫有兴奋作用，可促进子宫收缩并导致流产。特别是曾有自然流产史或出现流产先兆时，切不可食用。

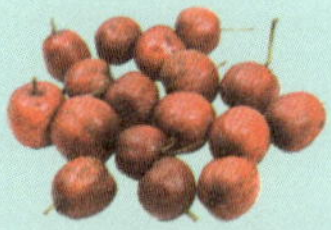

桂圆

大热食物。孕期女性大多阴血偏虚，滋生内热，吃桂圆容易导致漏红、腹痛等先兆流产症状。因此准妈妈切不大量食用桂圆。

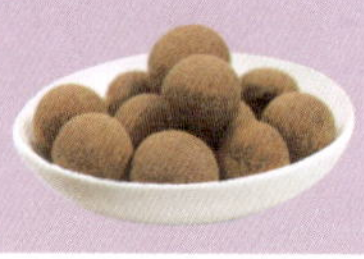

益母草

益母草对女性子宫有明显的兴奋作用，会使子宫强力收缩，对胎宝宝的危害十分大。

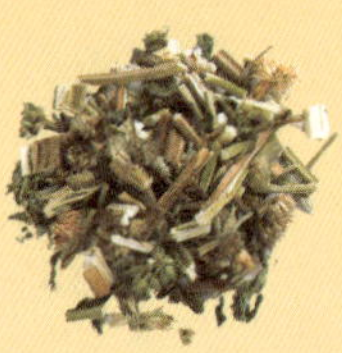

西瓜

寒凉食物，孕早期过多食用会刺激子宫，使其收缩频率加快，对胎宝宝发生影响。准妈妈切不可贪一时之快大量食用。

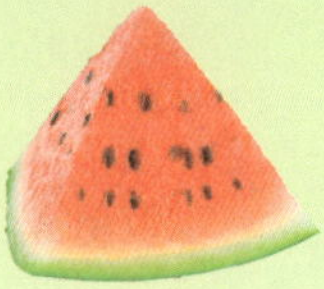

马齿苋

马齿苋既是草药又可作菜食用，其药性寒凉而滑利。实验证明，马齿苋汁对于子宫有明显的兴奋作用，能使子宫收缩次数增多、强度增大，易造成流产。

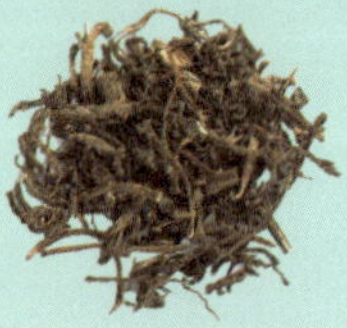

甲鱼

虽为补品，但食用可能导致堕胎，尤其是甲鱼壳的堕胎力更强。

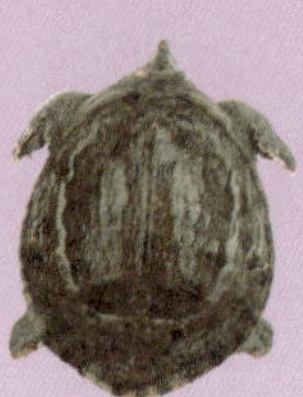

螃蟹

其性偏寒凉，有活血祛瘀之功，尤其是蟹爪，有明显的堕胎作用。

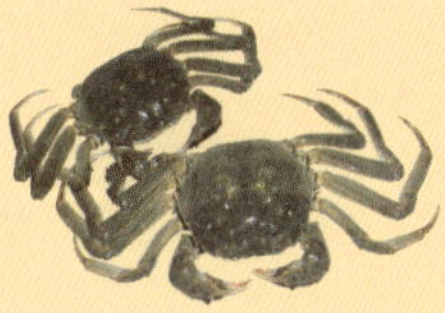

黑木耳

具有活血化瘀之功，不利于胚胎的稳固和生长，故忌食。

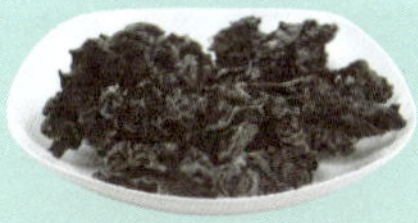

薏米

中医认为薏米性滑利。药理实验证明，薏仁对子宫平滑肌有兴奋，可促使子宫收缩，因而有诱发流产的可能。

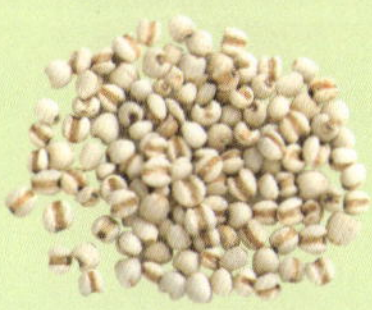

马齿苋

马齿苋汁对于子宫有明显的兴奋作用，能使子宫收缩次数增多、强度增大，易造成流产。

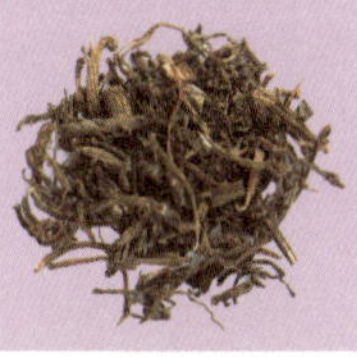

芦荟

准妈妈若饮用芦荟汁，可能造成流产。

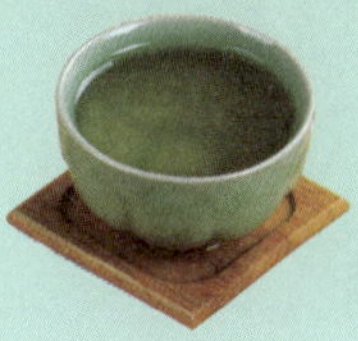

杏仁

杏仁的热性及其滑胎特性，为准妈妈之大忌。为避影响胎宝宝，准妈妈禁食杏仁。

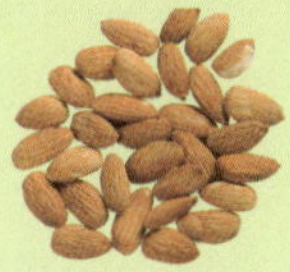

尽管食用以上食物可能引发流产，但偶尔食之也是无妨的。准妈妈不要过于担心。当然如果实在不放心，也可以去医院进一步咨询医生。

小贴士

尽管有些食物多吃可能导致流产，但是如果有人流需要的话，一定要去医院，不可随意滥食流产食物和药物。

孕期怎样喝牛奶

牛奶，已经普遍进入老百姓家庭饮食，它的营养的价值已经得到老百姓的认可。每500毫升牛奶含有丰富的蛋白质、糖、钙、维生素A……能满足人体每天所需要动物蛋白的50%，所需要钙的60%，所需要能量的16%。因此，牛奶是最接近人体天然需要的食品，是人类最好的食品，所以在每天的饮食中，不要忘了喝牛奶，尤其是准妈妈更应该每天保证喝牛奶，每天最好保证500毫升，才能促进胎宝宝的发育。

●每天喝牛奶的好处

1 牛奶中的酪氨酸能促进快乐激素大量分泌。

2 牛奶中的铁、铜和维生素A有美容作用，可使皮肤光滑。

3 睡前喝牛奶有催眠作用。

4 牛奶中的钙能强健准妈妈的骨骼，更为胎宝宝的骨骼发育做好了储备。

5 酸奶和脱脂牛奶可增强免疫系统功能。

●怎样饮奶最健康

1 在选择牛奶时，一要看营养成分，否则就不知其含奶量，二要看生产日期、保质期和保存条件。如果不按条件保存，即使在保质期内也有可能变质，三要看生产厂名、地址等，最好选用大品牌的牛奶。

2 早上饮用时，切忌空腹。最好先吃一点食物，如可以吃点面包、饼干等，然后再喝牛奶。况且，如果只以1杯牛奶作为早餐，热量也是不够的。

3 晚上饮用，安神助眠。晚上饮用牛奶，可在饭后两小时或睡前一小时，这对睡眠较差的人可能会有所帮助。因为牛奶中含有丰富的色氨酸，具有一定的助眠作用。

4 冷饮、热饮，牛奶煮沸后，其营养成分会受影响，如蛋白质含量会有所减少，但总的损失不会很大。饮用方式要看个人的习惯和肠胃道对冷牛奶的适应能力而定。

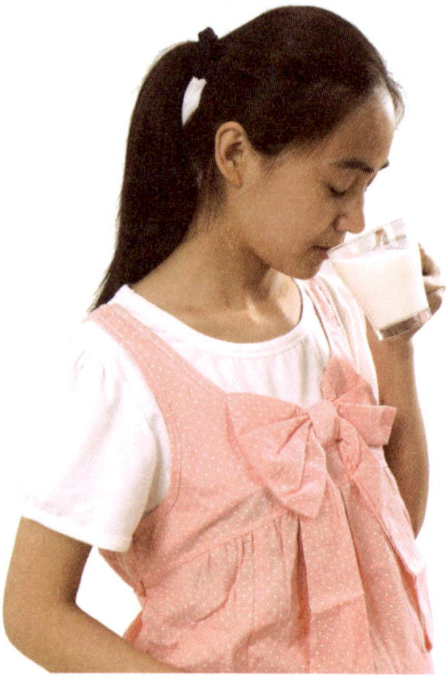

牛奶虽然营养，但是不能完全代替水。

怎样吃鸡蛋最健康

鸡蛋是孕期不可缺少的营养饮食，它含有的卵黄素、卵磷脂、胆碱，对胎宝宝神经系统和身体发育有利，可益智健脑、改善记忆力、促进肝细胞再生。

吃鸡蛋的好处

鸡蛋中含有重要的微量元素，如钾、钠、镁、磷，特别是蛋黄中的铁含量高，但所含的铁是非血红蛋白铁，单独吃鸡蛋补铁，铁的生物利用率较低。贫血的人可将鸡蛋与一些含有维生素C、铁的蔬菜、肉类搭配着吃，能很好地提高鸡蛋中铁的吸收率。

鸡蛋中的磷含量也很丰富，但钙相对不足，所以，将奶类与鸡蛋共同食用可营养互补。鸡蛋中维生素A、B族维生素含量也很丰富。维生素、铁、钙、钾等人体所需的矿物质，可分解和氧化致癌物质，具有防癌作用。

最营养的食用方法

鸡蛋吃法多种多样，就营养的吸收和消化来讲，煮蛋为100%，炒蛋为97%，嫩炸为98%，老炸为81.1%，开水、牛奶冲蛋为92.5%，生吃为30%~50%。由此来说，煮鸡蛋是最佳的吃法，但要注意细嚼慢咽，否则会影响吸收和消化。

吃的时候最好吃整个鸡蛋，蛋白中的蛋白质含量较多，而其他营养成分则是蛋黄中含得更多。

吃鸡蛋的禁忌

鸡蛋属高蛋白食物，患有肾脏疾病的人应慎食。

肝炎患者不宜食用蛋黄，蛋黄中含有脂肪酸和胆固醇，代谢时会加重肝脏的负担，不利于康复。

不要吃未熟的鸡蛋。鸡蛋在形成过程中会带菌，未熟的鸡蛋不能将细菌杀死，容易引起腹泻。

每天两个鸡蛋是最佳食用量。

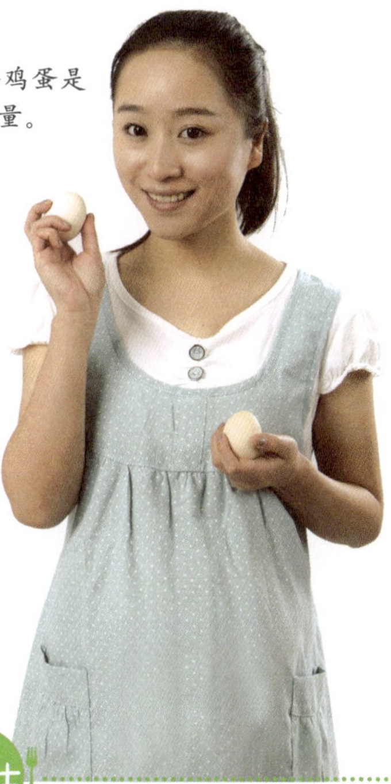

小贴士

鸡蛋虽好，但不要食用过多，否则容易增加肾脏的负担，每天两个鸡蛋营养就够了。准妈妈还要注意，茶叶蛋一定要少吃，因为茶叶中含酸化物质，与鸡蛋中的铁元素结合，对胃会起刺激作用，影响胃肠的消化功能。

怀孕了怎么吃水果

准妈妈吃饱了饭菜，身体可获得足够的热量和蛋白质，但是，在复杂的代谢过程中，还需要维生素的帮助和催化。水果、蔬菜和五谷中都含有维生素，但蔬菜和五谷中的维生素在去皮、精磨和烹饪时常常受到破坏。水果中含有丰富的维生素，而且洗净或削皮后可以生吃，有益于维生素的保存、吸收和利用。因此，准妈妈一日三餐之外，还应适当增加水果的摄取，以满足自身及胎宝宝对维生素的需要。

●维生素充足

水果中含有丰富的维生素C。维生素C是细胞之间的粘连物，它不仅可以修补伤口，还可以激活白细胞，使之吞噬细菌，增强抗病能力。在铁的运送、吸收中，维生素C也起着重要作用。维生素C缺乏时，微血管壁黏着力差，黏膜、牙龈及消化道等容易出血，身体抵抗力下降，容易感染。

●吃水果要适量

不少准妈妈喜欢吃水果，甚至还把水果当蔬菜吃。有的为了生个健康、漂亮、皮肤白净的宝宝，就在产前拼命吃水果，她们认为这样既可以充分地补充维生素，将来出生的宝宝还能皮肤好，其实这是片面、不科学的。

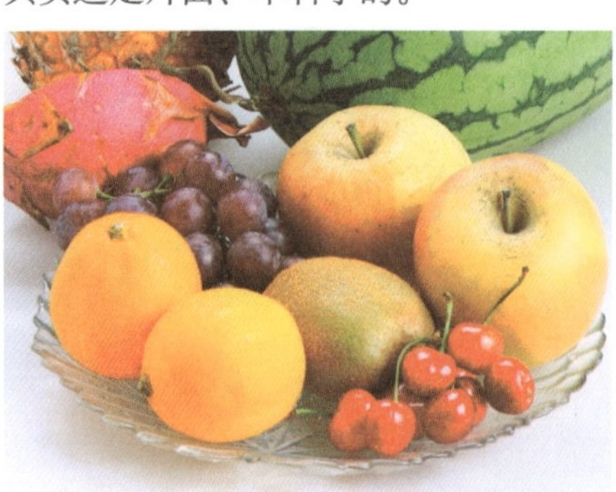

虽然水果和蔬菜都含有丰富的维生素，但是两者还是有本质区别的。水果中的纤维素成分含量并不高，但是蔬菜里的纤维素成分含量却很高。过多地摄入水果，而不吃蔬菜，直接减少了准妈妈的纤维素摄入量。并且有的水果中糖分含量很高，孕期饮食糖分含量过高，还可能引发妊娠期糖尿病等其他疾病。

吃蔬菜和水果时，如可去皮的尽量去皮，不能去皮的蔬菜和水果在进行清洗时，任选以下一种方法：把水果或蔬菜放在清水里先浸泡20~30分钟，让农药充分溶解，然后再用清水反复冲洗；把水果或蔬菜放在淘米水浸泡10分钟，然后倒去浸液，再反复以流动的清水冲洗，淘米水中的生物碱对农药有很好的去除作用；将果蔬浸泡在80℃以上的热水中约2分钟，使农药被快速溶解，再以清水彻底冲净；先把果蔬放入盆内，随后加入足量的清水，再放入小苏打搅拌均匀并浸泡10分钟，最后用清水冲掉。

维生素制剂不能替代蔬菜水果

一些准妈妈觉得吃水果蔬菜来补充维生素太麻烦，于是就改用维生素制剂，认为这样效果更好。其实这种做法是错误的。

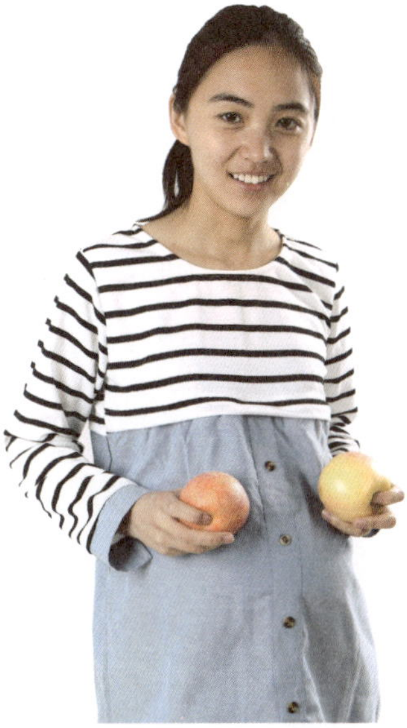

纯天然的食材才是最健康的。

●维生素制剂不能代替蔬菜水果

维生素制剂不能代替蔬菜水果。这是因为蔬菜水果中的维生素是按照一定比例存在的天然成分，是多种维生素的集合体，而维生素制剂多数是人工合成的，两者在性质上有所差别。此外，蔬菜水果中还有一些虽然不是维生素，但对人体的作用与维生素类似的天然物质，如生物类黄酮、叶绿素等，所以蔬菜水果对健康的作用更全面。

●蔬菜水果营养更丰富

1 蔬菜水果中除了含有丰富的维生素，还含有丰富的无机盐，如铁、钙、钾等，是我们食物中无机盐的主要来源之一。

2 蔬菜水果中纤维素含量也较多，纤维素虽不能提供热能，不参与体内的代谢，但能刺激胃肠蠕动，起到清洁肠道、促进粪便排泄的作用；还能延缓或减少碳水化合物和脂肪的吸收。

3 一些根茎类蔬菜，淀粉含量较多，可作米面等主食能量的辅助来源，例如土豆、甘薯等。蔬菜水果还含有各种芳香性物质，可增进食欲。因此，蔬菜水果相对于维生素来讲营养更全面，也更可口。

因此，就获得全面均衡营养而言，吃蔬菜水果远比吃维生素制剂重要。所以，准妈妈若是想要补充维生素最好还是通过多摄入蔬菜、水果来实现。建议一天摄入蔬菜约500克，水果约300克，以深绿色或红色、黄色的为佳，除了不适合准妈妈食用的种类外，品种要尽可能丰富。

小贴士

尽管蔬菜水果可以补充维生素，但每个准妈妈的体质不同，如确需服用维生素制剂，需在医生指导下进行。

怎样吃鱼最健康

鱼之所以对准妈妈有益，是因为它富含不饱和脂肪酸，这种物质有防止早产的功效，也能有效增加婴儿出生时的体重。

保证营养供给

鱼的蛋白质含量丰富，远高于肉类，含有人类必需的氨基酸，属于优质蛋白质，而且易于消化，其消化率高达85%~95%。鱼还含有丰富的维生素A、维生素D，矿物质含量也很高，常见的钙、磷、铁、锌、碘、钾等含量均很多。而且鱼的脂肪含量少，但质量高，鱼油多为不饱和脂肪酸，不仅可预防心血管病，而且有利于胎宝宝神经系统发育。

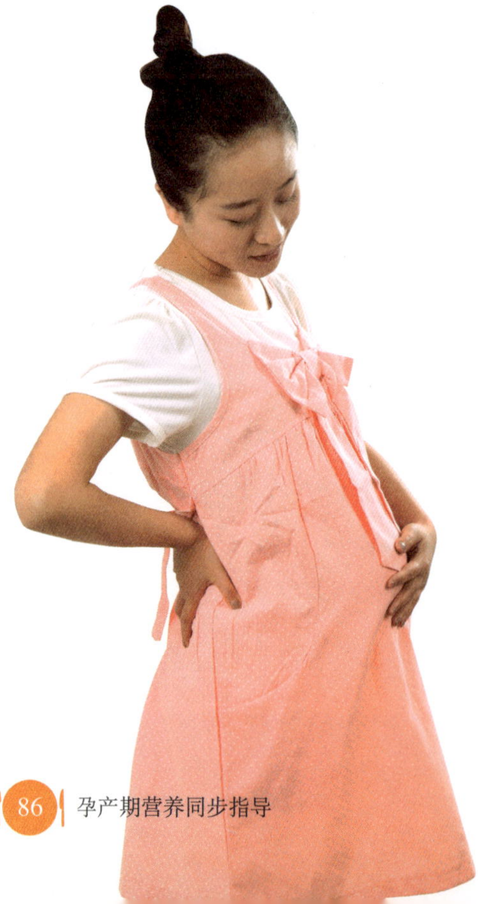

促进脑细胞发育

胎宝宝脑细胞的发育有两个高峰期，一个是孕早期，另一个是孕后期至出生后2周岁。此时脑细胞分裂、增长特别迅速，需要的营养物质多，是补充DHA（二十二碳六烯酸）和EPA（二十碳五烯酸）的良好时机。所以，准妈妈多吃鱼对胎宝宝脑发育有极大的好处。

促进胎宝宝脑细胞发育

鱼类含有丰富的氨基酸、卵磷脂、钾、钙、锌等营养元素，这些是胎宝宝发育的必要物质，尤其是神经系统的发育。

怎么吃鱼才健康

多吃深海鱼类，如鲑鱼等。

烹调的时候尽量采用水煮的方式，清淡饮食比较好。

对于鱼类过敏的准妈妈，不妨改吃准妈妈专用的营养配方食品，以减少过敏的产生。千万不要勉强摄取鱼类，以免造成身体不适。

小贴士

特别提醒的是：孕妇要吃鱼，但是最好不要吃鱼油，因为鱼油会影响凝血机能，准妈妈吃多了可能会增加出血概率。

怎么喝蜂蜜最好

蜂蜜中对准妈妈有益的营养成分：

可被准妈妈直接吸收的葡萄糖和果糖，约65%～80%。

各种氨基酸，包括准妈妈自身不能合成的8种必需氨基酸，约0.3%。

与准妈妈体内血清所含比例几乎相等的20余种矿物质，约0.06%。

20余种促进准妈妈生长和代谢的维生素。

多种活性酶。

准妈妈每天在上、下午的饮水中各放上数滴蜂蜜，可以有效地预防妊娠高血压综合征、妊娠贫血、妊娠合并肝炎等疾病。同时，蜂蜜还能通便，能有效地预防便秘及痔疮。

准妈妈睡前饮一杯蜂蜜水，有安神补脑、养血滋阴之功效，能够治疗多梦易醒、睡眠不香。

如果用蜂蜜调匀适量面粉涂在面部及手背上，还有滋润皮肤、养颜美容之功效。

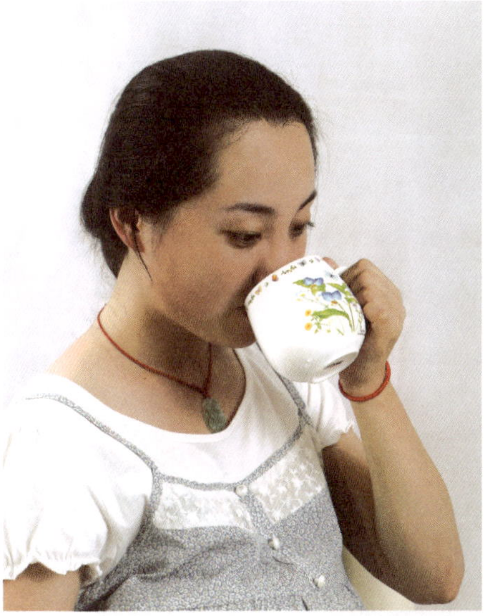

小贴士

冬天很容易咽唇干燥、肺热咳嗽，可以用大雪梨1个，挖去核后与50克蜂蜜同炖，连服5~7天可获效果。

蜂蜜由于营养丰富，具有通便的作用，所以准妈妈可适当喝蜂蜜，来增加体内所需的营养，但如果饮用太多，容易导致腹泻，甚至导致流产，所以准妈妈不宜过多饮用蜂蜜。

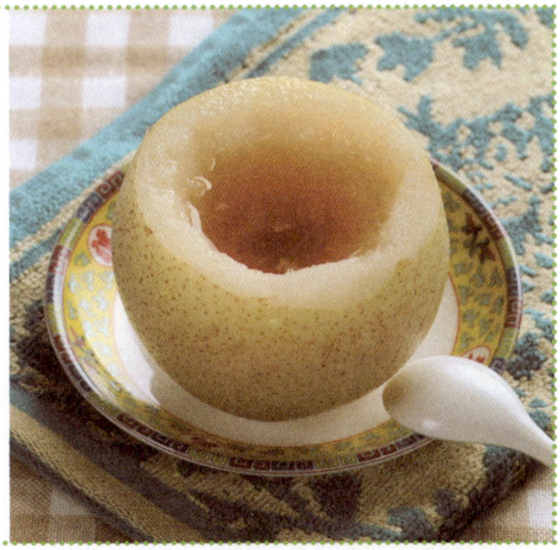

与菌菇保持零距离

菌菇不仅味美独特、口感爽滑，有助于增进准妈妈食欲，而且低热量高纤维，对准妈妈控制体重、预防便秘有非常好的帮助。

菌菇对准妈妈的好处

1 **增强免疫力。**菌菇类食物中所含的多糖体对于免疫系统有强化作用，自古以来就是“补中益气”的佳品。准妈妈如果身体免疫力降低，容易受到病毒的攻击感染造成过敏或自身免疫系统疾病。菌菇中所含的“高分子菇类多醣体”能够被人体免疫系统识别，进而活化免疫系统，达到预防疾病的效果。不同的菌菇类食物所含的多糖体在分子量和结构上不同，因而能使其功能更加多元与丰富，是促进准妈妈和胎宝宝健康的好帮手。

2 **清除自由基。**菌菇中所含的多糖体是良好的自由基清除剂。自由基是人类致病的根源，多糖体能够保护巨噬细胞免于自由基的侵袭，促进体内细胞正常工作，对孕期免疫力低的准妈妈效果更为显著。

3 **降低胆固醇。**菌菇多糖体在增进细胞功能、促进胆固醇消耗方面具有良好的效果，是高胆固醇准妈妈控制病情的有益物质。

4 **改善糖尿病。**菌菇多糖体有促进胰岛素分泌、降低血糖的功效，对妊娠期糖尿病妈妈的病情改善和康复有很好的作用。

5 **抗老化。**菌菇多糖体对免疫功能低下、外在环境恶化、过量使用抗生素等引发的人体细胞老化有抗拒和降低作用，从而使准妈妈充满活力。

小贴士

食用菌菇品种要多样，以摄取多元营养。但尿酸高的准妈妈不宜食用菌菇类食物。

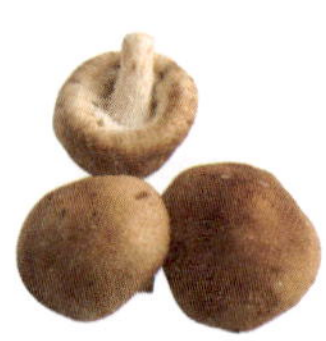
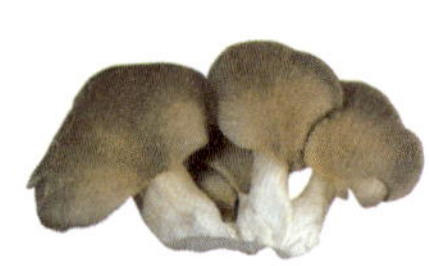
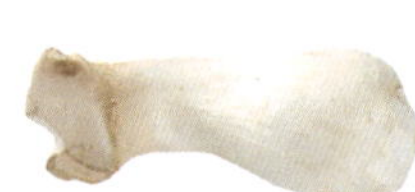
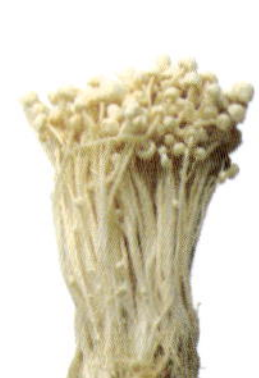
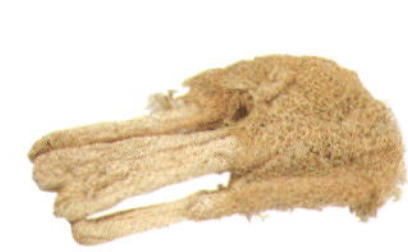

孕1月营养饮食细节

妊娠初期，准妈妈基础代谢与正常人没有显著区别，所以推荐膳食营养素摄入量与未怀孕时基本相同。由于胎宝宝生长发育和准妈妈自身准备的需要，准妈妈必需摄入足够的多种营养素。准妈妈每天吃的食物，不仅要维持自己身体的需要，还要用相当一部分养料来供给胎宝宝生长发育所需，同时还要在体内储备一些营养素为将来哺乳婴儿做好准备，因此，准妈妈选择什么食物是很重要的。

●饮食原则

尽量选择易消化吸收、利用率高的蛋白质，如鱼类、乳类、蛋类、肉类和豆制品，每天应保证摄取150克以上的主食。

怀孕早期的膳食调节是，注意吃些容易消化、清淡少油腻的食物和符合孕妇口味的食物，坚持少食多餐的原则。

因为多数准妈妈有早孕反应，恶心、呕吐及食欲不振是常见的现象，应注意休息，适当调节饮食，最好不要绝食，多吃一些较清淡和富有营养的食品；多吃新鲜蔬菜和水果、豆类及其制品和动物肝脏等（如瘦肉、牛奶、鸡蛋、鱼类等），多喝水。

●健康食材推荐

蔬菜	西蓝花、油菜、菠菜、小白菜、扁豆、番茄、蘑菇等
水果	石榴、葡萄、樱桃、香蕉、草莓、猕猴桃、橘子、杨梅等
动物食品	肝脏、肾脏、禽肉、牛羊肉、蛋类等
豆类	黄豆及豆制品
坚果类	核桃、腰果、栗子、松子等

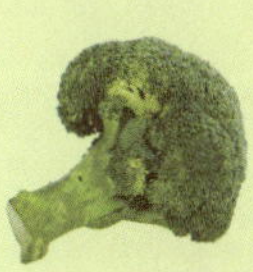
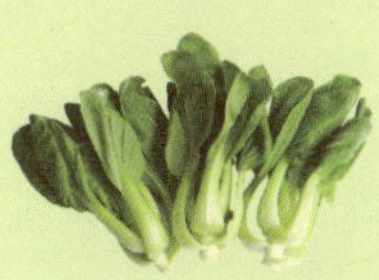
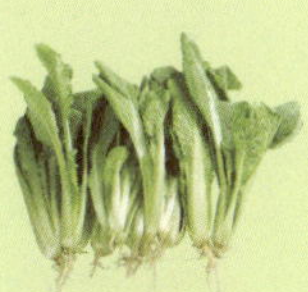
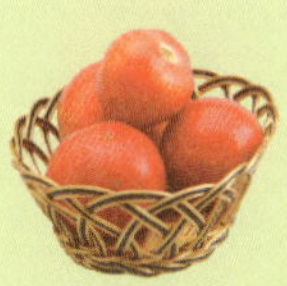
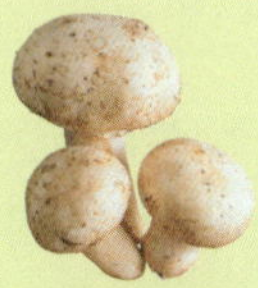
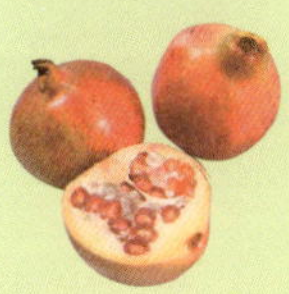
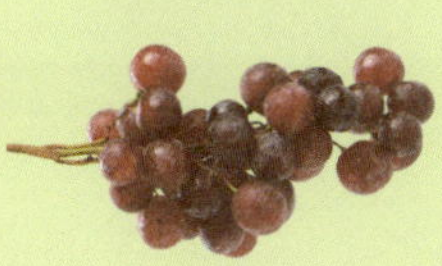
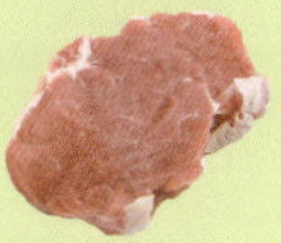
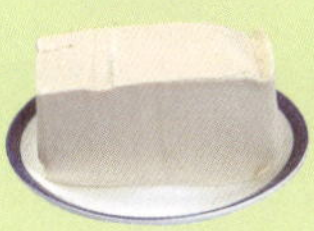
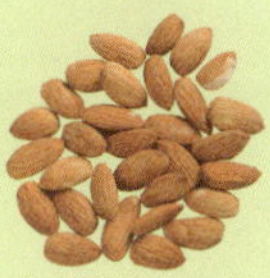

孕2月营养饮食细节

孕2月是胎宝宝器官形成的关键期，脑部开始发育，倘若营养供给不足，容易引起流产、死胎和胎儿畸形。

由于早孕反应，很多准妈妈担心会影响胎宝宝的营养摄取，其实，如果你在孕前身体状况和营养状况良好，就不必担心。你的宝宝可以从母体血液中优先获得自己所需的营养。而且此时胎宝宝尚小，所需营养素的量也较少。这个月应注意摄入含有蛋白质、脂肪、钙、铁、锌、多种维生素的食物，确保胎宝宝的正常生长发育。

饮食原则

维持水、盐代谢平衡。早孕反应严重的准妈妈，因为剧烈的呕吐容易引起水、盐代谢失衡，所以要注意补充水分，多吃新鲜水果和蔬菜。

新鲜的蔬菜和水果，可以给身体补充水分，满足对各种维生素、矿物质的需求。特别是孕吐反应严重的孕妇，更要多吃一些水分多的食物，如番茄等。

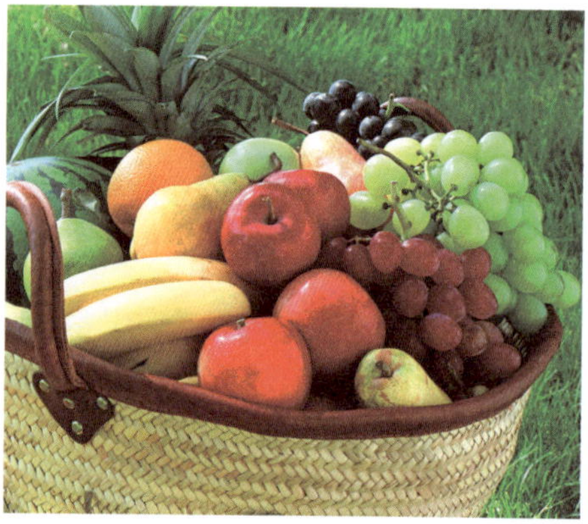

孕早期没必要着急“大补”，多吃一些蔬果即可。

蔬菜要新鲜

蔬菜最好是当天购买、当天食用。一次不要购买超过3天的份量。

蔬菜要急火快炒，不要长时间烹煮。买来的蔬菜不要长久浸泡，更不要切完再洗。

水果补能量与水分

水果中富含多种优质的营养素，其中以维生素、蛋白质与矿物质、纤维素最为显著，而糖类与水分也是水果中最为优越的营养成分。在吃不下饭的时候，可吃个苹果，以达到补充热能与消除饥饿的作用。

水果中富含的维生素与水分，具有充分解渴的作用，感觉缺水的时候吃些水果，可以消除干渴，同时还能润泽身心。

孕3月营养饮食细节

这个月的初期胎宝宝体积尚小，所需的营养重质不重量。11周以后，由于胎宝宝迅速成长和发育，对营养的需求量也日渐增多，尤其需要蛋白质、糖和维生素较多的食物供给。

饮食需求

这个时期是胎宝宝脑细胞发育非常活跃的时期，应大量摄取有益于大脑发育的含维生素E的食物。一般成年女性每天的维生素E需要量是8毫克，孕期则需要10毫克左右。

饮食原则

孕吐期间要注意安排好饮食，以清淡、少油腻、易消化为原则，烹调尽量多样化，满足准妈妈的口味和饮食习惯。如果因孕吐而使准妈妈的身体缺乏营养，也会影响胚胎组织的生长。

如果胃口好转，可适当加重饭菜滋味，但仍需忌辛辣、过咸的食物，以清淡、营养的食物为主。

含有丰富维生素E的食物有粗粮、大豆、芝麻、萝卜、菠菜、瓜子、金枪鱼、鱿鱼、虾等。另外，为了摄取和补充锌，应大量食用鱼、动物肝、牡蛎、海螺等。

鲜美的应季食品将给胎宝宝带去新鲜的氧气，准妈妈应充分摄取粗粮、根类蔬菜、叶类蔬菜以及海藻和贝类食物。

需要吃营养品吗

孕期是否需要吃营养品的问题，专业人士对此尚无定论。如果你的健康状况良好并且饮食一向均衡，那么自饮食中获得的营养就已经足够，并不需要特别补充什么营养品。

如果平日饮食不均衡，如“害喜”严重、属患病等高危险群、怀多胞胎的准妈妈等，为确保肚子里的胎宝宝能吸收到充足的营养，就需要针对某种特定营养素做一定补充了。

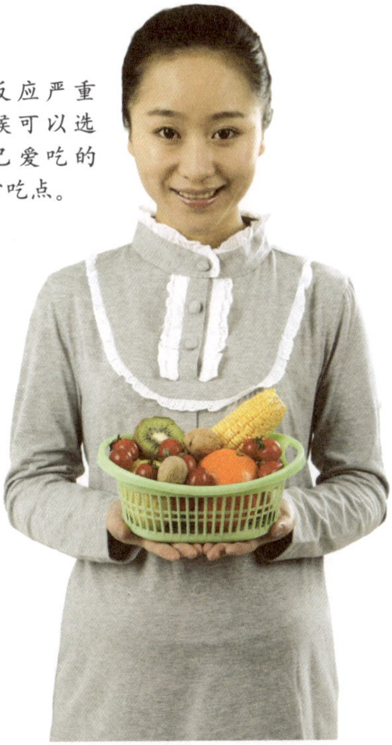

妊娠反应严重的时候可以选择自己爱吃的东西少吃点。

孕早期特效营养保健康

减轻孕吐反应的特效食物

孕早期准妈妈最烦恼的事情就是妊娠反应，尤其是第2个月和第3个月，恶心呕吐每天都会围绕你，影响你的饮食、破坏你的情绪，让你吃不好、玩不好、睡不好，严重的甚至会造成营养不良，影响胎宝宝的发育。这时候一些有止吐作用的食物就可以帮上大忙了。

柚子

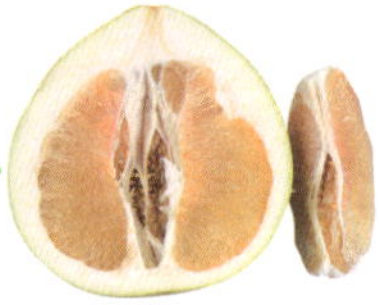

柚子中含有丰富的新陈皮，能止咳、解痰、抗病菌，还有除肠胃中恶气、缓解准妈妈食欲不振等功效。

柚橘柠檬水

原料：葡萄柚1/2个，橘子1/4个，柠檬1/4个，冷水120毫升，蜂蜜适量。

做法：❶ 将葡萄柚、橘子、柠檬洗净、去皮后切丁。

❷ 将所有水果放入果汁机中，加入冷水。

❸ 用慢速3分钟打至材料细碎成汁即可。

❹ 可依据个人口感添加蜂蜜。

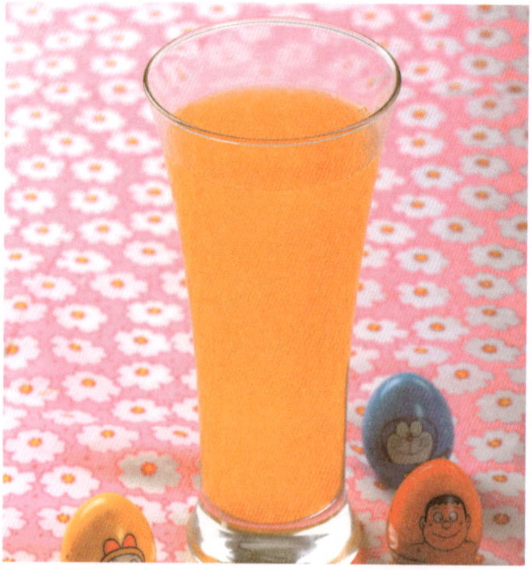

柚子蜂蜜水

原料：柚子1个，蜂蜜糖水30毫升，冷开水30毫升，碎冰120克。

做法：❶ 把柚子洗净，榨汁。

❷ 将柚子果汁和其他材料倒入打碎机搅打20秒即可（如果没有打碎机，放杯中混合即可）。

蜂蜜柚子茶

原料：柚子1个，蜂蜜适量。

做法：❶ 将柚子皮薄薄削下来，切成细丝在盐水里泡10分钟去苦味。

❷ 剥出柚子肉，肉外面的薄皮和籽不要。

❸ 将柚子肉、泡好的柚皮丝、冰糖放锅里一起煮，水量为两饭碗就行了。

❹ 先用大火烧开后转文火熬1个多小时，看见收汁成黏稠状后关火装盘。

❺ 放温后装瓶（放瓶的2/3满），再倒满蜂蜜，然后盖上盖，衡温23~25℃密封发酵10天后存入冰箱慢慢饮用。

梨

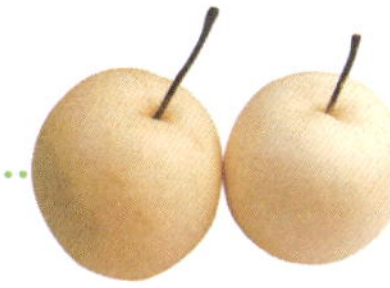

梨有清热利尿、润喉降压、清心润肺、镇咳祛痰、止渴生津的作用，还可缓解妊娠水肿及妊娠高血压。

冰糖雪梨

原料：雪梨2个，冰糖适量，水适量。

做法：① 雪梨去皮切成块，放在锅中加入适量的水。

② 大火烧开后，改用小火慢炖半小时。

③ 加入冰糖，煮至冰糖完全融化即可。

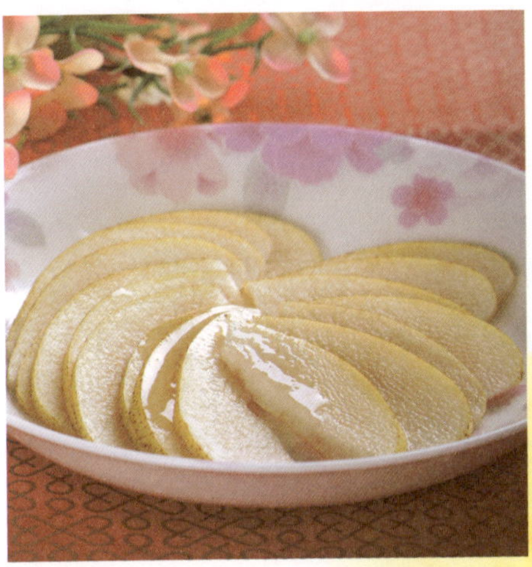

水果冷汤

原料：苹果100克，梨100克，葡萄100克，糖15克，淀粉（玉米）5克，桂皮3克，盐2克。

做法：① 把苹果、梨切成小橘子瓣形，分别放好；葡萄洗净去皮。

② 坐锅点火放适量清水，加糖、桂皮煮熟，再放入切好的梨煮10分钟，然后放苹果和葡萄煮沸。

③ 最后用淀粉调剂浓度，凉后放入冰箱冷却。

鸭梨粥

原料：粳米100克，鸭梨500克，冰糖50克。

做法：① 将鸭梨冲洗干净，剔去梨核，切成小块。

② 粳米淘洗干净，用冷水浸泡半小时，捞出，沥干水分。

③ 锅中加入约1000毫升冷水，将鸭梨块放入，煮约半小时。

④ 滤去梨渣，然后加入粳米，用旺火烧沸；

⑤ 再改用小火熬煮成粥，最后加入冰糖调味即可。

梨藕汁

原料：梨200克，莲藕150克。

做法：① 将梨去皮和核。

② 藕洗净去藕节，切碎备用。

③ 用榨汁机榨取汁液，饮服即可。

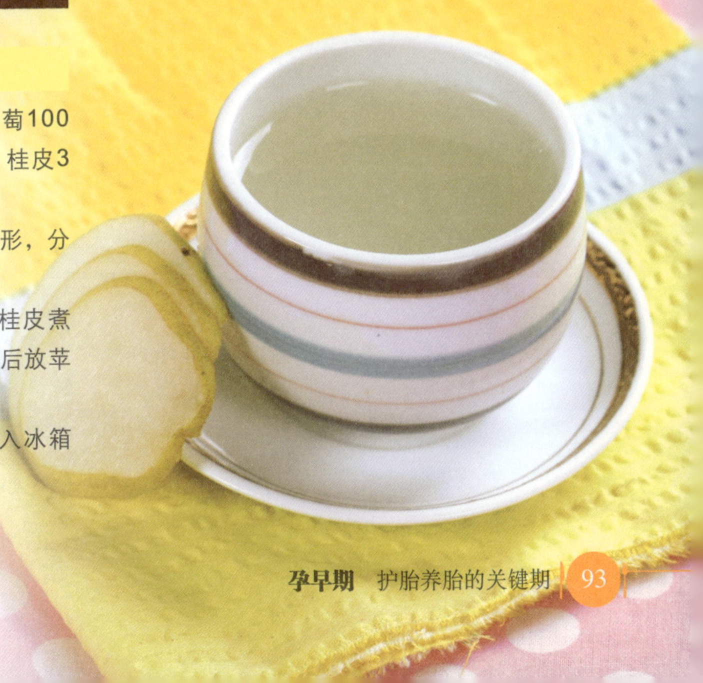

苹果

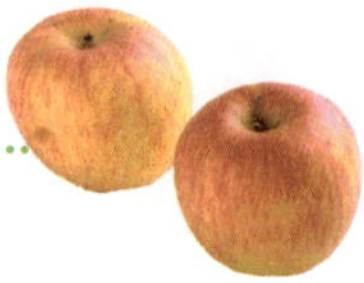

苹果甜酸爽口，可增进食欲，促进消化，缓解孕吐，补充碱性物质及钾和维生素，同时可以一定程度上防止孕期水肿。

苹果银耳羹

原料：银耳10克，苹果1个，红枣、冰糖各适量。

做法：❶ 银耳泡发好，去除泡不开的黄色根部，撕成小块，清洗干净；苹果去核切块，红枣洗净。

❷ 将银耳放入高压锅，加水，煮20~30分钟，加入苹果、红枣、冰糖再煮10分钟即可。

苹果煎蛋

原料：苹果1个，鸡蛋1个，油适量。

做法：❶ 将苹果带皮切片，鸡蛋打好搅拌均匀。

❷ 将蛋液均匀地涂抹在苹果上。

❸ 锅内放油，烧热后，将苹果片煎成金黄色即可。

苹果百合牛肉汤

原料：苹果2个，百合100克，牛肉600克，陈皮、精盐各适量。

做法：❶ 牛肉用清水洗净，切小块；苹果洗净去核，连皮切大块；百合和陈皮分别用清水洗净备用。

❷ 砂锅内加入适量清水，文火煲至水开，放入苹果、牛肉、百合、陈皮炖煮。

❸ 待水滚起，改用中火继续煲3小时左右，加精盐调味即可。

苹果蛋饼

原料：苹果2个，鸡蛋4个，鲜奶100毫升，糖25克，油适量。

做法：❶ 鸡蛋打散，加入鲜奶及糖搅拌。

❷ 苹果去核，切成片。

❸ 烧热平底锅，加入油，再将蛋浆倒入锅中用小火煎。

❹ 将苹果片铺在蛋饼上，待底部熟后再翻过来煎，然后装盘。

苹果粥

原料：苹果1个，大米50克。

做法：❶ 将苹果去核切块，大米淘洗干净。

❷ 一起入锅熬成粥即可。

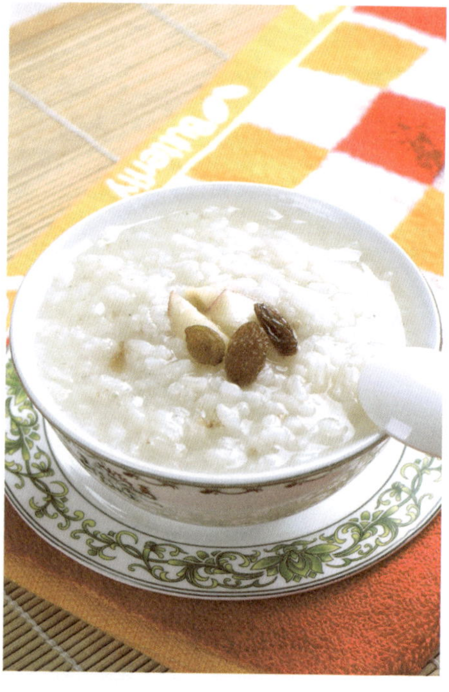

柠檬

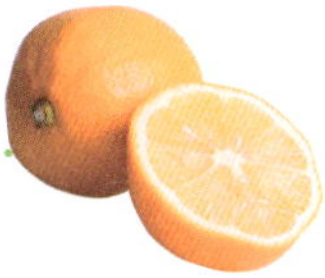

柠檬有健脾消食之效，有益于准妈妈安胎，故柠檬有“宜母子”之称。

柠檬姜汁

原料：姜1块，柠檬1个，蜂蜜适量。

做法：① 将姜切成片，柠檬打成汁。

② 把姜片、柠檬汁和蜂蜜混合在一起，搅匀。

③ 倒入适量的开水冲调即可。

蒜香柠檬虾

原料：大虾15只，大蒜4瓣，柠檬、料酒、盐、黑胡椒各适量。

做法：① 将虾剪去须、脚、去泥肠，冲洗干净后沥干水分，放入容器中加入料酒、盐腌渍一会备用；大蒜切厚片或切末；柠檬挤汁备用。

② 锅中加入少许油，烧热后放入蒜片爆香，加入腌渍好的虾拌炒，再撒上黑胡椒，炒至虾变红后，加少许柠檬汁淋在虾上即可。

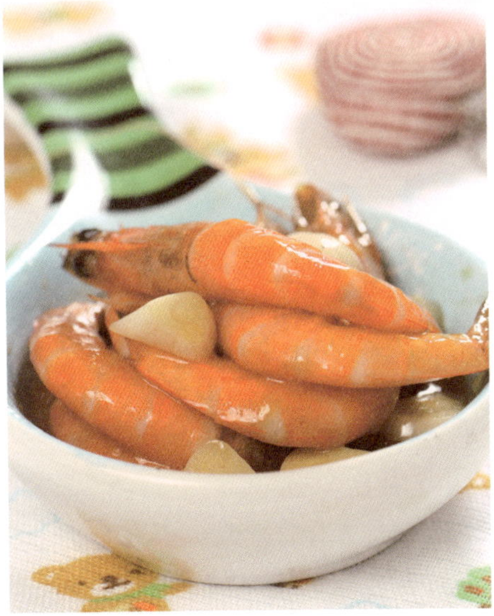

柠檬拍黄瓜

原料：小黄瓜300克，柠檬半个，蒜、麻油、盐、白糖、酱油各适量。

做法：① 小黄瓜洗净，切成段，放入保鲜袋，用擀面杖拍松；蒜拍松，剁碎，待用。

② 拍好的黄瓜放入碗中，挤入柠檬汁，加入适量盐拌匀，腌8分钟左右。

③ 放入蒜蓉、糖、酱油、麻油拌匀即可。

柠檬鸡翅

原料：鸡翅中500克，柠檬1个，料酒、米酒、油、老抽、盐、鸡精、胡椒各5克适量。

做法：① 柠檬一半切片，另一半备用。

② 锅中倒入油，大火烧至七成热，改中火，下入鸡翅炸制。

③ 炸约8分钟左右，中途翻动一两次，鸡翅表皮变至焦黄色时，即可捞出滤干油分。

④ 锅中留底油，中小火，下入炸过的鸡翅、依次加入盐、料酒、老抽、胡椒、米酒、鸡精。

⑤ 然后挤入半个柠檬的汁，翻炒均匀后，盖上锅盖小火焖烧，至汁液完全收干时即可起锅加柠檬片装盘。

柠檬甜瓜条

原料：柠檬小半个，香瓜2个。

做法：① 将香瓜去瓤，切成条状。

② 柠檬挤汁，滴进瓜条内搅拌均匀即可。

生姜

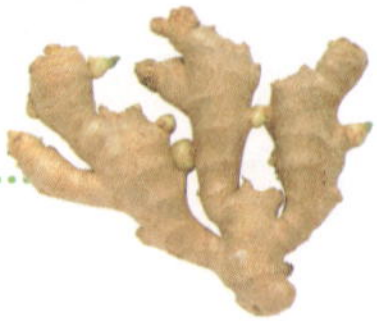

生姜可以帮助准妈妈缓解孕吐症状。如果将柠檬汁与姜汁混合，可以帮助准妈妈健脾开胃，缓解晨间孕吐。

鲜姜蒸蛋

原料：鲜生姜50克，鸡蛋2个，红糖、醋各适量。

做法：❶ 鲜姜洗净，用刀拍松，切块。

❷ 锅置火上，倒入开水，加红糖和少许醋、姜块，煮5分钟，倒出，拣出姜块，晾凉成姜糖水备用。

❸ 将鸡蛋磕入盆中搅散，再加入姜糖水搅匀，入笼蒸10分钟即成。

菊花鱼片汤

原料：菊花10朵，草鱼300克，冬菇10朵，料酒、盐、生姜、葱段、蘑菇精各适量。

做法：❶ 将菊花瓣摘下，用清水浸泡，沥干水分；冬菇洗净，切片；鱼肉切片。

❷ 汤锅内加水六成满，放入姜、葱，锅烧开后，下入鱼片、冬菇，烹入料酒。鱼片熟后，再放入菊花、盐、蘑菇精，稍煲片刻即可。

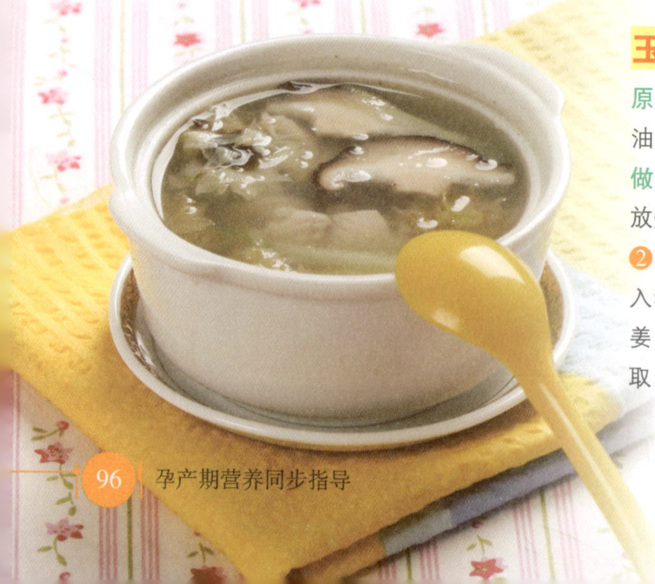

芹菜炒猪肝

原料：芹菜300克，猪肝300克，生抽、淀粉、糖、生姜汁、花生油、盐各适量。

做法：❶ 将猪肝洗净，切成3厘米厚的小块，用开水焯一下，加适量生抽、淀粉、糖、生姜汁等腌料，进行腌渍浸泡。

❷ 芹菜洗净，切成5~6厘米长的段，用开水烫一下即捞出，沥出水分。

❸ 烧热锅，下入油，以猛火烧热，下猪肝煸炒，再加芹菜段，继续炒，加入盐和生姜汁炒匀，即成。

茯苓鲫鱼汤

原料：鲫鱼500克，茯苓10克，冬瓜皮30克，生姜、盐各适量。

做法：❶ 将鲫鱼去鳞、鳃及内脏，洗净；茯苓、冬瓜皮、生姜洗净。

❷ 把全部用料一齐放入锅内，加清水适量，大火煮沸后，小火煮3小时，调味即可。

玉竹炖鱼头

原料：鲢鱼头250克，玉竹25克，食用油、料酒、盐、姜、胡椒粉各适量。

做法：❶ 鲢鱼头去鳃，洗净；玉竹洗净，放炖盅内，生姜洗净切片备用。

❷ 锅中放少许油，把鱼头放入煎透，加入料酒，铲起，放在炖盅内，加入盐、生姜块和适量清水，上笼蒸煮约30分钟，取出，撒入胡椒粉即成。

牛肉

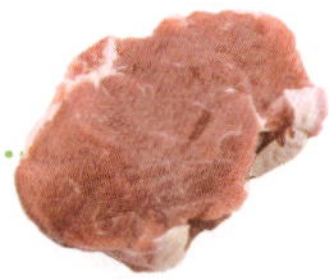

中医认为：牛肉有补中益气、滋养脾胃的功能。有孕吐反应的准妈妈为避免体虚、营养不良，可适当吃些牛肉来进补。寒冬食牛肉，还有暖胃作用。

南瓜牛肉汤

原料：南瓜700克，牛肉500克，盐适量。

做法：❶ 水烧开，加入牛肉焯水至变色。南瓜去皮切块。

❷ 锅里放热水，倒入牛肉大火煮开，加入南瓜块，改小火煲2小时，加盐调味即可。

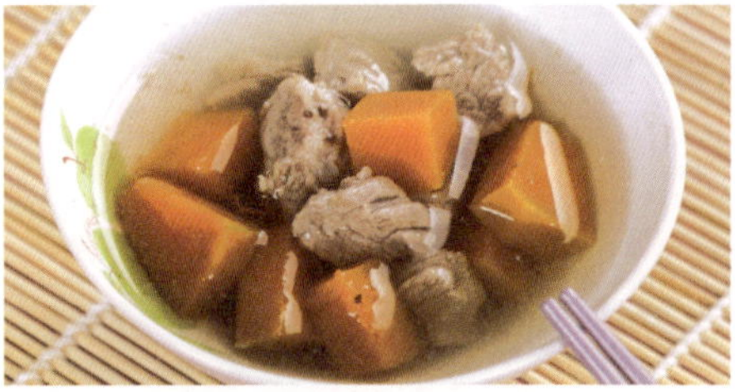

土豆烧牛肉

原料：牛肉200克，土豆200克，胡萝卜100克，葱、姜、蒜、干辣椒、八角、花椒、盐、生抽、料酒、白糖、蚝油各适量。

做法：❶ 将切成小块的牛肉、姜片跟凉水一起下锅，大火煮开，去掉血沫待用。

❷ 将焯过水的牛肉块放入锅内，加入多一些的凉水，再加入葱、姜、蒜、干辣椒、八角、花椒、盐、生抽、料酒，开大火煮。

❸ 一直用大火煮，煮至中途，锅内的水减少一半时，加入土豆、胡萝卜，锅开后改中火煮。

❹ 中火煮至汤汁收浓，并能闻到香香的牛肉味道时，加入蚝油调味，即可关火。

双莲红小豆牛肉汤

原料：红小豆50克，莲子75克，莲藕250克，牛肉250克，调料少许。

做法：❶ 红小豆、莲子洗净浸泡2小时，莲藕洗净切片，牛肉洗净，沥水切片。

❷ 将红小豆、莲藕、莲子放入锅中加水煮开，转中火继续煮1个小时；加入牛肉再煮30分钟，加盐调味即可。

健脾牛肉汤

原料：牛肉200克，大白菜300克，番茄2个，土豆2个，胡萝卜1根，淀粉5克，食用油、酱油、盐各适量。

做法：❶ 牛肉洗净切薄片，用上述调味料腌制。

❷ 大白菜切约3厘米长段；番茄每个切4瓣；土豆去皮切薄片；胡萝卜去皮切小滚刀块。

❸ 锅烧热不加油，煸炒番茄至软烂；往锅内加适量水，放入大白菜、土豆、胡萝卜、姜片，煮15分钟，再加入腌好的牛肉，煮至牛肉变色，下盐调味即可。

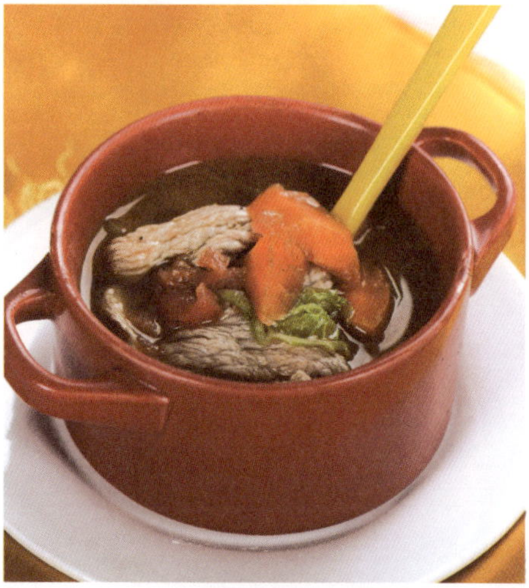

孕前
孕早期
孕中期
孕晚期
坐月子

补充叶酸的食物

叶酸对准妈妈非常重要。孕早期缺乏叶酸可引起胎宝宝神经管畸形，导致以脊柱裂和无脑儿为主的神经管畸形，甚至严重脑发育不良，颅骨缺损，在出生前或出生后短时间内死亡。叶酸通常在各类水果和新鲜蔬菜中含量较高，其中又以柑橘类水果和绿叶蔬菜含量最为丰富。

西蓝花

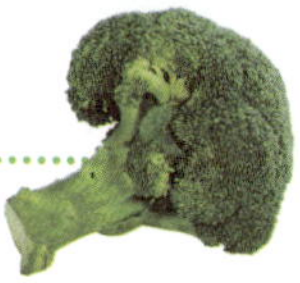

西蓝花中含有丰富的叶酸，可以防止胎宝宝脊柱裂、脑积水、无脑等神经系统畸形。还含有一种叫做SGS的物质，可以稳定孕妇的血压、缓解焦虑。

西蓝花炒虾仁

原料：虾仁100克，西蓝花100克， 大蒜15克，红辣椒15克，植物油、料酒、盐各适量。

做法：❶ 西蓝花去粗茎，分成小朵，粗茎削除厚片， 沸水加盐氽烫后再用冷水过一下，捞出沥水；红辣椒去蒂、去籽，切成粗末备用；

❷ 将植物油与蒜末放进平底锅中，用小火爆香，放入红辣椒与小虾仁，用中火拌炒，待小虾仁变色，可淋少许料酒； 放入西蓝花，用大火迅速爆炒，再加盐调味即可。

凉拌西蓝花

原料：西蓝花100克，蒜30克，盐、味精、香油各适量。

做法：❶ 西蓝花掰成小朵，洗净。

❷ 锅内放水烧开，水开后加几滴香油、少许盐，然后放西蓝花在水中焯透。

❸ 捞出西蓝花放冷水中过凉，捞出控净水分备用。

❹ 大蒜去皮拍破，放碗中加少许食盐，捣成蒜泥备用。

❺ 西蓝花放盆中，加蒜泥，加少许味精、香油拌匀即可。

炒西蓝花

原料：西蓝花300克，盐、胡椒粉、食用油各适量。

做法：❶ 将西蓝花洗净分成小株。

❷ 锅中倒油加热，加入西蓝花、盐及胡椒粉，翻炒数下即可。

牛奶西蓝花

原料：西蓝花500克，牛奶200克，黄油40克，盐、味精、淀粉各适量。

做法：❶ 西蓝花洗净切小朵，入沸水焯熟，捞出备用。

❷ 锅中放入黄油和牛奶，加入味精、盐烧开，放入西蓝花，煮开，用少量淀粉勾芡即可。

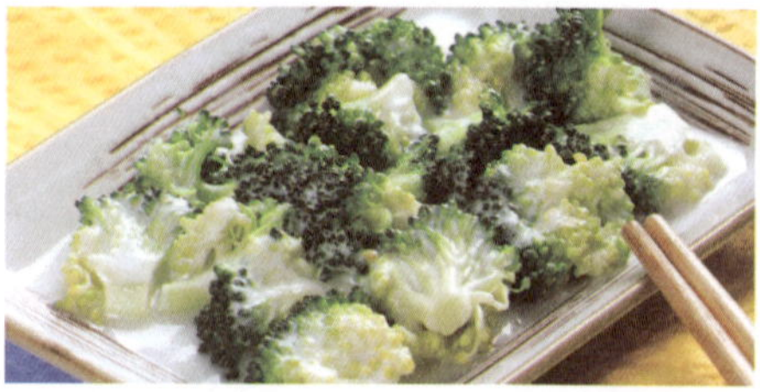

绿叶蔬菜

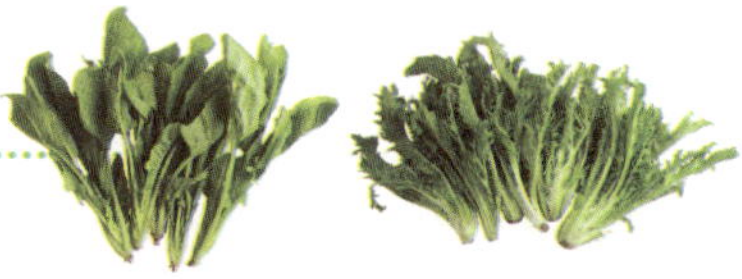

叶酸普遍存在于绿叶蔬菜之中，如青菜、卷心菜等。食物加热时间过长可使叶酸的破坏增加，因此青菜宜急火快炒。

菠菜鱼肚

原料：菠菜500克，鱼肚50克，料酒、盐、糖、香油、胡椒粉、淀粉、姜、大葱各适量。

做法：❶ 鱼肚浸透，洗净；菠菜洗净，切段。

❷ 将鱼肚和姜、葱一起在清水中煮沸约2分钟，取出切块。

❸ 锅内放清汤，加香油、料酒、盐、白糖、胡椒粉，淀粉调味勾芡，放入鱼肚煮约5分钟后加入菠菜炒熟即可。

蔬果沙拉

原料：番茄1个、胡萝卜1/4个、青菜叶、时令水果、沙拉酱各适量。

做法：❶ 将番茄、胡萝卜等切成丁，青菜叶撕片。

❷ 将时令水果洗干净，根据个人习惯切成小块或大块。

❸ 放入碗中加入沙拉酱即可食用。

肉片圆白菜

原料：圆白菜300克，瘦猪肉50克，植物油、酱油、盐、白砂糖、大葱、姜各适量。

做法：❶ 先将葱、姜分别去皮、洗净，均切成丝，备用；将瘦猪肉洗净，横刀切成薄片；圆白菜洗净，去蒂切块待用。

❷ 将炒锅置火上，放入植物油，热后放入肉片煸炒断生，加入葱、姜丝、酱油、白砂糖、盐炒匀，投入圆白菜，用急火快速煸炒断生即成。

茼蒿蛋白汤

原料：茼蒿250克，鸡蛋清75克，精盐3克，香油3克。

做法：❶ 将鲜茼蒿菜洗净，加清水适量煮汤。

❷ 取鸡蛋清加入煮片刻；用精盐、香油调好味即成。

蒜香苋菜

原料：苋菜300克，大蒜20克，盐、味精、猪油（炼制）各适量。

做法：❶ 择去红苋菜根，放入清水中，搓洗干净，沥干备用。

❷ 大蒜去皮洗净捣成蒜泥；炒锅放在中火上，放入少许猪油。

❸ 待油温达到七成热时，放入蒜泥、红苋菜翻炒几下，放入盐、味精，装盘即可。

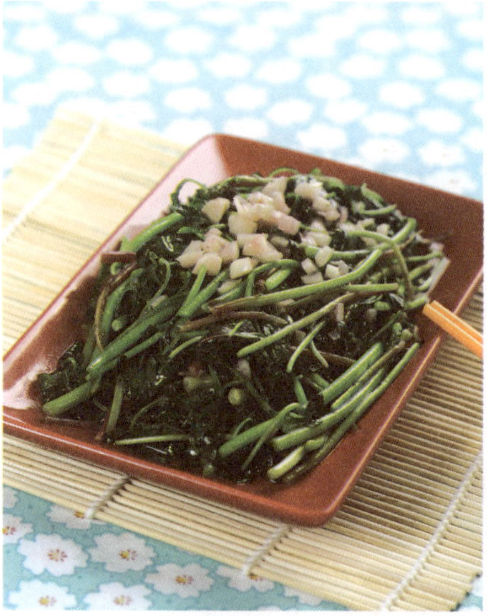

橘子

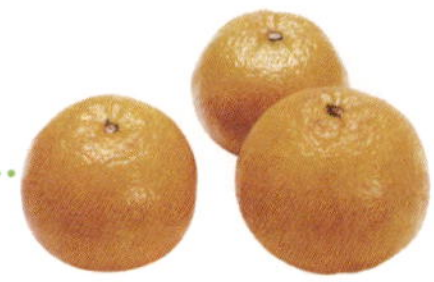

水果中，草莓、柑橘和香蕉均含有较多叶酸，尤以草莓的叶酸含量最为丰富。孕妇应当多吃些富含叶酸的水果。

橘饼银耳羹

原料：橘子2个，银耳15克，冰糖少许。

做法：❶ 鲜橘用白糖渍制，压成饼，烘干；银耳用水泡发。

❷ 橘饼、银耳入锅，加水，用旺火烧开，用小火炖5小时，待银耳烂后，加冰糖适量即可。

橘子橙汁

原料：橘子2个，柳橙2个，蜂蜜1大匙。

做法：❶ 橘子去皮，剥成小块，去籽；柳橙洗净，去皮，切块备用。

❷ 所有材料放入果汁机中，打匀后加蜂蜜调匀即可。

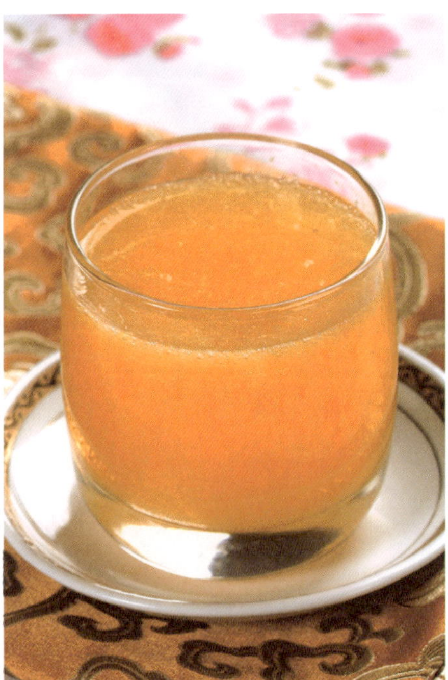

橘子羹

原料：橘子300克，山楂糕丁40克，白糖、糖桂花各适量。

做法：❶ 剥掉橘子皮，去橘络和核，切好。

❷ 锅中加水烧热，加白糖，水沸后撇掉浮沫。

❸ 把橘丁入锅，撒上糖桂花、山楂糕丁。

橘皮粥

原料：干橘皮10克，粳米50克，水400毫升。

做法：橘皮研成细末，与粳米、水同入锅，煮成稀粥。

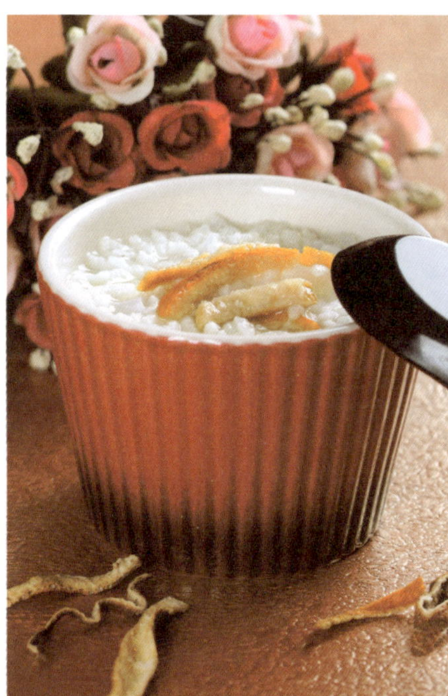

动物内脏

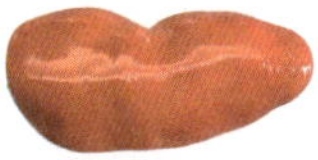
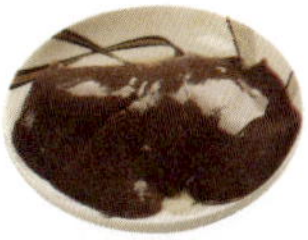

动物肝、肾等内脏中含有的叶酸也较多。但应注意食用动物内脏不宜过多，准妈妈在妊娠期每周食用1~2次即可。

爆腰花

原料：猪腰100克，黄瓜1根，红泡椒15克，姜片、葱花、蒜、盐、白砂糖、酱油、香醋、料酒、水淀粉各适量。

制法：❶ 猪腰洗净，平切成两片，去除油皮和腰臊，先反刀斜切，再直刀切成三刀一断的眉毛形，焯水待用。

❷ 黄瓜斜刀切成薄片；蒜拍散，红泡椒剁碎，待用；将盐、白砂糖、酱油、香醋、料酒和水淀粉倒入碗中，调和成汁。

❸ 用中等火力加热油，然后放入葱花、姜片、蒜碎和红泡椒碎爆香；再将火力调至最大，随后迅速下入准备好的腰花，爆炒约1分钟，放入准备好的调味汁和黄瓜片，待汤汁收稠后装盘即可。

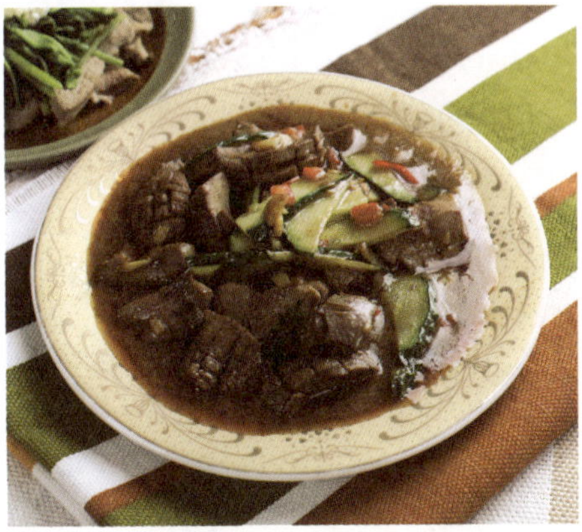

韭菜炒羊肝

原料：韭菜段150克，羊肝200克，盐适量。

做法：将羊肝切成小片，与韭菜段一起于铁锅内急火烹炒，加入盐调味即可。

猪肝杞蛋汤

原料：猪肝100克，枸杞子50克，鸡蛋1个，姜丝、葱丝、盐各适量。

做法：❶ 猪肝切薄片备用。

❷ 锅中加水煮开，放入枸杞子，打入鸡蛋，加姜丝、葱丝，煮20分钟，最后放入肝片及盐煮开即可。

杜仲猪腰

原料：杜仲15克，猪腰4个，食盐、味精各适量。

做法：❶ 将杜仲切成长3.3厘米、宽1.6厘米的段。

❷ 将猪腰破开，把切好的杜仲片装入猪腰内，外用湿草纸将其包裹数层。

❸ 放入火中慢慢烧烤，熟后取出除去草纸。

❹ 加食盐、味精调味即可。

羊肝羹

原料：羊肝100克，鸡蛋2只，葱白、盐各适量。

做法：❶ 羊肝洗净，切成片。

❷ 置锅中加水适量，用小火煮至肝熟，加入葱白，再打入鸡蛋，加入盐调味。

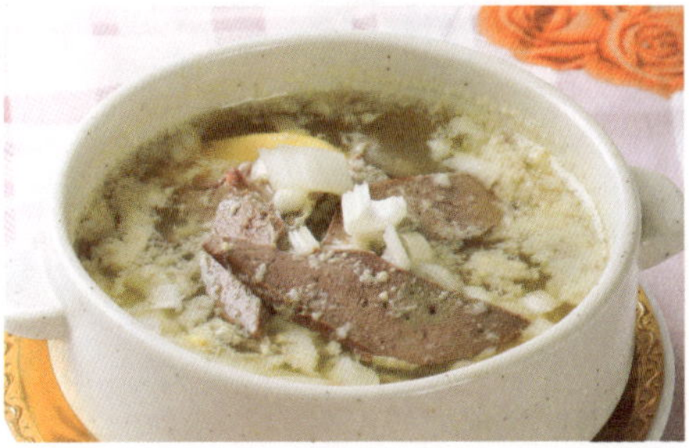

补充维生素A的食物

维生素A也被称为视黄醇。天然维生素A只存在于动物体内。维生素A缺乏时，皮肤黏膜会干燥，表皮细胞增生，过度角化脱屑，抵抗力下降。还会影响胎宝宝皮肤系统和骨骼系统的生长发育。

胡萝卜

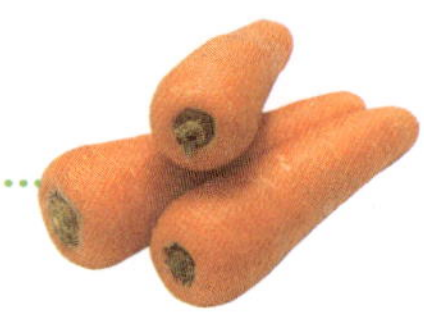

胡萝卜含有大量胡萝卜素，进入机体后，在肝脏及小肠黏膜内经过酶的作用，可变成维生素A，有补肝明目的作用。

胡萝卜炒肉丝

原料：胡萝卜250 克，猪肉100克，花生油30克，酱油15克，醋、盐、香油、葱花、姜末、香菜段各适量。

做法：❶ 将胡萝卜、猪肉洗净切丝。

❷ 锅中加入油，下入葱花、姜末炝锅，再加入肉丝煸炒至断生，然后下入胡萝卜丝及酱油、醋、盐，炒熟后放入香菜段、香油，炒匀出锅即成。

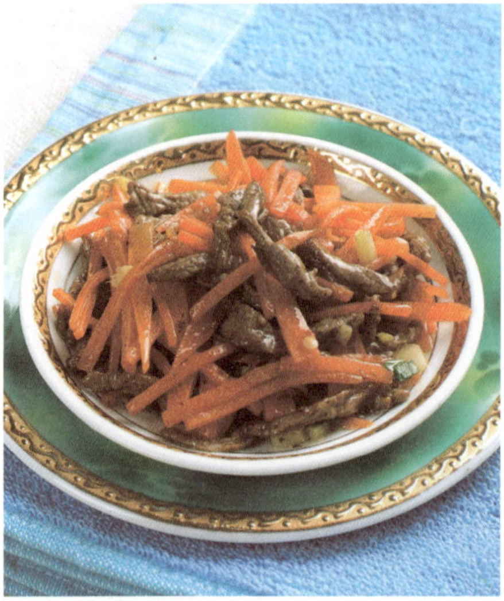

胡萝卜玉米牛蒡汤

原料：排骨250克，牛蒡1/2根，玉米1根，胡萝卜1根，盐适量。

做法：❶ 排骨入沸水中煮出血沫，用冷水冲洗干净备用。

❷ 牛蒡削去黑色外皮，切成小段；玉米切小段；胡萝卜切成滚刀块。

❸ 把排骨、牛蒡、玉米、胡萝卜一起放入炖锅中，加适量水，大火煮开后改小火炖1小时，加盐调味即可。

羊肝胡萝卜粥

原料：羊肝50克，胡萝卜100克，大米150克，生姜5克，葱5克，盐5克。

做法：❶ 将羊肝切薄片，胡萝卜去皮切成粒，大米洗净，生姜切成米，葱切成花。

❷ 取瓦煲一个，注入适量清水，用中火烧开，下入大米、姜米，改用小火煲约35分钟。

❸ 再加入羊肝、胡萝卜，调入盐，煲10分钟，再撒入葱花即可食用。

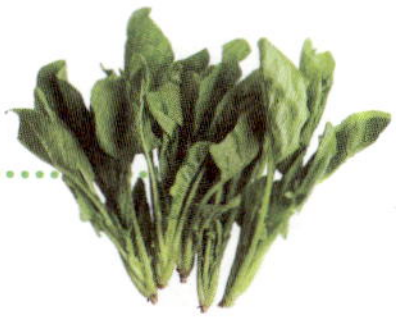

菠菜

菠菜的营养价值丰富，含有维生素A、B族维生素、维生素C、维生素D、胡萝卜素、蛋白质、铁、磷等。菠菜还含大量的植物粗纤维，可促进肠道蠕动，利于排便。

猪肝菠菜汤

原料：大米100克、猪肝200克，菠菜300克，枸杞子、姜、生抽、香油各适量。

做法：❶ 猪肝洗净，清水浸泡半小时，然后切小丁；姜切丁，放到猪肝里，倒上生抽腌制片刻；枸杞子浸泡备用。

❷ 大米放进电饭煲，粥的档位，水开后把猪肝放进去。

❸ 要起锅时把切好的菠菜和泡好的枸杞子放入，加盐、香油调味即可。

牛奶菠菜粥

原料：粳米100克，菠菜100克，牛奶250克，色拉油、盐、葱末各适量。

做法：❶ 将菠菜洗净切碎，粳米洗净用冷水浸泡1小时。

❷ 锅中加入色拉油，烧至八成热时，放入葱末爆香，加入1000克冷水，放入粳米，大火煮沸，改小火煮至粥稠，将菠菜碎放入锅内，加入盐，倒入牛奶搅匀，再次烧沸即可。

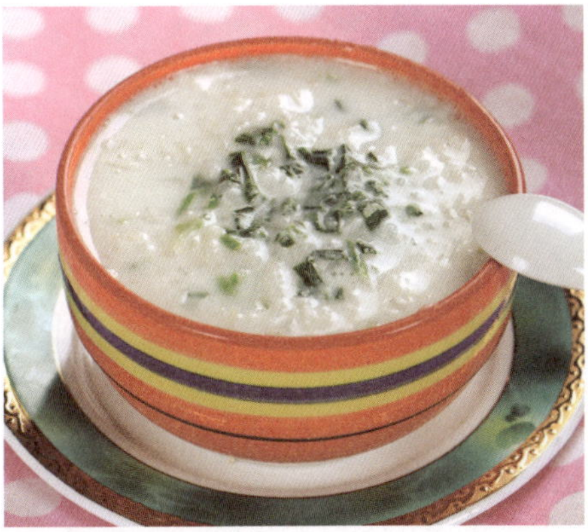

菠菜炒鸡蛋

原料：菠菜350克，鸡蛋2个，食用油、葱、姜、盐各适量。

做法：❶ 菠菜择洗干净切段；鸡蛋打散；葱、姜切末。

❷ 锅中倒油，烧至六成热后，倒入鸡蛋炒熟盛出。留余油加热，放入葱、姜末炝锅，再放菠菜翻炒。

❸ 倒入炒好的鸡蛋，加盐炒匀即可。

花生菠菜粥

原料：粳米100克，菠菜200克，花生仁（生）50克，食用油、盐各适量。

做法：❶ 菠菜洗净切成细末，花生仁用沸水浸泡1小时洗净，粳米淘洗干净，用冷水浸泡好。

❷ 将粳米与花生仁一同放入锅中，加入1500毫升冷水，加入适量油，大火烧沸，改小火煮至花生仁熟透时放入菠菜末，加盐调味即成。

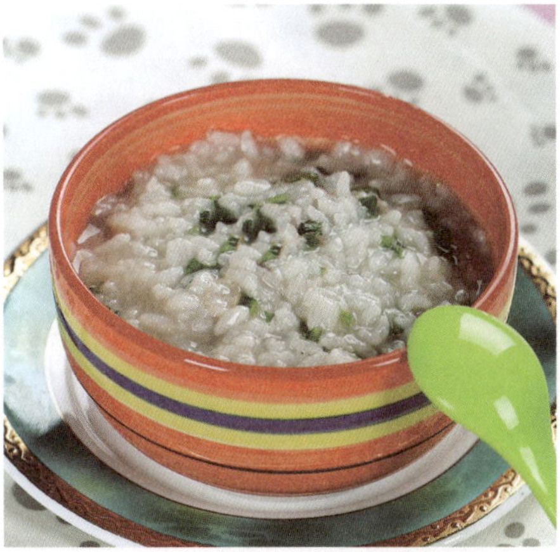

孕前
孕早期
孕中期
孕晚期
坐月子

豌豆苗

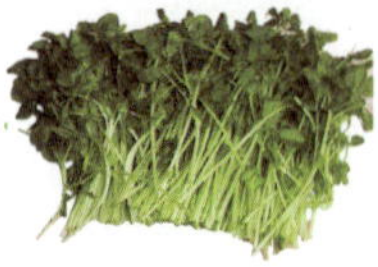

豌豆苗含胡萝卜素、B族维生素、维生素C和钙等，有利尿、止泻、消肿、止痛和助消化等作用。

豆苗炒荸荠

原料：豌豆苗150克，荸荠500克，胡萝卜30克，盐、白糖、花生油各适量。

做法：①将豌豆苗去梗，留嫩叶。

②荸荠去皮切圆片。

③胡萝卜洗净切五星花片。

④锅上火放油，烧至八成热，先放荸荠、胡萝卜片炒片刻，加入盐、白糖翻炒，再加入豆苗炒1分钟即成。

猪肝豌豆苗汤

原料：豌豆苗150克，荸荠500克，胡萝卜30克，盐、白糖、花生油各适量。

做法：①将豌豆苗去梗，留嫩叶。

②荸荠去皮切圆片。

③胡萝卜洗净切五星花片。

④锅上火放油，烧至八成热，先放荸荠、胡萝卜片炒片刻，加入盐、白糖翻炒。

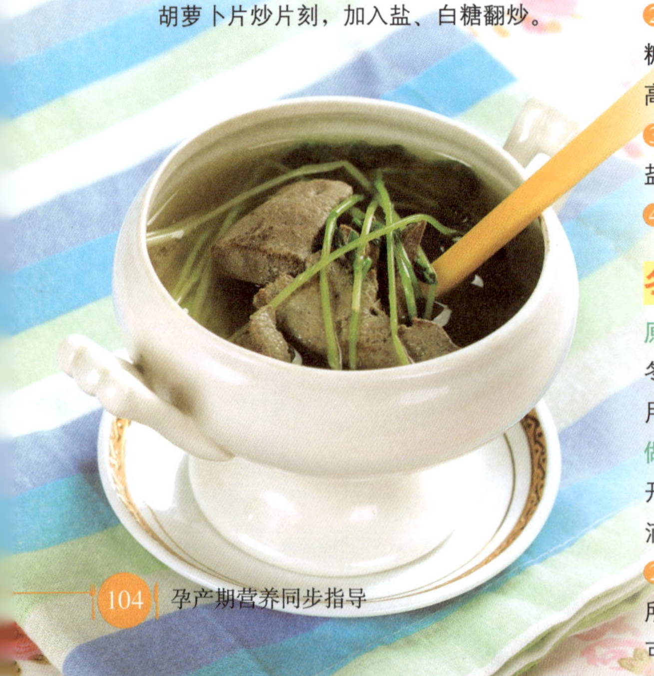

黄金菇炒豆苗

原料：黄金菇（干）120克，豌豆苗40克，黄瓜40克，大葱10克，姜3克，盐3克，料酒5克，植物油5克，高汤适量。

做法：①黄金菇洗净切片，以沸水略烫后用冷水冷却，捞起沥干。

②黄瓜洗净切片，豌豆苗洗净，葱、姜切末。

③锅内放油烧热，将葱末、姜末煸炒。

④加入高汤、料酒、盐、黄金菇、豌豆苗、黄瓜片快炒。

⑤待黄金菇、豌豆苗、黄瓜炒熟后即可装盘。

香菇豆苗

原料：香菇（干）100克，豌豆苗250克，葱段10克，色拉油75克，蚝油45克，白砂糖15克，香油10克，盐2克，黄酒10克。

做法：①葱段加油，高火爆香3分钟。

②香菇洗净，泡软去蒂，加入蚝油、白糖、香油、高汤及一半的爆香油，加盖中高火煮7分钟。

③豆苗洗净装盘，加入另一半爆香油及精盐、黄酒，拌匀后高火4分钟。

④豆苗垫底，排上煮好的香菇及汤汁即可。

冬笋豆苗豆腐汤

原料：豌豆苗320克，豆腐（北）150克，冬笋240克，姜2克，大葱5克，盐3克，食用油适量。

做法：①冬笋肉洗净，开边，用淡盐水煮开15分钟，取起浸冷水后切件；豆苗洗净滴干水；豆腐小心用水冲洗。

②下油少许爆香姜，加水煲开，然后放入所有材料再煲开，再改用中火开片刻，即可调味上桌。

青椒

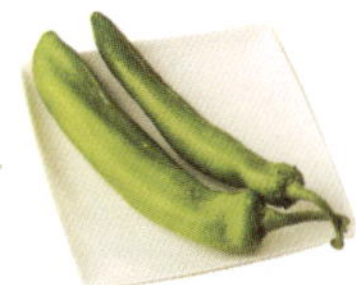

青椒富含维生素C、维生素A等营养素，其香辣味能刺激唾液和胃液的分泌，增强食欲，促进肠道蠕动，帮助消化。

青红椒拌白菜心

原料：白菜300克，红椒、青椒各30克，盐、白糖、香油各适量。

做法：❶ 白菜取内层紧心，冲洗后，沥去水，纵向对切，再横切成细丝，放盘内，加入盐腌10分钟。

❷ 红椒、青椒去蒂和籽，清洗干净，放沸水中烫3分钟，捞出切细丝，加入白菜丝中腌数分钟，滤去盐水，加入白糖、香油拌匀即可。

圆白菜炒青椒

原料：圆白菜300克，青椒75克，胡萝卜40克，葱末、姜末、蒜末、盐、油、白糖、淀粉、料酒、香油、味精各适量。

❶ 圆白菜、青椒、胡萝卜洗净切成菱形。

❷ 锅内加油烧热，放入葱姜蒜末炝锅。

❸ 放入圆白菜、料酒，旺火翻炒，再放入胡萝卜、青椒、盐、白糖煸炒。

❹ 放味精，用淀粉勾芡，出锅前淋入香油即可。

尖椒炒猪肝

原料：尖椒200克，鲜猪肝150克，盐、酱油、料酒、姜、油各适量。

做法：❶ 猪肝洗净放清水里浸泡半个小时后切片，再用清水反复清洗几遍，然后放盐、酱油、料酒拌匀腌10分钟。

❷ 尖椒去掉蒂部和籽，切成小块。

❸ 油烧热后，把姜爆香，倒入猪肝滑散，炒到断生，盛起。

❹ 另起锅把油烧热后，倒入尖椒块，翻炒2分钟，把炒过的猪肝倒入同炒，下盐调味即可。

青椒炒黄瓜

原料：青椒250克，豆豉250克，食用油及盐适量。

做法：❶ 将青椒切丝，在热锅中加油略煸。

❷ 然后再用少许油炒豆豉，再加入煸好的青椒同炒，拌匀，加盐少许出锅。然后再用少许油炒豆豉，再加入煸好的青椒同炒，拌匀，加盐少许出锅。然后再用少许油炒豆豉，再加入煸好的青椒同炒，拌匀，加盐少许出锅。

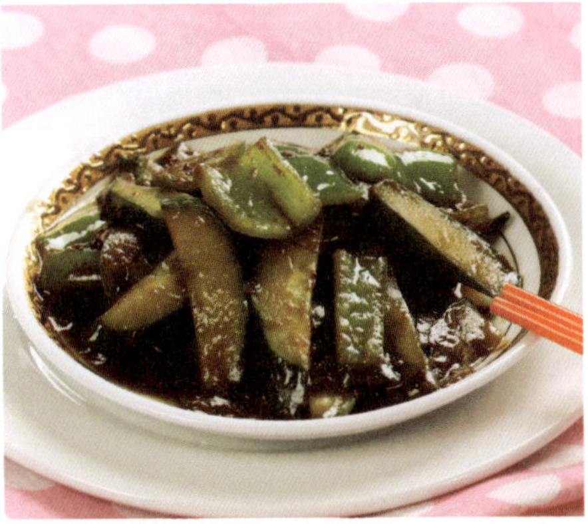

青椒炒豆豉

原料：青椒250克，豆豉250克，食用油及盐适量。

做法：❶ 将青椒切丝，在热锅中加油略煸。

❷ 然后再用少许油炒豆豉，再加入煸好的青椒同炒，拌匀，加盐少许出锅。

缓解孕初期疲劳的饮食方案

准妈妈在妊娠初期会感到非常疲惫，如果身体里缺乏铁、蛋白质和足够的热量，这种疲倦感会更为严重。不过不要担心，这种疲倦感是完全正常的。除了多休息，晚上早点睡觉，并注意每天进行散步等适当运动外，饮食上的调理可以有针对性地缓解疲劳。

豆类

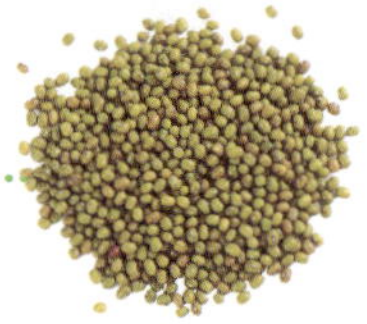

豆类及其制品中含有丰富的矿物质，特别是铁的含量充足，常吃些豆类能有效地消除疲劳，提高精力。

黑豆猪骨汤

原料：黑豆50克，猪骨500克，陈皮、姜、盐适量。

做法：❶ 黑豆洗净后用清水浸4小时；猪骨洗净斩件后焯水；陈皮用清水浸软后用刀刮去瓤洗净，然后剪成丝。

❷ 将猪骨、黑豆、陈皮、姜片放入电饭煲中，加入清水1升煲2小时，最后加入适量盐调味即可。

红小豆鲤鱼

原料：红小豆30克，鲤鱼650克，陈皮5克，佛手3克，苹果50克，高汤、姜片、葱段、盐各适量。

做法：❶ 将佛手、苹果洗净去皮，切小丁备用；鲤鱼去内脏洗净；将陈皮、佛手、红小豆及苹果塞入鱼腹内。

❷ 在炖盅内放入鲤鱼、高汤、姜片、葱段、盐，入锅蒸至熟烂（约2小时），去葱、姜即可。

黑豆牡蛎粥

原料：粳米100克，牡蛎（鲜）100克，黑豆50克，盐、香油、小葱末各适量。

做法：❶ 黑豆洗净，用冷水浸泡2～3小时，捞出，沥干水分。

❷ 粳米洗净，浸泡半小时后捞起；牡蛎肉洗净，沥干备用；锅中加入约1500毫升冷水，将黑豆与粳米放入。

❸ 先用旺火烧沸后加入牡蛎肉，搅拌数次，然后改用小火慢慢熬煮。见粥将成时下入盐，撒上葱末，淋入香油即可。

绿豆竹叶粥

原料：粳米100克，绿豆30克，荷叶10克，水竹叶10克，金银花5克，冰糖15克。

做法：❶ 先将鲜荷叶、鲜竹叶用冷水洗净，放入锅内，加适量冷水煮开，去渣取汁。

❷ 绿豆、粳米淘洗干净，用冷水浸泡发胀，放入锅中，加入约1500毫升冷水。

❸ 用旺火煮沸后加入金银花及竹叶、荷叶汁，改用小火缓熬至粥熟，调入冰糖，搅拌均匀即可。

菠菜

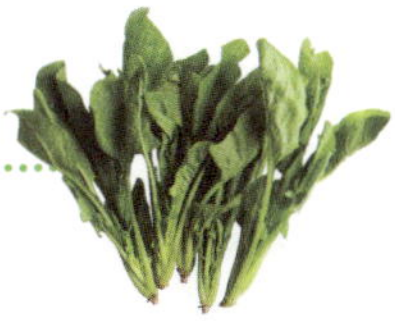

菠菜中丰富的铁和其他微量元素，有缓解疲劳的作用，尤其是可以缓解眼睛的疲劳、干涩。

鸡蛋粉丝炒菠菜

原料：菠菜30克，鸡蛋2个，粉丝20克，葱花、盐、食用油各适量。

做法：❶ 粉丝用水泡好，菠菜洗净切4~5厘米的段，鸡蛋加一点清水打散，放一点盐。

❷ 热锅倒油，油六成热的时候倒入蛋液，做成摊鸡蛋。

❸ 锅留底油，放入葱花爆香后，入菠菜翻炒，看菠菜有些软了的时候，放粉丝翻炒，再放入摊好的鸡蛋，继续翻炒，出锅前放盐即可。

菠菜炒猪肝

原料：菠菜300克，猪肝75克，水淀粉、葱姜蒜末、料酒、盐、白糖、酱油、醋、淀粉、食用油各适量。

做法：❶ 菠菜择洗干净，切成段，入沸水中焯一下；猪肝洗净切片，用水淀粉抓匀上浆。

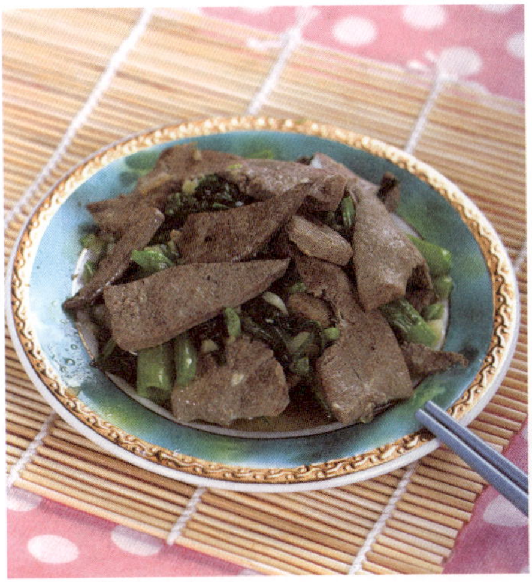

❷ 猪肝放入油锅滑散，放入葱姜蒜末炒香，加料酒、盐、白糖、酱油，放入菠菜快速翻炒，加醋，用淀粉勾芡即可。

芝麻粉炒菠菜

原料：香油4毫升，红糖10克，菠菜500克，黑芝麻15克。

做法：❶ 将香油倒入一个大炒锅，放在中火上预热，待油热后将1/3的菠菜下锅，炒至叶变软后，再下1/3的量，炒软，共分3次下锅，直到炒完。

❷ 将烤黑芝麻放入擂钵里，用杵子将芝麻粒擂成粉状。当所有的菠菜叶炒软时，将它们移到锅边，然后把红糖放进锅的中心。待糖融化后，搅入菠菜，炒匀。

❸ 铲出菠菜，放入一个大盘子里，再撒上芝麻粉即成。

芝麻菠菜卷

原料：菠菜400克，白芝麻10克，米醋10毫升，芝麻酱20毫升，盐、香油、鸡精各适量。

做法：❶ 菠菜择去根和老叶，清洗干净，放入沸水中汆烫断生，捞出用冷水浸凉，挤干水分，然后切成段。

❷ 白芝麻用小火慢慢焙出香味，待变色后取出，摊开，晾凉。

❸ 芝麻酱倒入小碗中，调入50毫升凉开水稀释，再加入米醋、盐、鸡精和香油，搅拌均匀成酱汁。

❹ 在切好的菠菜段一头撒上白芝麻，吃时淋入酱汁即可。

香蕉

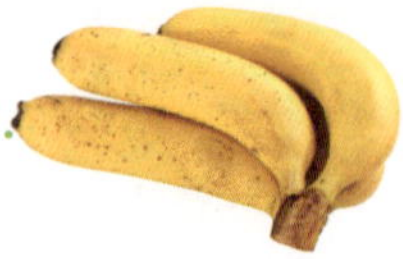

香蕉中的钾和镁有缓解疲劳的效果，另外香蕉中含有大量胡萝卜素，有缓解眼疲劳的作用。

香蕉土豆泥

原料：牛奶30克，香蕉25克，糙米20克，巧克力10克，葡萄干10克，柠檬汁5克。

做法：❶ 将香蕉轮切成约5毫米的圆片，洒上柠檬汁。

❷ 碗中倒入糙米薄片，可用儿童专用的巧克力口味薄片，再加入香蕉，葡萄干，倒入牛奶。

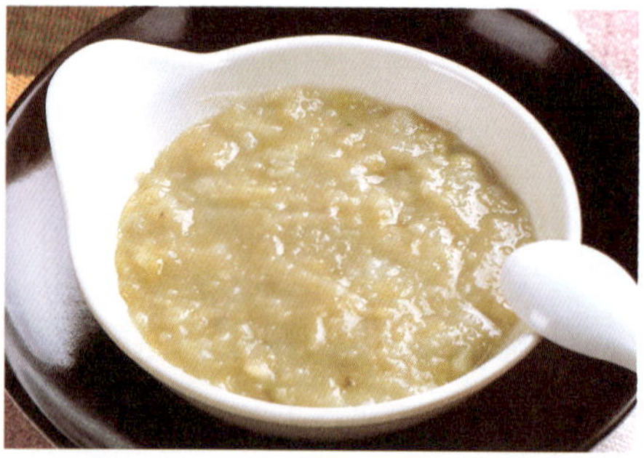

香蕉绿豆粥

原料：绿豆60克，香蕉2根。

做法：❶ 将香蕉除柄蒂及皮，切碎，用果汁机快速搅打，过滤取汁，放杯中备用。

❷ 将绿豆淘净后，放入砂锅，加水适量，大火煮沸后离火待凉。取绿豆汤汁，调入香蕉汁中，拌匀即成。

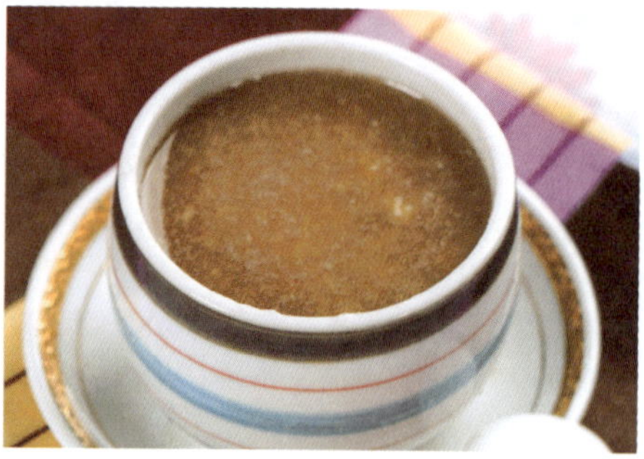

金枪鱼

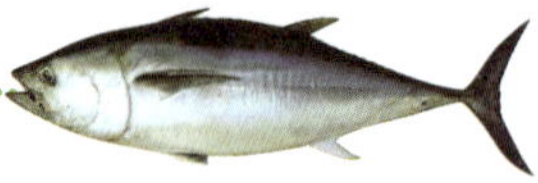

金枪鱼有非常好的养肝护肝效果，能从根本上预防、缓解疲劳。

洋葱金枪鱼炒蛋

原料：洋葱2个，橄榄油金枪鱼1大罐，鸡蛋3个，豆苗少许，酱油半大匙，豆瓣酱1小匙。

做法：❶ 将洋葱去皮，纵向切成1.5厘米宽的梳子形；将金枪鱼罐头中的鱼和橄榄油汁分开；豆苗去根冲洗。

❷ 在锅中加入橄榄油汁1大匙加热，鸡蛋敲碎后倒入锅中迅速翻炒，然后盛起。

❸ 将锅子冲洗一下置于火上，加1大匙橄榄油汁，放入切好的洋葱煸炒。

❹ 再加入金枪鱼翻炒，均匀淋上酱油和豆瓣酱，再将炒好的鸡蛋和洗好的豆苗放入锅中，一齐煸炒，至熟即可。

麦片

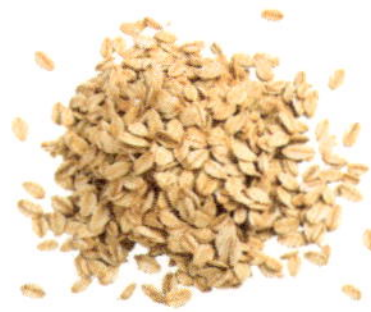

麦片含有丰富的膳食纤维和不饱和脂肪酸，有帮助排毒、降低胆固醇、缓解疲劳的作用。

绿豆麦片粥

原料：小米50克，燕麦片60克，糯米40克，绿豆100克，冰糖15克。

做法：❶ 绿豆洗净，用冷水浸泡2小时，再连水蒸2小时，取出备用。

❷ 小米、糯米、麦片分别洗净，用冷水浸泡20分钟，置于旺火上烧沸，然后改用小火熬煮约45分钟，加入蒸好的绿豆汤和冰糖，一起拌匀煮沸即可。

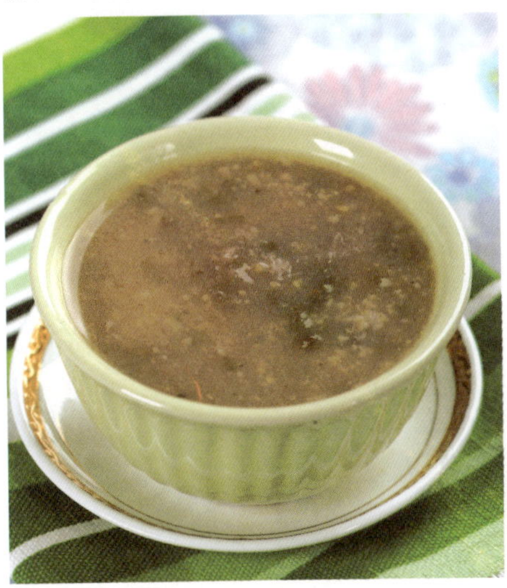

麦片水果粥

原料：苹果1个，猕猴桃1个，燕麦片30克，奶粉10克，白糖适量。

做法：❶ 将苹果、猕猴桃均洗净，猕猴桃去皮，与苹果分别切小块备用。

❷ 燕麦片和奶粉分别放入碗中，倒入适量开水搅拌均匀，加入苹果、猕猴桃及白糖一起调匀，即可食之。

麦片荸荠粥

原料：燕麦片30克，荸荠2个，松子仁、核桃仁各10克，蛋清15克。

做法：❶ 燕麦先用水泡软。

❷ 荸荠去皮，和松子、核桃一起放入果汁机内加2杯水打碎，和燕麦片一起放入锅内，再加5杯水以小火煮烂。

❸ 取蛋清打散加入热粥拌匀即可。

麦片南瓜粥

原料：燕麦片30克，大米50克，小南瓜1个，葱花、盐各适量。

做法：❶ 南瓜洗净，削皮，切成小块；大米洗净，用清水浸泡半小时。

❷ 锅置火上，将大米放入锅中，加水适量，大火煮沸后换小火煮20分钟，放入南瓜块，小火煮10分钟，再加入燕麦片，继续用小火煮10分钟，加入盐、葱花调味即可。

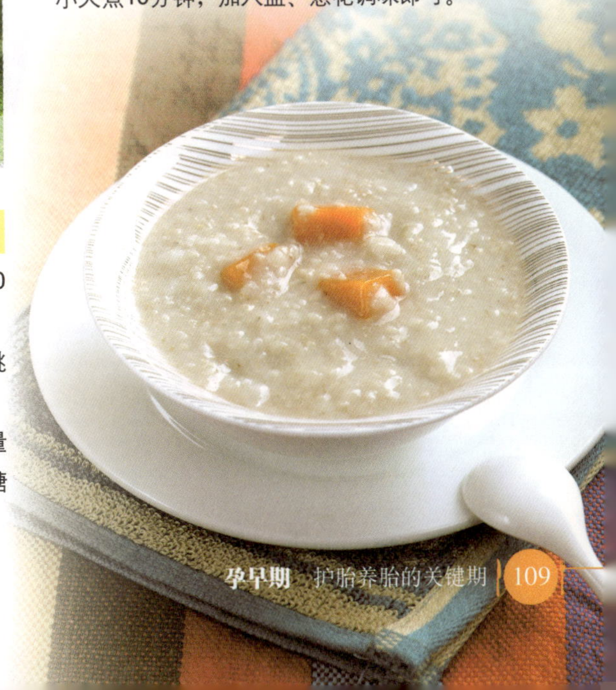

开胃、增加食欲的食物

妊娠反应严重的时候，仅仅止吐是不够的，准妈妈还要吃一些开胃、增加食欲的食物才行，这样，在反应轻的时候，才会有胃口赶紧吃一些东西补充营养，对营养均衡也很有帮助。

萝卜

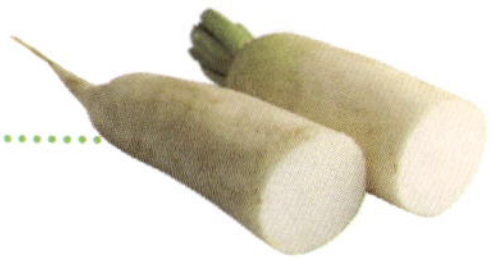

萝卜有温中开胃的功效，其中的芥子油，也就是我们吃的辣味的来源，具有刺激肠胃蠕动，增强食欲的功效。

萝卜炒香菜

原料：香菜100克、白萝卜200克，植物油、盐、味精各适量。

做法：① 把白萝卜洗净，去皮，切成块。

② 香菜洗净，切成小段。

③ 油锅熬热先炒萝卜，炒透后加适量盐，文火烧至烂熟时，再放入香菜、味精即可。

萝卜牛肉汤

原料：牛肉（瘦）500克，白萝卜500克，植物油、料酒、盐、葱末、姜片各适量。

做法：① 牛肉洗净切丝，白萝卜洗净切块。

② 油锅烧热，倒入牛肉煸炒，烹入料酒，炒出香味盛起；炒锅中加1000毫升热水，放入葱末、姜片烧沸，放入牛肉煮20分钟，转小火炖至牛肉熟烂，放盐、萝卜煮至入味即可。

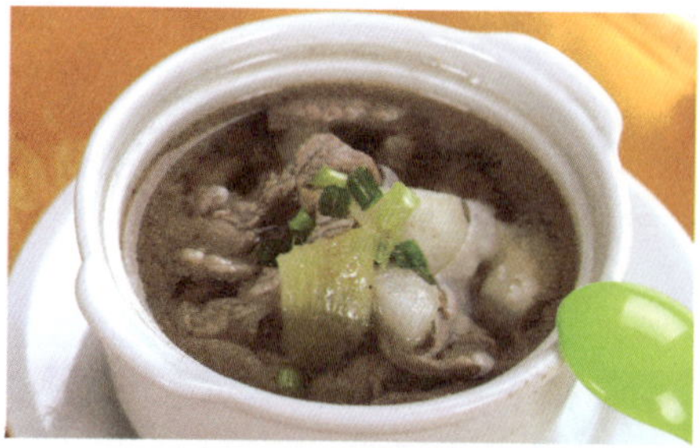

醋拌萝卜丝

原料：白萝卜250克，胡萝卜150克，生菜叶2张，香菜叶5克，白糖、醋、盐各适量。

做法：① 锅中加入少许清水、白糖煮开，熬至糖溶化后放在容器内冷却，调入醋成糖醋汁。

② 将生菜叶洗净入盘垫底。

③ 将萝卜去皮切细丝，入盆内撒入盐，拌匀腌20分钟，挤尽水分，下入糖醋汁再腌15分钟，沥尽汤汁，盛入盘中生菜叶上，撒上香菜叶即成。

糖醋萝卜条

原料：绿皮心里美萝卜750克，米醋250克，白糖50克，精盐5克，味精3克，香油10克。

做法：将萝卜洗净去皮切成细长条块放入盆中，加入白糖、精盐、味精、米醋及香油腌制2小时即可。

凉拌萝卜丝

原料：白萝卜300克，盐、香油、味精各适量。

做法：先将白萝卜洗净，削去老皮，然后切成丝，加入适量盐、香油、味精等调料，拌匀即可食用。

黄瓜

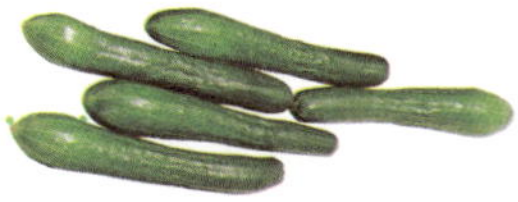

黄瓜不仅口感脆爽，而且含有丰富的钾，让你胃口大开的同时还有利于预防严重呕吐引起的电解质失衡。

黄瓜三丝汤

原料：黄瓜250克，水发海带50克，泡菜50克，盐、小葱花各适量。

做法：❶ 黄瓜去皮切成粗丝，泡菜用清水漂洗后切成丝，海带洗净切丝。

❷ 锅置旺火上，放入适量清水，下海带丝、泡菜丝先煮，然后投入黄瓜丝烧沸，加盐调味，撒上小葱花即可。

黄瓜木耳汤

原料：黄瓜250克，木耳（干）20克，植物油、酱油、盐、香油各适量。

做法：❶ 黄瓜去皮、瓤，切厚块；木耳用温水浸发洗净，去蒂，沥去水分。

❷ 锅烧热下少许油爆香木耳，加适量水和少许酱油烧滚，然后倒入黄瓜，待黄瓜滚至熟烂时，以盐、香油调味即可。

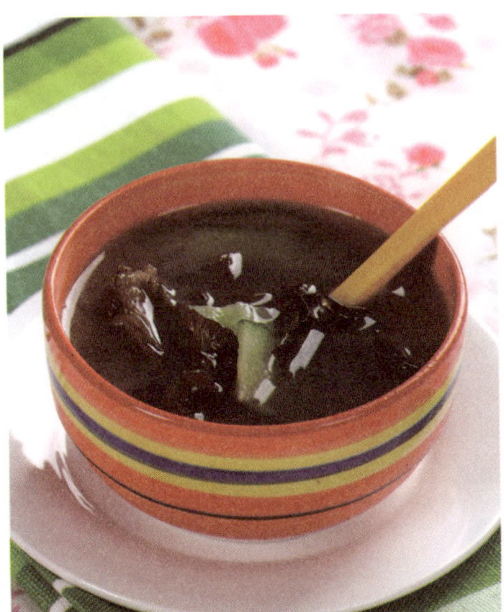

黄瓜炒鸡蛋

原料：黄瓜200克，鸡蛋200克，植物油、盐、料酒、水淀粉、大葱各适量。

做法：❶ 将黄瓜洗净，去蒂，劈为两半，斜刀切成片；鸡蛋磕入碗内打散。

❷ 炒锅烧热下油，先将蛋液倒入炒熟，推至锅边，下葱末炝锅，投入黄瓜片，同鸡蛋一起炒匀，烹入料酒，加少许水，放入盐调味，用水淀粉勾芡即成。

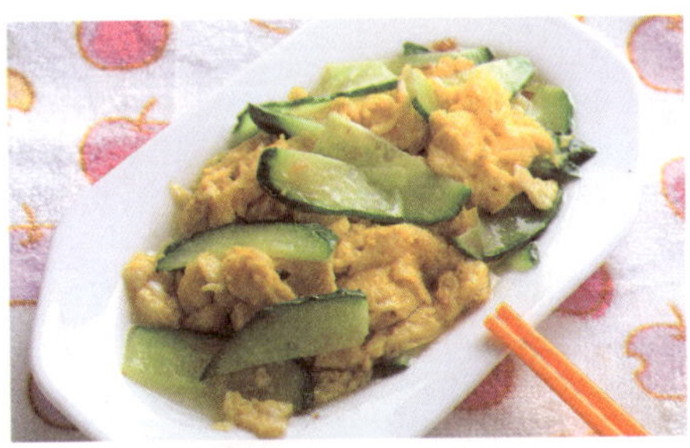

黄瓜拌绿豆芽

原料：黄瓜100克，绿豆芽300克，盐、大葱、姜、醋、香油各适量。

做法：❶ 将绿豆芽去根，洗净，入开水锅焯熟，捞出捞干水分；黄瓜洗净，切成细丝；葱去根洗净切成葱花。

❷ 姜洗净去皮切成丝。将绿豆芽、黄瓜丝盛入盘中，撒上盐、葱花、姜丝拌匀，浇上醋、香油，拌匀即成。

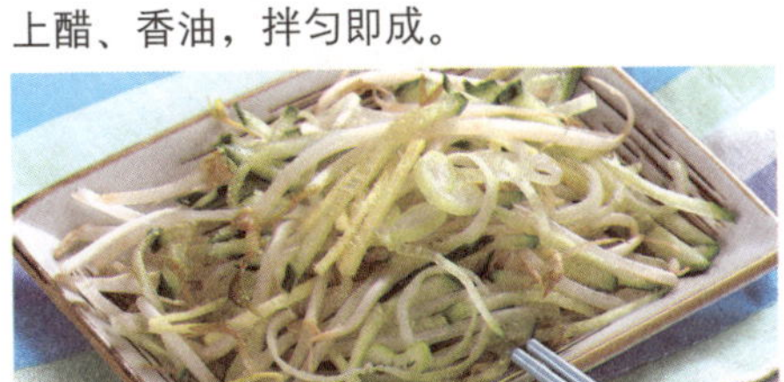

山药

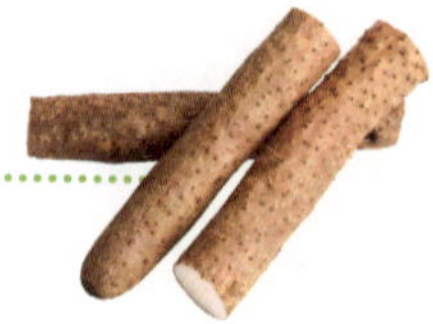

山药含有人体不可缺少的氨基酸、蛋白质、多糖、钙、磷、铁、维生素等多种营养物质，能增进食欲，改善消化。

清炒山药

原料：山药600克、植物油、葱末、盐各适量。

做法：❶ 山药去皮，切成菱形片，焯一下捞出沥干水分。

❷ 油热后山药下锅翻炒至熟，最后加入适量盐、葱末即可。

排骨山药汤

原料：山药200克，排骨500克，生姜、盐各适量。

做法：❶ 山药去皮洗净切段，把排骨放在冷水中煮沸，撇去浮沫，用热水洗净。

❷ 砂锅内加入八成满的水，放入排骨，大火烧开，放入生姜，小火煲汤1小时。

❸ 加入山药、盐，小火煲30分钟左右即可。

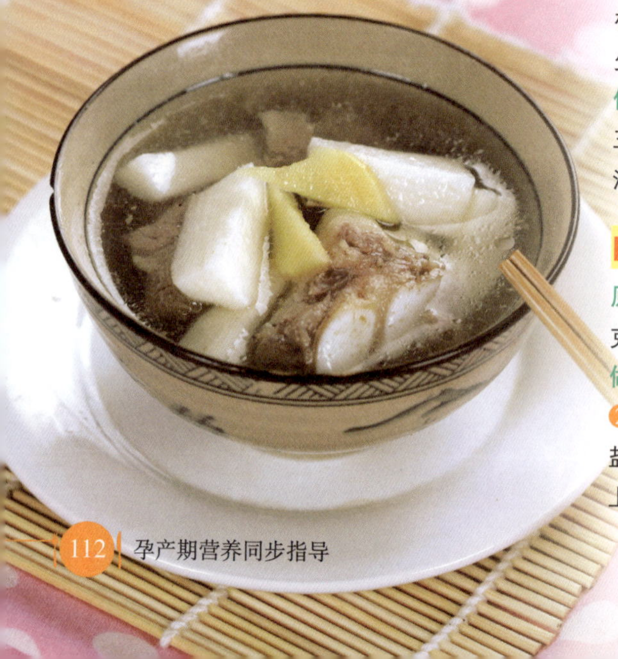

山药牛肉汤

原料：牛肉（瘦）500克，山药片（干）20克，食用油、姜片、葱段、盐、料酒各适量。

做法：❶ 将牛肉切块，入沸水中焯一下，捞出。

❷ 锅烧热下油，爆香葱姜，下入牛肉块，烹入料酒，加适量开水，大火煮开，将山药片加入同煮，再加入适量盐调味，小火煮熟即可。

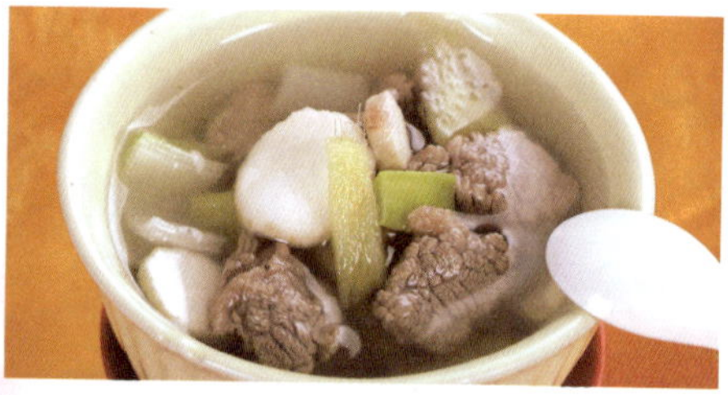

土鸡炖山药

原料：鲜山药500克，鸡块500克，葱2根切段，姜片3片，香油、盐、胡椒粉各少许。

做法：将山药切成段，用高压锅将鸡快稍压三成熟后倒入山药段并加入葱段、姜片、香油、盐、胡椒粉，再用微火烧20分钟即可。

山药珍珠丸子

原料：糯米200克，猪肉50克，山药50克，淀粉、盐、味精各适量。

做法：❶ 糯米用冷水泡1天，猪肉剁泥。

❷ 山药蒸熟捣烂，加入猪肉泥、淀粉、盐、味精拌匀，捏成15克大小的丸子，滚上糯米，装盘上屉蒸熟即可。

虾

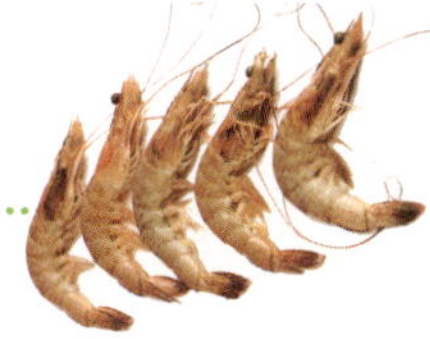

虾的口感极好，能促进食欲，另外虾还有健胃作用。

虾仁豆腐

原料：嫩豆腐500克，虾仁200克，蚕豆20克，姜、葱、色拉油、盐、绍酒、白砂糖、淀粉、香油各适量。

做法：❶ 嫩豆腐切丁，鲜虾仁用盐、淀粉、绍酒腌渍10分钟。

❷ 锅加入色拉油，将葱切段、姜切末，高火爆香2分钟。

❸ 将色拉油倒入豆腐内，再加入虾仁、小蚕豆及盐、白糖，加盖中高火煮9分钟。

❹ 将适量淀粉加冷开水拌匀，倒入汤汁中勾芡，淋上香油即成。

茄汁虾仁

原料：虾仁、番茄酱、鸡蛋、熟青豆、植物油、水淀粉、盐、白糖、香油、黄酒各适量。

做法：❶ 虾仁放入碗内，加鸡蛋清、盐、水淀粉均匀上浆。

❷ 油温五六成时放入虾仁，滑散后捞出控油。

❸ 原锅留余油，放番茄酱煸炒后，再将虾仁与青豆倒入锅中，加黄酒、白糖、盐，再淋入水淀粉，翻炒几下，淋上香油即可。

海参萝卜汤

原料：萝卜200克，海参150克，姜、大葱、盐、食用油适量。

做法：❶ 将萝卜洗净切块；将发好的海参洗净切丝；姜洗净，切姜丝；葱去须洗净，切段；起油锅，溅清水适量，大火煮沸。

❷ 海参放入沸水锅内，小火煮；煮1小时，放萝卜、姜丝煮5分钟，加盐调味即可。

大虾豆腐汤

原料：虾400克，内酯豆腐1盒，香菇150克，番茄200克，裙带菜150克，姜1块，胡椒粉、盐、清水各适量。

做法：❶ 内酯豆腐、番茄、香菇均切块，裙带菜切丝备用。

❷ 虾冲洗干净，从后背开一刀，取出虾线备用。

❸ 清水加姜块，大火煮开，加入番茄、豆腐、香菇、裙带菜，大火煮开。

❹ 加入虾，煮开后关火，调入胡椒粉、盐即可。

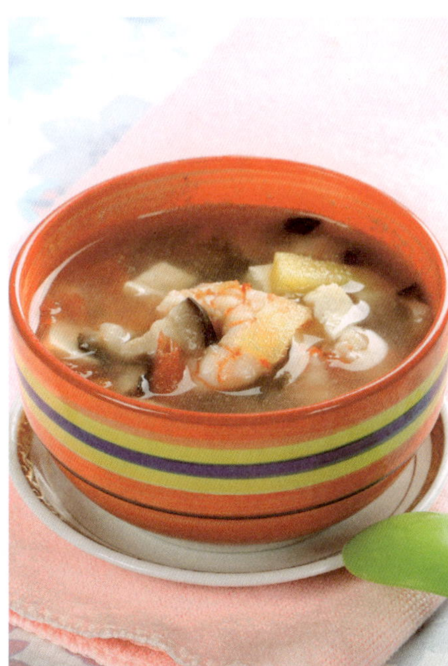

菌类

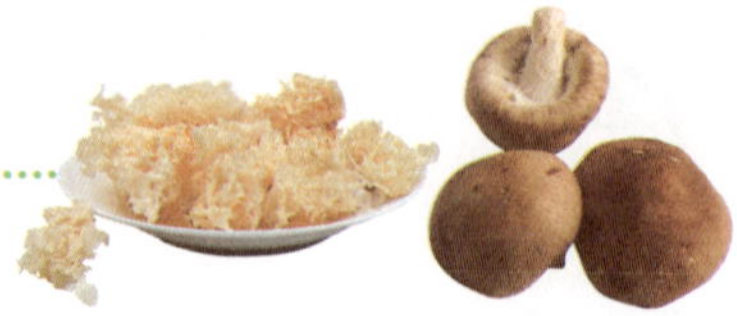

菌类高蛋白，无胆固醇，无淀粉，低脂肪，低糖，多膳食纤维，多氨基酸，多维生素，多矿物质，对准妈妈来说是改善胃口、增加食欲的最好选择。

清炒素什锦

原料：鲜蘑、口蘑、木耳、腐竹、香菇、罐装青豆、莲子、小枣、核桃仁各25克，色拉油、白糖、酱油、料酒、花生油、水淀粉、盐各少许。

做法：❶ 将鲜蘑、口蘑、木耳、腐竹和香菇全都用水发好。

❷ 锅中倒油烧至五六成时，将所有主料放入油锅煸炒，再加入盐、白糖、酱油、料酒翻炒，出锅前淋入水淀粉即可。

香菇冬瓜球

原料：冬瓜300克，香菇50克，鸡汤、水淀粉、精盐、姜、香油、植物油各适量。

做法：❶ 香菇水发、洗净；冬瓜去皮洗净，用钢球勺挖成圆球待用；姜洗净切丝。

❷ 将锅内放入适量植物油烧热，下姜丝煸炒出香味，入香菇继续煸炒数分钟后，倒入适量鸡汤煮开。

❸ 将冬瓜球下锅烧至熟时，用水淀粉勾芡，翻炒几下，淋上香油，即可出锅。

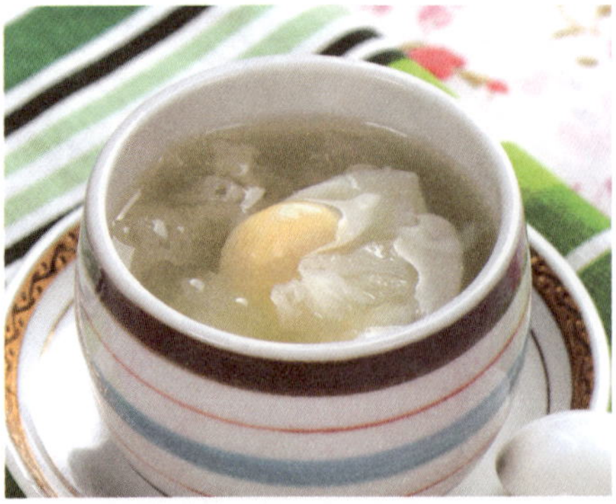

香菇肉粥

原料：猪肉馅100克、香菇2~3个、芹菜、虾干各30克、葱少许、大米50克、酱油1小匙、胡椒粉1/8小匙。

做法：❶ 虾干、芹菜、葱洗净切细末备用。

❷ 大米煮成半熟稀饭备用。

❸ 香菇用热水泡软去蒂切丝，猪肉馅放碗中加半小匙酱油腌制。

❹ 油热后加入葱末爆香，加入香菇和另外半小匙酱油快炒，最后再放入肉馅和虾干炒熟。

❺ 加入大米稀饭中火煮开转小火约20分钟，最后加入胡椒粉和芹菜末即可。

银耳炒芹菜

原料：西芹250克，银耳（干）5克，大葱、盐、料酒、姜各适量。

做法：❶ 用温水将银耳泡发2小时，去蒂后撕成瓣状；西芹去叶洗净后，切段。

❷ 锅内放入油，油热后，放入姜丝和葱花，炒出香味。

❸ 加入西芹、银耳翻炒数下，再放入料酒、盐调味即可。

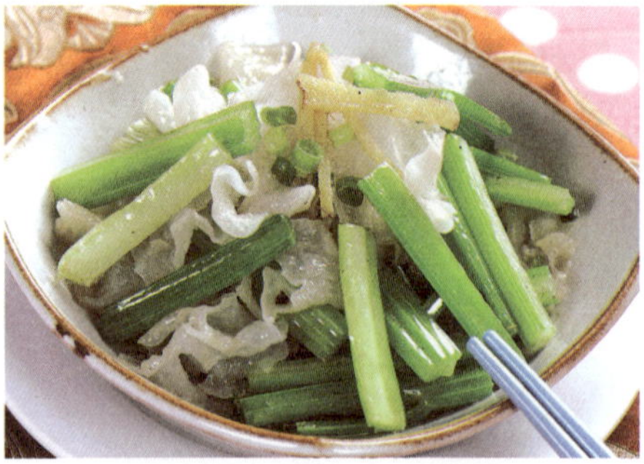

番茄

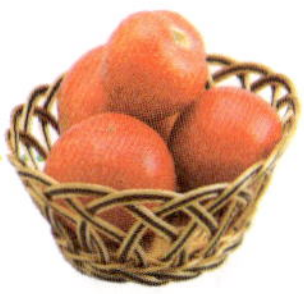

番茄中的酸味物质和番茄红素都有开胃、增强食欲的作用，另外，番茄红素还有清火的作用。

牛奶番茄

原料：鲜牛奶200毫升，番茄250克，鲜鸡蛋3个，精盐、白糖、花生油、胡椒粉各适量。

做法：❶ 先将番茄洗净，切块待用。

❷ 淀粉用鲜牛奶调成汁，鸡蛋煎成荷包蛋待用。

❸ 鲜牛奶汁煮沸，加入番茄、荷包蛋煮片刻，然后加入精盐、白糖、花生油、胡椒粉调匀即成。

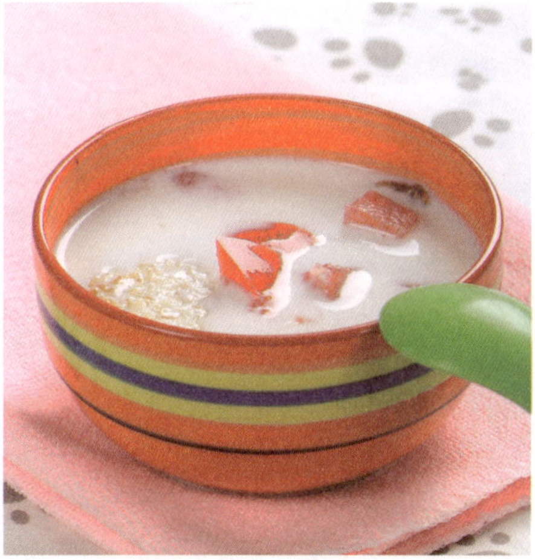

番茄炒豆腐

原料：番茄150克，豆腐300克，酱油、白糖、盐、水淀粉、花生油各适量。

做法：❶ 先用开水把番茄烫一下，去皮，切成厚片；把豆腐切成3厘米长方块。

❷ 锅内放少许油，油热后，放入番茄炒片刻，然后把豆腐块放入锅内，加酱油、白糖、盐翻炒，出锅前淋入水淀粉即可。

番茄猪肝瘦肉汤

原料：番茄300克，猪肝80克，猪瘦肉80克，土豆50克，盐、醋各适量。

做法：❶ 番茄洗净切块；土豆去皮切块；瘦肉洗净切薄片；猪肝切薄片，用清水冲洗，洗去血浆，加醋腌10分钟洗净。

❷ 瘦猪肉和猪肝加醋腌制10分钟，放入滚水中，煮半熟捞起。将土豆、番茄放入煲里，加水适量，用小火煲20分钟，下猪肝、瘦肉煲至肉熟，加盐调味即可。

番茄芹菜汁

原料：番茄200克，芹菜50克，柠檬汁20克。

做法：❶ 番茄洗净去皮，切成小丁；芹菜洗净去叶，切成小段。

❷ 将番茄、芹菜放入榨菜汁器中榨汁，倒入杯中，加柠檬汁调味即可。

番茄豆腐羹

原料：番茄、豆腐各200克，毛豆米50克，白糖、精盐、味精、胡椒粉、水淀粉各少许。

做法：❶ 豆腐切片，入沸水稍焯，沥水待用；番茄洗净，沸水烫后去皮，剁成蓉。

❷ 番茄蓉下油锅煸炒，加精盐、白糖、味精，炒几下待用。

❸ 毛豆米洗净；油锅下清汤、毛豆米、精盐、白糖、味精、胡椒粉、豆腐，烧沸入味。用水淀粉勾芡，下番茄酱汁，推匀，出锅即成。

预防便秘的食物

孕3月是便秘的高发期，良好的饮食方式可有助于预防和缓解便秘。

土豆

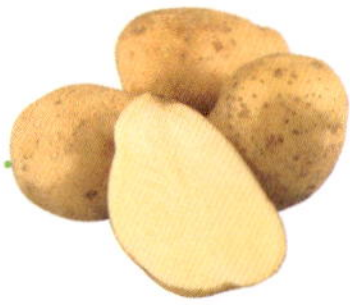

土豆中含有丰富的膳食纤维，可以促进肠胃蠕动，预防便秘。

土豆牛肉汤

原料：土豆1个，番茄1个，牛肉200克，草菇10朵，花生油、盐、姜丝、葱段、鸡精、胡椒粉各适量。

做法：❶ 土豆去皮切块；番茄、草菇洗净切片；牛肉沸水氽烫后切成片。

❷ 锅中倒油烧热，油热时放姜丝，炝香锅，放土豆块、草菇，加水，中火煲10分钟。

❸ 加番茄、牛肉、葱段同炖，牛肉熟透后，加盐、鸡精、胡椒粉调味。

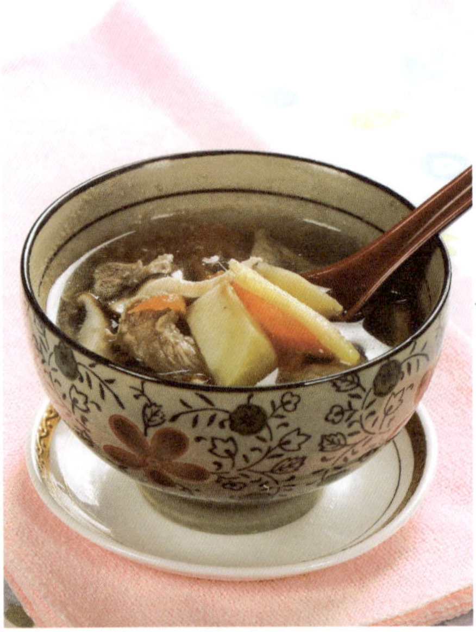

土豆烧小排

原料：土豆500克，排骨500克，食用油、姜片、豆瓣酱、淀粉、酱油、蛋清、花椒粉、胡椒粉、盐、白糖各适量。

做法：❶ 排骨斩小块，放淀粉、酱油、蛋清、适量花椒粉和胡椒粉，腌5分钟。

❷ 锅放油烧热，先放姜片爆香，再放豆瓣酱炒出香味，将小排放入炒匀，加入适量水刚没过小排，大火煮沸，放盐、白糖等调味，中火煮5~10分钟，再放入切好块的土豆，煮至土豆熟，大火收汁即可。

香拌素三丝

原料：黄瓜300克，土豆200克，梨300克，盐、醋、香油、白糖各适量。

做法：❶ 土豆去皮切成细丝，用凉水洗净后，放开水锅中烫至断生，捞出晾凉，放盘内，撒些盐拌匀。

❷ 黄瓜洗净切细丝，放碗中，撒入少许盐腌10分钟，滤去盐水，放在土豆丝上。

❸ 梨去皮去核切细丝，在盐水中浸泡10分钟，捞出放在黄瓜丝上，撒上白糖，淋入醋和香油，拌匀即可。

玉米

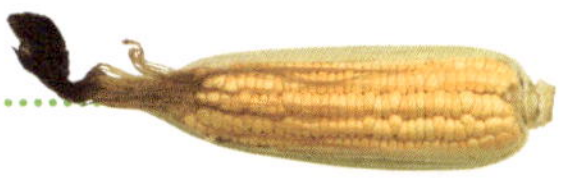

玉米除了含有丰富的膳食纤维以外，还含有多种微量元素，对孕早期上火引起的便秘大有帮助。

五彩缤纷

原料：速冻豌豆100克，甜玉米粒100克，红菜椒1个，黄瓜1根，蟹肉棒5根，松子仁10克，白醋30毫升，盐3克，白胡椒粉2克。

做法：❶ 将红菜椒洗净去籽，与黄瓜一起切成1厘米见方的小丁；蟹肉棒化冻后切成斜丁。

❷ 锅中放入适量热水，烧沸后放入速冻豌豆，氽制2分钟至熟，取出后用冷水冲凉，沥干水分待用。

❸ 将氽好的豌豆、甜玉米粒、黄瓜丁、红菜椒丁、蟹肉棒丁和松子仁放入碗中，调入白醋、油、盐和白胡椒粉，搅拌均匀即可。

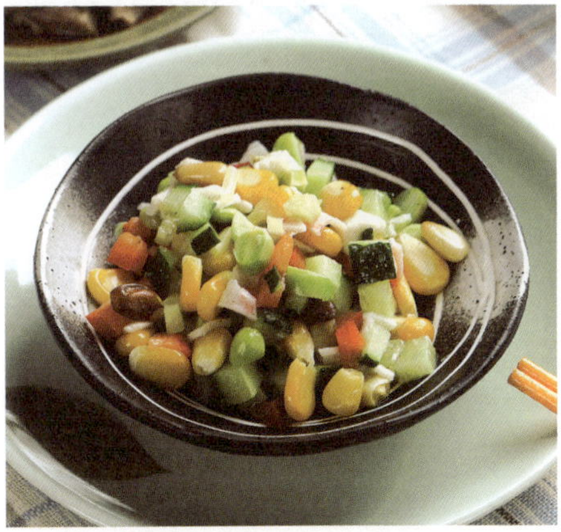

玉米粥

原料：玉米面（黄）100克，黄豆粉15克。

做法：锅中加入适量清水，在水快要煮开的时候，加入玉米面及黄豆粉，边下边搅，一起煮成粥状，趁微温时服用。

枸杞玉米羹

原料：鲜玉米200克，枸杞子10克，青豆20克，水淀粉适量。

做法：❶ 将枸杞子洗净泡软，玉米粒清洗干净。

❷ 锅置火上，加入清水适量，下入玉米粒、青豆烧至玉米粒熟烂。

❸ 再将枸杞子煮约5分钟，用水淀粉勾芡，起锅即成。

金沙玉米

原料：玉米粒150克，红萝卜60克，咸蛋黄2只，葱、植物油、盐、料酒各适量。

做法：❶ 将咸蛋黄蒸熟，捣碎，加入葱白碎备用；红萝卜切丁，加入少许盐备用。

❷ 锅内放入油，烧热后倒入咸蛋黄泥，爆香，再加入料酒拌匀，倒入玉米粒和红萝卜丁翻炒1分钟，加盐调味，撒上葱花即可。

玉米山药粥

原料：玉米面（黄）100克，山药50克，冰糖10克。

做法：❶ 山药洗净，上笼蒸熟后，剥去外皮，切成小丁；玉米粉用开水调成厚糊。

❷ 锅内加入约1000毫升冷水，大火烧沸，用竹筷缓缓拨入玉米糊，改小火熬煮10分钟；加入山药丁，与玉米糊同煮成粥，加入冰糖调味即可。

黄豆

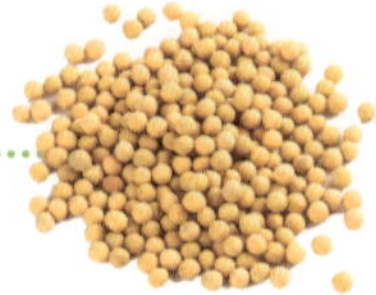

黄豆中含有的大豆纤维，不仅能预防便秘，还能减少血液中的胆固醇堆积。

黄豆莲藕排骨汤

原料：黄豆50克，猪排骨（大排）200克，莲藕50克，食用油、香菜、盐、鸡精、花椒粉、高汤、料酒、生抽、醋、葱段、姜片各适量。

做法：❶ 将排骨洗净斩成段，莲藕去皮切块。

❷ 锅内放入油，五成热时，倒入排骨段翻炒，放入料酒、生抽、高汤、花椒粉、葱段、姜片、黄豆、盐、醋、藕块，开锅后倒入砂锅中，炖至肉烂，出锅时淋鸡精，撒入香菜末即可。

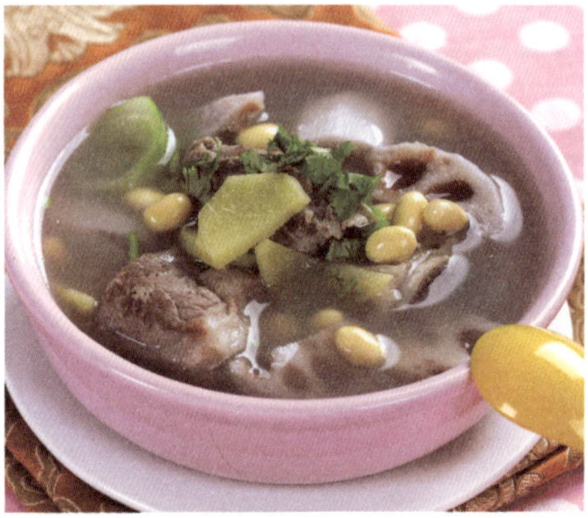

凤爪黄豆汤

原料： 黄芪25克、当归15克，鸡爪12只，黄豆50克，香菇6朵，盐适量。

做法：❶ 鸡爪斩去趾甲，洗净备用；黄豆洗净，浸泡8小时备用；香菇洗净，浸泡至软化，切片备用。

❷ 将上述材料放入锅内，加水至覆盖所有材料。先用大火烧开，再改小火炖煮至食材熟烂，最后加盐调味即可。

黄豆海带汤

原料：黄豆150克，海带30克，白糖适量。

做法：❶ 将黄豆清洗干净，加水500克，放入砂锅中，置于火上，先用大火煮沸后，改为小火烧至黄豆熟。

❷ 再将海带清洗干净，切成碎片，放入锅内，继续炖至酥烂，放白糖，调匀即可。

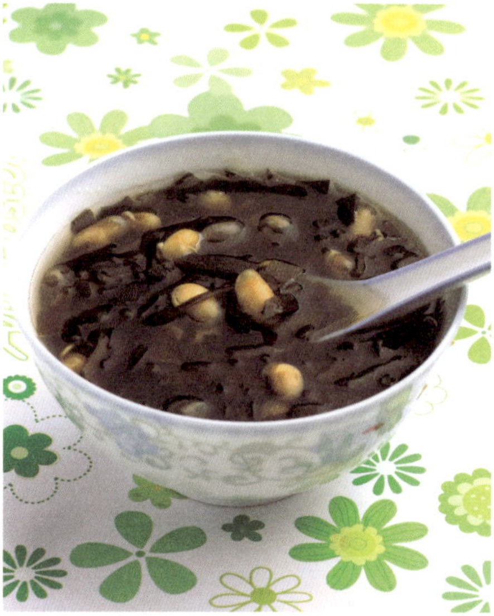

黄瓜木耳黄豆汤

原料：黄瓜1根，木耳20克，香菇5朵，黄豆30克，油、盐、葱花各适量。

做法：❶ 浸泡木耳、黄豆，并洗净，木耳切块。

❷ 黄瓜洗净滚刀切；香菇洗净，切丁。

❸ 锅内放油，油热后，放葱花炒香，放入黄瓜、木耳、黄豆、香菇。锅内加入六成满开水，小火煲汤30分钟，熟透后，加盐调味。

芋头

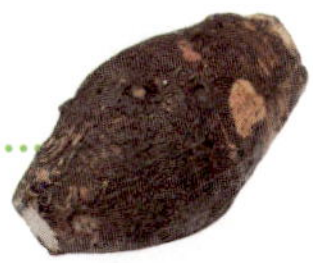

芋头能促进食欲，帮助消化，其含有的膳食纤维，能润肠通便，防止便秘，并且可提高机体抗病能力。

芋头肉片粥

原料：粳米100克，芋头300克，猪肉（瘦）200克，色拉油10克，盐2克。

做法：❶ 将粳米淘洗干净，放入冷水中浸泡半小时，捞出沥干水分。

❷ 芋头去皮，切成厚片。

❸ 猪瘦肉洗净切片，放入温油锅中煸炒片刻，盛起备用。

❹ 锅内加入约2000毫升冷水，加入粳米，用旺火煮沸。

❺ 然后加入芋头片、猪瘦肉片，用中小火慢煮至米烂肉熟，加盐调味即可。

酸菜芋头汤

原料：酸白菜100克，芋头250克，猪油（炼制）50克，精盐1克，味精1克。

做法：❶ 将酸白菜用清水泡一下，洗净沥干水，切成丝。

❷ 芋头刮洗净，切块。

❸ 铝锅置火上，下鲜汤烧开。

❹ 下芋头、泡酸菜、化猪油、精盐炖。

❺ 芋头酥软时，下味精起锅即可。

牛腩煲芋头

原料：牛腩500克，芋头800克，盐适量。

做法：❶ 将牛腩清洗干净，切块，入炖锅加足水烧开，撇去浮沫后转小火炖一小时。

❷ 将芋头剥去外皮，清洗干净放入牛腩炖锅继续炖一小时，加盐调味，撒上葱花即可。

芋头排骨汤

原料：排骨250克，芋头150克，葱、姜、盐、料酒各适量。

做法：❶ 芋头去皮洗净，切成2厘米厚的块，备用；葱洗净切段；姜洗净切片，备用。

❷ 排骨洗净，切成4厘米长的段，放入冷水中煮沸，撇去血沫后，捞出备用。

❸ 先将排骨、姜片、葱段、料酒放入锅中，加清水，用大火煮沸，转中火焖煮15分钟。

❹ 拣出姜片、葱段，加入芋头和盐，小火慢煮45分钟即可。

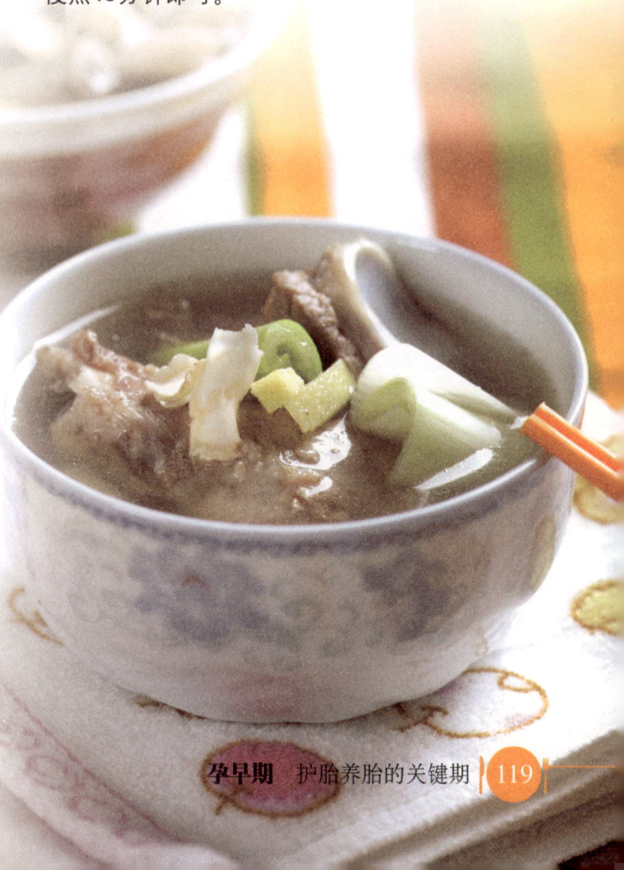

安胎保胎的食物

孕早期是安胎保胎的关键期，很多准妈妈以为宝宝还小而不注意，其实大多数意外都发生在孕早期。

鱼类

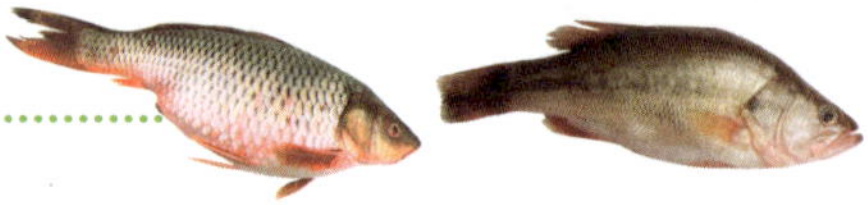

鱼类含有丰富的优质蛋白，摄取足够的优质蛋白是安胎保胎的前提。

冬瓜鲤鱼汤

原料：嫩冬瓜100克，鲤鱼1条(约400克)，枸杞子3克，生姜10克，小青菜20克，花生油30克，盐6克。

做法：❶ 将嫩冬瓜去皮、子切成丝，鲤鱼处理干净，生姜切丝，小青菜洗净。

❷ 锅内加油烧热，投入鲤鱼，用小火煮透，下入姜丝，注入适量清汤，煮至汤质发白。

❸ 加入冬瓜丝、枸杞子、小青菜，调入盐，续煮5分钟即可食用。

鲤鱼汤

原料：鲤鱼1000克，干尖椒15克，葱、姜、香菜段、料酒、醋各适量。

做法：❶ 将鲤鱼去鳞、鳃及内脏，洗净后切成块；葱、姜洗净，拍破待用。

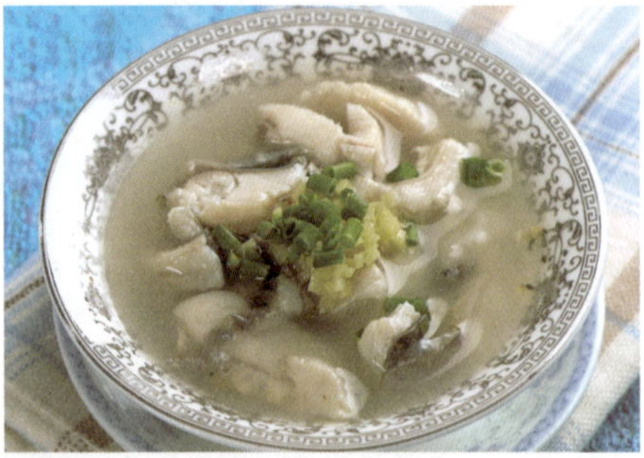

❷ 将鲤鱼、葱、姜、干尖椒放入锅内，加清水适量，用大火烧沸，转用小火烧约40分钟，再加香菜段、料酒、醋即成。

清蒸鲈鱼

原料：鲈鱼1条，葱、姜、蒜、香油、盐各适量。

做法：❶ 鲈鱼去鳞，收拾干净；葱、姜、蒜切末。

❷ 把鲈鱼放入盘中，在两面鱼身切几刀，抹上盐，撒上葱、姜、蒜末，上蒸锅隔水蒸约8分钟后取出；淋上适量香油即可。

草鱼冬瓜汤

原料：草鱼300克，冬瓜400克，香菜、葱、生姜、蒜、花生油、料酒、清汤、香油、精盐、各适量。

做法：❶ 鱼去鳞、鳃、内脏，洗净，两面划上十字花刀；冬瓜去皮、瓤，切成块；香菜洗净，切成段；葱、生姜、蒜均洗净，切成丝。

❷ 锅上火，倒入花生油烧热，将鱼两面煎至微黄，烹入料酒，放入葱、姜、蒜丝煸炒，加清汤、冬瓜块，微火煮至鱼、瓜熟烂，加入精盐、香菜段、香油推匀即成。

黄豆芽

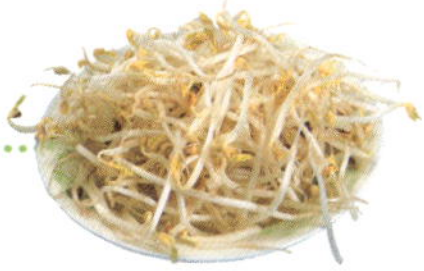

黄豆芽中含有胎宝宝发育必不可少的优质蛋白，而且含有对准妈妈有利的维生素，是安胎、保胎的佳品。

脆嫩韭菜炒豆芽

原料：黄豆芽420克，韭菜100克，猪肉丝200克，食用油2勺，盐、胡椒粉、淀粉、生抽、香醋各适量。

做法：① 猪肉切丝，用淀粉、生抽拌匀；韭菜洗净、切段；黄豆芽洗净备用。

② 锅中油热，滑散猪肉丝，盛起备用；黄豆芽入干锅煸炒至软，盛起。

③ 锅中油热，下韭菜梗翻炒；加入黄豆芽，炒匀。

④ 再倒入韭菜叶，加盐，滴几滴香醋，翻炒均匀。倒进肉丝，加入胡椒粉，炒匀，调好味盛入盘中。

黑木耳拌豆芽

原料：黄豆芽500克，黑木耳50克，香油、盐各适量。

做法：① 黄豆芽洗净，黑木耳用水泡软，洗净，切成丝。

② 黄豆芽、黑木耳放入沸水锅内焯熟，加香油、盐调味即可。

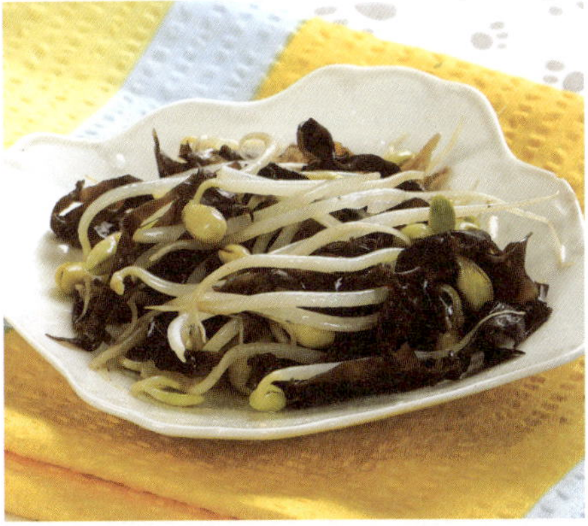

炝炒豆芽

原料：黄豆芽300克，醋30克，香油15克，盐5克，蒜末5克，香菜末2克。

做法：① 醋、香油、3克盐同放在一个碗中调成味汁。

② 黄豆芽用清水冲洗一下，入沸水中略焯十几秒钟，加剩余盐，煮熟，捞出后用凉水投凉，盛入盘中。

③ 淋上味汁，撒上蒜末、香菜末，拌匀即可。

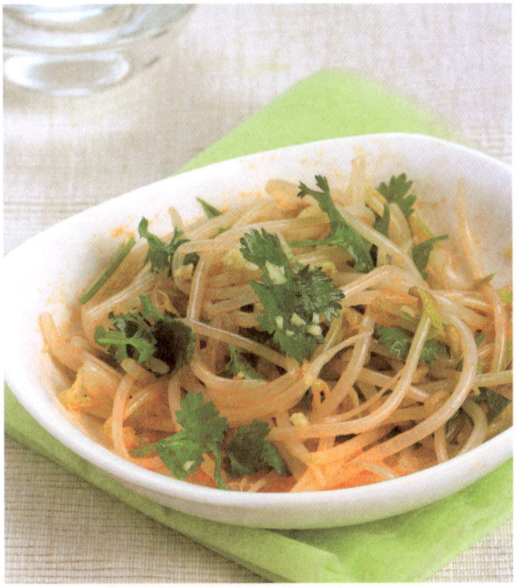

黄豆芽蘑菇汤

原料：黄豆芽100克，蘑菇100克，盐、香油各适量。

做法：① 黄豆芽择去根部，洗净后加适量的水煮20分钟；蘑菇去蒂，洗净切成片；

② 锅内放入蘑菇片，调味后续煮3分钟，即可起锅温食。

苹果

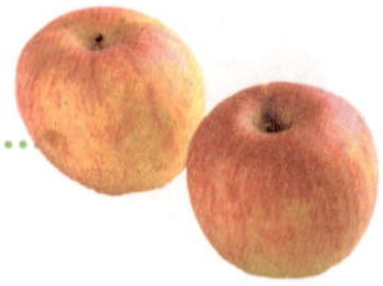

苹果中的各种营养元素十分均衡，是准妈妈安胎保胎的最佳水果，准妈妈每天最好都吃一个苹果。

苹果生鱼汤

原料：苹果1个，生鱼1条，红枣10枚，盐、色拉油、姜末各适量。

做法：❶ 生鱼去杂、洗净；苹果洗净、切块；红枣去核。锅烧热，放油，爆香姜末，放入生鱼，将鱼煎至两面金黄。

❷ 砂锅内加入适量清水，用猛火煲沸，然后加入鱼、红枣、苹果，改用小火煲汤30分钟，最后加盐调味。

苹果柠檬汁

原料：苹果1个，柠檬汁50毫升，冷开水适量。

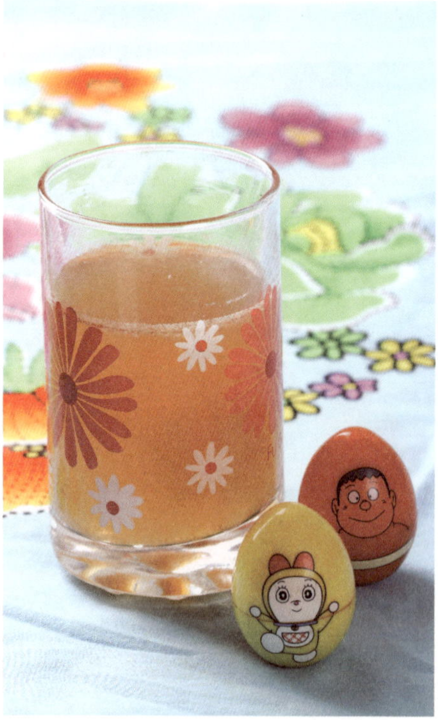

做法：将苹果洗净，去皮及核，切成小块，放入果汁机中，加入冷开水、柠檬汁搅打均匀，即可倒入杯中饮用。

苹果糖醋小排

原料：排骨300克，苹果1/2个，荸荠5个，胡萝卜、料酒、糖、醋、生抽、鲜酱油、姜、茴香、水淀粉各适量。

做法：❶ 将排骨洗净，冷水下锅煮沸后倒出，用热水洗净，放入砂锅内，倒入热水加姜片、茴香煮开后，加料酒转小火炖1个小时左右捞出控水。

❷ 将苹果削皮切条；荸荠削皮后一切二；胡萝卜切块，备用。

❸ 锅内放少量油，用中小火将排骨煎炒至四面微黄后，倒入胡萝卜荸荠和苹果一起翻炒至排骨变成金黄色。倒入开水，加入剩下的全部调料（除水淀粉外），小火煮10分钟左右入味，大火收汁，倒入水淀粉勾芡炒匀即可。

青苹果芦荟汤

原料：青苹果2个，芦荟100克，冰糖20克。

做法：❶ 苹果削皮，切成小块；芦荟洗净，切成小段。

❷ 锅中注入适量清水，放入苹果、芦荟，上火煮15分钟，调入冰糖即可。

芝麻

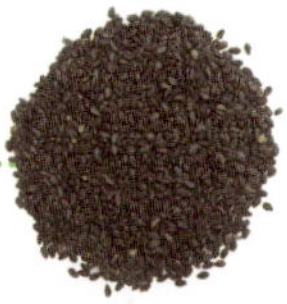

芝麻含有丰富的油脂，对胎宝宝的大脑发育十分有帮助。准妈妈厌恶油腻食物期间，吃一点芝麻有安胎保胎的作用。

芝麻枸杞乌鸡汤

原料：乌鸡1只，黑芝麻80克，枸杞子40克，红枣20克，姜、盐各适量。

做法：❶ 黑芝麻放入锅中炒香；乌鸡洗净，去内脏。

❷ 枸杞、红枣洗净；乌鸡、芝麻、枸杞子、红枣、姜一起放入沸水锅中，中火煲3个小时，用盐调味即可。

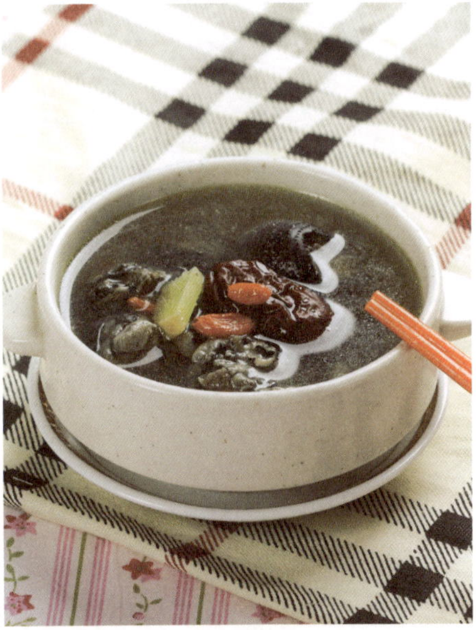

芝麻蒜薹

原料：蒜薹1000克，芝麻25克，盐适量。

做法：❶ 把蒜薹择洗干净，切3厘米长的段，用开水烫至断生，过凉水沥干，放入盘中。

❷ 把芝麻炒熟，连同盐一起放入蒜薹段内，调拌均匀即成。

黑芝麻花生粥

原料：黑芝麻、花生各50克，粳米100克，冰糖适量。

做法：❶ 粳米洗净，用清水浸泡30分钟，备用。

❷ 黑芝麻炒香；花生碾成细碎。

❸ 将粳米、黑芝麻、花生碎一同放入锅内，加清水用大火煮沸。

❹ 转小火再煮至粳米熟透，出锅时加入冰糖调味即可。

桃仁牛奶芝麻糊

原料：核桃仁30克，牛奶300毫升，豆浆200毫升，黑芝麻20克，白糖适量。

做法：❶ 将核桃仁、黑芝麻放小磨中磨碎。

❷ 将磨碎的核桃、芝麻粉与牛奶、豆浆调匀，放入锅中煮沸，再加白糖适量，每日早晚各吃1小碗。

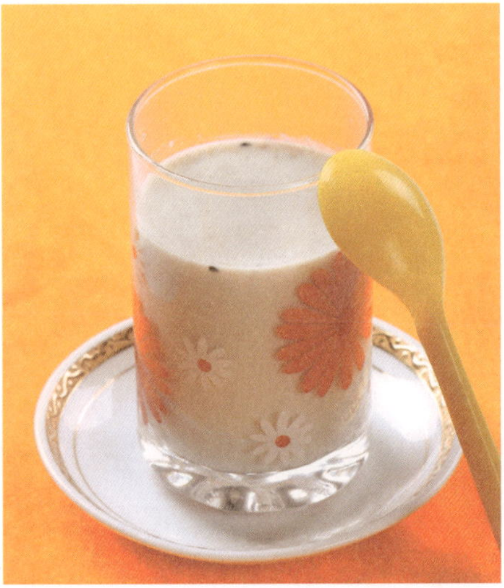

核桃

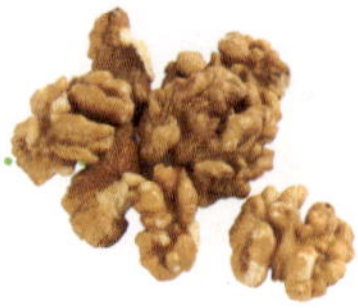

核桃含有丰富的的油脂，有助于宝宝大脑发育，对准妈妈的健康也有帮助。

核桃枸杞大米粥

原料：大米80克，核桃10克，枸杞子2克，植物油、食盐各适量。

做法：

❶ 大米洗净后，加少许植物油和食盐，下到沸水锅中，大火煮开，转中小火熬制20分钟。

❷ 此时将之前洗净切好的核桃仁下到锅中。煮开后，下入洗净的枸杞子，继续熬煮至汤汁收浓即可。

核桃白菜

原料：核桃仁 20克，奶油白菜 300克，枸杞子 10颗，猴头菇 100克，香葱 、盐、蚝油、白砂糖、高汤、水淀粉、植物油各适量。

做法：

❶ 奶油白菜去掉老叶，洗净备用；猴头菇洗净泥沙，切片；香葱切末。

❷ 大火烧开煮锅中的水，放入猴头菇汆烫2分钟，然后投入奶油白菜继续汆烫1分钟，捞起沥干水分。将奶油白菜在盘中码放整齐，猴头菇拣出另放。

❸ 中火加热炒锅中的油至6成热，放入核桃仁炸至金黄捞出沥干油分。锅中留底油，大火加热至6成热，投入香葱末煸香，然后加入猴头菇、高汤、蚝油、盐、白砂糖、核桃仁和枸杞子，调成中火煮3分钟。最后放入奶油白菜，出锅时滑入盘中，依然保持奶油白菜整齐码放。

桃仁苦瓜

原料：苦瓜300克，核桃仁50克，盐、油各适量。

做法：❶ 苦瓜去皮、瓤，切片。

❷ 锅烧热下油，至五六成热时，下入苦瓜、桃仁炒熟，加盐调味即可。

核桃仁莲藕汤

原料：核桃仁10克，莲藕250克，红糖适量。

做法：❶ 莲藕洗净切片，核桃仁打碎备用。

❷ 将打碎的桃仁、莲藕片放锅内，加清水用小火慢煮至莲藕绵软。

❸ 出锅时加适量红糖调味即可。

核桃羊骨汤

原料：羊骨500克，核桃肉60克，枣（干）8克，盐适量。

做法：羊骨洗净，斩碎；核桃肉、红枣洗净，一起放入砂煲内，加清水适量，大火煮沸后，改小火煲2小时，加盐调味即可。

核桃仁炒韭菜

原料：韭菜250克，核桃仁60克，香油20克，盐3克。

做法：❶ 韭菜洗净，切段备用；锅里放适量香油烧至六成热，下核桃仁炒熟。

❷ 下韭菜段与核桃仁一起翻炒，加少许盐调味即可。

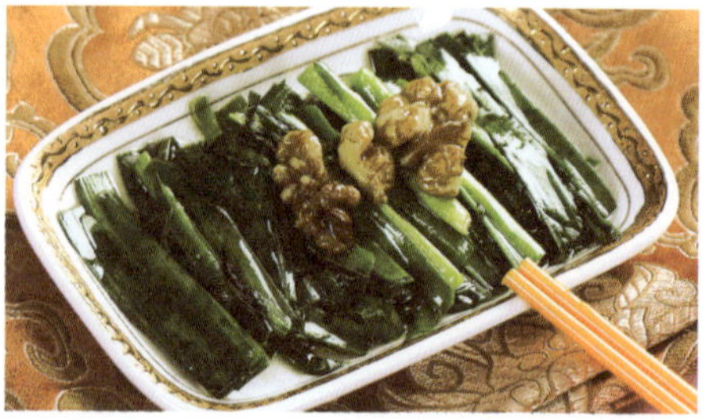

玉米

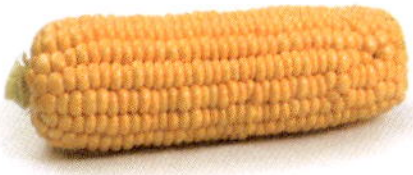

嫩玉米粒中丰富的维生素E有助于安胎，可用来防治习惯性流产及胎宝宝发育不良。

仔鸡玉米汤

原料：小仔鸡500克，瘦牛肉100克，胡萝卜2根，鲜玉米棒1根，鲜香菇、盐各适量。

做法：❶ 胡萝卜取中段，切成薄片；鲜香菇去蒂；玉米棒切段。

❷ 仔鸡切去头和鸡尖，整只放入汤锅中，加入玉米，倒入充足的温水，大火煮开，改小火炖20分钟，其间要用汤勺撇几次浮沫。

❸ 牛肉切碎粒，入锅煮10分钟，再放入香菇、胡萝卜片，煮5分钟，加盐调味即可。

鸡蛋玉米羹

原料：玉米粒100克，鸡蛋2枚，盐、糖各适量。

做法：❶ 将玉米粒用机器打成玉米蓉。

❷ 鸡蛋打散，搅拌成蛋液，备用。

❸ 将玉米蓉放入锅中，加清水用大火煮沸后，转小火再煮20分钟。

❹ 将鸡蛋液慢慢倒入锅中，转大火并不停的搅拌。

❺ 待再次煮沸后，放入盐和糖调味即可。

牛奶

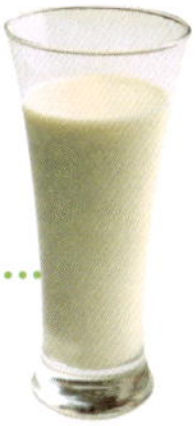

牛奶有补中益气、安胎养胎的功效，孕妇奶粉也可以起到相同的效果。

杏仁提子粳米粥

原料：杏仁20克，提子干20克，粳米50克，牛奶250克。

做法：❶ 粳米洗净，在清水中浸泡30分钟。

❷ 将泡好的粳米连同水一同放入锅内，用大火煮沸后，转小火再煮30分钟至粳米绵软。

❸ 牛奶倒入锅内，大火再次煮沸。

❹ 关火，将提子干、杏仁倒入锅内，搅拌均匀，冷却2~3分钟即可食用。

木瓜牛奶

原料：牛奶200克，冰糖20克，木瓜1个。

做法：❶ 将木瓜去皮、从中对剖，挖去籽和瓤，切成小丁。

❷ 取一大碗，将牛奶、木瓜、冰糖倒入碗中混合，包上保鲜膜，入锅中蒸15~20分钟即可。

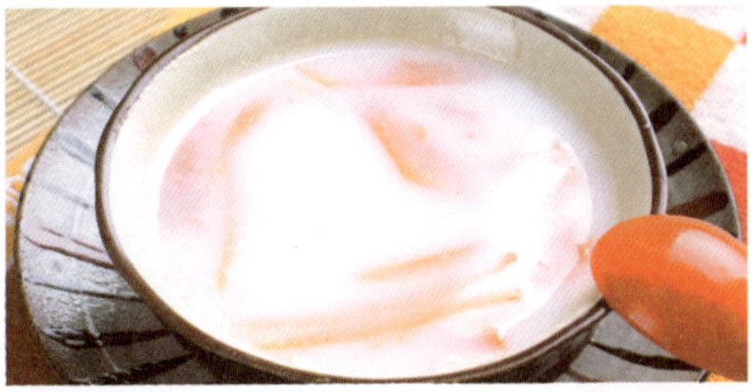

帮助稳定情绪的食物

对怀第一胎的准妈妈来说，孕早期往往会出现焦虑、恐惧等情绪，这些负面情绪对妈妈和宝宝的健康都十分不利。常吃些稳定情绪的食物，对准妈妈的健康和胎宝宝的发育都很有帮助。

猕猴桃

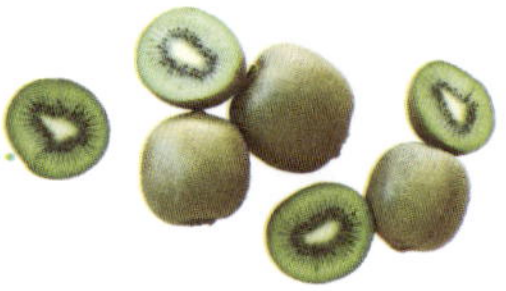

猕猴桃中含有的血清促进素具有稳定情绪、镇静心情的作用。另外猕猴桃中含有丰富的维生素，是一种非常好的健康水果。

猕猴桃肉丝

原料：猪瘦肉300克，猕猴桃100克，盐、料酒、白糖、胡椒粉、蛋清、淀粉、高汤、食用油各适量。

做法：❶ 将猪瘦肉洗净切成丝，用盐、料酒、蛋清、淀粉上浆待用；猕猴桃洗净去皮切丝待用。

❷ 用碗将盐、料酒、白糖、胡椒粉、高汤、水淀粉兑成芡汁待用。

❸ 坐锅点火入油烧至五成热时，下浆好的猪肉丝炒散，下猕猴桃丝略炒匀，烹入兑好的芡汁，收汁起锅装盘即可。

酸甜猕猴桃虾球沙拉

原料：猕猴桃3个，虾仁5个，奶酪粉30克，鸡蛋1个，沙拉酱30克，油适量。

做法：❶ 猕猴桃洗净，去皮，对半切开，用挖球器挖出果肉，做成猕猴桃盅；挖出的果肉切丁；鸡蛋打入碗中搅匀成蛋浆备用。

❷ 虾仁洗净，挑去泥肠，沾裹蛋浆之后再蘸奶酪粉，放入热油锅中炸成金黄色，捞出，沥干油备用。

❸ 猕猴桃盅内放入虾仁、猕猴桃肉，淋上沙拉酱，即可盛出。

猕猴桃果蔬汁

原料：猕猴桃80克，团生菜30克，西芹30克，香菜20克，柠檬25克，蜂蜜1汤匙，凉开水2汤匙，冰块适量。

做法：❶ 猕猴桃去皮，团生菜、西芹、香菜洗净，加上凉开水，一起用食品加工机搅打成汁。

❷ 上述汁液加柠檬汁、蜂蜜，与冰块混合后，即可。

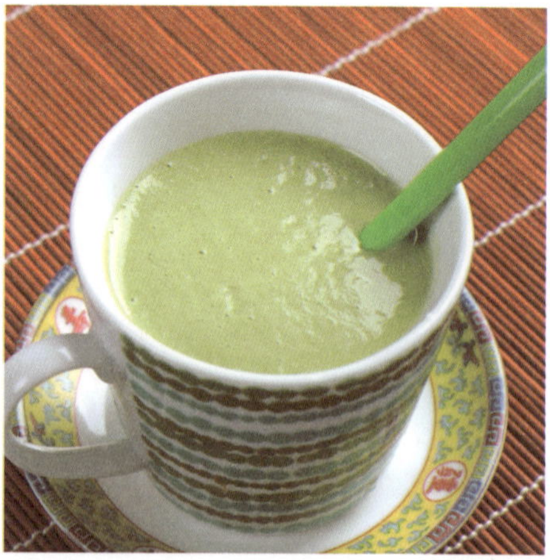

小米

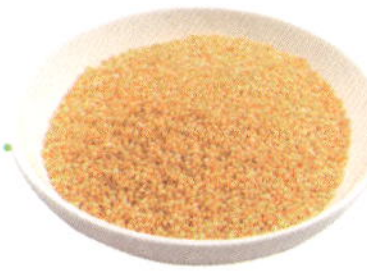

小米中富含5-羟色胺，所以能改善人的忧郁情绪，令人精神愉快、心情舒畅。

首乌鸡蛋小米粥

原料：小米50克，何首乌30克，鸡蛋150克，白糖20克。

做法：❶将何首乌用水煎2次，取药汁备用。

❷ 小米洗净放入锅中，加入首乌药汁及适量清水，大火煮沸，打入鸡蛋，改小火煨成粥。

❸ 粥成时加入白糖，拌匀即可。

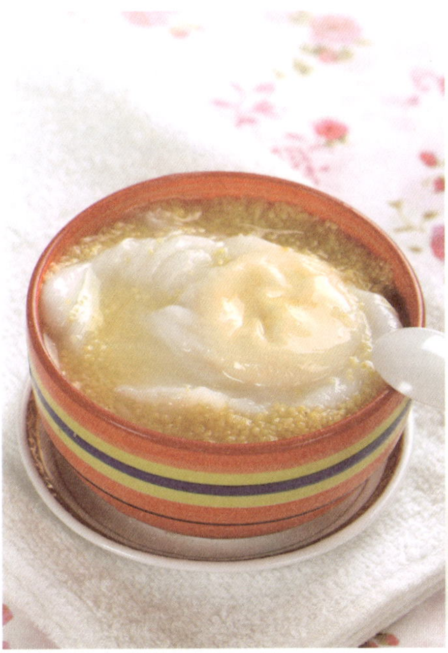

小米蒸排骨

原料：猪排500克，小米150克，豆瓣酱适量，菜籽油、料酒、冰糖、甜酱、精盐、味精、大葱、老姜、麻油各适量。

做法：❶ 将排骨洗净，断成4厘米长的段，豆瓣剁细，姜切丝、葱切末，小米淘洗干净后用水浸泡待用。

❷ 排骨加豆瓣、甜酱、冰糖、料酒、精盐、味精、姜丝、菜籽油，拌匀，装入蒸碗内，然后在排骨上面装上小米，上笼用旺火蒸熟，取出扣入圆盘内，撒上葱末。

❸ 锅置旺火上，放入麻油烧至七成热起锅，淋于上面即成。

鸡丝小米粥

原料：鸡胸肉50克，小米80克，盐、葱末各适量。

做法：锅中放入适量清水，放入鸡肉，先用旺火煮沸，再改用小火煨至鸡肉熟烂，把鸡捞出。放凉后撕成细条，放入小米同煮。煮熟后加盐调味并撒上葱末即可。

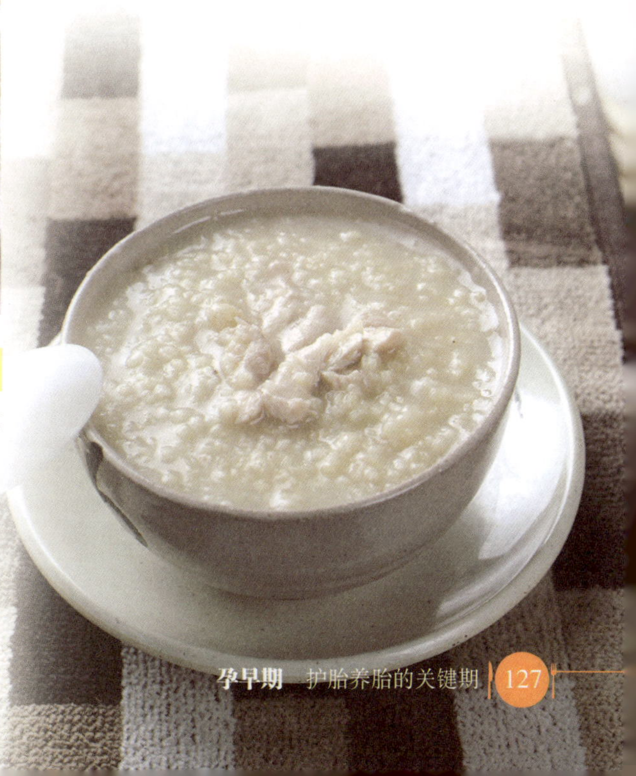

饮食调理助好眠

孕早期因为情绪和生理的变化，很多准妈妈会出现失眠等睡眠问题，睡眠不好对宝宝的危害很大，但是又不能吃药，所以最好的办法是饮食调理。

牛奶

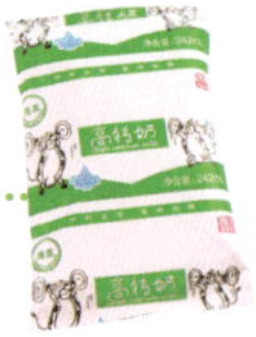

牛奶有安神的功效，可以缓解准妈妈的紧张情绪，而且还含有一些助眠的物质，准妈妈睡前喝一杯热牛奶，能有效改善睡眠。

牛奶燕麦汤

原料：燕麦片125克，白糖50克，精盐15克，牛奶2500克，黄油25克，清水500克。

做法：❶ 将锅刷净，放入清水煮开，放入燕麦，以中火煮熟成粥。

❷ 放入牛奶煮至微沸，加白糖、盐、黄油调匀，盛入燕麦汤中即成。

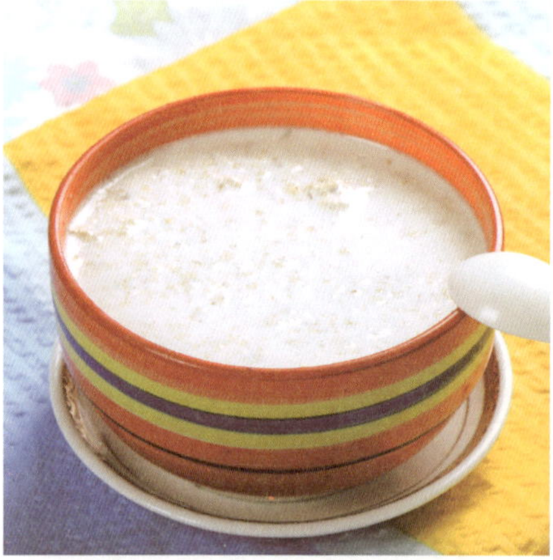

红豆牛奶

原料：牛奶500毫升，红豆100克，糖适量。

做法：❶ 先洗干净红豆，清水浸泡两小时。

❷ 煮开水，把红豆(和浸豆水)放入锅中；煮开后用中慢火煲2小时，最后才用大火煲大概半小时。

❸ 待红小豆裂开时加糖调味，小心搅拌到糖溶化，并呈粘稠状时熄火、放凉。

甘薯牛奶

原料：甘薯50克，牛奶30克。

做法：❶ 甘薯洗净去皮，切成薄片，放入水中除去涩味。

❷ 将甘薯放入锅中与适量的水煮开，开锅后再转小火熬软。

❸ 趁热磨成泥，然后加入30克的牛奶略煮即可。

牛奶杏仁粥

原料：牛奶200克，大米100克，北杏仁60克，白砂糖40克。

做法：❶ 北杏仁用开水烫，去掉外皮，用搅拌机搅成泥。

❷ 大米洗净，加适量清水。

❸ 大火煮沸后，改小火煲成粥，放入杏仁泥和牛奶，搅匀煲沸，晾温后放入白砂糖即成。

红枣

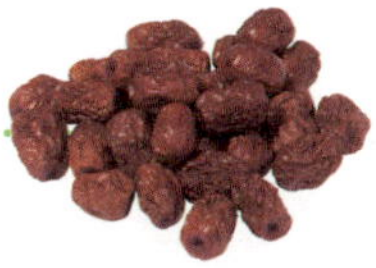

红枣有很好的养血功效，气血充足是睡眠好的前提，有贫血症状的准妈妈吃一点红枣可以改善睡眠质量。

花生红枣茶

原料：花生50克，红枣80克，木耳50克，红糖80克，蜂蜜适量。

做法：❶ 将红枣、花生、木耳洗净，下入砂锅内，加水大火煮开。

❷ 转小火煲至花生熟烂，再加红糖稍煲片刻即可食用。

木耳枣豆羹

原料：黑木耳（干）10克，黄豆50克，红枣10枚，盐适量。

做法：将黑木耳、黄豆、红枣分别洗净，加水泡涨，然后一同置于锅内，加水适量，小火炖至熟烂，加盐调味即成。

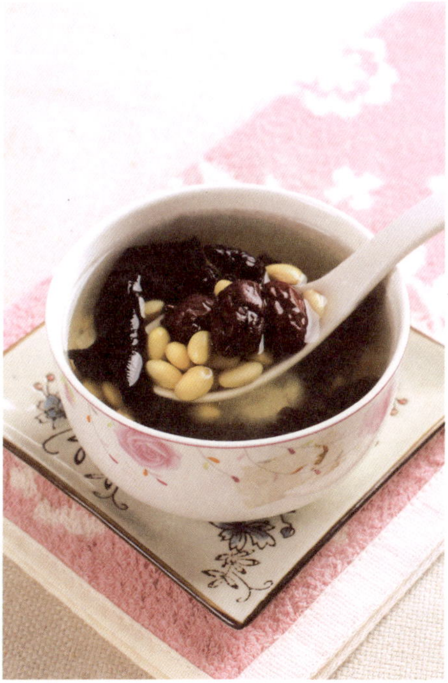

红枣羊肉汤

原料：红枣30克，花生30克，羊肉100克，生姜、食盐、料酒各少许。

做法：❶ 将羊肉洗净切为小块，放入花生、红枣及调料，加水适量。

❷ 用小火炖煮2小时，吃肉喝汤。

玫瑰红枣茶

原料：大红枣1颗，玫瑰花干5~6粒。

做法：❶ 红枣去核后切成小粒备用，玫瑰花干洗净备用。

❷ 将玫瑰花干和红枣粒一起放入容器，用沸水泡开即可。

红枣木耳汤

原料：黑木耳20克，红枣10枚，冰糖10克。

做法：❶ 将黑木耳、红枣用温水泡发，洗净，放入小碗，加入适量水和冰糖。

❷ 将碗放于锅中蒸约1小时，分1~2次，连汤一起吃完。

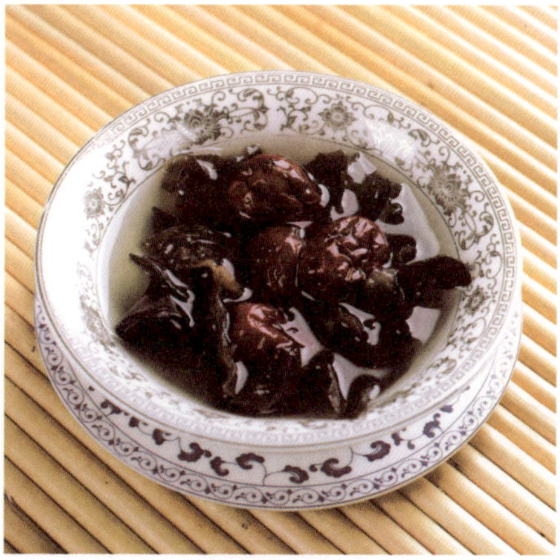

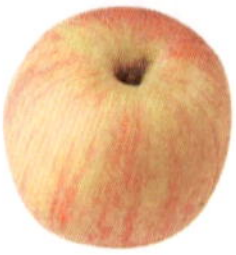

苹果

苹果有止渴、除烦、去瘀的作用，对肠胃不和所致的失眠有较好的疗效。

水果什锦奶羹

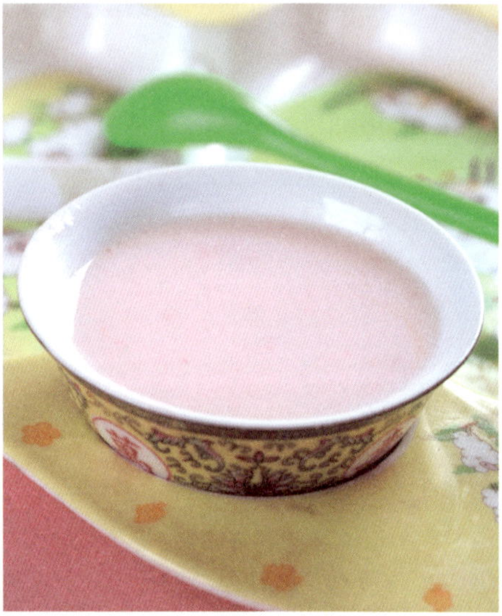

原料：苹果300克，梨300克，香蕉150克，菠萝300克，草莓100克，猕猴桃100克，全脂牛奶粉20克，淀粉(玉米)5克，白砂糖10克。

做法：❶ 将苹果、梨、香蕉、菠萝、草莓、猕猴桃整理干净，切成丁备用。

❷ 锅内加入适量冷水，放入苹果丁、梨丁、香蕉丁、菠萝丁、草莓丁、猕猴桃丁，用中火熬煮。

❸ 待水果丁煮软后，放入全脂牛奶粉以及淀粉、白糖，不停搅拌成糊状，即可盛起食用。

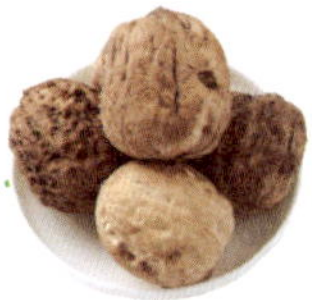

核桃

核桃含有丰富的镁，可以缓解失眠、健忘、多梦等症状。

鲜奶核桃粥

原料：粳米100克，核桃仁50克，鲜牛奶250克，白砂糖100克，食用油适量。

做法：❶ 将核桃仁用温水浸泡，搓去外衣，用油炸香。

❷ 把粳米、核桃仁、鲜牛奶一同放入盛器内，加入适量冷水拌匀，磨成浆。

❸ 锅内加入冷水、白糖，煮沸后把鲜奶核桃粳米浆慢慢调入锅内，不断搅拌成糊即可。

芹菜核桃仁

原料：西芹100克，核桃仁20克，食盐、白砂糖、鸡精适量。

做法：❶ 西芹除筋，洗净。

❷ 西芹放入沸水中汆烫30秒。

❸ 起油锅，先倒入核桃仁翻炒再倒入西芹，放入食盐、鸡精、白砂糖，就可以出锅了。

蜂蜜

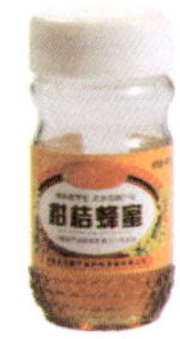

蜂蜜中的葡萄糖、维生素、镁、磷、钙可以调节神经系统功能，缓解神经紧张，促进睡眠，同时对缓解孕期便秘也有帮助。

苹果蜂蜜茶

原料：苹果一个，蜂蜜15毫升。

做法：❶ 苹果去皮、去核，切成小块。

❷ 锅内加适量清水，放入苹果块，烧开后转小火烧5分钟，调入蜂蜜即可。

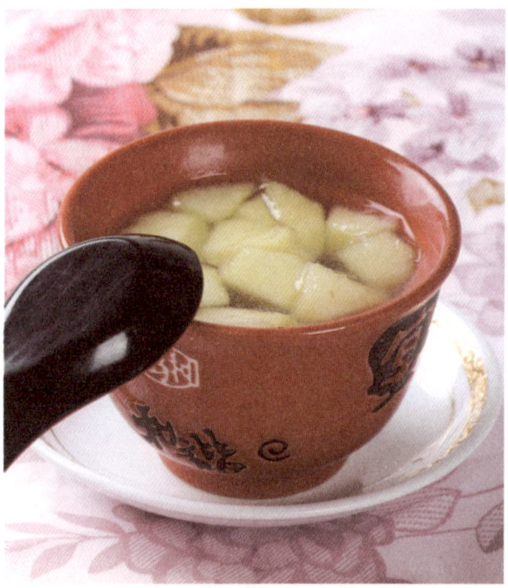

蜂蜜菊花茶

原料：蜂蜜10毫升，菊花茶1克。

做法：❶ 将菊花茶放入杯中，加热水冲泡。

❷ 调入蜂蜜，搅拌均匀即可。

红茶牛奶蜂蜜

原料：红茶3克，牛奶300毫升，蜂蜜10毫升。

做法：❶ 将牛奶隔水温热。

❷ 将红茶放入杯中，加少许热水轻轻晃动约1分钟。

❸ 加入热好的牛奶、蜂蜜搅拌均匀即可。

黑芝麻蜂蜜豆浆

原料：黑芝麻15克，黄豆50克，蜂蜜15毫升。

做法：❶ 将黄豆用清水浸泡3小时以上。

❷ 黄豆、黑芝麻一起放在豆浆机里，加水磨成豆浆，调入蜂蜜即可。

橘子蜂蜜水

原料：橘子4~6个，蜂蜜10毫升。

做法：❶ 橘子剥好，将橘子瓣放入榨汁机榨成汁。

❷ 滤掉残渣，调入蜂蜜即可。

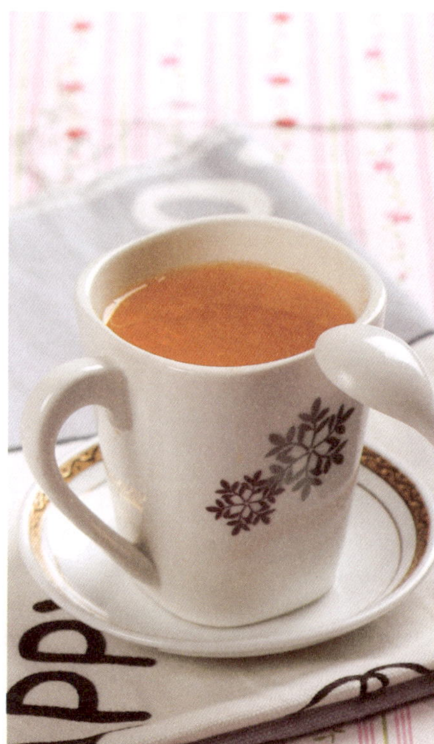

护牙固齿的食物

怀孕期间要保护好牙齿，因为任何牙齿或者口腔的损伤，都会威胁妈妈和宝宝的健康，所以从怀孕开始准妈妈就要注意保护自己的牙齿了。

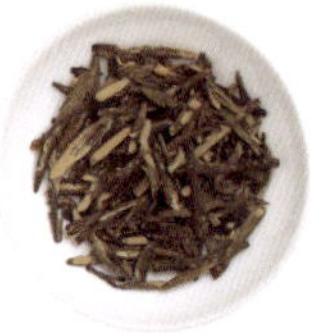

绿茶

绿茶中含有丰富的氟元素，氟是构成牙釉质保护层的重要部分，所以喝一点绿茶对保护牙齿有好处，而且绿茶还有杀菌、清洁口腔的功效。

龙井虾仁

原料：龙井茶5克，虾仁200克，食盐、食用油适量。

做法：❶ 将龙井茶加少许温水泡开。

❷ 锅内放入食用油，加热，放入虾仁翻炒几下。

❸ 加入茶汁，继续炒熟，加盐调味。

❹ 出锅后撒上之前泡好的龙井茶叶即可。

绿茶豆腐

原料：绿茶1小杯、豆腐半块、香菇、胡萝卜、酱油、糖、盐、水淀粉、香油各适量。

做法：❶ 绿茶泡出茶汁备用；香菇泡软，切片；胡萝卜洗净去皮，切小片备用。

❷ 豆腐切成片，在平底锅中用适量油煎至两面金黄。将煎好的豆腐取出，再加入一茶匙的油，炒香胡萝卜片，香菇片，炒出香气后淋入酱油，并将煎好的豆腐下锅，这时放入少许的糖，盐和茶叶汁，烧煮至入味。

❸ 淋入水淀粉勾芡，再滴入少许香油即可。

丝瓜绿茶汤

原料：丝瓜240克，绿茶5克，食盐2克。

做法：❶ 将丝瓜去皮洗净，切成片。

❷ 将切成片的丝瓜放入砂锅中，加入少许食盐和适量水煮。

❸ 将丝瓜煮熟，再加入茶叶稍煮，取汁饮用。

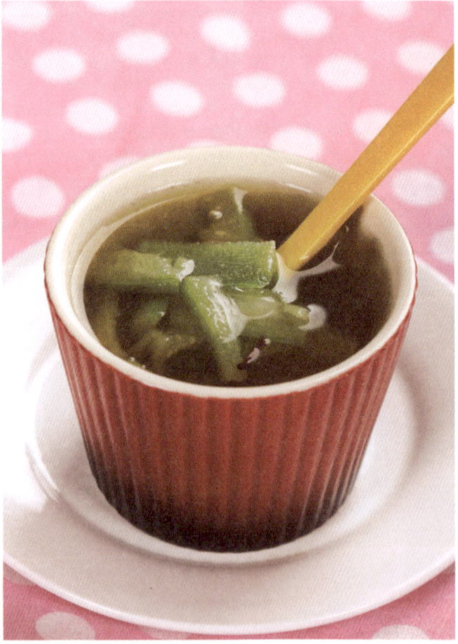

牛奶

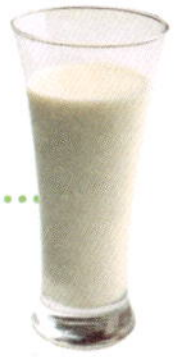

牛奶中含有丰富的钙，可以预防和缓解准妈妈因为钙缺乏而导致的各种问题，常喝牛奶，对准妈妈和胎宝宝都很有益处。

番茄牛奶

原料：鲜牛奶200 克，番茄2个，鸡蛋3个，味精、淀粉，细盐各适量，胡椒粉、绿菜叶、食用油、白砂糖各少许。

做法：❶ 将番茄洗净，切成月牙块；淀粉用鲜牛奶调成汁；鸡蛋煎成荷包蛋，待用。

❷ 锅内放少许油，油热后放人切好的番茄，翻炒几下，加细盐适量，随后把调好的奶汁倒入锅内，搅匀。

❸ 将荷包蛋摊在锅里，加少许白砂糖、胡椒粉，用小火炖3 分钟，再加少许味精，翻炒一下，出锅装盘。

❹ 用新鲜的绿菜叶少许，切碎撒在盘上，点缀一下即可。

草莓牛奶燕麦粥

原料：燕麦片50克，草莓100克，蜂蜜20克，冷牛奶适量。

做法：❶ 在锅中放入水、燕麦片，大火煮开后，转用中火熬煮后盛起。

❷ 在装有燕麦粥的碗里倒入冷牛奶，稍稍搅拌，放上草莓即可。

❸ 如果喜欢燕麦甜品，则可以加入少许蜂蜜。

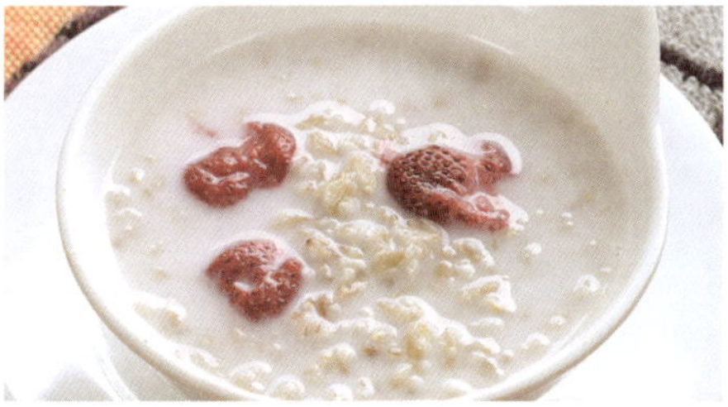

鲜奶四蔬

原料：花菜、西蓝花、生菜、甜椒各50克，椰汁20毫升，鲜奶50毫升，面粉、糖、盐各适量。

做法：❶ 把所有原料切成小块，用沸水焯熟，捞出沥干待用。

❷ 锅中加入清水煮开，加入面粉慢火搅匀，再加入糖、盐、椰汁、鲜奶，煮沸即离火。

❸ 把制作好的奶汁淋在鲜蔬菜上即可。

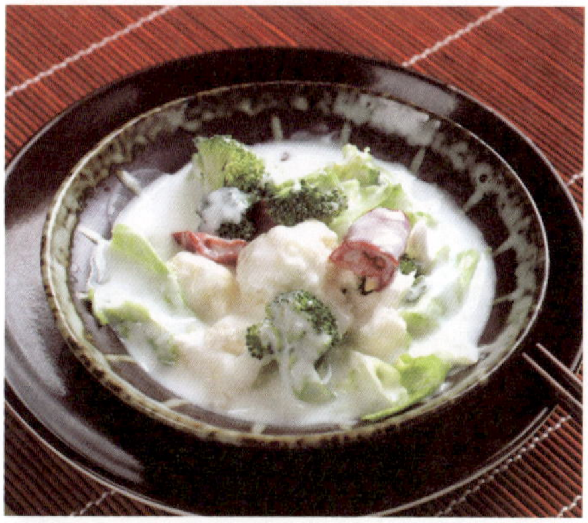

牛奶木瓜西米露

原料：木瓜肉300克，西米100克，牛奶300毫升，糖20克。

做法：❶ 将西米投入沸水中，以中小火煮约5~6分钟至半透明状，中间还留有一点白即可。

❷ 滤去煮西米的热水（带糊状）。

❸ 将半透明的西米倒入一盘凉水里冲一下。

❹ 滤去凉水，放入锅里，加上其他材料烧开即可。

先兆流产的饮食调养

先兆流产对准妈妈的危害极大，稍微不慎就可能导致流产，先兆流产最重要的就是卧床休息，另外可以吃一点有针对性的调养食物。

燕麦

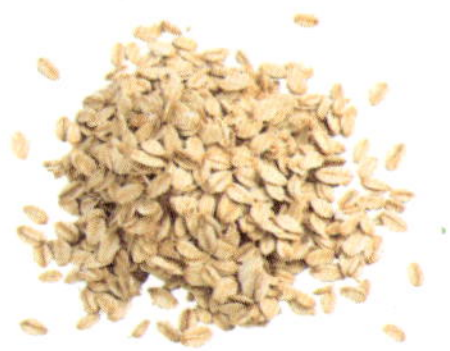

准妈妈适当吃点燕麦或者麦片对恢复体力、调养精神很有帮助，而且燕麦中的维生素E有一定的保胎作用。

燕麦南瓜粥

原料：燕麦30克，大米50克，小南瓜1个，葱花，盐适量。

做法：❶ 南瓜洗净，削皮，切成小块；大米洗净，用清水浸泡半小时。

❷ 锅置火上，将大米放入锅中，加水500毫升，大火煮沸后换小火煮20分钟；然后放入南瓜块，小火煮10分钟；再加入燕麦，继续用小火煮10分钟。

❸ 熄火后，加入盐、葱花等调料。

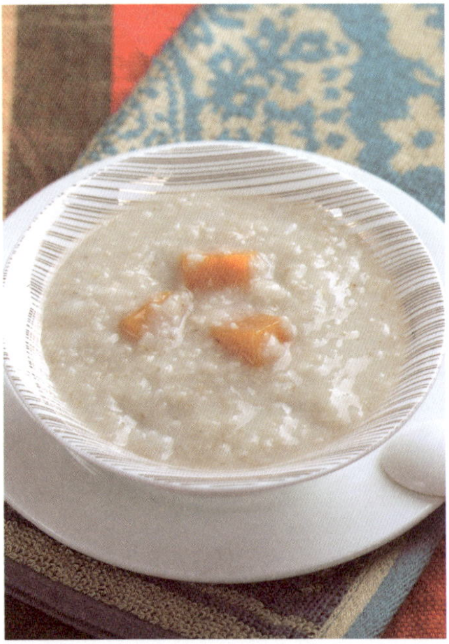

玉米粉燕麦粥

原料：玉米面（黄）100克，燕麦片50克，糖10克。

做法：❶ 将燕麦片淘洗干净，放入冷水中浸泡2小时，捞起沥干水分，放入锅内，加入适量水，煮至成粥状。

❷ 玉米面用冷水调匀，将稀玉米糊缓缓倒入燕麦粥内，用勺不断搅匀。

❸ 待玉米糊烧沸后，改用小火熬煮15分钟，即可盛起食用。

蘑菇胡萝卜燕麦汤

原料：白蘑菇6个，胡萝卜1个，燕麦片、盐各适量。

做法：❶ 水烧开，烧水的时候蘑菇切片，胡萝卜切小丁，蘑菇和胡萝卜放入水中。

❷ 用中火炖20分钟，放入燕麦片，加盐调味，再炖15~20分钟就行了。

鲫鱼

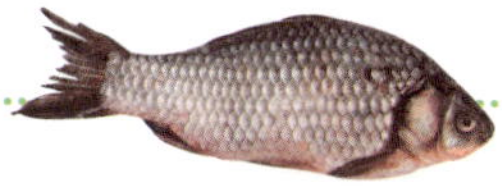

先兆流产很多是因为气血不足、身体虚弱导致的。鲫鱼安全营养，是进补的最佳选择，吃一点鲫鱼，可以帮助准妈妈提高抵抗力，强壮身体。

白汤鲫鱼

原料：鲫鱼2条(约500克)，熟火腿3片，豆苗15克，笋片15克，白汤500克，油茶籽油3小勺，盐3克，葱2段，姜2片，白汤适量。

做法：❶ 鲫鱼去鳞、去腮、去内脏，洗净，用刀在鱼背两侧每隔1厘米剞人字形刀纹。

❷ 炒锅置旺火上，放入油茶籽油1小勺半，烧至七成热，放入葱、姜炸出香味，放入鲫鱼两面略煎，加白汤及清水150克，油茶籽油1小勺半，加盖煮3分钟左右。

❸ 见汤汁白浓，转中火煮3分钟，焖至鱼眼凸出，放入笋片、火腿片，加盐，转旺火煮至汤浓呈乳白色，下豆苗略煮，拣去葱、姜，出锅装盆，笋片、火腿片齐放鱼上，豆苗放两边即成。

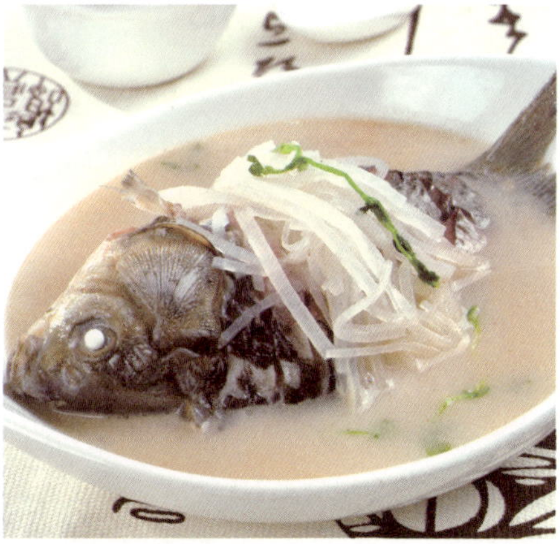

清炖鲫鱼

原料：鲫鱼200克，鲜香菇、冬笋各50克，食用油、葱段、姜片、盐、油各适量。

做法：❶ 鲫鱼去鳞、内脏后洗净；鲜香菇、冬笋切丝。

❷ 锅内放油，烧热后，放入姜、鱼，略煎，加入清水烧开，放入鲜香菇、冬笋、葱段，用大火煮开后改小火炖至汤白，加盐调味即可。

鲫鱼红豆汤

原料：鲫鱼1条，红豆 100克，大葱、姜片、料酒、盐各适量。

做法：❶ 鲫鱼去除内脏、鱼鳃和鱼鳞，清洗干净，加入料酒腌制10分钟。

❷ 红豆淘洗干净，放入煮锅中，加入适量凉水，大火煮开后转小火煮至七成熟。

❸ 将清理好的鲫鱼放入煮锅中，加入大葱段、老姜片，大火煮开后，转中小火继续熬煮30分钟，加入盐调味即可。

苦瓜山药鲫鱼汤

原料：苦瓜300克，山药300克，鲫鱼1条，姜20克，盐、植物油适量。

做法：❶ 鲫鱼杀好洗净，沥干水分。

❷ 苦瓜洗净，切掉两端，剖成两半，去瓤，切成约两厘米厚的片。

❸ 山药洗净，削皮，切块，泡在清水里；生姜切片备用。

❹ 热锅放适量油，待油约六成热时，放鲫鱼和姜片，将鲫鱼两面煎至微黄，铲起待用。

❺ 煮沸清水，鲫鱼、苦瓜、山药一起放入沸水，大火煮20分钟，再转小火煲一个半小时，加盐调味即可。

鸡蛋

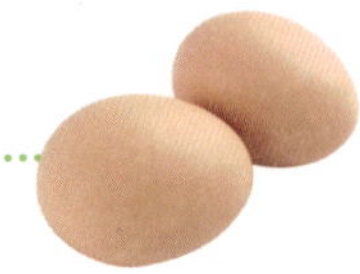

鸡蛋的营养不仅丰富，而且均衡，含人体需要的多种营养物质，所以先兆流产且食欲下降的准妈妈，可每天坚持吃1~2个鸡蛋调整虚弱的身体。

鸡蛋牛肉粥

原料：鸡蛋1个，牛肉50克，大米饭1碗，白胡椒粉、盐、鸡精、淀粉、料酒、香菜末各适量。

做法：❶ 牛肉洗净切薄片，加入白胡椒粉、盐、料酒和淀粉腌10分钟。

❷ 鸡蛋打成蛋液备用。

❸ 大米饭倒入锅里加入水大火煮开，改小火继续煮10分钟，加入牛肉片大火煮开，再倒入鸡蛋液划散。

❹ 最后加入少许盐和鸡精，撒上香菜末即可出锅。

绿豆鸡蛋糖水

原料：绿豆100克，鸡蛋1个，冰糖适量。

做法：将绿豆用水洗净，捣碎，放锅里加水适量，煮至绿豆烂熟，把鸡蛋打入绿豆汤里，搅匀，稍晾即可。

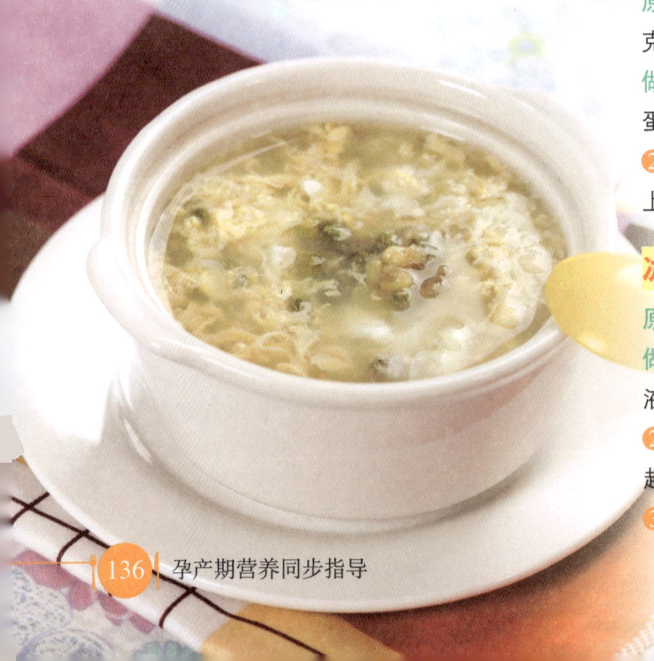

鸡蛋阿胶汤

原料：鸡蛋50克，阿胶10克，红枣（干）6克，麦冬10克，红糖15克。

做法：❶ 红枣、麦冬放入锅内，加入清水适量，用旺火煮沸。

❷ 打入鸡蛋同煮，转小火煲约1小时；将阿胶捣碎，放入碗内，用煮沸的红枣、麦冬、鸡蛋汤溶化，加入红糖调匀即成。

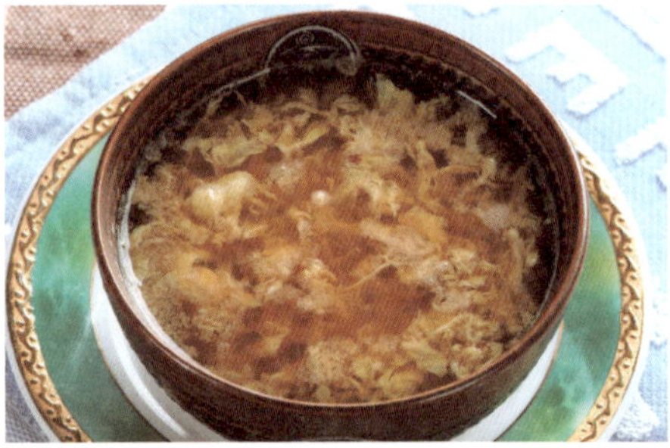

什锦蒸蛋

原料：青红椒各15克，火腿30克，肉末30克，鸡蛋2个，生抽适量。

做法：❶ 将青红椒和火腿切成小丁，与鸡蛋一起大匀上锅蒸成蛋羹。

❷ 肉末单独蒸熟，用生抽调味，撒在蛋羹上即可。

冰糖鸡蛋粥

原料：鸡蛋1个，冰糖30克，白米30克。

做法：❶ 白米洗净后，备用；鸡蛋取蛋液，将蛋液打散，备用。

❷ 取一砂锅，将白米放入锅中，加入水一起煮成粥。

❸ 再加入冰糖与蛋液拌煮均匀，即可。

豆类及豆制品

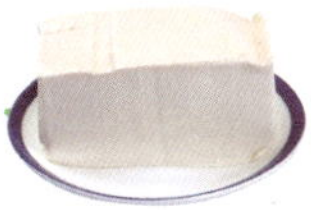
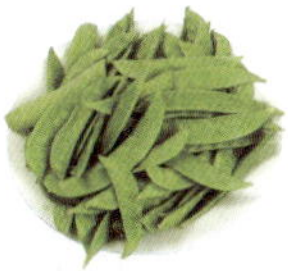

中医认为先兆流产跟肾虚有关，豆制品有补肾的功效，而且含有丰富的优质蛋白，有助于准妈妈保持体力。

芹菜香干

原料：豆腐干150克，西芹75克，胡萝卜10克，精盐、花椒油、十三香各适量。

做法：❶ 西芹刮去皮丝，用刀切成细条，胡萝卜切条。起锅上火，倒入清水烧沸后，倒入西芹条、胡萝卜条汆透过凉。

❷ 将豆腐干用刀切成条状，和西芹条、胡萝卜条放入盆中，再加入精盐、花椒油、十三香，调匀即可装盘上桌。

西芹炒豆皮

原料：西芹200克，豆皮100克，柿子椒30克，蒜末、盐、香菇、胡椒粉、香油各适量。

做法：❶ 西洋芹去根部和叶片，洗净切段再切条状；红甜椒去籽洗净切条状；豆皮洗净切条，备用。

❷ 将西芹条和柿子椒条放入滚沸的水中汆烫，捞出泡入冷水中冷却后，沥干水份备用。

❸ 热锅，倒入香油烧热，以中火爆香蒜末，加入豆皮拌炒，再加入西芹条、柿子椒条、所有调味料以及少许冷开水拌炒均匀至入味即可。

木耳豆腐

原料：豆腐500克，木耳50克，葱末、姜末、火腿、盐、花生油、水淀粉、鲜汤各适量。

做法：❶ 将豆腐切丁上锅蒸熟；木耳用温水泡，发后洗净切丁，火腿切丁。

❷ 炒锅注花生油烧热，下入葱末、姜末爆锅，放入木耳煸炒数下，加入鲜汤、盐烧开，用水淀粉勾芡，撒上火腿丁，翻匀，出锅即成。

清炒荷兰豆

原料：鲜嫩荷兰豆400克，植物油、盐、鸡精、葱末、姜末各适量。

做法：❶ 将荷兰豆洗净，掐去两头，去筋。

❷ 锅烧热，加入植物油，用葱末、姜末爆香。

❸ 下荷兰豆翻炒，炒至荷兰豆有些塌时，撒上盐、鸡精翻炒均匀出锅。

小虾皮豆腐泥

原料：小虾皮10克，豆腐100克，青蒜10克，植物油、葱姜末、花椒粉、盐各适量。

做法：❶ 先将小虾皮剁成碎末，豆腐抹成泥，青蒜切成段。

❷ 把小虾皮放入豆腐泥中，加入花椒粉、盐混匀。

❸ 热锅里放油，以葱姜末炝锅，放入虾皮豆腐泥，炒片刻后放入青蒜、盐，继续炒匀即可。

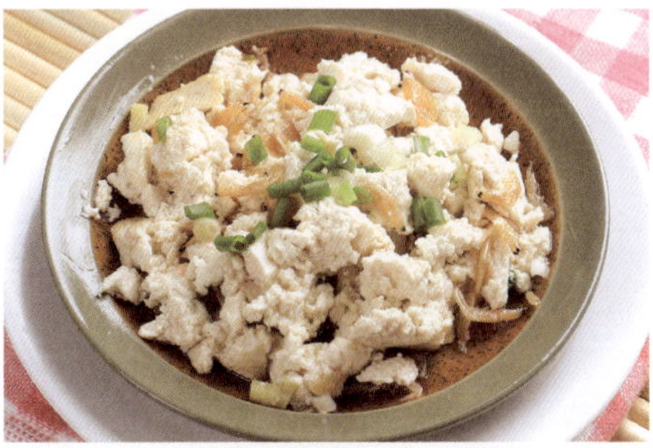

孕期防辐射饮食

手机、电视、电脑……无处不在的电磁辐射是准妈妈最担心的事情，除了尽可能躲避及穿防护服以外，通过饮食，也可以部分抵抗辐射或者把辐射产生的毒素排出体外。

红色蔬果

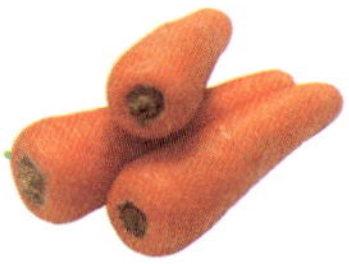

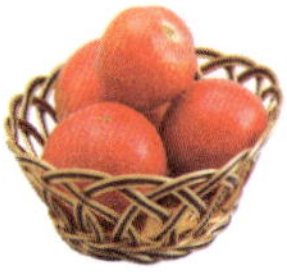

绝大多数红色蔬果都含有番茄红素，番茄红素是一种抗氧化剂，具有清除辐射产生的有害物质——自由基的作用。

牛骨番茄菜花汤

原料：牛骨500克，胡萝卜100克，番茄、西蓝花各50克，洋葱半个，盐、花生油各适量。

做法：❶ 牛骨斩断，洗净，放沸水中焯过。
❷ 胡萝卜洗净，去皮，切块。
❸ 番茄洗净，切块；西蓝花切块；洋葱剥去外皮，切块。
❹ 锅内加油烧热，将洋葱爆香，加适量水烧开，放入牛骨，小火煮1小时。
❺ 捞出牛骨，放入萝卜稍炖，加入西蓝花烧沸，放入盐调味就可以了。

珍珠三鲜汤

原料：鸡胸肉100克，胡萝卜50克，嫩豌豆25克，番茄50克，鸡蛋1个，盐、淀粉各适量。

做法：❶ 嫩豌豆洗净，备用；胡萝卜、番茄洗净，分别切成小丁，备用。
❷ 将鸡胸肉洗净后剁成肉泥，备用；鸡蛋打碎后，取蛋清留用。
❸ 把蛋清、鸡肉泥加适量淀粉一起搅拌。
❹ 将豌豆、胡萝卜丁、番茄丁放入清水中，待煮沸后改成小火慢炖，至豌豆绵软。
❺ 用勺把鸡肉从碗边一点一点地拨进锅内，拨成珍珠大小的圆形丸子，待拨完后用大火将汤再次煮沸，最后放入盐调味即可。

三丁豆腐羹

原料：豆腐100克，鸡胸肉50克，番茄50克，鲜豌豆50克，盐、香油各适量。

做法：❶ 将豆腐切成块，在沸水中煮1分钟，沥干水备用。
❷ 鸡肉洗净，切成小丁；番茄洗净去皮，切成小丁。
❸ 将豆腐、鸡肉丁、番茄、豌豆、盐放入锅中，大火煮沸后，转小火煮20分钟，出锅时淋上香油即可。

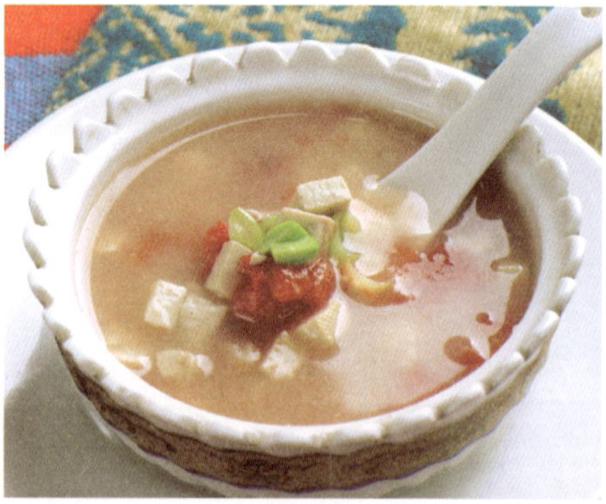

动物肝脏

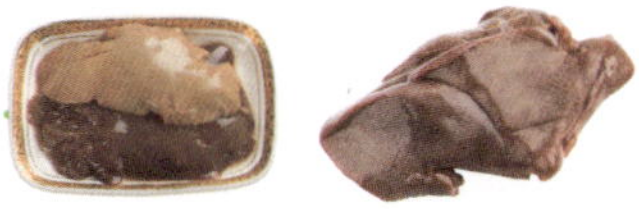

动物肝脏含有丰富的维生素A、维生素D以及优质蛋白，有增强人体对辐射的抵抗力的作用。

菠菜鸭肝汤

原料：菠菜200克，鸭肝50克，玉竹30克，姜、葱、盐、料酒、酱油、食用油各适量。

做法：① 把玉竹发透，切成5厘米长的段；菠菜洗净，切成5厘米长的段；鸭肝洗净，切片；姜切片，葱切段。

② 把鸭肝用料酒、盐、酱油浸渍20分钟待用；菠菜用沸水焯透，捞起沥干水分待用。

③ 炒锅烧热，加入油，烧六成熟时，下入姜、葱爆香，注入清水烧沸，加入玉竹煮10分钟后，放入鸭肝、菠菜煮五分钟即成。

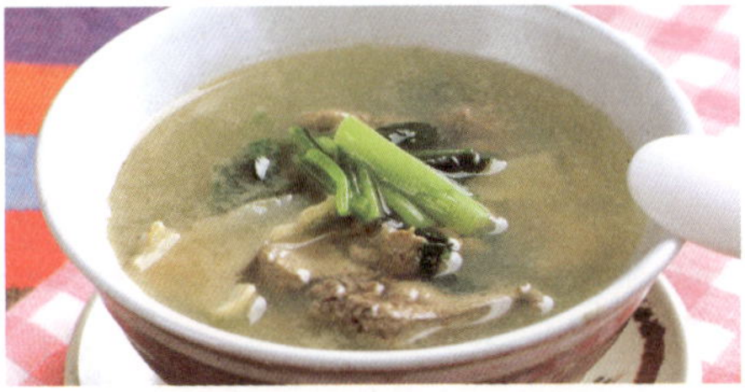

猪肝绿豆粥

原料：粳米100克，猪肝150克，绿豆50克，葱末3克，料酒5克，盐2克，味精1克，香油4克。

做法：① 将猪肝洗净，切成薄片，放入碗内，加入料酒、葱末、盐拌腌。

② 绿豆淘洗干净，用冷水浸泡3小时；粳米淘洗干净，用冷水浸泡半小时。各自捞出，沥干水分。

③ 锅中加入约1500毫升冷水，加入绿豆，用旺火煮沸后，加入粳米，搅拌几下，再改用小火熬煮，粥将成时加入猪肝片，用旺火煮沸2~3次，以盐、味精调味，淋上香油，即可盛起食用。

腐竹猪肝粥

原料：粳米100克，小米50克，猪肝100克，腐竹100克，姜片3克，盐2克，色拉油3克，胡椒粉2克。

做法：① 腐竹洗净剪碎；姜片洗净切丝。

② 粳米、小米淘洗干净，用冷水浸泡好。

③ 猪肝洗净，放入热水中稍氽一下，切薄片，下色拉油、盐、胡椒粉拌匀。

④ 锅中加入约1500毫升冷水，将粳米、小米依次放入，用旺火烧沸，然后加入鲜腐竹、猪肝片和姜丝，改用小火熬煮成粥，放入盐调好味，再稍焖片刻，即可盛起食用。

胡萝卜炒猪肝

原料：猪肝250克，胡萝卜150克，植物油15克，盐2克，味精1克。

做法：① 胡萝卜、猪肝洗净，切成薄片。

② 将炒锅置旺火上，下油适量烧热，先放入胡萝卜片，煸炒至将熟时，再下猪肝一起煸炒片刻，加入盐、味精调味，即可起锅装盘。

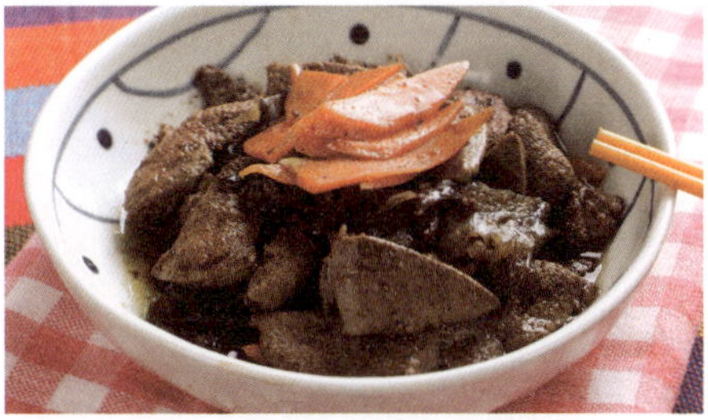

海带

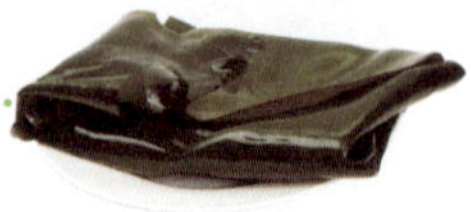

海带中含有丰富的海带多糖，可以大幅度降低辐射对人体免疫细胞的伤害，从而起到防辐射的作用。

芝麻海带丝

原料：海带丝（水发）200克，熟芝麻5克，白醋、精盐、酱油、白糖、香油各适量。

做法：①干海带丝用清水泡发（约2小时），锅里倒入清水放入海带丝，倒入两汤匙白醋。

②大火煮开，改小火煮5分钟后捞出。

③锅里另倒入清水，水以没过海带丝为准；放适量精盐；倒入1汤匙酱油；调入1汤匙白糖；放入用白醋煮过的海带丝，小火煮10分钟左右后大火收汁。

④把煮好的海带丝盛到干净容器里，调入适量香油。

⑤撒上熟芝麻，拌匀即可。

海带炖排骨

原料：猪排骨500克，海带300克，盐、葱、姜各适量。

做法：①排骨洗净，入开水焯一遍；海带洗净，切丝。

②将排骨、海带、葱、姜放入砂锅，加适量水，大火烧开，撇去浮沫，再用小火继续炖至烂熟。

③放入盐调味即可。

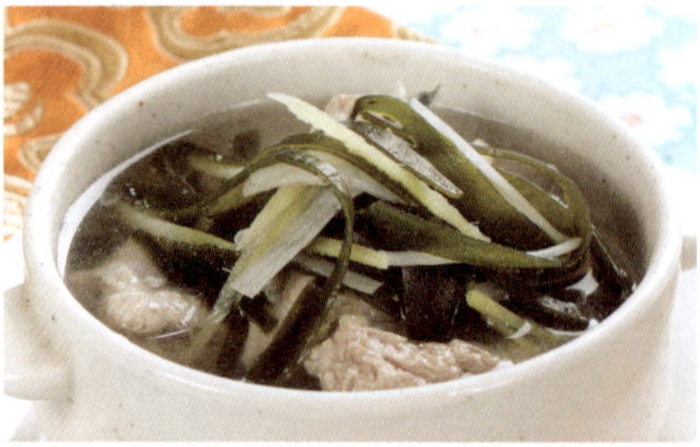

海带绿豆沙

原料：薄海带丝100克，绿豆250克，陈皮10克，白糖250克。

做法：①绿豆调去杂质量，洗净，温水浸泡1小时。

②取锅烧开水，倒入绿豆和陈皮，继续大火烧5分钟后改文火慢炖。

③约30分钟后，改大火，5分钟后揭盖将漂浮于上层的绿豆皮舀走，直到绿豆大部分都酥烂后，加入海带、白糖煮2分钟即可。

香辣海带丝

原料：海带丝200克、红椒1个、干辣椒3个、麻辣花生30克，生抽1/2小勺、醋1小勺、辣椒酱1袋，糖、盐、香油、食用油各适量。

做法：①海带丝洗净、切段，红椒去籽、去蒂、切细丝，干辣椒切碎，麻辣花生切碎。

②锅中烧水，水开后放入红椒丝，焯烫几秒后捞出，迅速放入冷水中浸泡，待冷却后捞出沥干。

③将海带丝放入沸水中焯烫2分钟，浸入冷水中，待冷却后捞出沥干。

④将海带丝和红椒丝混合，加入生抽，再加入醋、糖和盐。

⑤另起锅，倒入少许食用油，油热后放入辣椒酱和辣椒碎爆香，香味溢出后放入花生碎，充分炒匀，即可关火。

⑥趁热将辣椒花生碎和热油一起倒入海带丝中，再加入少许香油，充分拌匀即可。

黑木耳

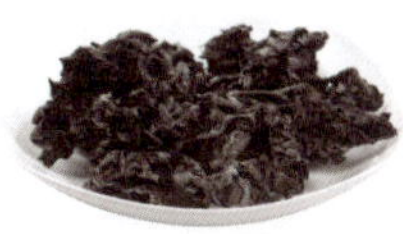

黑木耳含有丰富的胶质，可以吸附肠道内的各种灰尘和辐射性物质颗粒，促使其排出体外，所以黑木耳对排出体内的辐射物质十分有效。

黑木耳炒肉

原料：黑木耳250克，猪肉150克，青、红辣椒各半个，香葱、姜、蒜、盐、酱油、辣椒油各适量。

做法：❶ 黑木耳洗净切丝，猪肉洗净切丝，青、红辣椒切丝，香葱切段，姜、蒜切片。

❷ 锅内放油烧到七成热，下姜、蒜片爆炒出香；下猪肉爆炒变色，放酱油调味。

❸ 下青、红椒、木耳，加盐、辣椒油大火快炒至熟，起锅前加香葱即可。

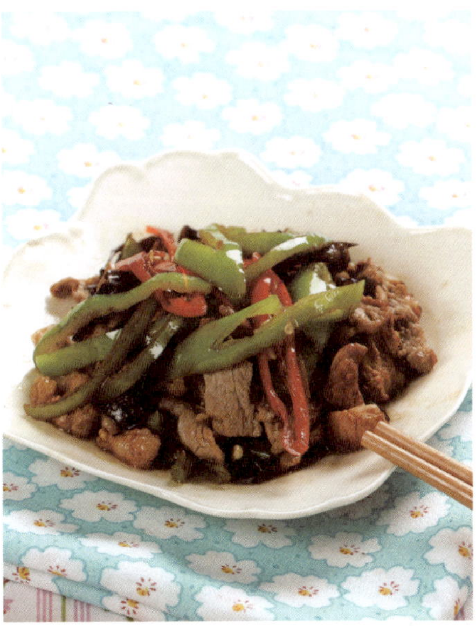

三丝牛肉

原料：牛肉200克，木耳100克，胡萝卜半根，菠菜适量，食用油、蒜末、香油、酱油、盐、糖各适量。

做法：❶ 牛肉切丝，用蒜末、香油、酱油、糖腌30分钟。

❷ 将发好的木耳切丝，胡萝卜切丝，菠菜切段。

❸ 起油锅，用油高温急炒牛肉丝至八分熟取出。

❹ 余油加入少许蒜末后炒木耳、胡萝卜片刻，再入菠菜同炒，最后加牛肉丝烩炒，加少许糖、盐、酱油调味后即可。

雪菇木耳汤

原料：雪菇200克、木耳20克、瘦肉50克、生抽、姜丝、葱花、盐、豆粉各适量。

做法：❶ 雪菇洗净撕成粗丝；木耳用开水泡涨洗净，撕片；瘦肉丝用豆粉生抽码味。

❷ 热油锅放入雪菇和木耳翻炒，加入水烧开后，再放肉丝煮熟，放入盐葱花即可。

木耳瘦肉汤

原料：猪瘦肉60克，黄花菜20克，黑木耳15克，精盐、酱油各适量。

做法：❶ 猪瘦肉洗净切片，用酱油、淀粉拌匀；黄花菜洗净去蒂，浸软；木耳浸软，洗净，撕成小朵。

❷ 将黄花菜、木耳放入锅内，加清水适量，煮沸5分钟，放猪瘦肉片，煮熟后加入精盐调味即成。

每日一菇提高抵抗力

菌类热量低，营养丰富，是饮食养生的佳品，有“上帝食品”的美誉，也是准妈妈餐桌上必不可少的菜品。

平菇

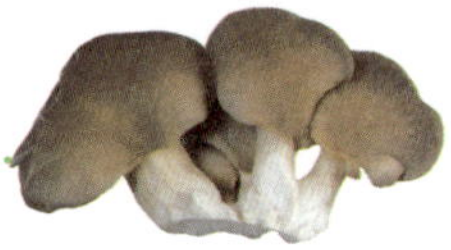

平菇中含有丰富多糖类物质，有增强人体免疫力，预防各种疾病的作用，平菇还有追风散寒、舒筋活络的作用，腰腿酸痛的准妈妈可以多吃一点。

平菇炖肉

原料：猪肉150克，平菇200克，盐、香油、葱姜丝各适量。

做法：❶ 平菇洗净切条；猪肉洗净切片。

❷ 猪肉与平菇一起放入砂锅中，加水，撒入葱姜丝，旺火烧沸，撇去浮沫，改文火炖20分钟，放盐、香油调味即可。

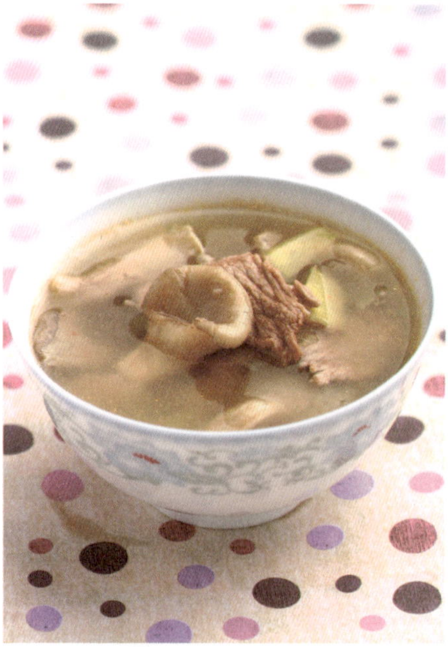

素什菌汤

原料：猴头菇、草菇、平菇各50克，干香菇3朵，白菜心50克，葱段、盐各适量。

做法：❶ 干香菇泡发后洗净，切去蒂部，划出花刀；平菇洗净切去根部；猴头菇和草菇洗净后切开；白菜心掰成小段。

❷ 锅内放入清水、葱段，大火烧开。

❸ 放入香菇、草菇、平菇、猴头菇、白菜心转小火炖煮10分钟即可。

平菇鸡翅汤

原料：鸡翅250克，鲜平菇100克，大蒜（白皮）5克，葱白5克，姜3克，料酒5克，盐3克，香油5克。

做法：❶ 将鲜平菇洗净切成片，放入汤锅内加清水煮一会儿，盛入大碗内待用；葱白切成段。

❷ 另取一个大汤碗，装上鸡翅，上面覆盖平菇并将煮菇的鲜汤倒入碗内，再放入料酒、葱段、姜片、蒜瓣、精盐和少许清水，移入大蒸锅内，在火上蒸1小时左右。

❸ 待鸡翅肉已脱骨，取出大汤碗，淋入香油即成。

香菇

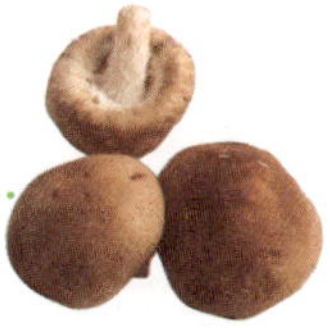

香菇中的香菇多糖能提高人体的免疫力，预防各种疾病；香菇还有抗衰老的功效，有助于准妈妈保持皮肤的活性；香菇对孕期便秘还有一定的改善作用。

香菇排骨煲

原料：排骨300克，香菇20朵，香葱2根，生姜片5克，白糖5克，酱油10克，盐3克，食用油适量。

做法：❶ 将香葱、生姜以及洗净的排骨放入锅内，烧开后沥出排骨，去掉杂质。

❷ 锅内放油，倒入排骨，翻炒出油分，加入白糖继续翻炒出糖色，加入酱油上色。

❸ 锅内放入泡发的香菇、排骨、盐，加清水用中小火煮40分钟即可。

香菇鸡汤

原料：土鸡半只，香菇、红枣各若干，姜1块，料酒、盐各适量。

做法：❶ 土鸡洗净切大块，红枣、香菇泡发去蒂，姜切片。

❷ 将土鸡放入开水中焯一下，捞出洗净沥干；将土鸡块、红枣、香菇和姜片一同放入砂锅内。

❸ 锅内倒入没过所有材料的开水，武火烧开，文火慢炖，炖至肉烂，加入精盐调味即可食用。

香菇圆白菜

原料：圆白菜 300克，鲜香菇3朵，盐 、白砂糖、香油各适量。

做法：❶ 将圆白菜洗净，撕去叶间的老筋，切片。

❷ 将鲜香菇洗净，放水中泡发后捞出，挤干水，去掉菇柄切成小块。

❸ 将炒锅置大火上烧热，倒入植物油，油烧至七成热时放入香菇炒几下，再倒入圆白菜炒透，加入盐、白糖和泡香菇的水，烧开2分钟，淋上香油，盛入盘内即可。

香菇扒油菜

原料：油菜心300克，水发香菇150克，花生油、盐、味精、酱油、鸡汤、水淀粉、姜丝、葱丝各适量。

做法：❶ 香菇洗净切成大片，入沸水中略氽，捞出控水；油菜心切去根部，用清水冲洗干净。

❷ 将花生油放入锅内加热，下姜丝、葱丝爆锅，放入油菜心煸炒，加盐调味后装盘。

❸ 锅中加入鸡汤，下入香菇烧开，加盐、酱油、味精调味，用水淀粉勾芡，浇在油菜上即成。

香菇豆腐

原料：水发香菇75克，豆腐300克，白糖10克，酱油20克，水淀粉适量，盐少许。

做法：❶ 豆腐洗净切条；香菇洗净去蒂。

❷ 锅中放油烧热，下豆腐条，用小火煎至一面结硬壳呈金黄色下入香菇，放入白糖、酱油，加适量水，用大火收汁，以水淀粉勾芡，加盐调味，略翻动后出锅即可。

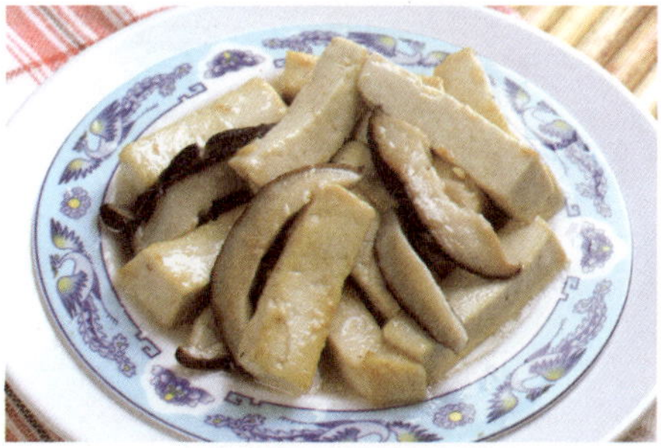

猴头菇

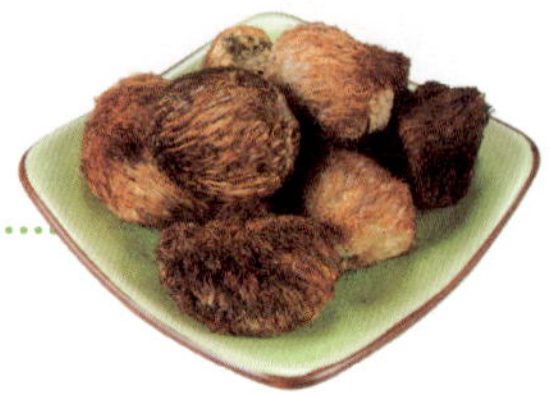

猴头菇的营养丰富，各种营养素含量普遍高于普通菌类，有“海中鱼翅，山中猴头”之说。

猴头菇鸡汤

原料：猴头菇15克，鸡500克，枸杞子10克，火腿20克，姜、盐、料酒各适量。

做法：❶ 猴头菇用温水泡6个小时，用手抓洗干净。

❷ 鸡放到沸腾的锅里焯，加姜、料酒去腥，焯水完毕捞出来冲洗干净。

❸ 鸡切块，火腿切片，把鸡块、火腿、猴头菇和姜片一起放进电炖紫砂锅里，一次加足冷水，炖4个小时。最后半个小时的时候加枸杞子，喝前加盐调味。

猴头菇黄豆汤

原料：鸡肉250克，黄豆150克，猴头菇200克，茯苓30克，红枣8颗，油、盐各适量。

做法：❶ 将鸡肉洗净后切块备用；黄豆先用清水浸泡，洗净；猴头菇用温开水泡软之后切成薄片；茯苓、红枣分别洗净，红枣去核。

❷ 将上述材料一起放进砂锅内，加清水适量，用大火煮沸后改用小火煮3个小时，以将黄豆煮烂为标准。出锅前加入适量食盐即可。

猴头菇紫菜汤

原料：水发猴头菇200克，鸡脯肉100克，干紫菜10克，豌豆苗20克，水发香菇20克，清汤、色拉油、精盐、味精各适量。

做法：❶ 猴头菇片成大雪花片，放入沸水中煮透捞出，挤干水分；鸡脯肉去掉白筋，切成片。

❷ 将鸡脯肉和猴头菇片放入热油锅中滑开捞出。

❸ 汤锅置火上，倒入清汤，下入猴头菇片、鸡脯肉、紫菜，调入精盐、味精，汤沸后撇去浮沫，撒入豌豆苗稍煮，出锅装入汤碗即成。

猴头菇排骨汤

原料：排骨500克，猴头菇1朵，葱15克，生姜片15克，食用油、盐各适量。

做法：❶ 锅中放油，油热后，倒入生姜片爆香。

❷ 倒入排骨翻炒至变色。

❸ 放入高压锅，加少许葱和水，煮开，水开后再煮20分钟关火备用。

❹ 猴头菇洗净，用手撕成小块，不停地洗泡至猴头菇变软，放入开水中焯一下去苦味取出。

❺ 将猴头菇倒入排骨汤中，煮5分钟，加少许盐即可。

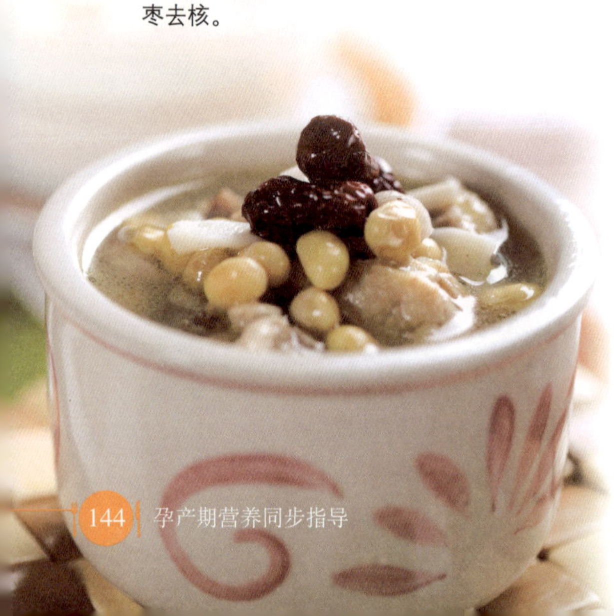

金针菇

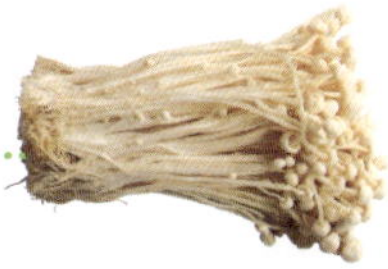

金针菇中含有一种提高免疫力的蛋白质，能起到防病的作用，另外金针菇还有抗疲劳的作用，孕期感觉疲乏无力的准妈妈，可以经常吃一点。

鳝鱼金针菇汤

原料：鳝鱼250克，金针菇15克，食用油、盐各少许。

做法：❶ 把鳝鱼洗净后宰杀，去骨和内脏，再次清洗干净后切段。

❷ 金针菇去蒂洗净备用。

❸ 把鳝鱼入热油锅内稍煸，放入金针菇一起翻炒，飘香后加清水用大火煮沸，转小火煮熟后加少许盐调味即可。

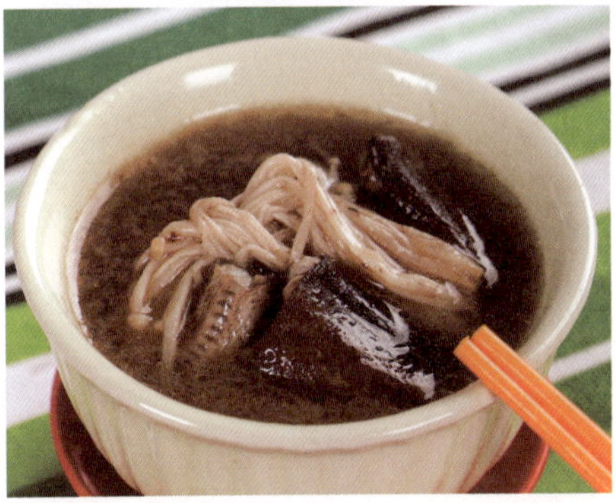

冬瓜金针菇汤

原料：冬瓜200克，金针菇80克，家乐浓汤宝1块。

做法：❶ 冬瓜削皮切片，金针菇洗净。

❷ 锅中放入三碗水，煮沸后加入一个老母鸡汤口味浓汤宝，加入冬瓜、金针菇，约15分钟煮熟后即可。

羊肉金针菇

原料：羊肉片250克，金针菇80克，红椒1个，干红椒2个，大葱、香菜、料酒、蚝油、孜然粉、糖、盐各适量。

做法：❶ 金针菇放入开水中煮熟，捞出备用。

❷ 锅中倒入油，爆香大葱和红椒，炒出香味；加入羊肉片，翻炒均匀。依次加入料酒、蚝油、糖、盐，孜然粉翻炒，最后加入金针菇，翻炒均匀，最后出锅时撒上香菜即可。

香菇木耳焖豆腐

原料：北豆腐150克，鲜香菇30克，水发木耳30克，金针菇15克，粉丝20克，大葱、姜片、盐、食用油各适量。

做法：❶ 将香菇、木耳、金针菇洗净，水浸3小时；豆腐切块。

❷ 锅下油烧热，将豆腐煎香，加清水适量，并放入香菇、木耳、金针菇、姜片，小火焖半小时，再加入粉丝、葱，加盐调味即可。

金针菇蛋汤

原料：鸡蛋3个，金针菇50克，黄花菜100克，菠菜叶50克，鸡汤、精盐、香油各适量。

做法：❶ 金针菇择洗干净，切成小段；黄花菜用开水泡发后洗净，切成末；菠菜叶择洗干净，切成末；鸡蛋打入碗中，打散成蛋糊。

❷ 锅上火，加入鸡汤、金针菇、黄花菜一起煮开，改小火煮约3分钟，放入菠菜叶，浇入鸡蛋糊搅匀，加入精盐，淋入香油即成。

草菇

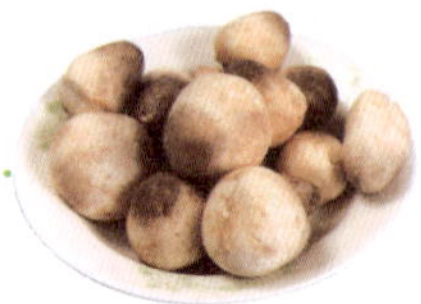

草菇有护肝健胃，增强人体抵抗力的功效，对准妈妈将来的乳汁分泌也有帮助。

草菇炒丝瓜

原料：丝瓜500克，草菇100克，大葱30克，料酒、盐各适量。

做法：❶ 除掉草菇根部的泥沙，用清水洗净，下入开水锅内氽过后，用开水泡上。

❷ 丝瓜刮去粗皮，切开成4条，剔去一点瓤，切成4厘米长、3厘米宽的斜方块；葱切段。

❸ 油放入锅内烧到六成热，下入丝瓜烧一下便倒入漏勺内沥油；锅内留少许油，下入草菇、丝瓜、料酒、盐烧至入味，放葱段炒2分钟即可。

草菇冬瓜球

原料：草菇250克，冬瓜250克，干红辣椒10克，盐、油、白糖、胡椒粉、淀粉适量。

做法：❶ 将部分淀粉加适量水调匀成水淀粉约20克待用；将冬瓜去瓤，制成球状，洗净，用沸水煮透，捞出，冷水过凉，控净水分备用。

❷ 草菇用沸水煮透捞出，冷水过凉，控净水分备用。

❸ 将干红辣椒去根洗净剪成圈状。

❹ 油放入锅内加热，加少许水，放白糖、盐、红辣椒，烧开后将主配料同时倒入，用淀粉挂芡即可。

草菇烧豆腐

原料：豆腐200g，草菇100克，青椒20克，小红辣椒10克，姜3片，食用油、蚝油、盐各适量。

做法：❶ 豆腐切片；青椒、小红辣椒切片；草菇洗净、切片。

❷ 煎锅中倒油烧热，先爆香姜片，再放入豆腐片煎至两面金黄。

❸ 炒锅中倒油烧热，放入草菇炒香，放入豆腐片翻拌均匀。

❹ 加入蚝油和适量清水，炒匀后转小火，烧约5分钟至入味。

❺ 最后放入青椒和小红辣椒，翻炒几下，加盐调味即可。

鸡肉草菇水饺

原料：鸡胸脯肉50克，草菇25克，茴香50克，面粉150克，葱、姜、盐、香油各适量。

做法：❶ 草菇去蒂、洗干净、切末；茴香洗净、切末；鸡肉洗净，剁成肉末，加葱花、姜末、茴香末、草菇末、盐和香油拌匀，制成饺子馅。

❷ 面粉加水和成面团，搓成长条，揪成若干个剂子，擀成饺子皮，包入饺子馅，下入沸水中煮熟即可。

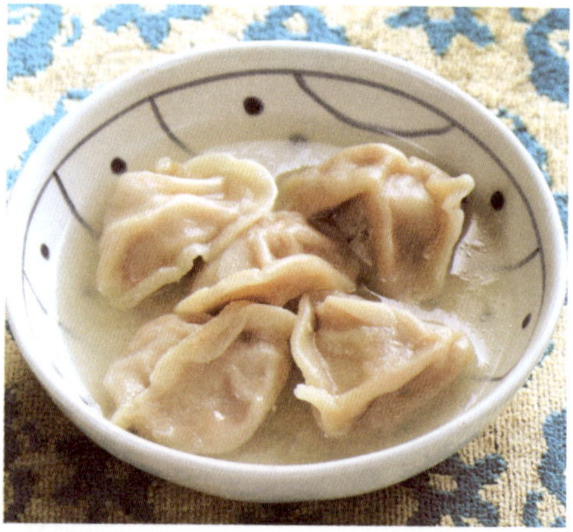

竹荪

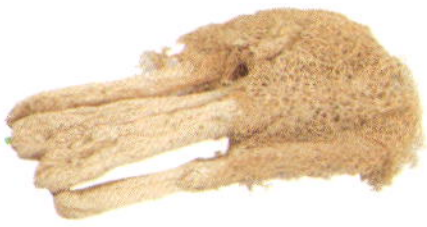

竹荪具有滋补强身、益气补脑、宁神健体的功效，其中的多糖类物质可以提高人体抵抗力。

竹荪鹅肉汤

原料：鹅肉300克，水发竹荪200克，水发香菇50克，料酒、盐、味精、酱油、高汤、植物油、葱花、姜片、桂皮各适量。

做法：❶ 水发竹荪切去两头，洗净，切段。

❷ 水发香菇洗净，切块。

❸ 鹅肉洗净，切块。锅置火上，放植物油烧热加入葱花、姜片煸香，加鹅肉块煸炒至变色，加入竹荪段、香菇快煸炒片刻，烹入料酒、酱油、桂皮、盐、高汤烧沸，转小火焖炖至鹅肉熟入味，放入味精即可。

竹荪凤爪汤

原料：鸡爪100克，竹荪(干)300克，冬笋50克，香菇（鲜）15克，陈皮3克，鸡精2克，盐2克。

做法：❶ 竹荪泡发备用。

❷ 冬笋洗净，切片。

❸ 香菇洗净，去蒂后切块。

❹ 鸡爪洗净，剁去脚趾，用刀斩成两半，再用热水在锅中汆烫后捞出。

❺ 将鸡爪、竹荪、香菇、陈皮、冬笋放入锅中。

❻ 烧沸后加热10分钟，放入盐、鸡精调味即可。

竹荪排骨汤

原料：猪排骨200克，竹荪(干)10克，姜5克，味精2克，胡椒粉2克，白酒5克，盐5克，香油5克。

做法：❶ 先将竹荪用热水泡发，除去头部后切段，以冷水冲洗干净。

❷ 姜切片，排骨用开水煮过，除去浮沫后，将排骨捞起置于一边备用。

❸ 将汤锅中注入水烧开，放进所有的材料，捞去泡沫后继续煮60分钟，最后淋上香油即可出锅食用。

竹荪红枣茶

原料：竹荪50克，红枣6枚，莲子10克，冰糖适量。

做法：❶ 竹荪用清水浸泡1个小时，至完全泡发后，剪去两头，洗净泥沙，放在热水中煮1分钟，捞出，沥干水分，备用。

❷ 莲子洗净去芯，红枣洗净，去掉枣核，红枣肉备用。

❸ 将竹荪、莲子、红枣肉一起放入锅中，加清水大火煮开后，转小火再煮20分钟，加入适量冰糖即可。

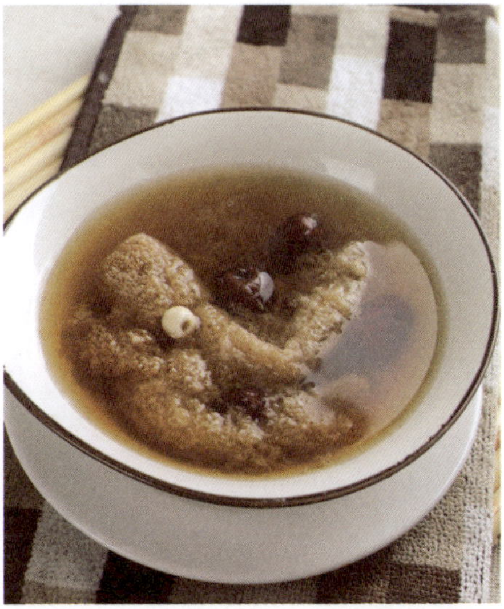

排毒水果让你更美丽

进入孕中期，很多准妈妈会发现原来红润水灵的面容在渐渐变暗，皮肤失去弹性，想要使用保养品又担心对胎宝宝不利，其实，只要吃对食物，准妈妈照样可以保持滋润水灵的面容。

大枣

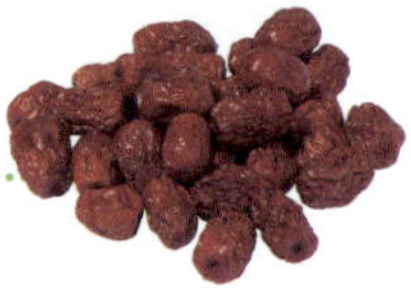

大枣有很好的补血功效。

莲心大枣汤

原料：莲心3克，大枣10枚。

做法：将莲心研末与大枣共同煎汤，每日1次，饭后服。

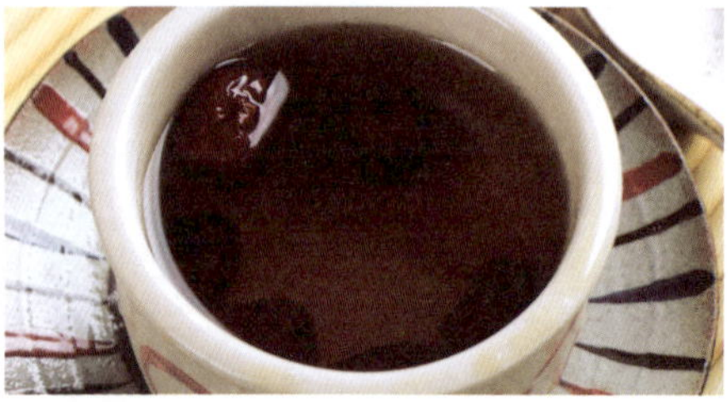

大枣瘦肉汤

原料：猪肉（瘦）200克，大枣20克，盐2克，大葱5克，水淀粉5克。

做法：❶ 大枣去核洗净；瘦肉洗净切片并用盐和水淀粉调匀。

❷ 锅内放清水烧开，加入主料后，用大火烧沸约5分钟后加入葱花，以盐调味即可。

柠檬

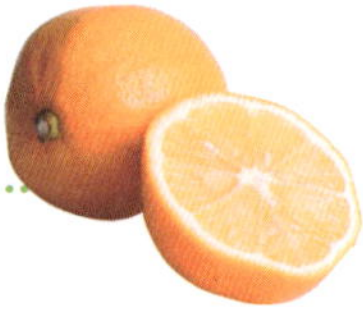

柠檬含有丰富的维生素C，有软化血管，排出毒素的功效，柠檬中的芳香物质可以醒神开胃。柠檬酸味很重，准妈妈最好不要直接食用，可以泡水或做菜。

柠檬鸡片

原料：鸡胸脯肉500克，鸡蛋75克，柠檬汁20克，盐2克，白糖3克，醋2克，花生油500克，水淀粉10克。

做法：❶ 将鸡脯肉切片，放入碗内，加蛋黄、盐、水淀粉拌匀备用。

❷ 锅内注油烧至五成热，投入鸡肉片，翻炒至熟出锅装盘。

❸ 锅内放入适量清水，加入柠檬汁、白糖、醋烧开，用水淀粉勾芡，出锅浇在鸡脯肉上即成。

柑橘

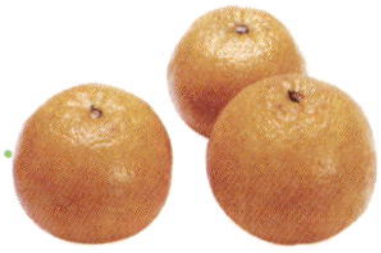

柑橘中的柠檬酸具有良好的抗氧化、排毒的作用，柑橘还是一种美容水果，对准妈妈保持皮肤水润光滑大有帮助。

橘子凉拌菜

原料：橘子50克，圆白菜20克，绿豆芽20克，裙带菜(干)10克，香油3克，酱油1克。

做法：❶ 将橘子罐头的汤汁倒掉，沥干。

❷ 将圆白菜切成细丝，绿豆芽去根须，裙带菜切碎，全部材料都用热水烫过，用滤网沥干水分。

❸ 将橘子、圆白菜、绿豆芽、裙带菜放入料理盆中，搅拌均匀，再以香油和酱油调味。

香蕉

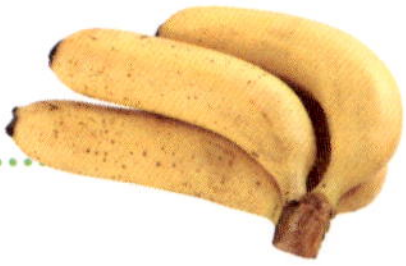

香蕉有润肠通便的作用，可以有效缓解孕期便秘，让食物消化后产生的毒素、残渣快速排出体外。

香蕉粥

原料：香蕉3个，冰糖20克，糯米100克。

做法：❶ 将糯米淘洗干净，下锅加清水上火烧开。

❷ 加入去皮切成小丁块的香蕉、冰糖熬煮成粥。

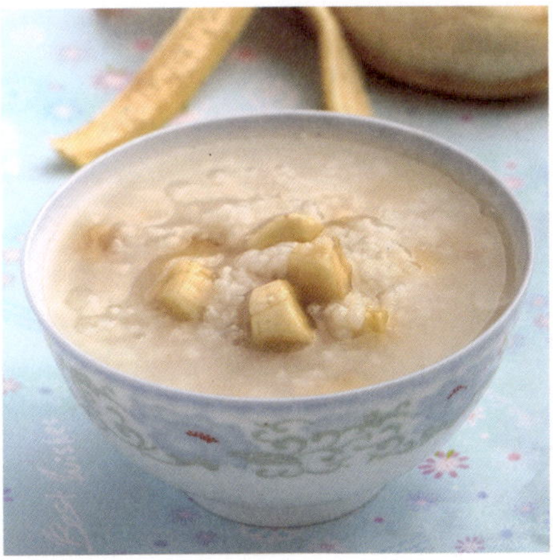

拔丝香蕉

原料：香蕉600克，玉米粉60克，面粉12克，蛋清60克，植物油、白糖各适量。

做法：❶ 将香蕉剥去皮，切成滚刀块，放在面粉上滚蘸一层。

❷ 把蛋清倒入玉米面中，搅和成糊。

❸ 把植物油倒入炒勺内，在旺火上烧7~8成热，把裹好面粉的香蕉再裹上一层蛋清糊，一个一个地放入油中浸炸，炸到浅黄色后，捞出控净油。

❹ 炒勺留点底油，放入白糖炒到金黄色，大泡变小泡，最后颜色加深，可以拔丝时，倒入香蕉块，快速颠翻均匀，盛入预先擦好一层油的盘中，码摆整齐即成。

孕早期的健康饮品

在整个孕期，准妈妈不应饮用任何含酒精的饮料，哪怕是啤酒和葡萄酒这样含酒精量非常低的酒饮。那么，准妈妈可以选择哪些饮品呢?

白开水

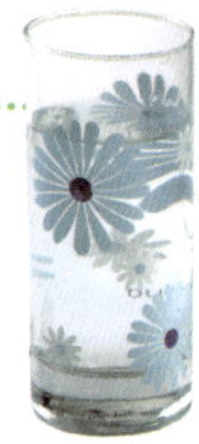

准妈妈日常最健康的饮料就是白开水，不管孕期准备多少其他饮品，白开水应该作为整个孕期最好的饮料。

牛奶 酸奶

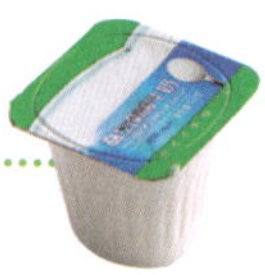

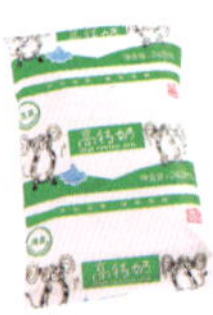

牛奶、酸奶中含有丰富的钙和其他营养元素，有补充钙、帮助睡眠等作用，也可以均衡补充宝宝需要的各种营养，是准妈妈不可缺少的饮品。

鲜果酸奶

原料：酸奶1罐，水果或草莓酱少许。

做法：将酸奶移入冰箱中冷藏2小时以上，再放上各式水果块或草莓酱拌匀后食用。

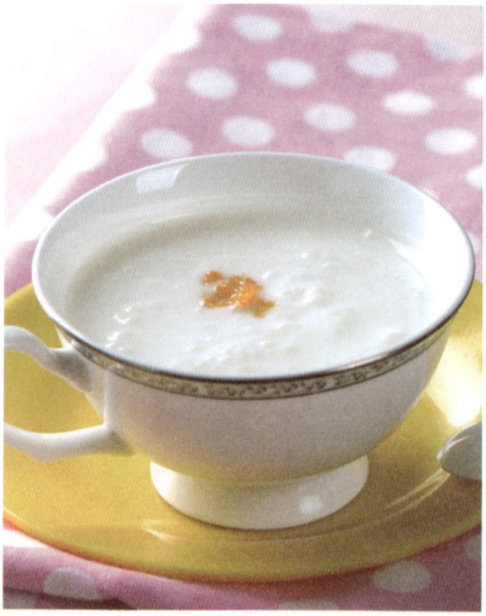

牛奶鲜桃饮

原料：鲜桃200克，牛奶250克，白糖10克、冰块适量。

做法：❶ 将鲜桃洗净，去皮，用榨汁机榨取桃汁于杯中。

❷ 然后加入牛奶、白糖、冰块，拌匀即可。

豆浆

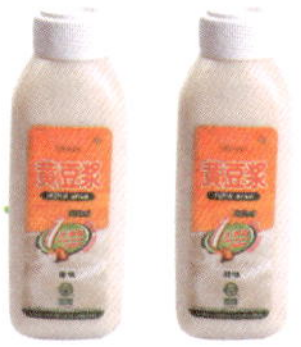

豆浆含有丰富的植物蛋白和卵磷脂，是一种优质、营养的饮品，其钙含量甚至超过了牛奶，可以起到均衡营养的作用。

荸荠豆浆

原料：荸荠300克，豆浆250克，白糖25克。

做法：❶ 荸荠用清水洗去泥沙，用沸水烫约1分钟，放在臼内捣成蓉，再用洁净的纱布绞汁待用。

❷ 豆浆放在铝锅内，置中火上烧沸后，掺入荸荠汁水，待再沸后，即可离火，倒入碗内，加白糖搅匀即成。

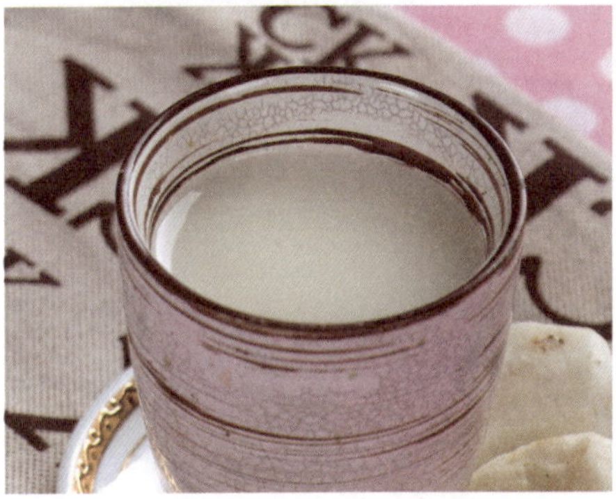

五谷豆浆

原料：黄豆200克，其他各种杂粮随意搭配共200克。

做法：❶ 将所有材料用水泡发1小时。

❷ 用豆浆机打成豆浆即可。

淮山莲香豆浆

原料：黄豆160克，淮山、莲子各80克，水淀粉、冰糖各适量。

做法：❶ 先用水将黄豆、莲子及淮山分别浸软；黄豆浸三小时，莲子浸软后去心。

❷ 将浸软的黄豆放入搅拌机内，加入八倍水份搅至稀烂，倒入纱布袋内隔去豆渣。将莲子及淮山一同煮软，冻后放入搅拌机内搅烂，冰糖加水煮溶，然后再加入豆汁和淮山莲子浆，以慢火煮沸用水淀粉勾薄芡即可。

生蚝浸豆浆

原料：生蚝250克，豆腐一块，豆浆500毫升，潮州芹菜、普宁豆酱、胡椒各适量。

做法：❶ 生蚝用生粉腌过然后清水冲洗，沥干水份；豆腐切块；胡椒捣碎；芹菜切段。

❷ 烧开豆浆，加入豆腐、生蚝、普宁豆酱以及捣碎的胡椒小火熬至豆浆再次烧开，加入芹菜，关火。

豆浆南瓜汤

原料：豆浆250克，南瓜250克，百合（干）30克，蜂蜜15克。

做法：❶ 将南瓜去皮去籽切成块。

❷ 干百合浸泡1夜后洗净。

❸ 汤锅上火，倒入500克清水，放入南瓜和百合。

❹ 大火烧开后转小火炖至南瓜熟软，倒入豆浆。

❺ 煮沸后调入少许蜂蜜即成。

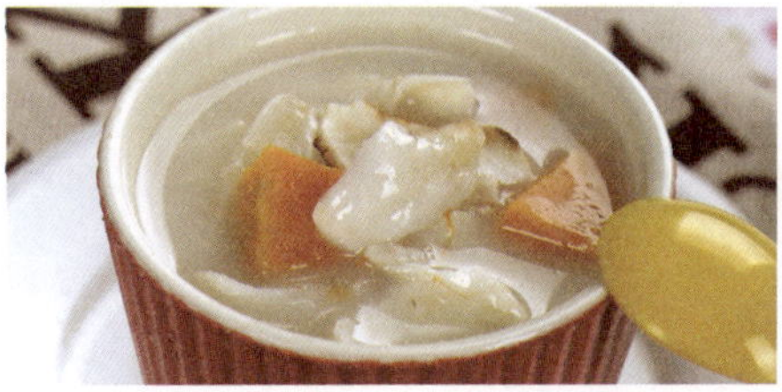

果蔬汁

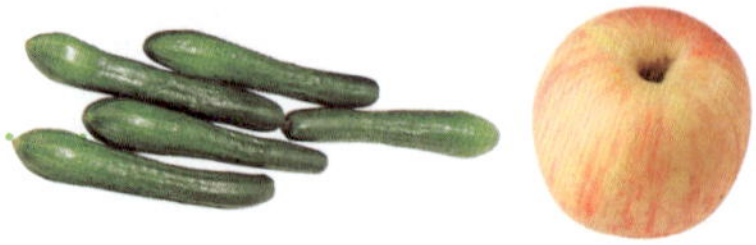

果蔬汁含有丰富的维生素和膳食纤维，而且可以根据个人的喜好和需要随意搭配，是一种适合准妈妈的健康饮料。

黄瓜汁

做法：500克黄瓜洗净、切块，配500毫升（约2杯）水，加入少许蜂蜜，按照说明书用榨汁机榨成黄瓜汁。

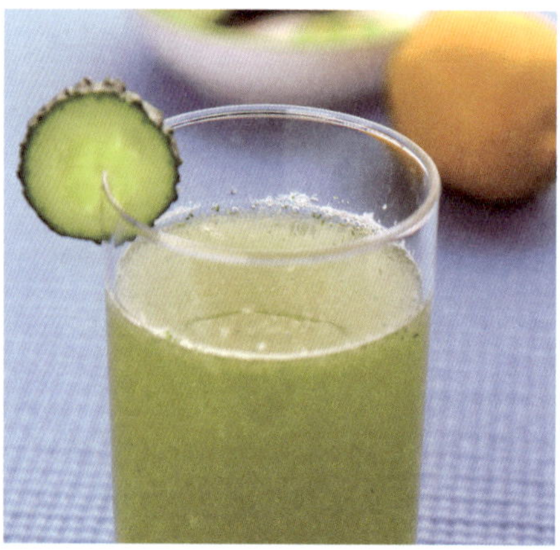

鲜柠檬汁

做法：鲜柠檬500克去皮、核，切小块，放入锅中加250克白糖浸渍4小时，再用榨汁机榨汁，饮用前可根据个人口味，加水和少许白糖。

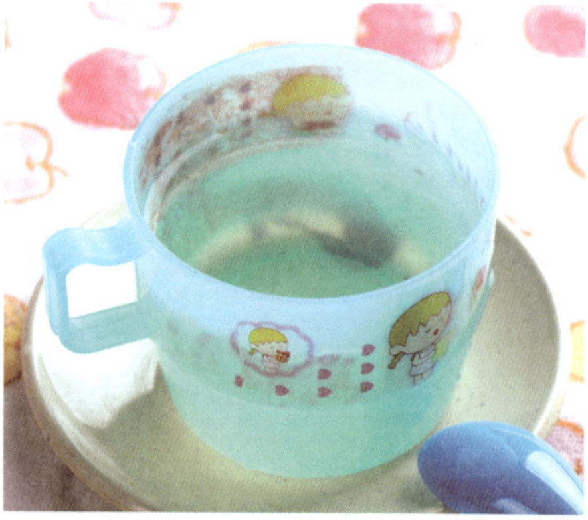

草莓汁

做法：500克草莓配500毫升水，榨汁饮用。也可以少放水，制成浓汁，拌上蜂蜜，浇在冰淇淋上吃。

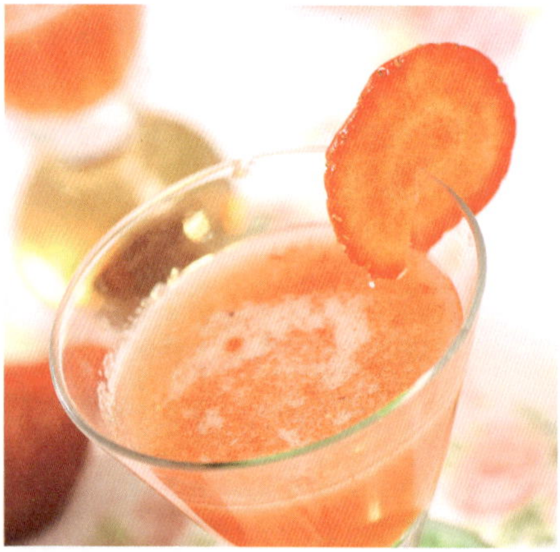

番茄苹果汁

做法：番茄200克，苹果500克，番茄洗净，苹果去皮去核，切块。用榨汁机榨汁即可饮用。

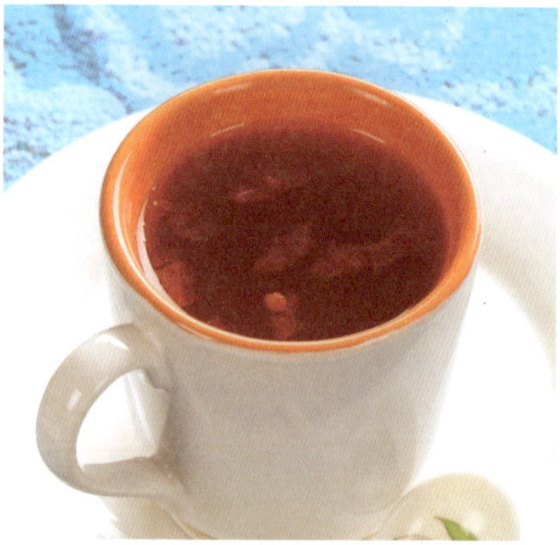

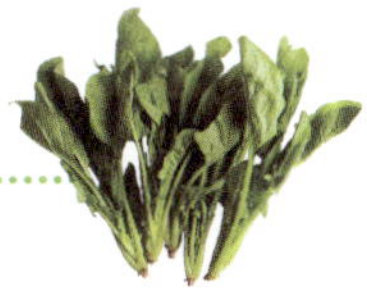

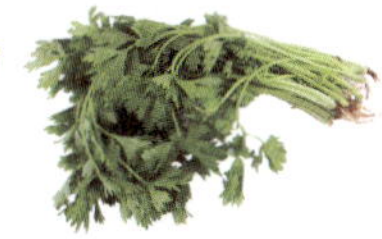

菠菜橙子汁

做法：菠菜用开水焯过，橙子（带皮）、胡萝卜与苹果切碎，按照1:1的比例加水，用榨汁机榨成汁。

芹菜汁

做法：芹菜、荸荠、胡萝卜与苹果切碎，按照1:1的比例加水，用榨汁机榨成汁。

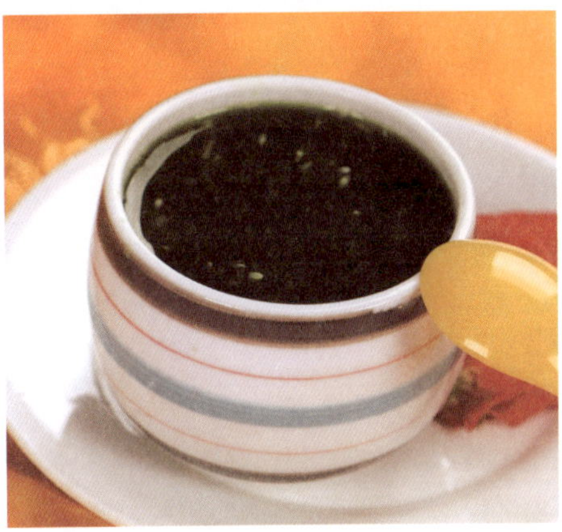

小黄瓜汁

做法：小黄瓜洗净，切碎，按照1:1的比例加水，用榨汁机榨成汁，以蜂蜜调服。

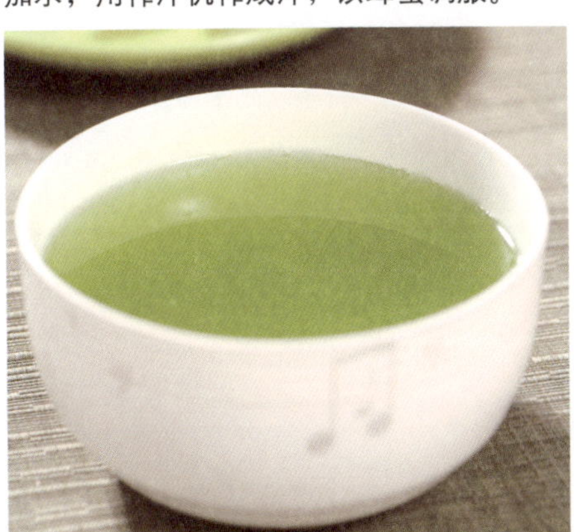

混合果汁

做法：紫甘蓝、胡萝卜、苹果，混合榨汁，早晚各一杯。

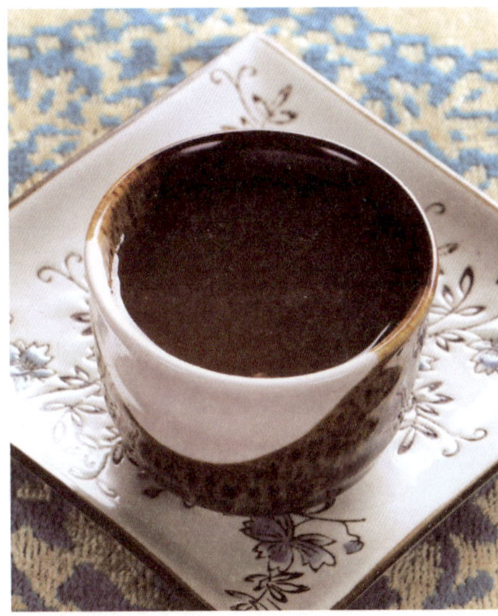

西瓜汁

做法：西瓜取果肉用榨汁机榨成汁，频频饮服。

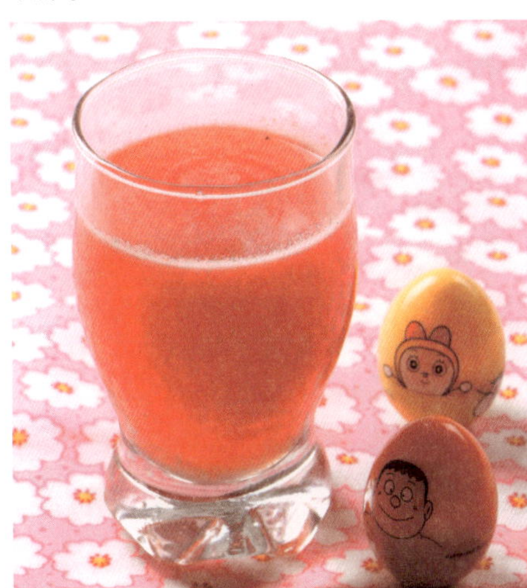

吃出来的好心情

不好的情绪和心理无论对准妈妈还是胎宝宝都会产生不良影响。准妈妈一定要学会自我调节与放松。除了心理调节外，下面这些食物也能帮助准妈妈赶走坏情绪。

豆类

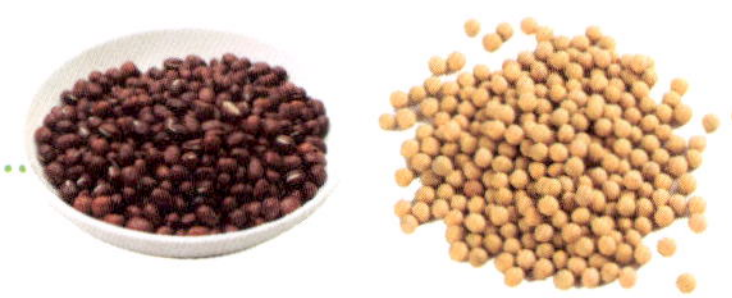

研究证明，大豆及豆类制品有缓解紧张、焦躁情绪的作用，人在精神不好的时候，吃一些豆类食物，对舒缓情绪有一定帮助。

黄豆炖蹄筋

原料：牛蹄筋250克，黄豆100克，鸡汤1000克，姜末、料酒、盐各适量。

做法：①牛蹄筋发好洗净，切段，焯一下；黄豆洗净。

②锅中倒入鸡汤和姜末，煮开后倒入牛蹄筋、黄豆，大火烧开，调入料酒，再转文火炖至收汁，放盐调味即可。

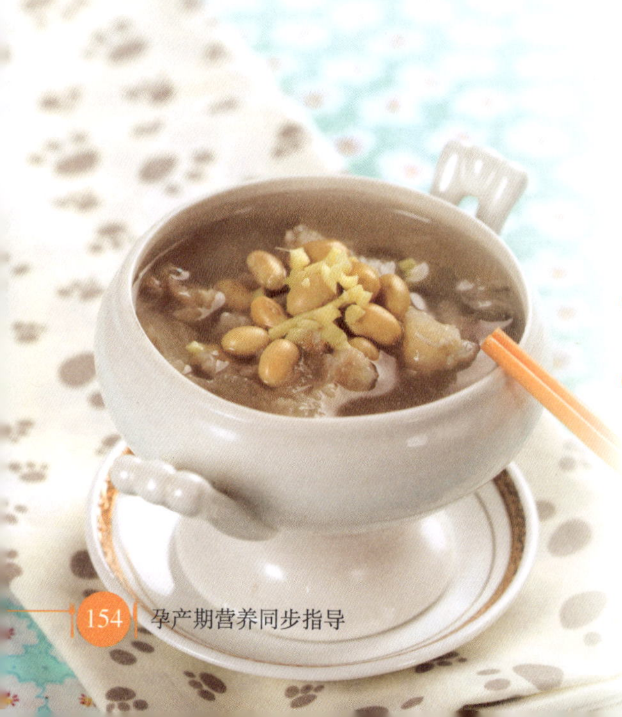

蚕豆烩韭菜

原料：蚕豆500克，韭菜150克，盐、植物油适量。

做法：①蚕豆洗净焯水备用，韭菜洗净切断备用。

②锅内加入清水适量，开大火，倒入蚕豆，加入适量的食用油加盖煮。

③待蚕豆煮熟倒入韭菜，加入适量的盐拌匀即可出锅。

三色糙米饭

原料：红豆2大匙、糙米3大匙、新鲜淮山50克、毛豆仁2大匙。

做法：①红豆洗净，浸泡冷水1小时后，再加入糙米浸泡约1小时。

②毛豆洗净，淮山洗净，切丁，淮山和毛豆入锅烫熟，捞起。

③红豆、糙米和水1碗电饭锅内煮熟，取出，加入淮山、毛豆仁拌匀即可。

菠菜

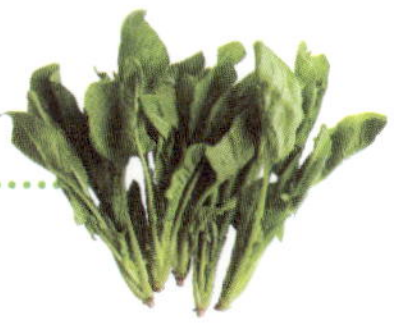

菠菜中丰富的维生素可以帮助准妈妈从焦躁不安的状态中走出，赶走紧张情绪。

猪胰鸡蛋菠菜汤

原料：猪胰子200克，鸡蛋100克，菠菜75克，盐、香油各适量。

做法：❶ 将猪胰子洗净，切片，用开水略焯一下。

❷ 菠菜去杂洗净，切段。

❸ 鸡蛋打入碗内搅匀备用；在砂锅里加适量清水，放入猪胰片煮至熟透，放入鸡蛋和菠菜略煮，加盐和香油调味即可。

虾皮炒菠菜

原料：菠菜400克，干虾皮10克，植物油、盐、大葱各适量。

做法：❶ 先将菠菜择洗干净，切成3厘米长的段，在沸水中焯一下，捞出，挤去水。

❷ 将干虾皮用温水稍泡，洗净待用；将大葱去皮、洗净，切成葱花备用。

❸ 将炒锅置火上，倒入植物油，油热后放入葱花及虾皮煸炒一会儿，放入菠菜，一同煸炒，最后放入盐炒匀即可。

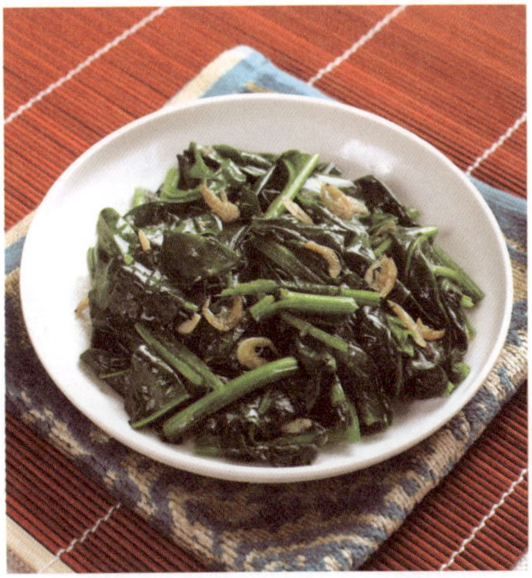

菠菜胡萝卜炒鸡蛋

原料：菠菜250克，胡萝卜150克，鸡蛋2个，料酒、食用油、盐、大蒜、生抽各适量。

做法：❶ 菠菜择洗干净后放锅中焯烫一下，捞出备用；胡萝卜去皮切条。

❷ 鸡蛋打散放锅中炒熟。

❸ 锅中放油，放入蒜末炒香，加入胡萝卜翻炒，再加生抽和少量的热水，炒至胡萝卜将熟时放入菠菜，翻炒几下即可。

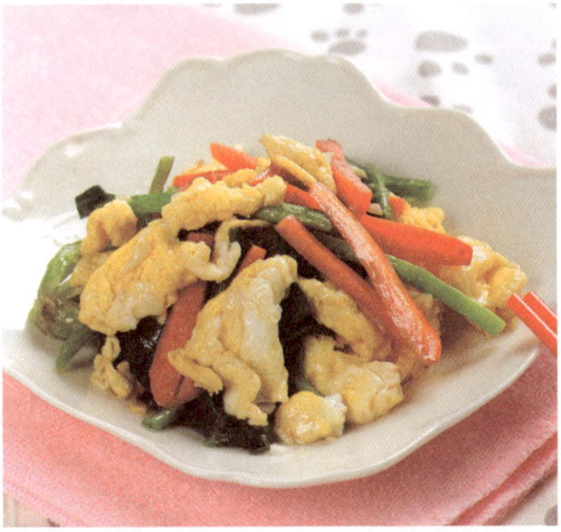

金银蛋上汤菠菜

原料：菠菜200克，皮蛋1个，咸蛋1个，炸蒜瓣7瓣，盐适量。

做法：❶ 菠菜洗净备用，皮蛋、咸蛋切碎备用。

❷ 将水烧开，把皮蛋，咸蛋以及炸蒜瓣放入 。

❸ 当皮蛋和咸蛋的味道煮出到汤里的时候，即可放入菠菜，菠菜微微烧软，以盐调味即可。

香蕉

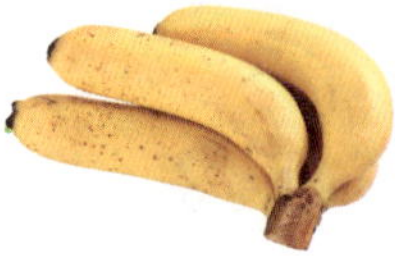

香蕉是一种“开心食物”，人在吃了香蕉以后，大脑中的“5-羟色胺”含量增加，这种物质会使人们的心情安适、快乐。

牛奶香蕉糊

原料：牛奶200克，香蕉100克，玉米面（白）15克，白糖5克。

做法：❶ 将香蕉洗净，去皮，然后用勺子碾碎。

❷ 将牛奶倒入锅内，加入玉米面和白糖，边煮边搅匀。

❸ 煮好后倒入研碎的香蕉中调匀即可食用。

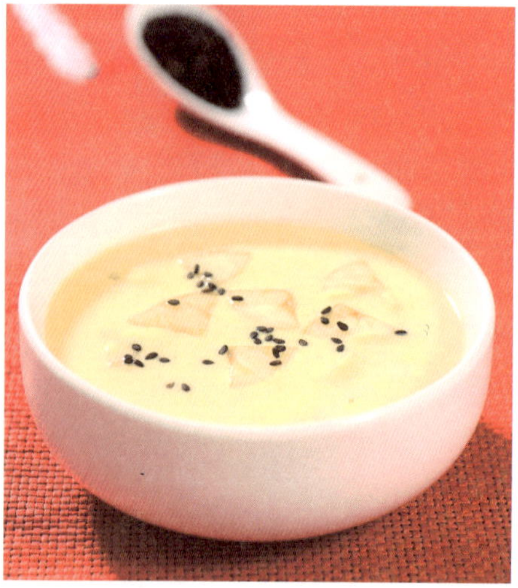

玉米须西瓜香蕉汤

原料：西瓜200克，香蕉300克，玉米须10克。

做法：❶ 将玉米须洗净。

❷ 香蕉去皮切块。

❸ 西瓜取瓤去籽，切块。

❹ 将玉米须、西瓜块和香蕉块一同放入砂锅里。

❺ 加适量清水煎20分钟即可。

西米香蕉羹

原料：西米150克，香蕉500克，豌豆25克，枸杞子10克，冰糖50克。

做法：❶ 将西米淘洗干净，再用清水泡4个小时左右；枸杞子提前用水泡发待用。

❷ 将香蕉剥去皮，切成2厘米大的丁。

❸ 锅内放入800克清水，下入豌豆、西米、枸杞子、香蕉烧开，撇去浮沫，装入汤盅内即成。

香蕉百合银耳羹

原料：银耳（干）15克，百合100克，香蕉400克，枸杞子5克，冰糖60克。

做法：❶ 银耳用温水泡2小时，拣去黄蒂及杂质，撕成小朵。

❷ 放瓷碗中，入蒸笼蒸半小时后取出。

❸ 鲜百合掰开，洗净，去蒂。

❹ 香蕉去皮，切成小片。

❺ 枸杞子洗净，用温水泡软。

❻ 将银耳、百合、香蕉片、枸杞子放入炖锅内，加冰糖调匀，入蒸笼蒸半个小时即可。

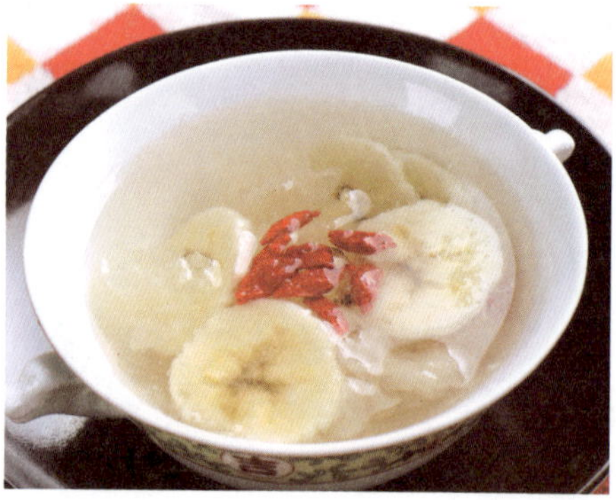

樱桃

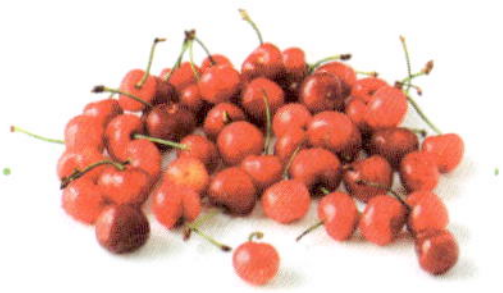

樱桃中含有丰富的花青素，可以缓解紧张情绪，给人带来好心情，同时还有缓解酸痛的功效。

银耳樱桃羹

原料：银耳50克，樱桃130克，桂花、冰糖各适量。

做法：❶ 先将冰糖溶化，加入银耳煮10分钟左右。

❷ 再加入樱桃、桂花煮沸后即可食用。

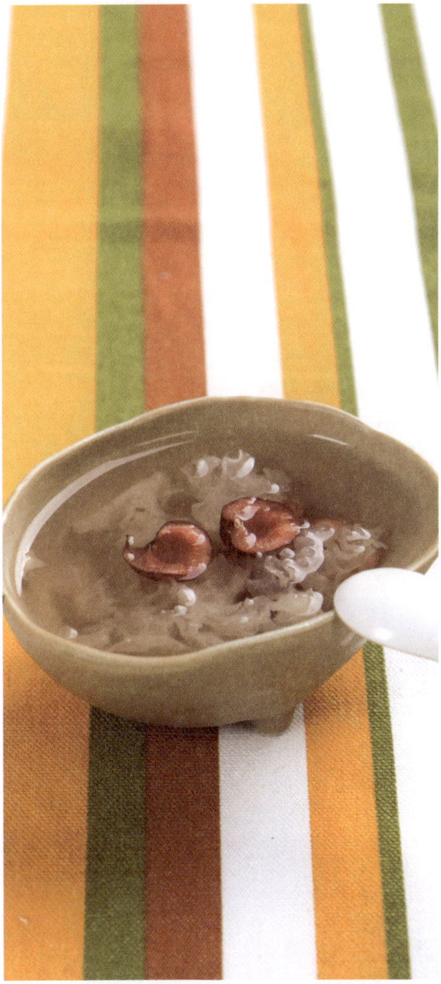

冰糖湘莲

原料：湘白莲120克，鲜菠萝30克，青豆、樱桃各15克，冰糖适量。

做法：❶ 将莲子去皮和心，放在碗内，加温水适量，上蒸锅蒸至软烂。

❷ 青豆、樱桃洗净备用，菠萝切片。

❸ 将冰糖放入锅内，加清水适量烧沸，加入青豆、樱桃、菠萝片，大火烧开后关火。

❹ 将蒸熟的莲子倒去水，盛入碗内，将煮开的冰糖水及配料一齐导入碗中，见莲子浮起即可。

樱桃西瓜露

原料：西瓜瓤100克，冰雪碧1杯，樱桃1个。

做法：将西瓜切成丁，放在杯子里，放小半杯即可。把冰雪碧倒入杯中至八分满。将吸管穿过樱桃，斜放在杯中，因含碳饮料，建议孕妇少喝。

樱桃豆腐

原料：豆腐200克，樱桃200克，食盐、醋、生抽、淀粉、白糖、植物油各适量。

做法：❶ 将樱桃洗净去核，加白糖腌制20分钟。

❷ 豆腐切小块；用白糖、醋、生抽、淀粉、盐和适量清水搅拌均匀成料汁。

❸ 锅中注入植物油，下豆腐丁煎至金黄捞出，下樱桃和料汁，加水大火烧开，小火收浓即可。

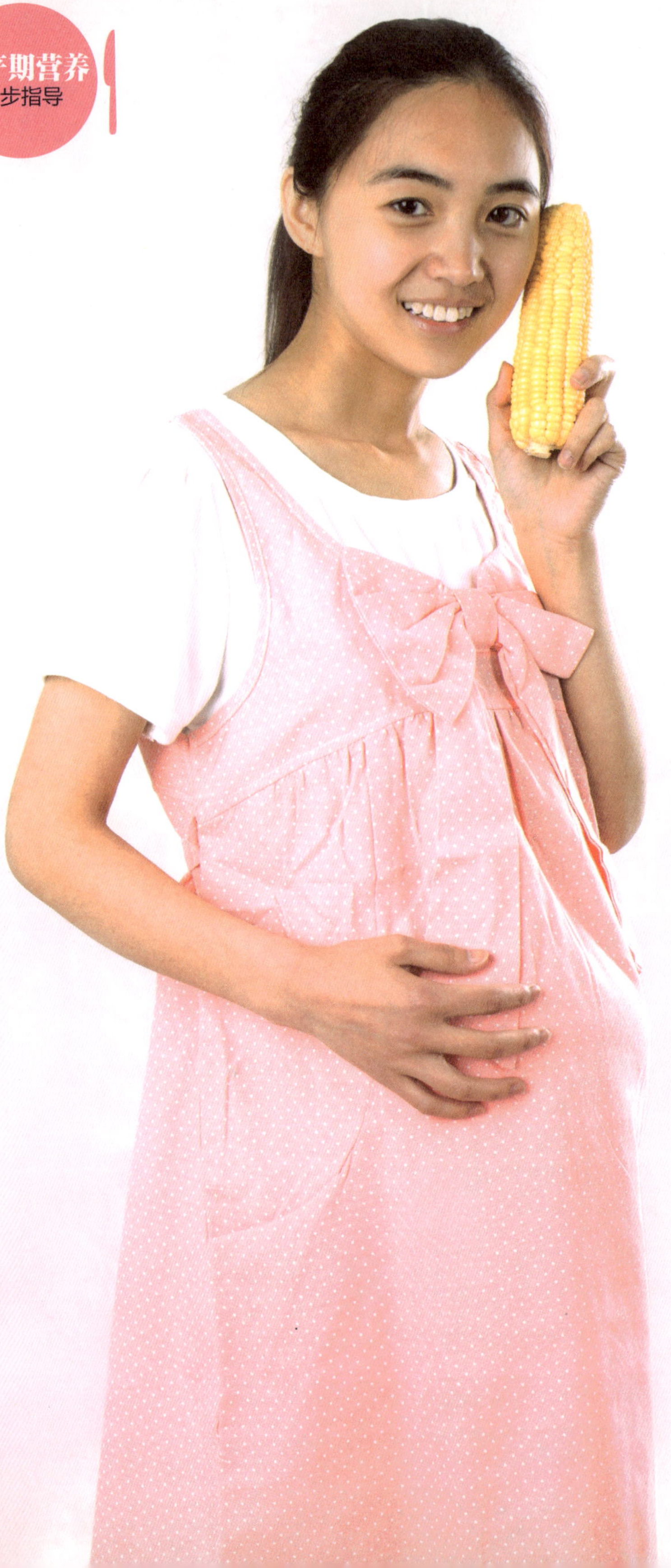

第三章

孕中期
饮食进补的黄金期

孕中期，准妈妈的各种不良反应减少，胎宝宝进入快速发育时期，准妈妈食欲变得很强，此时正是进补的黄金时期。

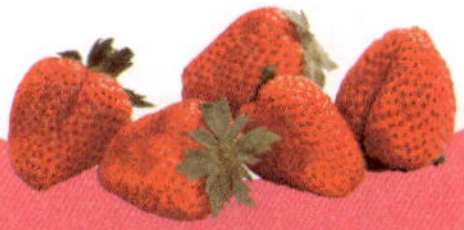

孕中期关键营养

孕中期要怎么吃

怀孕时由于胎宝宝需由母体吸取铁，准妈妈本身铁储藏量很少，再加上血液的稀释，准妈妈如果不多摄食含铁的食物，就很容易罹患缺铁性贫血。此期饮食应提供准妈妈足量的铁，帮助准妈妈预防发生常见的贫血现象。补充足量的B族维生素有助于母体及胎宝宝红血球的形成。

应给母体补充足量的钙，以利于胎宝宝骨骼的发育，也可避免准妈妈缺钙腿部抽痛。补充矿物质如锌、镁、碘、锰等可帮助胎宝宝的骨骼、神经系统及腺体的发育。

妊娠中期，相当于受孕4~7个月时，胎宝宝生长发育加快。准妈妈肠胃功能普遍较好，是进补的好时期。首先应该知道，准妈妈需要增加的营养主要是热量、蛋白质、脂肪、各种微量元素和维生素，而这些营养物质可供应的食物在平时基本能够提供。准妈妈应从怀孕早期即向营养门诊的医师进行咨询，并根据自己的体重、胎宝宝的生长情况，估算出自己每天对各种营养的需求量，采取“缺什么补什么”的原则，科学调配膳食，尽量从食物中获取所需要的营养。对于严重缺乏某些营养物质的准妈妈，当正常饮食不能满足其需求时，则必须在医生指导下进行针对性补充。

需注意的是，进补需适度、适量。营养过剩造成的准妈妈过胖、妊娠期糖尿病、妊娠期高血压综合征等疾病，对母婴健康危害很大。肥胖会使准妈妈产力不足、骨盆变窄、产程延长，增加剖宫产概率，并增加手术及麻醉难度，影响术后恢复。妊娠期糖尿病会损害血管，危害心、脑、肾、眼等器官，不仅会导致巨大儿，还会使胎宝宝先天畸形的发生率增加，重症妊娠期糖尿病会导致流产、死胎。妊娠期高血压综合征也会损伤准妈妈血管，并造成胎宝宝发育迟缓、缺氧、早产甚至死胎等。患妊娠期糖尿病或高血压者，产后患终身糖尿病、高血压的概率会明显增高。

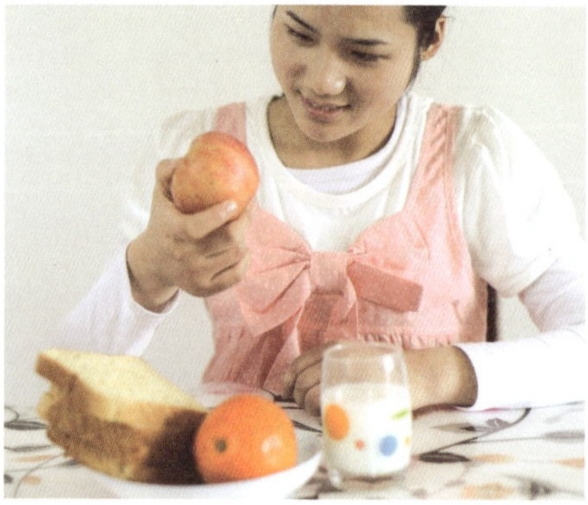

现在准妈妈的胃口不错，可以好好“款待”一下自己了！

如何控制好进补的量

饮食并非少吃就能减肥；如进食的技巧、食物的烹调、外食的选择等等，都是控制体重的关键。同样的营养价值，如果选择热量较低的食物，对体内的宝宝并没有差别，但是对于妈妈本身，可是影响很大哦！而且这些观念及技巧，对于产后恢复身材也很有帮助。

●定时定量

一日三餐不定时，最容易发胖，也会导致身体不健康。所以，定时定量才是健康饮食方式，并且要养成三正餐一定要吃的习惯。

●改变进餐顺序

正确的进餐顺序，先喝汤，再吃蔬菜，最后才吃肉类和米饭。

●拒绝快餐店的诱惑

外卖的烹调方法，常是高油、高盐、高糖，其所造成的后果当然是高胆固醇、高卡路里。所以，应减少叫外卖，尽量自己动手做菜，既卫生又能控制调味料的量，更容易吃出健康。

●少油的营养高汤

高汤中的丰富钙，是准妈妈和胎宝宝所不可或缺的。饮用高汤之前，先去除漂浮在最上面的油质。

●改变烹调方式

尽量用水煮、蒸、炖、凉拌、红烧、烫、烩、卤的烹调方式，其中，尤以汆烫的方法最健康。以上的烹调方式尽量不要再加油，可加酱油。烹调时少加入糖、少加入酒、少加入淀粉。

●多吃绿色蔬菜

用餐时，不妨少吃饭，多吃蔬菜，因为，蔬菜里的膳食纤维会有饱腹感，不易发胖。带汤汁的菜肴，应将汤汁稍加沥干后再吃。准妈妈在怀孕期间增重以10~15千克为宜。

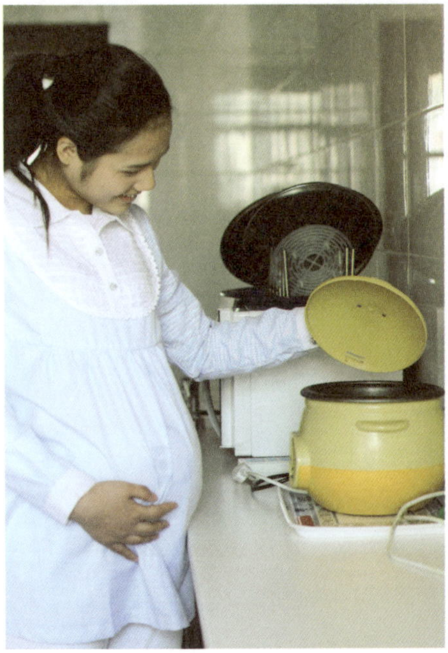

中国人讲究喝汤，准妈妈当然也离不开喝汤进补了。

准妈妈怎么喝汤最好

俗话讲，“汤汤水水保健康”。的确，看上去不起眼的汤里蕴藏着丰富的蛋白质、维生素、钙、磷、铁、锌等营养物质。准妈妈需要比较全面的营养，所以喝汤更能满足体内胎宝宝的健康生长发育。

很多人以为，喝汤是一件很简单的事，殊不知，准妈妈只有科学地喝汤，才能既满足营养的需要，又可避免脂肪堆积。

●喝汤的时间

俗话说“饭前喝汤，苗条又健康；饭后喝汤，越喝越胖”，这是有一定道理的。研究表明：在餐前喝一碗汤，可以让人少吸收100~190千卡的热能。相反，饭后喝汤容易导致营养过剩，造成肥胖，还会影响食物的消化吸收。

●中午喝汤不易长胖

午餐时喝汤吸收的热量最少，为了防止过胖，不妨选择中午喝汤。

●“渣”中营养比汤丰富得多

虽然汤的营养价值很高，但仍有大部分的营养“滞留”在了汤渣里。即使煲汤时间很长，肉类食物的主要营养成分如蛋白质、铁、骨中的钙很难溶解在水中，大部分营养物质都留在了“渣”中。而且吃渣的过程中可以增加膳食纤维的摄入，有利于促进胃肠蠕动，加速新陈代谢。

●汤中加蔬菜应随放随吃

搭配肉类一起熬汤的蔬菜比如白萝卜等，加热时间长，容易破坏掉其中的营养物质，故不宜太久，应随放随吃。

●准妈妈不宜喝长时间煲的汤

需要注意的是，熬汤时间并不是越久越好，一般来说1~1.5个小时就足够了。长时间炖出的浓汤，或以猪骨、鸡肉、连皮家禽、肥肉类熬成的汤，含有大量的饱和脂肪，且口感肥腻，这类汤对胃肠道有一定刺激，准妈妈不宜食用。

煲汤首选压力锅。因为用压力锅熬汤的时间不会太长，汤中的维生素等营养成分损失不大，汤中所含的微量元素也易被人吸收。

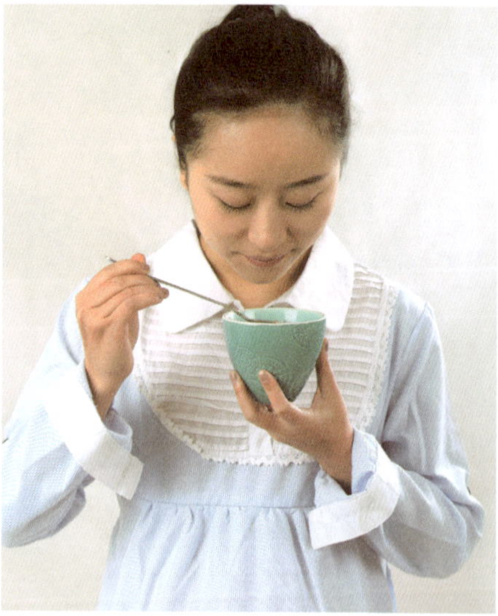

喝汤既能保证准妈妈和胎宝宝营养均衡，又能有效预防体重超标。

怎样补钙最科学

随着胎宝宝生长发育加快，准妈妈体内各器官功能状况和物质代谢有显著变化，对钙的需要量增加，若不注意补钙，便会造成孕期缺钙，导致血钙降低，并将出现小腿肌肉痉挛、抽搐的现象。因此，从孕期3个月后就要有意识地补充钙。

●服用钙制剂

即便多喝豆浆和牛奶，多吃蔬菜肉类等含钙量高的食物，也很少有人在每次餐前都会仔细地计算食物中的钙含量，更没时间顿顿准备补钙大餐，所以建议准妈妈还是在医生的指导下服用钙剂，特别是已出现腿抽筋的准妈妈，应该尽快服用钙制剂。

通常认为虾皮含钙丰富，物美价廉，是很好的补钙食品，但是要注意，因为虾皮中含钠很多，患有高血压、肾脏疾病的人，就不宜采用虾皮补钙。

准妈妈每天最好喝250毫升的牛奶、配方奶或酸奶，同时注意摄取含钙较多且易吸收的食物如小鱼、豆腐、海带等。

●怎样选择补钙制剂

现在市场上各种钙制剂的种类繁多，准妈妈到底应该如何选择呢？

1 选择含有维生素D的复方钙剂。维生素D有利于促进钙的吸收，对于不方便晒太阳的准妈妈来说是很好的选择，有了这样的钙剂就不需再额外服用维生素D和鱼肝油，而且也不容易造成摄入的维生素D过量。

2 不要被高吸收率蒙骗。现在有些厂家宣传时都会说自己的钙片吸收率很高，有的甚至声称可以达到95%。其实各种钙制剂的吸收率大致相同，如碳酸钙为39%，乳酸钙为32%，葡萄糖酸钙为27%等。

3 注意钙元素的实际含量。为了补钙，很多准妈妈都会选择服用钙制剂来补钙，怎样才能找到适合自己的钙制剂呢？方法其实很简单，就是选择那些钙元素含量高的钙片，我们通常所见到的钙制剂在钙元素的含量上有着很大的差异，准妈妈在购买时不要只注意钙化合物的含量问题，要注意实际钙元素的含量。例如，碳酸钙的钙元素含量最高达40%；而葡萄糖酸钙的钙元素含量最低，只有9%。

4 注意钙制剂的安全性。准妈妈在选择钙制剂时，要注意厂家、厂址、生产日期、保质期、批号、批准文号等细节，以免买到伪劣产品。

妊娠期糖尿病准妈妈的饮食原则

妊娠期糖尿病妈妈的营养需求与正常准妈妈大致相比，必须更注意热量的摄取、营养素的分配比例及餐次的分配。此外，应减少甜食及高油食物的摄取，并增加膳食纤维。

餐次分配要合理

母体空腹太久时，容易产生酮体，但一次进食大量食物会使血糖快速上升，所以建议少量多餐，每天早、中、晚餐能量按每天所需能量25%、40%、35%的比例分配。少食多餐、分散进食，将每天应摄取的食物分成5～6餐，以减轻单次餐后胰腺的负担。吃饭要坚持定时定量，可使血糖水平更加稳定。

多吃高纤维食物

这些食物的消化和吸收较慢，可使血糖在饭后不会升得太高。蔬菜中魔芋、芹菜、竹笋、香菇、木耳、各种菌类所含膳食纤维都很丰富，多吃此类食品，有利于控制血糖。

控制糖的摄取

少吃或者不吃含有单糖的食物和饮料，例如汽水、果汁、果味茶及大部分甜点，牛奶含的乳糖很高，一天最好不要超过2杯，或者采用少量多次的方式喝奶，或喝糖尿病配方奶。

减少食盐摄入

糖尿病患者每天食盐摄入量应控制在6克以内。

少选择精制食物

尽量选择纤维含量较高的粗粮，更有利于血糖的控制，如以糙米或五谷饭取代白米饭、选用全谷类面包或馒头等。妊娠糖尿病妈妈一般早晨时血糖值较高，因此早餐淀粉类食物的摄入量必须较少。

注重蛋白质摄取

如果在孕前已摄取足够营养，则妊娠初期不需增加蛋白质摄取量，妊娠中期、后期每天需增加蛋白质，如：蛋、牛奶、深红色肉类、鱼类及豆浆、豆腐等黄豆制品。每天喝1杯牛奶可补充钙，但千万不可以牛奶当水喝，以免血糖过高。

适量补充微量营养素

适量补充与糖尿病病情及治疗有关的微量营养素如维生素C、维生素E、β-胡萝卜素、维生素B_1、维生素B_2、维生素B_6、维生素B_{12}、锌、铬、钒、硒、镁等。

孕中期怎样吃零食

准妈妈由于特殊情况，营养需要量高于普通人，但是由于孕中期胎宝宝压迫消化系统，食后饱胀感重，以致影响食入量。而这时期的营养需要量又相当大，营养不足会直接危害胎宝宝和准妈妈。此时可以采用吃零食的办法，即常说的采用“少量多餐”的办法来解决。吃零食能起到临时充饥的作用

●吃零食能调节情绪

零食可以促使人的精神进入最佳状态。美国耶鲁大学的心理学家发现，吃零食能够缓解紧张情绪，消减内心苦闷。在手拿零食时，零食会通过手的接触和视觉，将一种美好松弛的感受传递到大脑中枢，产生一种难以替代的慰藉感，有利于减轻内心的焦虑和紧张。准妈妈在心情烦躁时吃些零食，可以转移注意力，使人的精神得到更充分的放松。

健康、营养的零食是准妈妈必不可少的“第四餐”。

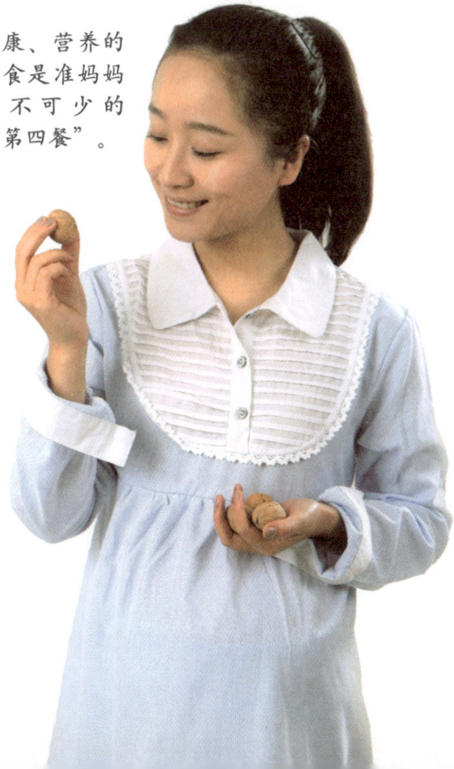

●选购零食先看成分表

准妈妈选购零食时，应仔细阅读包装袋上的说明。低糖、低脂肪、低卡路里、低胆固醇、不含化学添加剂（如人工色素、防腐剂、味精等）是健康零食所必备的条件。

●有些零食不宜吃

各种含糖高的饮料包括冷饮，冰棍等，主要成分是水和糖，多吃影响食欲，且冷的刺激可使肠管痉挛，进而引起腹痛。

油炸食品含热量高，不易消化，如炸鸡腿、炸糕等，也不宜吃。

各种膨化食品如主要是淀粉、糖类和膨化剂制成，蛋白质含量很少，多吃可致肥胖，准妈妈也尽量少吃。

果冻主要成分是增稠剂、甜味剂、人工合成香料等，营养成分很少，也不宜吃。

街头烧烤如烤羊肉串等，不卫生，质量不可靠，准妈妈也应尽量少吃。

孕4月营养饮食细节

怀孕期间，身体会把准妈妈体内的各种营养源源不断地送到胎宝宝的身体里，使母子更紧密地连在一起。孕4月，胎宝宝的器官组织开始迅速生长发育，每天需要大量营养素。

营养需求

热能	胎宝宝生长迅速需要增加热能。热能主要从主食中摄取，如米饭和面食，摄取不足就会出现肌肉酸痛、身体乏力等不适。
优质蛋白质和维生素	随着准妈妈食欲增加和胎宝宝迅速长大，应注意增加饮食中蛋白质和维生素的摄取量。优质蛋白是胎宝宝大脑发育的理想“原料”，也是其生长的物质基础。牛奶、鱼类、豆类都是优质蛋白质的最佳来源。

饮食原则

主食	不要整天大鱼大肉，忽略主食的摄取。应选择标准米和标准面粉，少吃精米精面。最好多吃面食，面食较大米含铁多，肠道吸收率也高。同时搭配一些小米、玉米面、燕麦等杂粮。
豆制品	每天喝一两杯牛奶或豆浆。常吃豆类及豆制品，各种瘦肉也是很好的优质蛋白来源，其中以猪肉为佳。
补铁	食物中的铁有两种形式——血红素铁和非血红素铁。人体能很好吸收的是血红素铁，它主要存在于动物组织，例如牛肉、瘦肉、肝、肾中等。植物性食物如谷类、豆类、水果、蔬菜、蛋类、奶及奶制品中的铁为非血红素铁，人体吸收率较低。 膳食中增加富含维生素C的食物，也可增加铁的吸收。存在于肉中的一些因子也可以促进铁的吸收。在膳食中添加少量的肉、鱼和禽类食物，可增加铁的吸收率。 鸡蛋、瘦肉、肝脏等，特别是鸡蛋中的铁可全部被利用，是准妈妈补铁的最好选择。主食中，面食含铁一般比大米多，吸收率也高于大米，因而可多吃些面食，如面条、面包等。
补锌	富含锌的食物有如下几种： 海产品类：如牡蛎、鱿鱼、赤贝、牡蛎等。 坚果类：如花生、核桃等。 水果类：以苹果的铁含量为最高。

孕5月营养饮食细节

这个月，胎宝宝开始形成骨骼、面部器官和四肢，大脑也开始形成和发育。因此，对钙的摄取就显得极为迫切了。除了保证蛋白质、维生素、碳水化合物、矿物质的基本供给，还要特别注意补充含钙食物。

● 营养需求

这个阶段胎宝宝的大脑开始形成相应的功能区域，味觉、听觉、视觉以及触觉系统都开始发育。脂质的摄取对于促进胎宝宝脑和神经的发育非常重要，适当摄取脂肪，可以补充胎宝宝大脑发育所需要的营养。

钙是构成牙齿和骨骼的重要材料，胎宝宝所需要的钙全都来自母体，因此，必须注意多食含钙丰富的食物，以及时补充钙质。

● 饮食原则

吃鱼头

鱼肉含有丰富的优质蛋白质，还含有两种不饱和脂肪酸，即二十二碳六烯酸（DHA）和二十碳五烯酸（EPA）。这两种不饱和脂肪酸对大脑的发育非常有好处。这两种物质在鱼油中含量要高于鱼肉，而鱼油又相对集中在鱼头内。所以，孕期适量吃鱼头有益于胎宝宝大脑发育。

食物补钙

妊娠期间每天需要摄取1200毫克的钙。为了配合胎宝宝骨骼发育需要，应当多吃含钙较多且易被人体吸收的食物，如小鱼、虾皮、牛奶、奶制品、芝麻酱、鸡蛋、豆腐、海带等，尤其乳制品里含有大量的钙。多晒太阳，可以促进钙的吸收。

如果严重缺钙

如果准妈妈缺钙严重，就需要服用钙片来补钙，但不宜盲目补钙，更非多多益善。补钙过量也会产生许多危害。

B族维生素

孕5月，准妈妈的基础代谢率加快，对B族维生素的需要量增加。由于B族维生素无法在体内存储，必须有充足的供给才能满足机体的需要。

B族维生素包括维生素B_1、维生素B_2、维生素B_6、维生素B_{12}、烟酸、泛酸、叶酸等。B族维生素是保障正常代谢，把糖、脂肪、蛋白质等转化成热量不可缺少的物质。如果体内缺少B族维生素，则细胞功能会马上降低，引起代谢障碍，这时人体会出现反应迟钝和食欲不振。对于准妈妈来说，缺乏叶酸可能导致胎宝宝脊柱裂和无脑畸形，后果尤其严重。

孕6月营养饮食细节

妊娠第6个月，准妈妈和胎宝宝都需要增加蛋白质和维生素的供给，特别是对B族维生素的需要量增加。

这个阶段还应加强铁的摄入量。铁是一种重要的矿物质，它影响着血红蛋白（红细胞的组成部分）的生理功能，而血红蛋白的功能是把氧运送到全身各处的组织细胞。

准妈妈摄入铁不仅仅是为了自身需要和防治缺铁性贫血，而且还要将部分铁贮藏在身体中，以备胎宝宝摄取。

由于缺铁引起的贫血在孕期非常普遍，究其原因主要因为食物中缺乏铁、慢性失血及孕期对铁需求的增加。怀孕时由于胎宝宝必须由母体摄取铁，准妈妈本身铁储藏量就很少，再加上血液的稀释，准妈妈如果不多摄食含铁丰富的食物，就很容易罹患缺铁性贫血。

●补铁美食

多吃一些富含铁的食物，如动物肝脏（羊肝、猪肝）、动物血、豆制品、糯米、芹菜、海带、紫菜、黑木耳、蛋等。

补血羹：把红枣和花生一起煮烂，连汤一起喝。

紫米粥：将紫米、带红衣的花生、红小豆、红枣一起煮烂，连汤一起喝。

如果不想服用补铁剂，那么要保证多吃含铁丰富的食物，如精瘦肉、家禽肉、强化早餐麦片等。如果懒得天天待在厨房里忙活，那就不妨尝试多做炖菜，虽然比较费时间，但不用老待在灶台边。而且可以一次多炖一些，放冰箱里保存起来。因为铁与空气接触也不易受到影响，所以保存一两天完全没有问题。

吃含铁食物的同时不要喝牛奶，否则会影响铁的吸收。多吃富含铁的食物可能对很多妈妈来说都没有问题，可是铁是否被人体吸取却是个问题。因为很多东西都可能影响准妈妈对铁的吸收。如牛奶中的钙会使铁凝固，所以吃含铁食物的同时，暂时不要喝牛奶。

避免吃含铁食物的同时喝茶或咖啡。因为茶和咖啡中含有丹宁酸，会抑制身体对食物中铁的吸收。

别吃太多全麦食品。如糙米饭或全麦面包等，如果吃得太多，也会影响准妈妈对铁的吸收能力。

多摄取豆类食物。因为它不仅含有一定量的铁，还能为机体提供热量和纤维。

多吃富含维生素C的食物，如橙子和番茄等，也有助于铁的吸收。

孕7月营养饮食细节

孕7月，准妈妈的食欲大增，体重开始增加，应注意在均衡饮食的基础上，减少高脂肪、高热量食品的摄取，适量增加富含维生素食物的摄取。

维生素大部分在体内无法合成，必须通过食物补充，但在烹饪过程中特别容易损失，所以要注意烹调方式。

准妈妈的体重稳步增加，对下肢的压力越来越大，发生水肿的可能性也增加了，除了平时注意不要久站以外，在饮食上注意多吃优质蛋白质，少吃盐，来预防和缓解水肿。

随着身体的不便，运动量越来越少，但是饮食摄入却不减反增，准妈妈要小心糖尿病的袭击，尤其是高龄准妈妈和有糖尿家族史的准妈妈更要注意少吃甜食、控制热量。

除了婴儿奶粉，现在还有孕妇专用奶粉，孕妇奶粉在整个孕期都可以喝，孕晚期食量变小的时候更适宜，它专门针对准妈妈的生理特点而设计，而且比较好吸收。

如果孕7月刚好是流感季节，又不敢吃药来预防流感，可以多摄入优质蛋白质和维生素C，通过增加身体的抵抗力来抵御流感。

此阶段是胎宝宝大脑发育的高峰期，多吃一些海产品尤其是海鱼对胎宝宝大脑的发育有好处。

从现在开始可以少量吃一点有通乳作用的食品，比如鲫鱼等，为将来的哺乳做好准备。

●补点“脑黄金”

“脑黄金”即DHA、EPA和脑磷脂、卵磷脂等物质的总称。“脑黄金”能预防早产，防止胎宝宝发育迟缓，增加婴儿出生时的体重，还能保证婴儿大脑和视网膜的正常发育。

为补充足量的“脑黄金”，准妈妈可以交替吃些富含DHA的物质，DHA主要存在于海鱼和海产品之中，因此，准妈妈应多吃一些海鱼，如带鱼等。鱼油等制品也可选择，但要注意选用含DHA高而EPA低的鱼油产品。由于中国海域的鱼油中DHA含量比大西洋及其他海域的高，所以国产的DHA营养品中DHA的比例高，而EPA低。因此对准妈妈来说，选择国产产品比进口产品更合适。

藻类制品中DHA含量也很高，EPA含量低，而且直接从海洋生物中提取，不含色素，安全性高，抗氧化能力强，最有利于母婴吸收。

富含天然亚油酸、亚麻酸的核桃、松子、葵花子、榛子、花生等坚果类食品，所含DHA也很丰富，准妈妈如果能将其作为零食经常吃，对胎宝宝的发育也是很有好处的。

孕中期特效营养保健康

促进胎宝宝大脑发育的食物

到了孕中期，胎宝宝长到一定大小，大脑发育迅速，此时准妈妈可以开始有计划地进行胎教了。这时候适当补充一些益智类食物可以为胎宝宝高速发育的大脑补充营养，从而让胎宝宝出生时更聪明。

金针菇

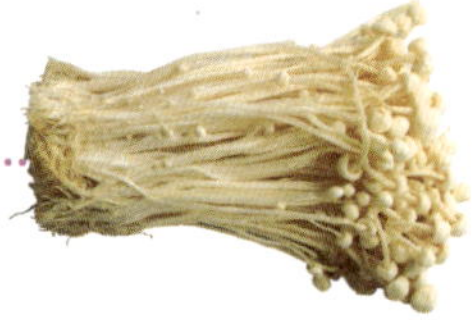

金针菇中赖氨酸、锌的含量特别高，有促进智力发育和健脑的作用，它在降低胆固醇、抑制血脂升高等方面也有良好作用。

金针菇鸡汤

原料：金针菇1包，鸡肉100克，姜片、胡萝卜片、葱段、水淀粉、米酒各适量。

做法：❶ 将金针菇去头切备用；鸡肉洗净切片，加入水淀粉、米酒腌10分钟。

❷ 取锅装水加热，水滚后放入姜片、胡萝卜片与腌好的鸡肉片，以小火煮滚，再放入金针菇与所有调味料略拌，最后放入葱段即可。

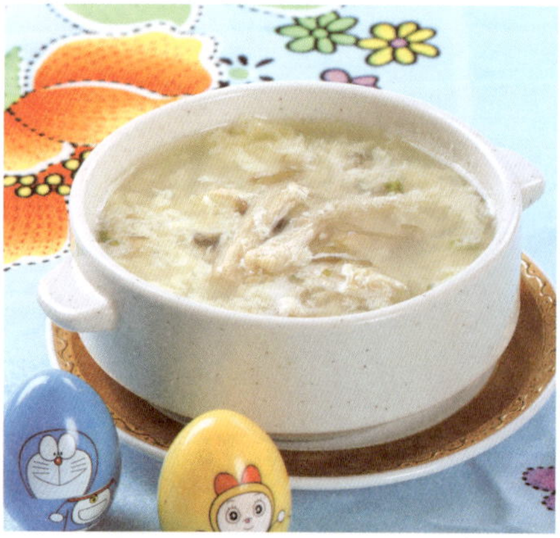

扒金针菇

原料：金针菇200克，豌豆苗300克，盐、味精、鸡汤、色拉油各适量。

做法：❶ 金针菇焯水后，加盐、味精、鸡汤调好味，扣入小碗中，上笼蒸熟。

❷ 锅中倒油烧热，将豌豆苗调味炒熟后装盘，将装有金针菇的小碗扣到豌豆苗上即可。

金针菇干丝

原料：金针菇170克，白香干 300克，香菜、盐、糖、香油各适量。

做法：❶ 金针菇剪根，扯松，在开水里烫一下捞出，汤留用；白香干切细丝，焯水备用。

❷ 金针菇和香干丝混合，加 3 大匙烫金针菇的汤，再加盐和糖拌匀；吃时撒香菜碎，淋少许香油即可。

黄鱼

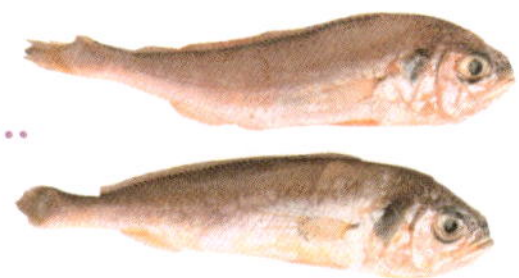

黄鱼含有人体必需的脂肪酸和DHA，多吃黄鱼能促进胎宝宝大脑发育。

炸黄鱼

原料： 黄鱼500克，小麦面粉150克，发酵粉4克，猪油75克，姜3克，盐3克，料酒2克，白糖3克。

做法： ❶ 黄鱼去鳞、鳃、脊鳍、内脏，洗净后切去头和尾，顺脊背切成两片，剔去骨和皮，切成3厘米长、1厘米宽的鱼肉条，加切好的姜片和盐、料酒、白糖拌匀，腌1小时左右。

❷ 面粉分几次加入温水（约200克），调成糊后再加发酵粉调和，待发酵起泡后，拌入腌好的鱼条。

❸ 炒勺加猪油，坐旺火烧至五成热，逐块下挂好糊的鱼条约炸1分钟，移微火上炸至外焦里嫩、呈白黄色时捞出即成。

黄鱼羹

原料： 黄鱼肉200克，嫩笋50克，鸡蛋1个，葱末、姜末、葱段各1小勺，香油、料酒、清汤、水淀粉各适量，盐少许。

做法： ❶ 将黄鱼肉切成小片；嫩笋洗净切丁；鸡蛋打散。

❷ 锅中热油，爆香葱段和姜末，放入黄鱼片、料酒、清汤、嫩笋和盐，烧沸后撇去浮沫，并用水淀粉勾芡，然后淋入蛋液，最后加入葱末和香油即可。

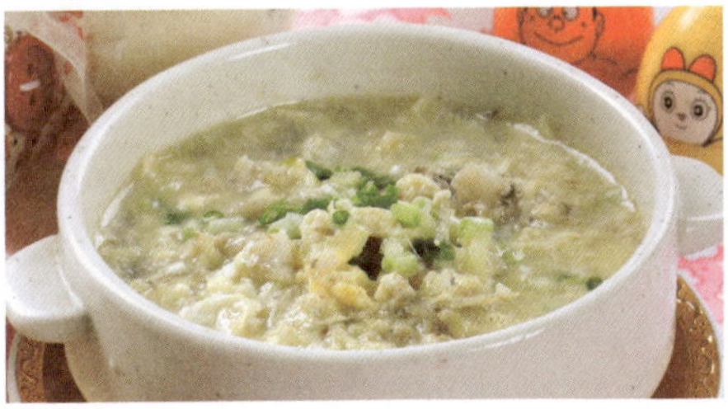

干蒸黄鱼

原料： 黄鱼1000克，肉丝100克，泡辣椒丝25克，葱姜丝，香菇丝，冬笋丝，榨菜丝各25克，盐、酱油、胡椒粉、料酒各适量。

做法： ❶ 黄鱼洗净，两侧剞一字花刀，用料酒、盐、葱姜丝、胡椒粉腌半小时。

❷ 另起锅下油，煸炒肉丝，下泡辣椒丝、葱姜丝煸炒，再放入香菇丝、冬笋丝、榨菜丝，加酱油、胡椒粉、料酒炒匀，出锅后浇在鱼上。

❸ 上笼蒸熟，取出后在表面撒葱丝，浇些热油即成。

雪菜黄鱼

原料： 黄鱼650克，雪菜100克，熟笋片50克，葱结3个，姜片3片，料酒1汤匙，猪油、盐各适量。

做法： ❶ 将黄鱼剖净，剁去胸鳍、背鳍，鱼身两面划柳叶花刀。将雪菜切成细粒。

❷ 烧热锅，下熟猪油，至七成熟时，投入姜片、葱结。

❸ 黄鱼用滚水略烫后，推入锅中两面略煎，下料酒、适量沸水，加盖焖烧约5分钟，见鱼眼珠呈白色，鱼肩略脱，卤汁呈乳白色时，拣去葱、姜，放进笋片、雪菜，加盐调味即可。

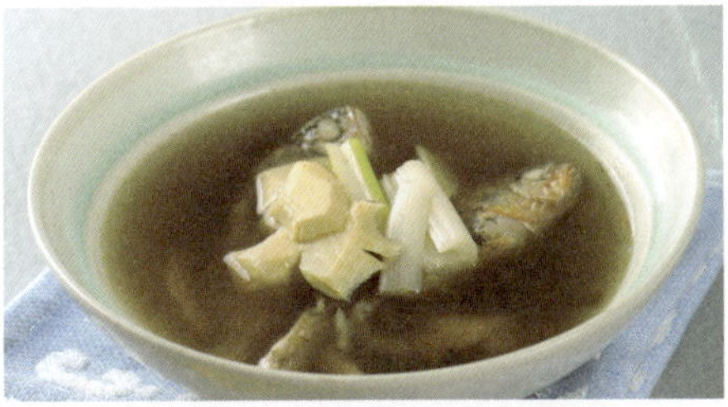

豆腐

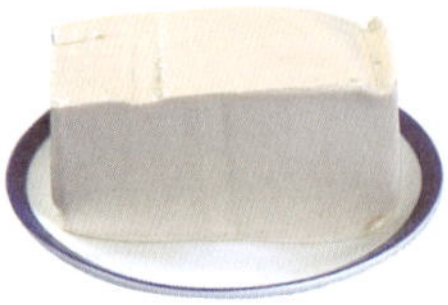

豆腐富含大豆蛋白和卵磷脂，能保护血管、降低血脂，同时还有益于胎宝宝神经、血管、大脑的发育。

鱼头豆腐汤

原料：嫩豆腐1盒，鲜鲢鱼头1个，水发冬笋50克，米酒1茶匙，醋5克，姜2片，葱2段，白糖5克，香菜少许，高汤或水300毫升，油5克。

做法：❶ 鱼头洗净，从中间劈开，再剁成几大块，用厨房纸巾蘸去水分。

❷ 将豆腐切成厚片，笋、姜洗净切片。

❸ 大火烧热炒锅，下油烧热，将鱼头块入锅煎3分钟，表面略微焦黄后加入高汤（或清水），大火烧开。

❹ 水开后放醋、米酒，煮沸后放入豆腐、葱段、姜片和笋片，盖锅焖炖20分钟。

❺ 当汤烧至奶白色后调入盐和白糖，撒上香菜段即可。

葱姜豆腐汤

原料：豆腐（北）300克，盐3克，大葱10克，花生油10克，姜3克，食用油适量。

做法：❶ 豆腐洗净，切成片放入油锅内煎至微黄，大葱洗净用热水泡软，逐棵绕成葱结。

❷ 油烧热爆炒姜片，随后放清水，豆腐煮一会儿，再放葱结，盐，待汤开后即可。

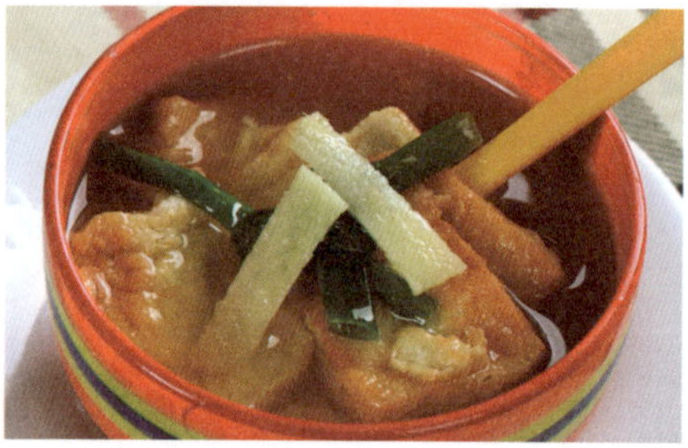

豆腐蛋饺

原料：鸡蛋400克，豆腐（北）200克，青豆50克，淀粉10克，小麦面粉10克，椒盐20克，番茄酱30克，植物油50克。

做法：❶ 将豆腐纵向切成两大厚片，放入热油锅中，炸成金黄色时捞出沥油，用温水浸透之后取出，挤出水分，再把豆腐对切成三角块，把每块划开切口，使豆腐呈三角袋状，撒上干淀粉。

❷ 把鸡蛋打入每个三角袋中，放入少许青豆，用面粉封口。

❸ 炒锅置火上加油，待油热时，将三角豆腐袋下入锅中，炸至金黄色捞出。

❹ 把炸好的豆腐切成装盘蘸番茄酱或花椒盐食用。

鲢鱼炖豆腐

原料：鲢鱼750克，豆腐（北）500克，香菇（鲜）30克，青菜心30克，金华火腿20克，胡椒粉3克，盐4克，料酒3克。

做法：❶ 将鲢鱼宰杀，去鳞、去内脏洗净，鱼身两侧划十字刀备用；豆腐切厚片，香菇、火腿切片。

❷ 炒锅注油烧热，下入鱼煎至上色，加香菇、火腿、青菜心、豆腐及适量汤汁，用旺火烧开，改用火炖至熟烂，加入料酒、胡椒粉、盐调味即成。

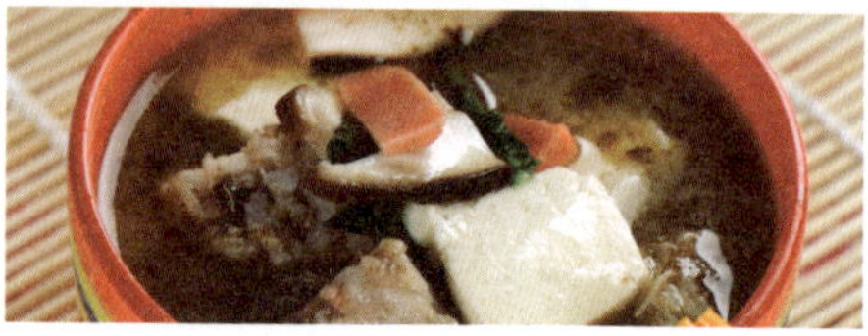

海带

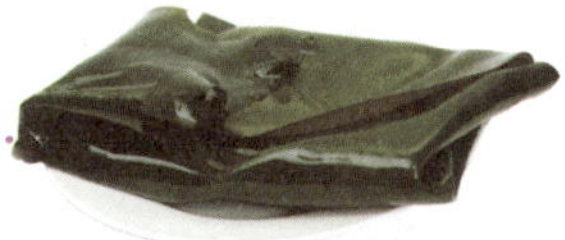

胎宝宝如不能获得必需的甲状腺素，会导致脑发育不良、智商低下。海带不仅是准妈妈最理想的补碘食物，还是促进宝宝大脑发育的好食物。

海带豆腐菠菜汤

原料：豆腐100克，水发海带20克，菠菜50克，盐、香油、葱花、胡椒粉各适量。

做法：❶ 将豆腐切丁，菠菜切段，海带切丝。

❷ 锅内放入开水，加豆腐丁、海带丝、葱花，水沸后放菠菜，煮片刻，加入盐、胡椒粉、香油即可。

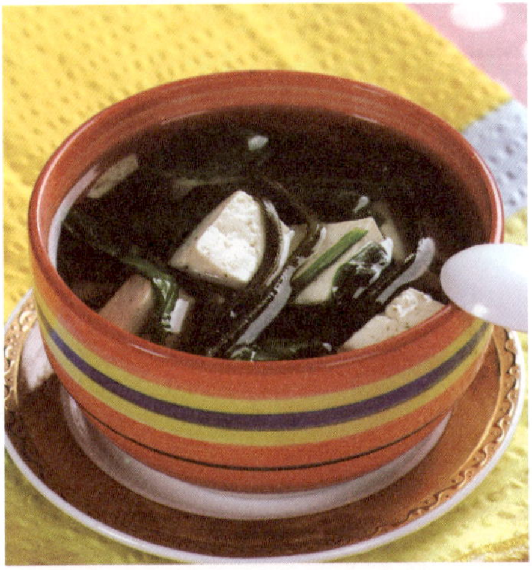

鲜蔬海带汤

原料：油菜300克，平菇300克，水发海带结100克，盐适量。

做法：❶ 油菜和平菇洗净，海带用冷开水泡好，平菇焯水。

❷ 起锅烧水，水开后放入海带结、平菇，加适量盐；海带和平菇呈九成熟时，放入油菜，转小火再煮一会儿，使油菜入味即可。

带鱼海带汤

原料：带鱼300克，海带100克，青椒60克，红椒45克，葱花15克，酱油10克。

做法：❶ 带鱼去除内脏和鳍，洗净，切成5厘米长的段。

❷ 海带浸在温水里泡软，再用清水洗净，切成5厘米长的段。

❸ 青椒、红椒洗净，切丝。

❹ 锅中加水烧开，放入带鱼和海带中火加盖煮熟。

❺ 放入青椒丝、红椒丝和葱花，最后加酱油调味即可。

海带莴笋鸡丝

原料：新鲜海带丝200克，莴笋50克，鸡胸肉200克，青椒、红椒各少许，盐、白糖、香油各适量。

做法：❶ 鸡肉洗净、切丝，莴笋去皮、洗净、切丝，青椒、红椒洗净、切丝。

❷ 锅里放水煮沸，将鸡肉丝焯熟，再放入莴笋丝、海带丝、青红椒丝略烫。

❸ 将鸡肉丝、莴笋丝、海带丝、青红椒丝放入一个大盘里，撒上盐、白糖、香油拌匀即成。

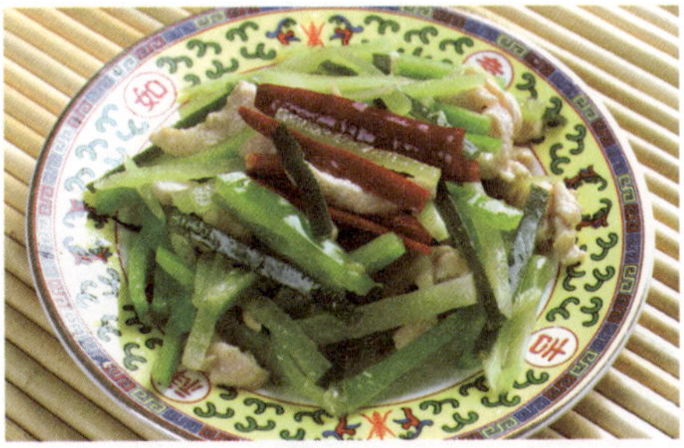

孕中期补蛋白食物

蛋白质是生命之本，保证充足的蛋白质摄取是整个孕期都要坚持的饮食原则，尤其是孕中期进补的时候。

兔肉

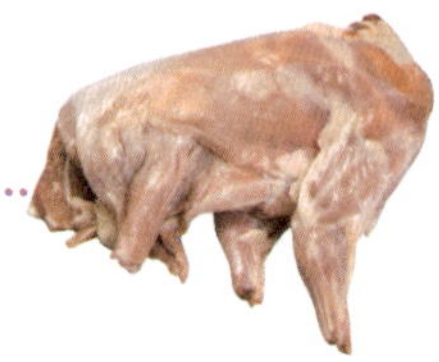

兔肉高蛋白质、高铁、高钙、高磷脂和低脂肪、低胆固醇。有补中益气，凉血活血的功效。

枸杞炖兔肉

原料：兔肉250克，枸杞子15克，姜丝、葱丝、料酒、盐各适量。

做法：❶ 将兔肉洗净切成大块；枸杞子洗净，备用。

❷ 将锅放适量清水烧开，放入兔肉、枸杞子、葱丝、姜丝，大火烧开后转小火煮90分钟，加料酒、盐继续煮15分钟即可。

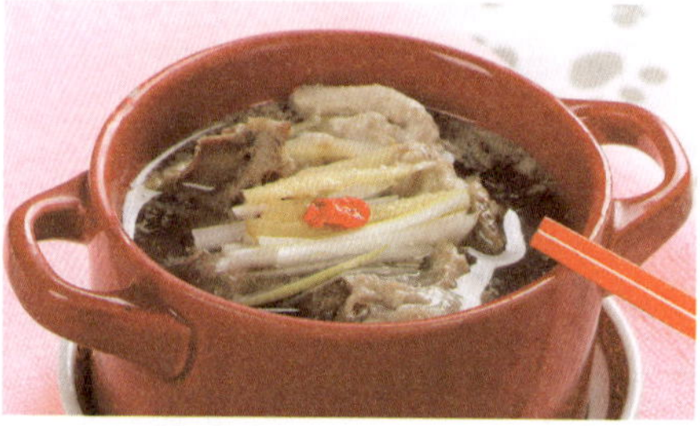

红枣兔肉

原料：兔肉300克，红枣30克，食用油、盐、料酒、醋各适量。

做法：❶ 红枣洗净、去核、沥干水分备用。

❷ 将兔肉洗净，切块，均匀地抹上油、盐、料酒和醋，与红枣一起放瓦锅内，隔水蒸1小时，至兔肉熟烂即可。

拌兔丁

原料：兔肉500克，葱白100克，辣椒、料酒、味精、白糖、盐、胡椒粉、姜、香油各适量。

做法：❶ 兔肉洗净，放入沸水中焯去血水，捞出洗净。

❷ 兔肉再次放入清水锅中，加料酒、葱、姜煮至兔肉熟透捞出；葱白、辣椒切丝。

❸ 兔肉撕成丝放入盘中，用盐、味精、白糖、胡椒粉拌匀，放入葱白、辣椒丝；锅上火倒油，兔肉上锅爆香，淋香油即可。

兔肉粥

原料：兔肉、粳米、荸荠各100克，香菇50克，盐、胡椒粉、猪油、葱姜末各适量。

做法：❶ 兔肉、荸荠（去皮）分别洗净切成小丁；香菇用水泡发。

❷ 粳米洗净下锅，加水适量用大火烧开，再加入兔肉、荸荠、香菇、盐、猪油、葱姜末，煮成粥，食用时调入胡椒粉即可。

鱼肉

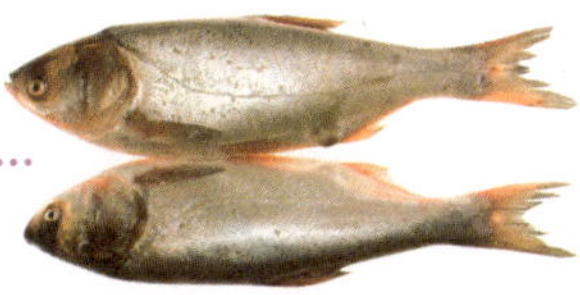

鱼类是优质蛋白质的来源，而且鱼类还含有丰富的不饱和脂肪酸和卵磷脂等成分，适合整个孕期食用。

鲈鱼豆腐汤

原料： 去骨鲈鱼肉片100克，豆腐50克，老姜4片，葱、盐各适量。

做法： ❶ 将葱适量洗净切成细末，豆腐切成小块。

❷ 豆腐、老姜加入清水中，用中火煮开，再改用小火煮15分钟。

❸ 加入鲈鱼肉片，入葱、盐调味，鱼肉煮熟后即可食用。

清炖鲤鱼

原料： 鲤鱼120克，葱、姜、盐、胡椒粉各适量。

做法： ❶ 鲤鱼收拾干净，用胡椒粉、盐腌制20分钟。

❷ 姜洗净切片；葱一部分切丝，一部分切段。

❸ 鱼身开花刀，把姜片塞进刀口中。把葱段塞入鱼腹中，装盘。

❹ 锅烧开，将鲤鱼连盘子一起放于笼屉上大火蒸10分钟，关火，不开盖虚蒸5分钟，撒上葱丝再虚蒸5分钟。

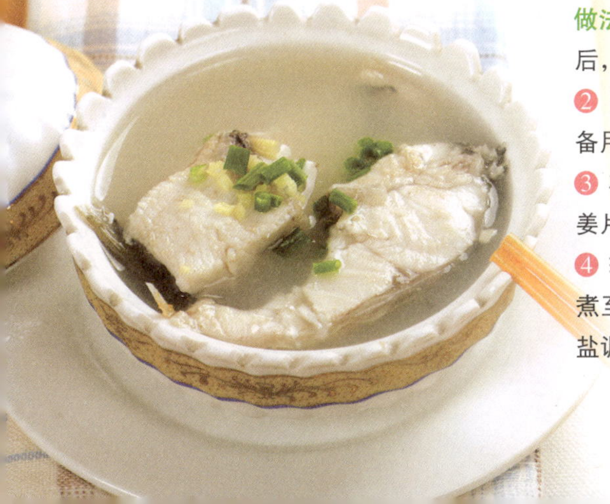

花椒鱼片

原料： 草鱼1条（约1000克），金针菇200克，花椒30克，姜片、葱段、盐、料酒、胡椒粉、蛋清各适量。

做法： ❶ 草鱼收拾干净，片成鱼片；葱切节，姜切片；金针菇洗净入沸水略煮，捞出盛入钵内打底。

❷ 鱼片加料酒少许，裹上蛋清。锅置旺火上下油烧至六成热，下姜片、葱段爆香，加适量清水、料酒、盐、胡椒粉烧沸，下鱼片煮至九成熟，将鱼片放在金针菇上。

❸ 另锅下油烧至七成热，下花椒炸香，淋在鱼片上即成。

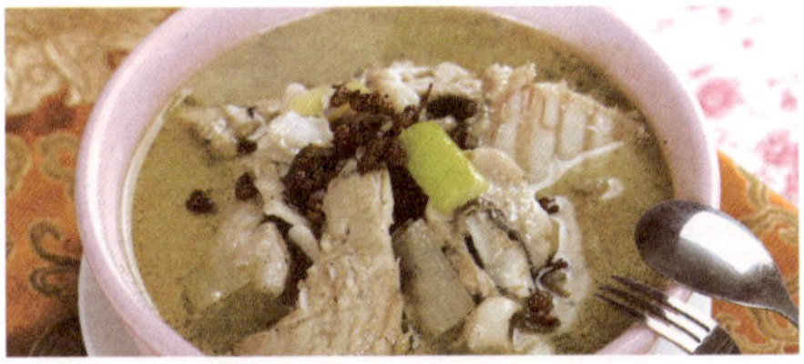

鲢鱼丝瓜汤

原料： 鲢鱼1条（约500克），丝瓜200克，葱、姜、白糖、盐、料酒各适量。

做法： ❶ 鲢鱼去鳞，去鳃，去内脏，洗净后，切成3厘米长的段。

❷ 丝瓜去皮，洗净，切成4厘米长的条，备用；葱洗净切段，姜洗净切片，备用。

❸ 将鲢鱼段放入锅中，再加料酒、白糖、姜片、葱段后，注入清水，开大火煮沸。

❹ 转小火慢炖10分钟后，加入丝瓜条。再煮至鲢鱼、丝瓜熟透后，拣去葱、姜，加盐调味即成。

补铁预防孕中期贫血

怀孕4个月准妈妈容易出现妊娠贫血的现象，准妈妈妊娠贫血一般是缺铁性贫血，缺铁性贫血对准妈妈妊娠、分娩、胎宝宝的生长有很大的影响和危害。预防准妈妈缺铁性贫血，应注意从饮食中补充铁。含铁丰富的食物有动物血、肝脏、鸡肫、牛肾、大豆、黑木耳、芝麻酱、牛肉、羊肉、蛤蜊和牡蛎等。

动物类食物如红肉、鸡鸭和鱼含有一种血红素铁，它比植物类食物如蔬菜、水果、坚果、面食、谷物以及强化型早餐麦片中所含的非血红素铁更容易被机体吸收。动物性食物中的铁比植物性食物中的铁吸收率要高。

鸡肉

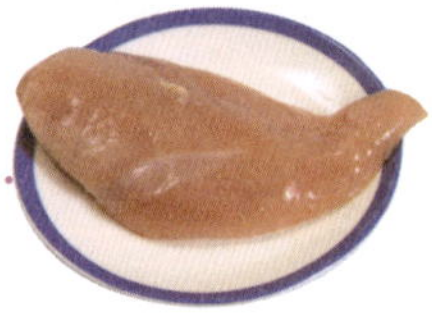

鸡肉有温补的效果，是准妈妈体虚进补的首选。

鸡丝菠菜粥

原料：大米、燕麦各50克，鸡胸肉1块，菠菜100克，盐、胡椒粉、香油各适量。

做法：❶ 鸡胸肉切丝，煮熟；菠菜用沸水烫熟。

❷ 将大米和燕麦加水，煮至软糯，加熟鸡胸丝和烫好的菠菜，撒入盐、胡椒粉、香油，再次煮沸后关火即可。

茶树菇山鸡汤

原料：茶树菇50克，山鸡1只，高汤、味精、鸡精、胡椒粉各适量。

做法：❶ 茶树菇泡发，用高汤煲入味。

❷ 山鸡焯水，切块待用。

❸ 锅中放入原料，加味精、鸡精、胡椒粉调味，上炉炖1.5小时左右即可。

鸡脯扒小白菜

原料：小白菜1000克，熟鸡脯半个，花生油50克，盐、料酒、牛奶、水淀粉、葱花、鸡汤各适量。

做法：❶ 将小白菜去根，洗净，每棵劈成4瓣，切成10厘米长的段（注意让菜心相连，不能散乱），用开水焯透，捞出用凉水过凉，理齐放入盘内，沥去水分。

❷ 炒锅上火，放入花生油烧热，下葱花炝锅，烹料酒，加入鸡汤和盐，放入鸡脯和小白菜，用旺火烧开，加入牛奶，用水淀粉勾芡，盛入盘内即成。

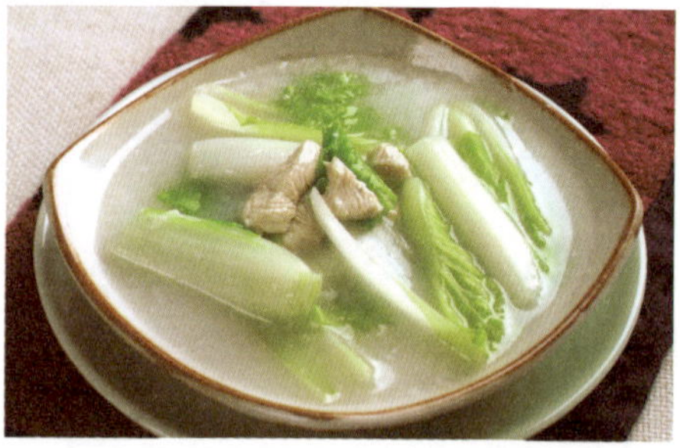

黑木耳

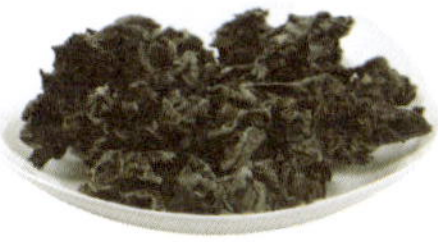

黑木耳含有较丰富的铁，准妈妈常食用，不仅能防治缺铁性贫血，还有滋补强身的功效。

洋葱拌木耳

主料：水发木耳200克，洋葱200克，酱油、白醋、盐各适量。

做法：❶ 将洋葱去皮洗净切丝，水发木耳去蒂洗净。

❷ 将洋葱和木耳放在热水里焯熟捞出沥水，加入酱油、白醋、盐调拌均匀即可。

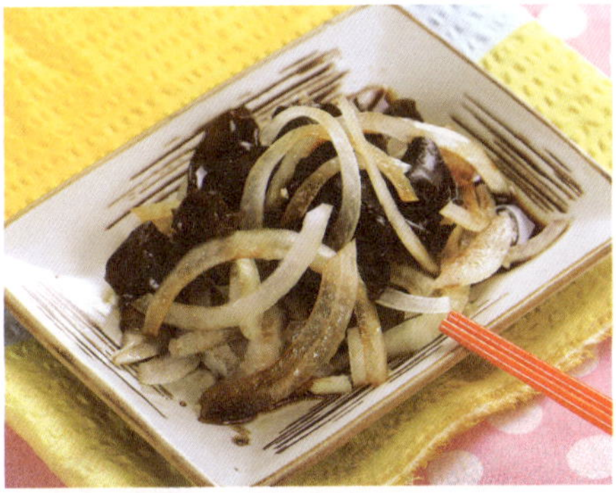

木耳烩鱼片

原料：草鱼250克，水发木耳，150克，淀粉13克，大葱5克，姜5克，料酒20克，盐5克，猪油（炼制）50克，胡椒粉1克。

做法：❶ 鱼肉切成2.5厘米宽、3厘米长的薄片，用湿淀粉15克（淀粉8克加水）上浆；木耳切成片，葱、姜切末，用料酒盐腌渍片刻。

❷ 炒锅置火上，添熟猪油，烧至六成热时，将鱼片放入稍炸片刻，捞出控净油。

❸ 原锅留底油，添鲜汤150毫升，放入木耳烧开，用湿淀粉10克（淀粉5克加水）勾芡，再将鱼片倒入锅内推匀，迅速装入深盘，撒上胡椒粉、盐即成。

白菜炒木耳

原料：大白菜250克，水发木耳100克，酱油8克，盐3克，花椒粉1克，葱花5克，水淀粉5克，大豆油25克。

做法：❶ 把发好的木耳择洗干净。

❷ 选白菜的中段或菜心去菜叶，切成小片。

❸ 炒锅内放油烧热，下花椒粉、葱花，随即下入白菜片煸炒。

❹ 炒至白菜片油润明亮时放入木耳，加酱油、盐，炒拌均匀。

❺ 炒至白菜片、木耳入味，用水淀粉勾芡，即可出锅装盘食用。

黑木耳炒猪肝

原料：木耳（干）20克，猪肝200克，淀粉（豌豆）、姜丝、米酒、盐、葱末、鸡精、香油各适量。

做法：❶ 黑木耳泡发撕成小朵状；猪肝洗净切成薄片，用淀粉抓匀。

❷ 锅内放油烧至八成热，下猪肝滑炒，加入米酒、姜丝、盐、葱末，炒熟起锅。锅里留油大火炒黑木耳至亮滑透香时，把猪肝倒回炒锅，加入鸡精和香油，拌匀即可。

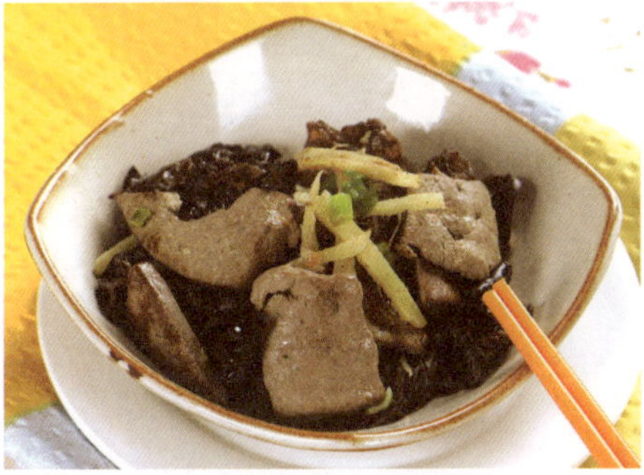

鸭肉

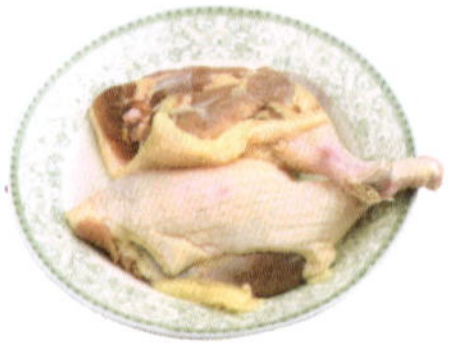

鸭肉不仅含有丰富的铁，而且性凉，吃了不易上火，是准妈妈的理想食物。

胡椒炖老鸭汤

原料：鸭1500克，猪肘640克，火腿40克，胡椒12克，姜片5克，食用油、盐各适量。

做法：❶ 鸭刮净，去尾及肥脂，沥干水。

❷ 胡椒、火腿洗净，放鸭腹腔内，用线缝合。

❸ 起油锅，用姜片爆至鸭表面微黄。

❹ 猪肘洗净。

❺ 全部材料放入炖盅内，加水烧开，隔水炖4小时30分钟。

❻ 加盐调味即可。

鸭肉杂烩粥

原料：鸭肉200克，米饭200克，大葱20克，植物油5克，酱油30克，白酒10克，盐3克。

做法：❶ 鸭肉洗净，斜刀切薄片；大葱洗净切斜段。

❷ 平底锅中倒入油加热，把鸭肉的两面略煎。

❸ 把准备好的调味料一同倒入锅中，开锅时放入鸭肉和葱段，继续煮6分钟。

❹ 最后放入米饭用中火煮5分钟即可。

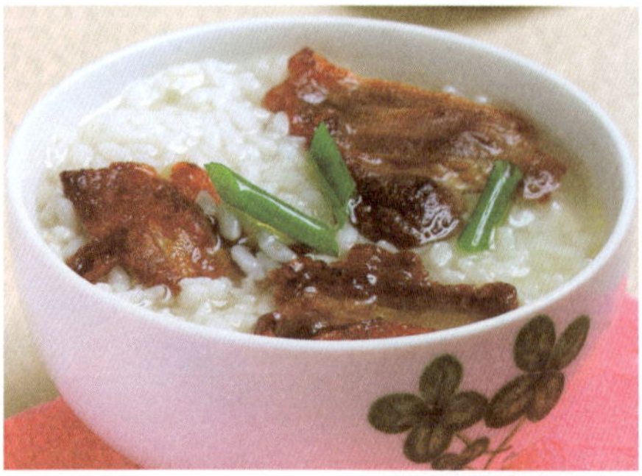

青萝卜煲鸭汤

原料：青萝卜500克，鸭700克，陈皮2克，姜3克，盐2克。

做法：❶ 青萝卜去皮，洗净，切厚片；陈皮用清水浸软，刮去瓤，洗净。

❷ 鸭宰后，取出内脏，洗净后沥干水。

❸ 取清水1杯或适量放入煲内煲滚，放入青萝卜、陈皮、姜、鸭，煲滚，慢火煲3小时，下盐调味。

莲藕木耳老鸭煲

原料：鲜莲藕500克，黑木耳60克，老鸭1只，盐、鸡精、生姜、料酒各适量。

做法：❶ 莲藕洗净切块，黑木耳温水泡发洗净。

❷ 老鸭洗净加生姜、料酒熬汤至八成熟后，放入莲藕、黑木耳煮熟，再放入适量盐、鸡精调味即可。

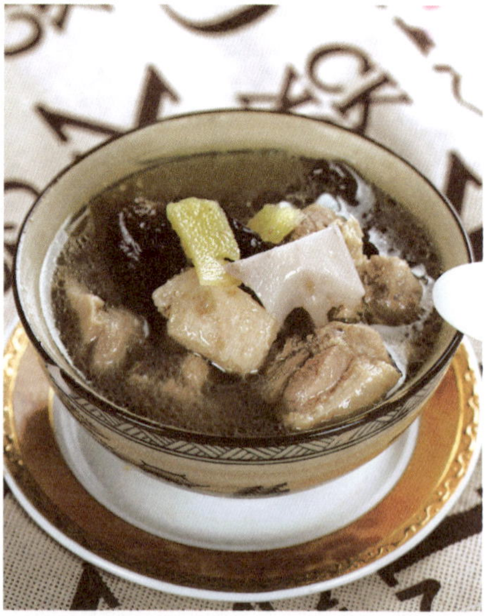

动物血

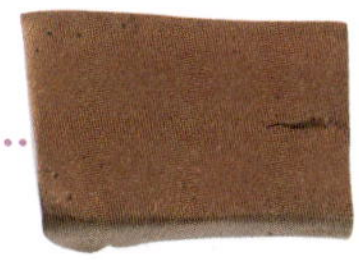

动物血中含有丰富的血红素铁，易被人体消化吸收，动物血和内酯豆腐做汤，经常食用，具有良好的防治缺铁性贫血作用。

韭菜烩鸭血

原料：鸭血200克，韭菜200克，盐、鸡精、香油、胡椒粉各适量。

做法：1 鸭血洗净，切片，焯水待用；韭菜洗净，切段待用。

2 取一砂锅，放入韭菜段、鸭血片，加盐、鸡精、香油、胡椒粉调味，煲5分钟即可。

酸菜猪血汤

原料：酸白菜200克，猪血200克，姜丝5克，大葱10克，盐2克。

做法：1 酸菜一片片剥开，洗净切丝。

2 猪血洗净，切成约3厘米厚的长片。

3 锅中加适量清水，放入酸菜丝、姜丝煮沸。

4 加入猪血，待汤再次沸腾，加葱丝和盐搅匀即可。

豆芽猪血汤

原料：黄豆芽250克，猪血250克，大蒜5克，色拉油20克，料酒20克，大葱10克，姜5克，盐3克。

做法：1 黄豆芽去根洗净；猪血切成小方块，用清水漂净；蒜剁成蓉。

2 器皿内放入色拉油、蒜蓉、葱末、姜末、料酒、黄豆酒、猪血，高火1分钟，用盐调味即可。

清炒猪血

原料：猪血500克，姜5片，料酒、盐、青蒜段各适量。

做法：1 将猪血洗净，切成大块，放入沸锅水中焯一下，捞出沥干水分，切小块；姜洗净，切丝。

2 锅内放油，烧至七成热，下猪血、青蒜段，放料酒、姜片、盐翻炒至熟即可。

猪血豆腐汤

原料：猪血200克，豆腐（北）150克，姜3克，大蒜3克，盐2克，味精1克，料酒3克，植物油15克，大葱3克。

做法：1 猪血和豆腐都切成小块；姜、葱、蒜切成细末。

2 锅内放油烧热，爆香葱姜蒜，下猪血，烹料酒，加水，烧沸后，再放豆腐块，最后加盐和味精调味即可。

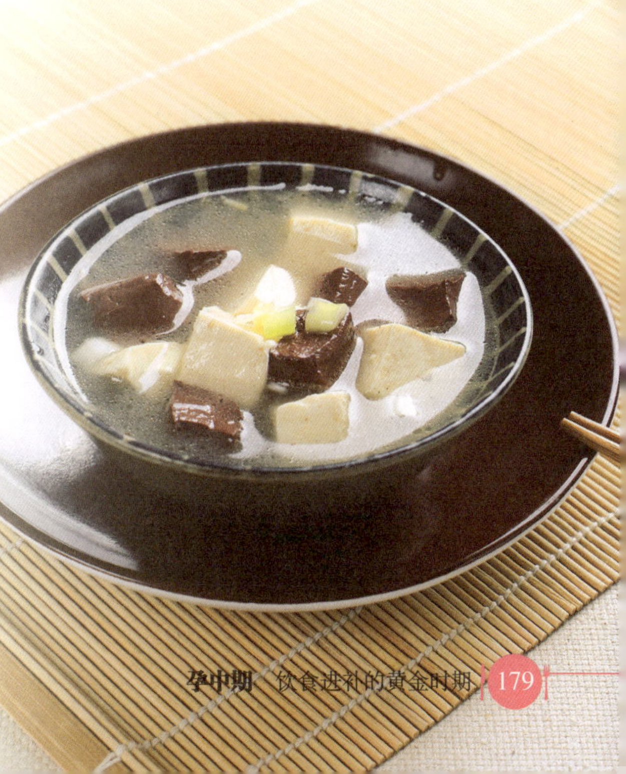

开胃又营养的一些小零食

到了怀孕中期以后，由于正值胎宝宝快速成长阶段，准妈妈每天需要增加对热量和蛋白质的摄取。适当吃一些零食不仅能缓解准妈妈的情绪，还能帮助准妈妈摄取必要的蛋白质和热量。准妈妈选择零食时最好选择营养丰富、低糖、低热量、高膳食纤维的食物。

红枣

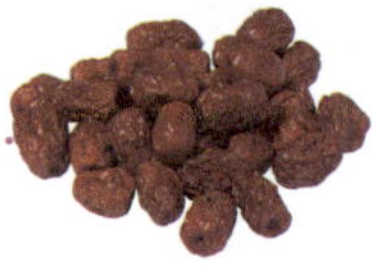

红枣被称为“天然维生素丸”，富含能使人延年益寿的维生素P，维生素C的含量也很高，还富含蛋白质、脂肪、钙、磷、铁、胡萝卜素及B族维生素等多种营养成分，具有补血安神、补中益气、养胃健脾等功效；还能防治妊娠期高血压综合征，非常适合准妈妈食用。

挂霜红枣

原料：红枣（干）250克，芝麻25克，白糖200克，糖桂花15克。

做法：❶ 先将红枣用开水稍烫，去核备用；芝麻炒熟。

❷ 锅内加入少许清水，放入白糖、糖桂花，用中火熬至水将干，快要出丝时，倒入红枣，边翻边撒芝麻，翻匀后倒出，凉后即成挂霜红枣。

板栗

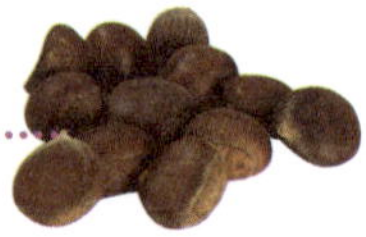

板栗有补肾强筋、养胃健脾、活血止血之功效。准妈妈常吃板栗既可以健身壮骨，既有利于胎宝宝的健康发育，又可以消除自身的疲劳。

栗子牛肉汤

原料：鲜栗子150克，山药100克，陈皮1小片，牛肉300克，盐适量。

做法：❶ 牛肉洗净，过沸水3分钟，捞出切块备用；栗子剥壳，入沸水焯一下，去衣备用。

❷ 山药洗净，陈皮浸软。

❸ 将所有原料放入汤煲内，加适量清水，慢火煲2个小时，加适量盐调味即可。

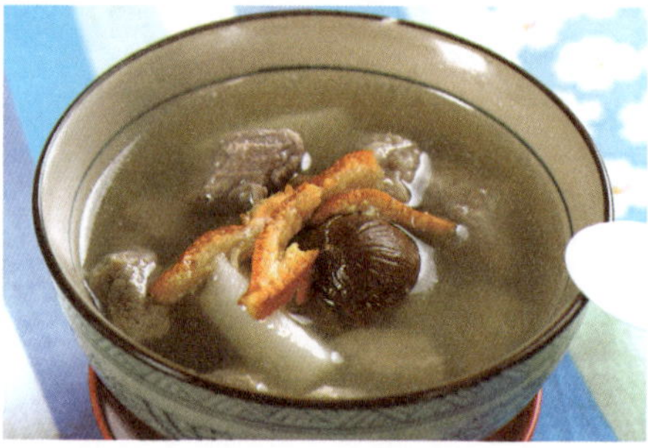

花生

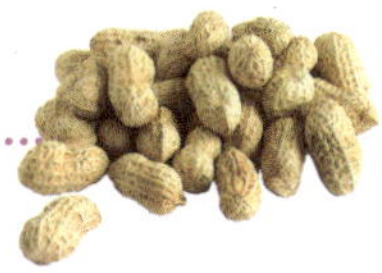

花生味道香甜，有和胃、健脾、润肺、化痰、养气之功效。其所含的人体必需的不饱和脂肪酸远远比动物油多。

怪味花生

原料：花生300克，白糖150克，花椒粉、辣椒粉各2小勺，孜然粉、盐、干淀粉各适量。

做法：❶ 将花生放入烤盘中，放入预热180℃的烤箱中上层烤15分钟，再将所有的花生去皮；将花椒粉、辣椒粉、孜然粉、盐放到小盘子拌匀，准备好干淀粉。

❷ 将白糖和水放入锅中开中小火，然后边加热边不停地搅拌。

❸ 锅里的糖和水会融在一起，然后随着加热水分会慢慢蒸发，等到变成开始浓稠的糖浆，并且起泡然后变得微黄，改小火。倒入混合好的花椒粉等，用铲子将其和糖浆搅匀。

❹ 倒入花生和干淀粉快速翻炒让花生都裹上糖浆，关火，等糖浆开始变硬，用铲子将花生轻轻地拍一拍，花生之间基本就分散开了。

糖粘花生仁

原料：花生仁200克，白糖100克，盐3克。

做法：❶ 花生仁择选好后，放入炒热的盐锅中，不断翻炒，炒至花生仁熟，待花生仁自然晾凉后，除去表面红色的皮衣。

❷ 锅放在中火上，加入清水、白糖加热，熬至锅中的糖液浓稠，水分含量少，端离火，放入花生仁拌匀，分散，晾至常温时，锅中的白糖就会返霜粘裹于花生仁表面，即可装盘。

瓜子

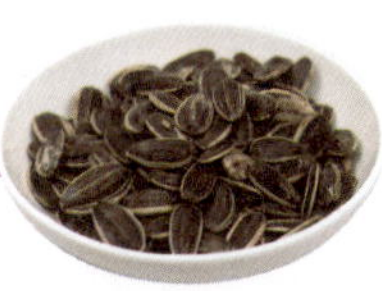

包括葵花子、西瓜子、南瓜子等。葵花子中富含维生素E，西瓜子中富含亚油酸，南瓜子中则含有钙、铁、磷、维生素等多种营养成分，且比例均衡，易被人体吸收和利用。

瓜子粥

原料：粳米100克，瓜子仁30克，盐1克。

做法：❶ 瓜子仁洗净。

❷ 粳米淘洗干净，用冷水浸泡半小时，捞出，沥干水分。

❸ 锅中加入约1000毫升冷水，将粳米放入，用旺火烧沸后加入瓜子仁，改用小火慢熬至粥成，下入盐调好味，再稍焖片刻，即可盛起食用。

花生瓜子枣豆糕

原料：花生100克，南瓜子50克，红枣肉60克，黄豆粉30克，粳米粉250克，猪油适量。

做法：将花生、南瓜子均微炒，去皮，与红枣肉共捣成泥，然后调入黄豆粉和粳米粉，加适量猪油和水，调匀做糕，上笼蒸熟即可。

饮食防晒最安全

夏天防晒，人们往往会想到各种各样的护肤品如防晒霜。但是，准妈妈使用护肤品往往会担心化学成分对胎宝宝造成影响。其实，防晒不仅要做表面文章，内在的补养也很重要。这里介绍4种具有防晒功效的食物，准妈妈在夏日不妨试着多吃一些。

番茄

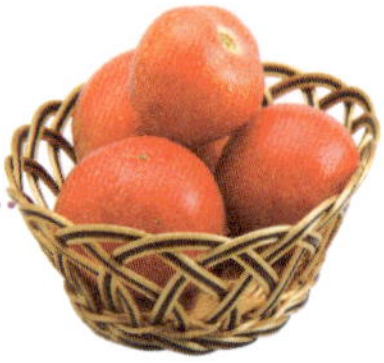

番茄是很好的防晒食物。番茄富含抗氧化剂番茄红素，每天摄入16毫克番茄红素，可将晒伤的危险系数下降40%。番茄熟吃比生吃效果更好。

冬瓜拌番茄

原料：番茄200克，冬瓜100克，黄瓜100克，盐、醋、芝麻酱各适量。

做法：❶ 冬瓜去皮去瓤切成片，用开水焯透；番茄用开水烫一下去皮，切成片；黄瓜洗净，切成片；盐、醋、芝麻酱兑成料汁。

❷ 将冬瓜片、番茄片、黄瓜片装盘，浇上料汁，拌匀即成。

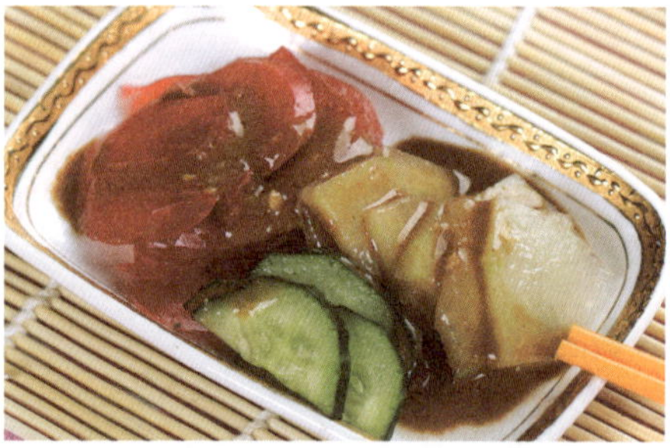

胡萝卜番茄汤

原料：胡萝卜100克，番茄150克，高汤适量。

做法：❶ 胡萝卜清洗干净，去皮；番茄汆烫去皮后搅打成汁。

❷ 将胡萝卜磨成泥状。

❸ 锅中倒入少许高汤，放入胡萝卜泥和番茄汁，用大火煮开，到熟透后即可熄火。

番茄焖青豆

原料：番茄150克，青豆300克，火腿肠50克，盐3克，胡椒粉1克，白糖5克，植物油15克。

做法：❶ 番茄入沸水烫过撕皮切丁；火腿肠切成丁。

❷ 锅内放油烧到六七成热时，下青豆略炒，加适量清水、盐和白糖，烧开后，用中火煮至青豆松软汁少时，放番茄丁、火腿肠丁合炒，用胡椒粉调味即可。

番茄煎蛋

原料：番茄300克，鸡蛋150克，盐2克，植物油20克。

做法：❶ 将鸡蛋打入碗内，略加精盐，搅成蛋液；番茄用开水烫后，撕皮切片。

❷ 炒锅放油烧六成热时，倒入蛋液，煎熟，加番茄翻炒片刻，加盐调味即可。

柠檬

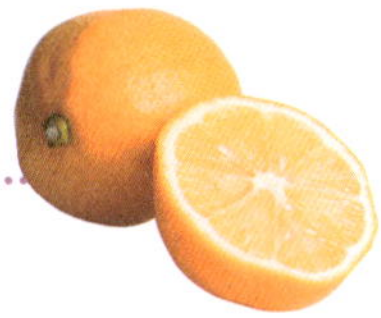

含丰富维生素C的柠檬能够促进新陈代谢，延缓衰老，美白淡斑，收细毛孔，软化角质层，令肌肤有光泽。

柠檬海蜇头

原料：黄瓜200克，胡萝卜100克，青红椒50克，蒜头30克，海蜇头100克，柠檬1个，糖、胡椒粉、香油各适量。

做法：❶ 将黄瓜、胡萝卜、青红椒切丝，蒜头剁碎。

❷ 将海蜇头泡在水中，将腌渍全部洗掉，用刀撇成薄片，码成中间空的圆环状，中间放入少许黄瓜丝。

❸ 将柠檬取汁，糖、胡椒粉、柠檬汁搅拌均匀，倒在码好的海蜇头上。

❹ 将各种细丝摆在码好的海蜇头上，淋上香油即可。

柠檬鲫鱼汤

原料：鲫鱼1条，柠檬1片，萝卜半根，生姜、料酒、盐、黑胡椒粉各适量。

做法：❶ 鲫鱼清洗干净后，用抹布擦干净；热锅冷油，放入鲫鱼炸至两面焦黄，同时放入生姜片，炸香。

❷ 放入料酒，去腥。

❸ 放水，可以用装汤的碗量一碗水，大火煮开后，转中火慢煮20分钟左右。

❹ 煮鱼的空档期，把萝卜切丝。

❺ 放入柠檬和萝卜丝，转大火煮5分钟，点上盐和黑胡椒粉，出锅。

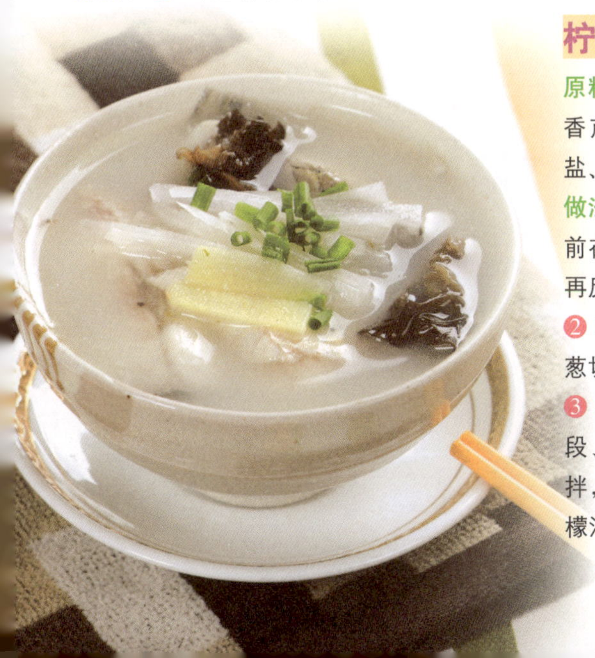

枸杞柠檬山药

原料：山药（熟）300克，枸杞子10克，柠檬30克。

做法：❶ 将枸杞洗净，放入热水中浸泡10分钟；将柠檬榨汁备用。

❷ 山药去皮洗净，切条状，放入含柠檬汁的冷水中浸泡2~3分钟。

❸ 将山药、枸杞子捞起沥干水分，放入盘中即可。

柠檬粉丝

原料：干粉丝60克，柠檬1个，朝天椒、香芹、香葱、红皮洋葱、蒜蓉、姜末、盐、白糖各适量。

做法：❶ 将干粉丝用温水充分浸泡，调味前在沸水锅中迅速氽烫一下至完全柔软，再反复投入冰水中凉透，捞出沥干水分。

❷ 朝天椒、红皮洋葱切得细碎，香芹、香葱切小粒，蒜、姜切细末。

❸ 将朝天椒碎、洋葱碎、香芹粒、香葱段、蒜茸、姜末、白砂糖和盐先充分搅拌，码放在沥干的粉丝上，上桌前挤入柠檬汁，将所有材料拌匀即可。

坚果

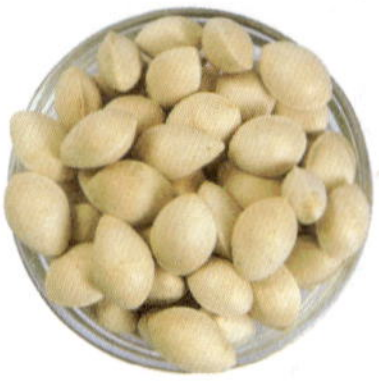

坚果中含有的不饱和脂肪酸对皮肤很有好处，能够从内而外地软化皮肤，防止皱纹产生，同时保湿，让肌肤看上去更年轻。坚果中含有的维生素E，不仅能减少和防止皮肤中脂褐质的产生和沉积，还能预防痘痘。

核桃粥

原料： 粳米100克，核桃10克。

做法： ❶ 将核桃仁洗净，拍碎。

❷ 粳米淘洗净备用。

❸ 将核桃仁、粳米放入锅中，煮成粥即可。

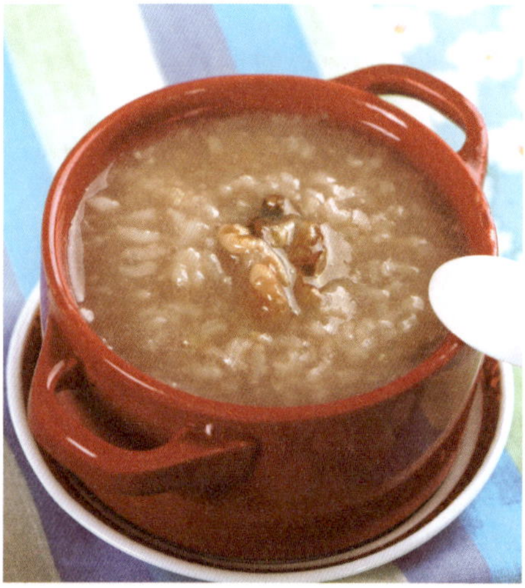

栗子猪肉汤

原料： 猪肉(瘦)250克，栗子（鲜）200克，盐2克，味精1克，酱油2克。

做法： ❶ 把猪肉洗净，切成小块；栗子剥皮备用。

❷ 猪肉先在炒锅稍炒片刻，再倒入砂锅中。

❸ 砂锅内再放入栗子肉，加水适量，先用武火煮沸，后改用文火慢炖，至猪肉熟烂后加入精盐、酱油、味精调味。

松仁茄子

原料： 长茄子300克，松仁10克，面粉、小苏打粉、淀粉、酵母、花生油、剁椒、葱花、白糖、盐、蒜蓉、姜末各适量。

做法： ❶ 茄子隔条刨皮，对开，不到皮浅切，再翻面斜切成象眼块；用3勺面粉，1勺淀粉，1茶匙酵母、1茶匙苏打粉，加小碗水沿不同方向调开，加一点点油封一下，饧发半小时。

❷ 茄子上浆，下锅炸茄块至金黄，沥干油；留底油，加剁椒、蒜蓉、姜末、葱花、白糖、高汤，勾芡，淋在炸好的茄子上，松仁低温过油后撒上即可。

栗子牛肉

原料： 牛肉400克，栗子150克， 料酒、盐、酱油、白砂糖、胡椒粉、大葱、姜、辣椒、香油、花生油各适量。

做法： ❶ 牛肉洗净切成3厘米见方的小块； 牛肉块用料酒、少许酱油、胡椒粉、葱、姜腌渍片刻； 牛肉投入七成热的油锅中炸至外表结硬时捞出沥油。

❷ 锅留底油少许，放入干红椒、葱、姜煸香；烹入料酒、精盐、酱油、白糖调和后倒入牛肉、栗子及适量清水烧沸；撇净浮沫，改用小火焖煮至汤汁稠浓时下味精翻炒均匀；旺火收汁，淋上香油翻匀出锅，晾凉后装盘，即可。

鱼类

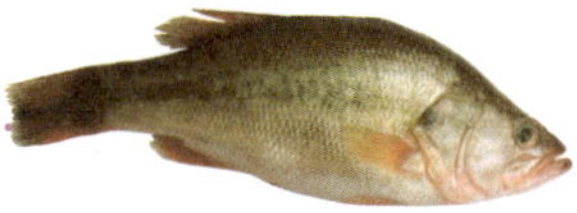

科学研究发现，一周吃三次鱼可保护皮肤免受紫外线侵害。长期吃鱼，可以为人们提供一种类似于防晒霜的自然保护，美白皮肤。

松仁百合炒鱼片

原料：黑鱼肉250克，百合50克，熟松仁30克，食用油、青椒片、红椒片、葱段、姜片、盐、鸡精、淀粉、胡椒粉各适量。

做法：①黑鱼肉洗净切片，加盐、鸡精、淀粉上浆，滑油待用；百合洗净，焯水待用；松仁炸脆，待用。

②锅入油烧热，入葱段、姜片煸香，放入百合、鱼片、青椒片、红椒片，加盐、鸡精、胡椒粉调味，翻炒出锅，撒上熟松仁即可。

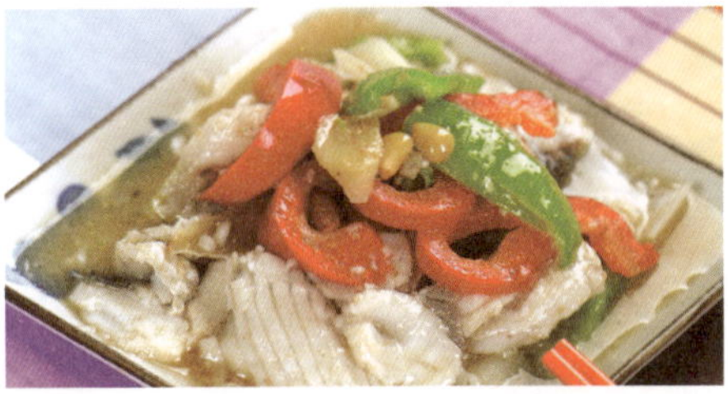

芹菜炒鳝鱼

原料：鳝鱼150克，芹菜100克，葱、姜、蒜、胡椒粉、豆瓣酱、白糖、料酒、酱油、醋、高汤各适量。

做法：①芹菜斜切丝，焯熟备用；姜、葱、蒜切丝；鳝鱼切成4厘米长的斜丝。

②锅中倒油加热后，放入鳝鱼丝，翻炒至半熟时加入料酒、豆瓣酱、姜丝、葱丝，再翻炒几下。

③放入酱油、白糖、高汤，然后改微火煨，待汁将尽时，加入醋翻炒。

④最后放入焯熟的芹菜丝，炒匀后盛在碗里，撒上胡椒粉即成。

姜丝鱼汤

原料：鲈鱼或鲫鱼1条，老姜20克，米酒、盐、香油各适量。

做法：①鱼洗净，切块备用，老姜切丝。

②锅内放少许香油，烧热后放入鱼块，煎至发白后放入米酒，淹没鱼身即可。

③放入姜丝，大火烧沸，至鱼汤变浓变白，再煮15分钟加盐出锅即可。

松子鱼

原料：松仁50克，黑鱼200克，蛋清、淀粉、盐、白糖、香油、食用油各适量。

做法：①鱼肉去皮切成小丁，用盐、蛋清、淀粉抓匀。

②锅内油热后下鱼丁滑透捞出，再放入松仁炸酥捞起。

③锅内留少许油，加清水、盐、白糖烧开，用水淀粉勾芡，放入鱼丁、松仁翻匀，淋入香油即可。

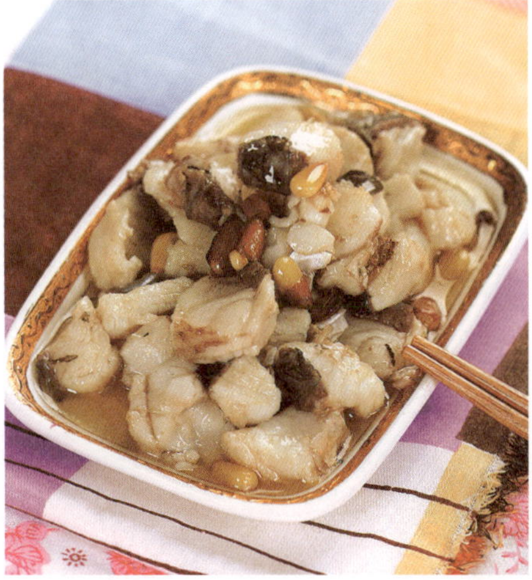

适合准妈妈的粗粮

准妈妈的日常饮食，最好是有粗有细、荤素兼备，不要因为刻意追求精致而使得某些营养元素吸收不够，因为有些营养元素更多是包含在粗粮里，此外粗粮还有意想不到的食疗作用，比如玉米、甘薯、糙米，就是粮食中的精品。

玉米

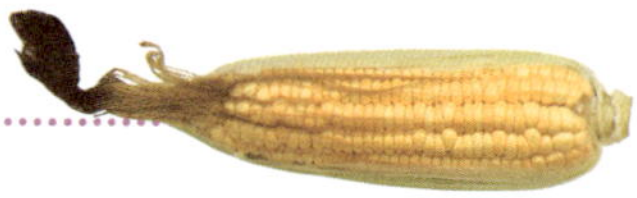

粗粮中的黄金——玉米含有丰富的不饱和脂肪酸、淀粉、粗蛋白、胡萝卜素、矿物质等多种营养成分，富含镁，能够舒张血管，加强肠壁蠕动，促进身体新陈代谢，加速体内废物排泄。

彩椒炒玉米

原料：玉米粒（罐头装）300克，红、绿椒50克，花生油10克，盐2克，白糖3克，水淀粉适量。

做法：❶ 玉米粒沥去多余水分，待用；红、绿椒去蒂去籽洗净，切成小丁，备用。

❷ 炒锅置于火上，放入花生油，烧至七成热时，下玉米粒，翻炒片刻，再放入柿子椒丁翻炒后加白糖、盐调味，加少许水淀粉勾芡，盛入盘内即可。

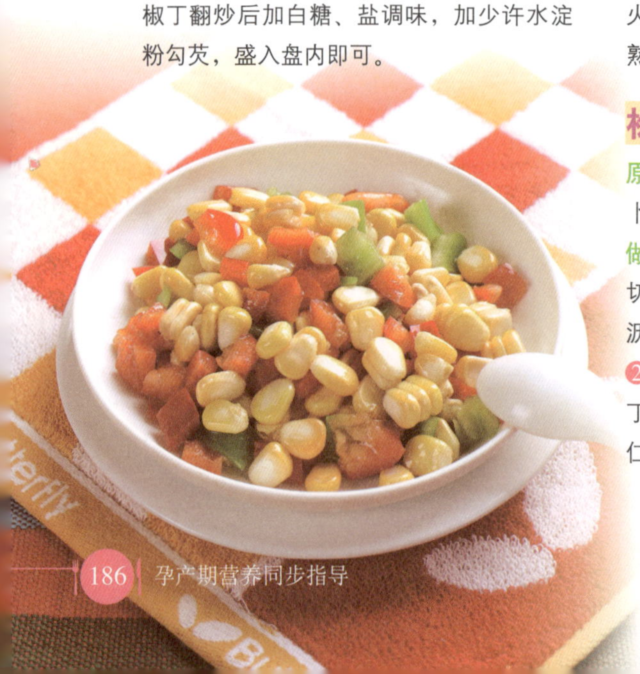

胡萝卜玉米粥

原料：粳米60克，鲜玉米80克，胡萝卜50克，盐适量。

做法：❶ 粳米淘净，浸泡半小时后捞出沥干。

❷ 胡萝卜洗净去皮蒸熟，放入搅拌器内，搅成蓉；玉米煮熟备用。

❸ 将粳米放入锅中，加入适量冷水，用小火慢慢熬煮；将胡萝卜蓉加入粥内，放入熟玉米，煮沸后加入盐搅匀即可。

松仁玉米

原料：玉米粒200克，熟松子仁70克，胡萝卜半根，盐5克，白糖10克，水淀粉15克。

做法：❶ 玉米粒洗干净；胡萝卜洗干净，切成和玉米粒大小相仿的丁，焯水后捞出沥干。

❷ 炒锅下油烧热，放入玉米粒和胡萝卜丁翻炒，放入盐、白糖炒匀，再放入松子仁，炒匀后用水淀粉勾芡即可。

甘薯

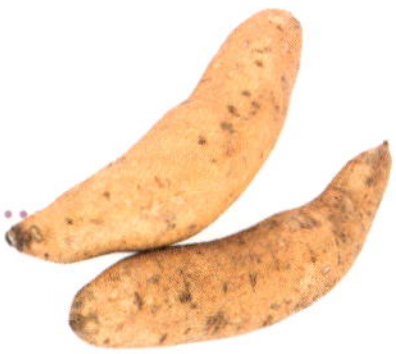

甘薯富含淀粉、钙、铁等矿物质，而且其所含的氨基酸、维生素A、B族维生素、维生素C都要远远高于细粮。

蜜汁甘薯

原料： 红心甘薯250克、葱丝、小海米、冰糖、蜂蜜各适量。

做法： ❶ 先将甘薯洗净去皮，切条。

❷ 在锅里加上200毫升清水，放入冰糖并将其熬化，然后放入甘薯和蜂蜜。

❸ 水烧开后，先撇去浮沫，此后用小火焖熟；待汤汁黏稠时，先夹出甘薯条摆在盘内成花朵形，再浇上原汁即可食用。

甘薯玉米粥

原料： 甘薯200克，玉米碴200克，白糖适量。

做法： 甘薯切大块，与玉米碴一起加适量水煮，煮至甘薯和玉米软烂，汤稠时加白糖即可。

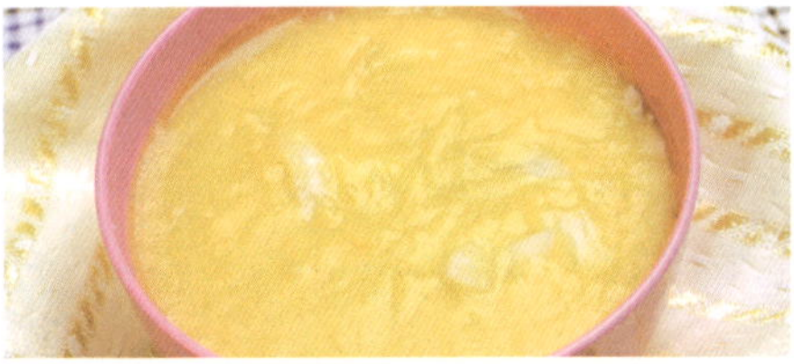

红豆甘薯

原料： 红豆 180克，甘薯300克，冰糖100克。

做法： ❶ 红豆淘洗干净，加水浸泡3小时，去皮洗净切成大小适中的块。

❷ 煮锅中加入红豆和冷水，大火烧开后转中火，煮至红豆七成熟，加入切好的甘薯块，继续煮约30分钟，至红豆、甘薯全熟时，加入冰糖调味，至冰糖化开即可。

甘薯牛奶

原料： 甘薯50克，牛奶30克。

做法： ❶ 甘薯洗净去皮，切成薄片，放入水中除去涩味。

❷ 将甘薯放入锅中，加入适量清水煮开，开锅后转小火熬煮；待熟后趁热磨成泥，加入牛奶略煮即可。

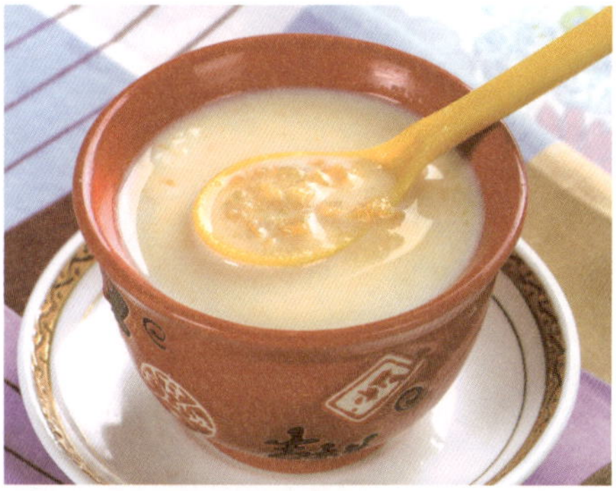

甘薯小米粥

原料： 小米50克，甘薯30克，红糖适量。

做法： 将甘薯去皮切成小块，和小米加适量水，小火慢慢熬成粥，食用时加红糖即可。

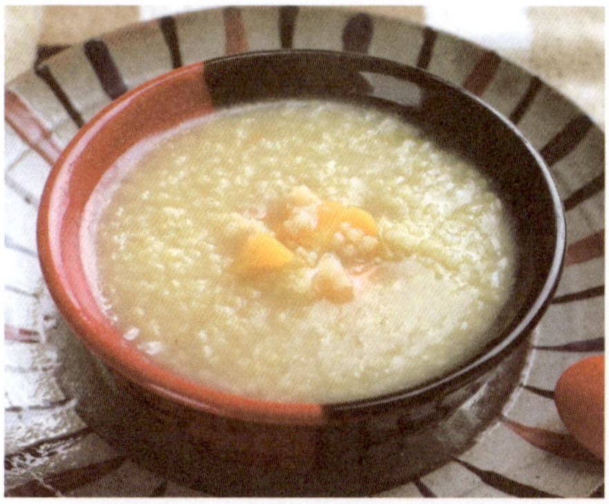

糙米

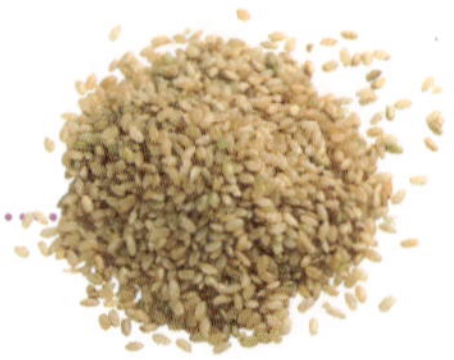

糙米中含有丰富的蛋白质、维生素A、维生素E、锌、铁、镁、磷、叶酸等营养物质，这些营养物质是准妈妈每天都需要摄取的。

红豆饭

原料：糙米150克，糯米100克，红豆80克，盐适量。

做法：❶ 红豆洗净，在清水中浸泡2-3个小时后捞出，放入汤锅中，注入适量清水，煮开后转小火，煮至豆熟（不必等到豆子开裂）。

❷ 将糙米、糯米放在一起淘洗干净，放入电饭锅，再放入煮好的豆子，倒入煮豆子的红汤（若不够再加清水），加入1小匙盐，拌匀后盖上盖子，蒸熟即可食用。

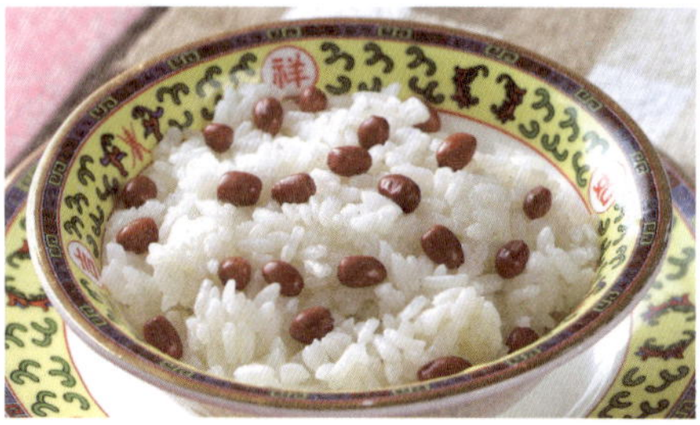

腊肠糙米饭

原料：糙米50克，大米50克，腊肠2根，双鲍菇2朵，虾皮、盐，植物油各适量。

做法：❶ 糙米淘净用水浸泡4小时后，与大米混合，加入足够的水再浸泡30分钟；腊肠切成片；双鲍菇切小片，虾皮切碎一些。

❷ 将切好的腊肠片、菇片和虾皮倒入米中，再调入少许盐和油，搅拌均匀；放入电饭锅中煮至熟，煮熟后拌匀，撒上葱花即可。

清热绿豆粥

原料：西瓜皮200克，绿豆50克，银耳10克，糙米50克，冰糖适量。

做法：❶ 西瓜皮洗净，削除绿皮，切小块；绿豆洗净，用水浸泡；糙米淘净。

❷ 银耳洗净，泡软，去除硬蒂，切小朵。

❸ 锅内盛入适量水，煮沸后放入绿豆、银耳、糙米。锅再次煮开后，将火调至小火，煨粥20分钟。

❹ 放入西瓜皮、冰糖，继续煨粥片刻。

糙米排骨汤

原料：糙米200克，排骨500克，红枣、姜、盐各适量。

做法：❶ 糙米淘净，泡2~3小时；排骨洗净斩件，汆水后捞起冲净；红枣洗净，拍扁去核。

❷ 煮沸清水，放入所有材料，大火煮20分钟，转小火煲一个半小时，即可下盐调味食用。

白扁豆粥

原料：炒白扁豆60克，大米100克，红糖适量。

做法：先将白扁豆用温水浸泡一夜，再与大米、红糖同煮为粥。

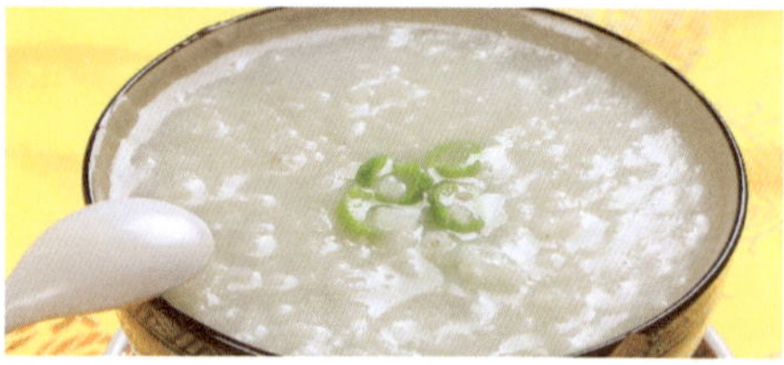

荞麦

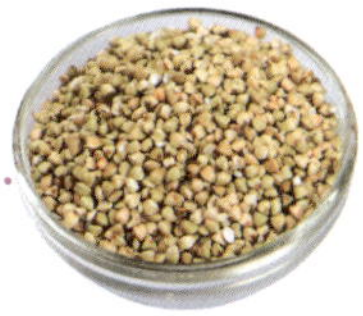

荞麦中的维生素、微量元素含量高于绝大多数主食，而且膳食纤维的含量也很高，对预防孕期便秘大有帮助。

毛豆荞麦粥

原料：糙米100克，荞麦50克，毛豆30克，高汤、盐各适量。

做法：❶ 将糙米、荞麦淘洗干净，分别用冷水浸泡2～3小时。

❷ 捞出沥干后下入锅内，加入高汤和适量冷水，先用旺火烧沸，然后转小火煮至烂熟。

❸ 毛豆放入另一锅内，加入适量冷水煮熟，粥熬好时放入熟毛豆仁，加盐调味即可。

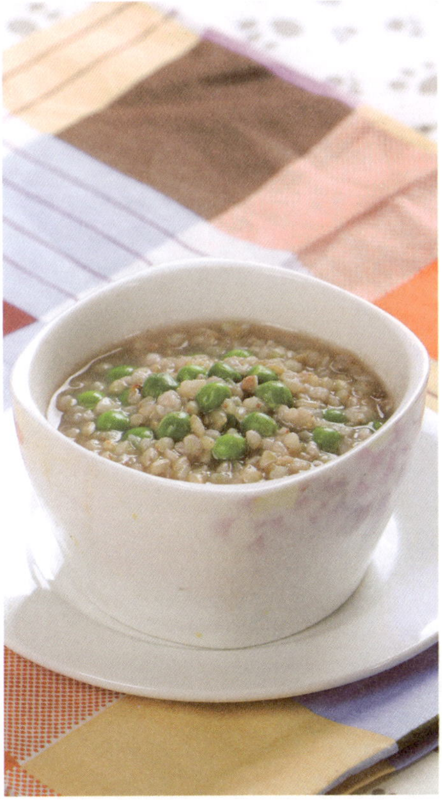

荞麦白菜粥

原料：白菜50克，香菇（干）20克，荞麦面100克，盐适量。

做法：❶ 将白菜、香菇洗净切丝。

❷ 荞麦面用水调成糊。

❸ 白菜、香菇放入油锅内翻炒片刻，加水烧开；将荞麦糊倒入锅内，加入盐调味，烧开即可。

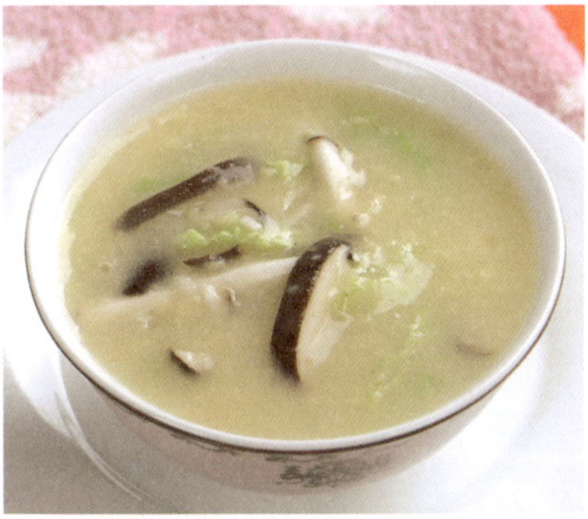

荞麦香菇粥

原料：鲜香菇2朵，荞麦80克，红米100克，油、盐各1汤匙。

做法：❶ 鲜香菇去蒂洗净，切成细丝。

❷ 红米和荞麦淘洗干净备用。

❸ 锅内注入清水，放入红米和荞麦，先加盖大火煮沸，然后揭盖以小火煮45分钟，期间不时用汤勺搅拌锅底，以免米粒粘锅烧糊。

❹ 放入香菇丝拌匀，淋入油，添入适量开水稀释粥底。以小火续煮10分钟，加入盐调味，即可出锅。

为好孕加“油”

孕中期胎宝宝生长发育增快，特别是脑的发育，不仅重量增加，而且脑细胞的数量开始迅速增加，需要增加有利于大脑发育的营养物质的摄入，如磷脂和胆固醇等脂类。胎宝宝各系统功能的加强，使准妈妈负担加重，需求和消耗增加，准妈妈该加加“油”了。

肉类

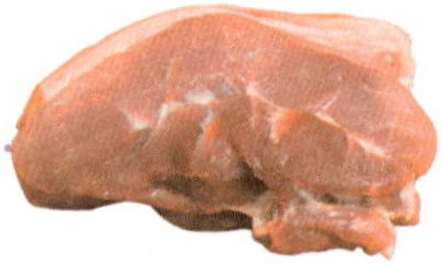

肉类是很好的动物脂肪来源，适当吃一些肉类有利于胎宝宝大脑发育，让出生后的宝宝更聪明。

洋葱炒牛肉

原料：牛肉250克，洋葱1个，盐、色拉油油、淀粉、胡椒粉、鸡精、料酒各适量。

做法：❶ 将牛肉横切成片，用少许盐、色拉油、淀粉、胡椒粉、鸡精，一点料酒拌匀，腌制10~20分钟使其入味。

❷ 洋葱环切成丝。

❸ 热锅放少许油，先炒洋葱炒软后拨开一边，把腌好的牛肉以及腌肉汁一起倒入锅中翻炒，熟后撒上胡椒粉翻匀即可。

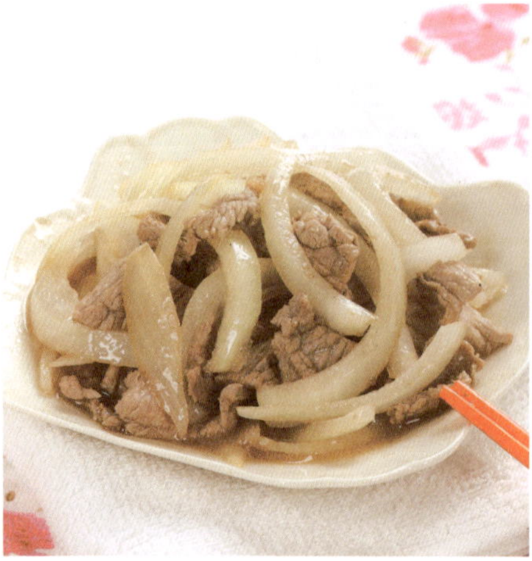

红烧肉

原料：带皮猪肉400克，花生油30克，酱油、精盐各适量，料酒30克，白糖15克，大料少许，葱、姜各20克。

做法：❶ 将带皮猪肉去毛、洗净，切块；葱切段，姜拍破；将切好的肉用酱油稍腌，再用油炸至肉皮呈棕红色，捞出。

❷ 肉放入锅中，加水、葱、姜、大料、酱油、精盐、料酒、白糖；大火烧开后撇去浮沫，再用文火焖至肉熟烂，呈酱油色时即成。

香菇炒肉

原料：猪肉(瘦)200克，香菇（鲜）200克，猪油（炼制）75克，盐、料酒、大葱、淀粉(玉米)、味精、姜各8克，花椒粉、胡椒粉各适量。

做法：❶ 肉和香菇分别切片，肉用盐、料酒拌匀，浆上水淀粉，料酒、味精、葱、姜、汤、花椒粉、胡椒粉调成汁。

❷ 炒锅烧热注油，油热后即下肉片，边下边用勺推动，待肉丝散开出味后加香菇炒几下，再倒入兑好的汁，待起泡时翻匀即成。

干果类

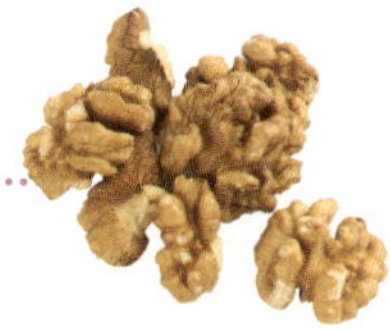

干果类食品含有丰富的优质脂肪，主要是对身体有利的不饱和脂肪酸，而且还含有其他很多对妈妈宝宝有利的营养物质。

花生红枣粥

原料：糯米400克，花生仁（生）100克，红枣（干）50克，红糖10克。

做法：❶ 锅上火，加入水，放入花生仁煮烂，然后倒入淘洗干净的糯米和适量的水，烧沸后加入红枣。

❷ 再改用小火煮至米烂成粥，加入红糖调匀，出锅即成。

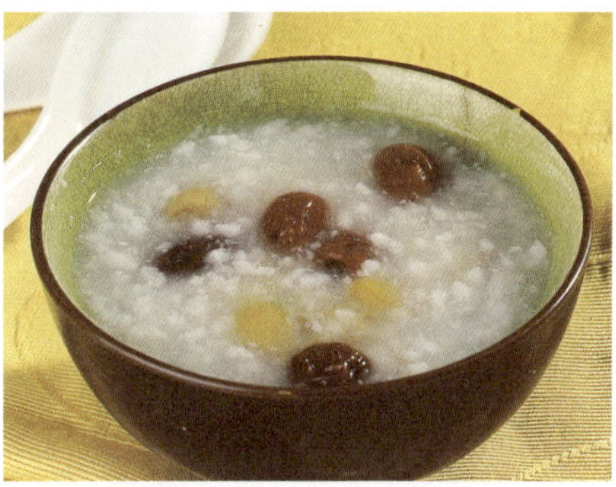

核桃酪

原料：核桃仁200克，糯米100克，白糖250克，花生油300克（约耗25克），水淀粉适量。

做法：❶ 将核桃仁用水泡软，用竹扦挑去表面的膜，洗净；糯米淘洗干净，用清水泡上2小时。

❷ 炒勺上火，放入花生油烧热，下核桃仁炸酥，捞出晾凉后和泡好的糯米加水200克一起磨成浆。

❸ 炒勺上火，放入清水和白糖烧沸，撇去浮沫，倒入糯米核桃浆搅开，烧沸后撇去浮抹，用淀粉勾薄芡，盛入碗内即成。

怀山栗子粥

原料：栗子（鲜）100克，粳米60克，怀山30克，红枣（干）15克，姜5克，盐2克。

做法：❶ 将栗子去皮与怀山、生姜、红枣、粳米洗净。

❷ 把全部用料一齐放入锅内，加清水适量，文火煮成粥，调味即可。

栗子猪肾粥

原料：粳米100克，猪肾90克，栗子（鲜）50克，盐2克。

做法：❶ 粳米淘洗干净，浸泡半小时后捞起，沥干水分。

❷ 栗子去皮后切成碎粒；猪肾洗净，切成薄片。

❸ 将粳米、栗子放入锅内，注入约1200毫升冷水，待粥将沸时放入猪肾，再沸时改用小火慢煮，见米烂粥稠，下盐调味即可。

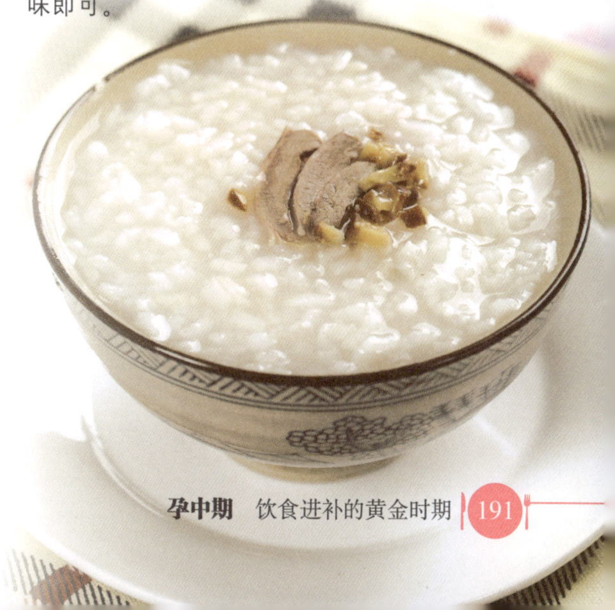

橄榄油

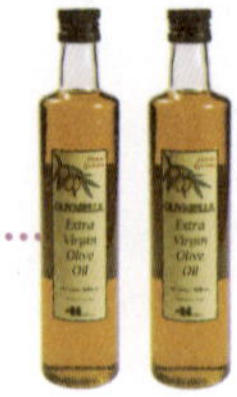

橄榄油是从西方传过来的一种食用油，其营养丰富、保健价值高，有“植物黄金”的美誉。

橄榄油煎秋刀鱼

原料：秋刀鱼500克，橄榄油50毫升，盐、黑胡椒、紫苏碎各适量。

做法：❶ 秋刀鱼洗净，剖开，去掉中间的大骨，撒上少许盐静置10分钟。

❷ 平底锅放上橄榄油烧热，秋刀鱼皮朝上放入锅里，煎两面略黄，撒上紫苏碎出锅。食用前撒上黑胡椒碎即可。

橄榄油甜辣虾仁

原料：大虾10个，橄榄油30毫升，豌豆粒、玉米粒、香菜、葱、姜、蒜、干辣椒片、盐、生抽、料酒、泰式甜辣酱、油各适量。

做法：❶ 大虾洗净，去头、去虾线、剥壳，放在碗中加入料酒腌制10分钟左右。

❷ 热锅放油，放入葱姜干辣椒片爆香锅底，再放入腌制好的虾仁迅速翻炒均匀变色，最后放入豌豆粒和玉米粒翻炒均匀后加入盐，生抽炒匀。

❸ 最后再加入泰式甜辣酱炒匀，关火后放入香菜叶即可出锅。

橄榄油蒜末意大利面

原料：意大利面包500克，橄榄油30毫升，蒜头、碎干辣椒、黑胡椒、盐各适量。

做法：❶ 蒜头洗净切碎；按照包装说明将意大利面煮熟，沥干水分。

❷ 小锅放入橄榄油、蒜末和辣椒烧小火爆香，然后再一起倒到面条上，食用时加点盐，黑胡椒即可。

花生油

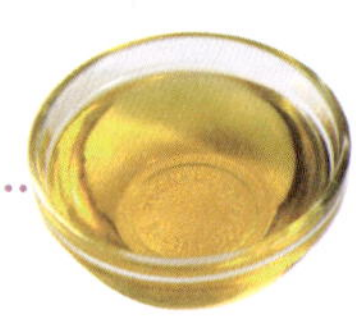

花生油既可用于凉拌，也可用于热加工，含有丰富的营养物质，其中有甾醇、麦胚酚、磷脂、维生素E、胆碱等。

蒜香青豆

原料：青豆100 克，花生油3 克，大蒜20 克，盐1 克。

做法：❶ 青豆择好，洗净；大蒜捣成蒜末备用。

❷ 锅中加适量水煮沸；青豆下锅，再次煮至沸腾。

❸ 调至小火，敞开锅盖煮5~10 分钟，直至青豆变得绵软，捞出青豆备用。

❹ 锅中倒入花生油和蒜末，中火加热1 分钟，然后倒入青豆，再翻炒2 分钟左右，撒上盐调味即可。

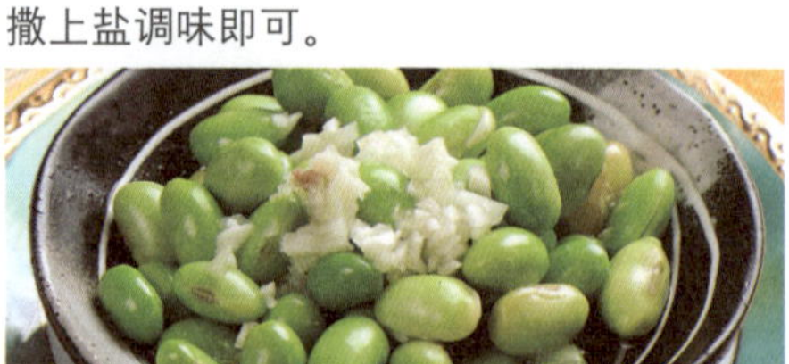

茶油

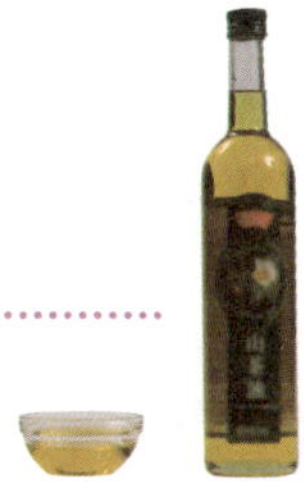

茶油是用油茶树的果实榨出的油，是一种极佳的保健品。

茶油豆腐烧萝卜

原料：油豆腐4块，白萝卜1/2个，虾仁、葱、辣沙茶酱、酱油、盐各适量。

做法：❶ 油豆腐切厚片，白萝卜滚刀切块备用；锅中火下油，放入葱炒香，下油豆腐和萝卜翻炒。

❷ 放酱油、辣沙茶酱和盐，加少许水加盖稍稍焖一下，最后放入虾仁翻炒即可。

茶油莲子鸡汤

原料：鸡肉500克，去心莲子、枸杞子、红枣各适量，盐、茶油各适量。

做法：❶ 将莲子和红枣放入碗中，加水浸泡后洗净。

❷ 鸡肉洗净切块，放入碗中；鸡肉撒上适量盐腌至入味。

❸ 将鸡肉、莲子、枸杞子、红枣和茶油倒入电饭煲中，加适量水，用煲汤档煮至跳档，最后加盐调味即可。

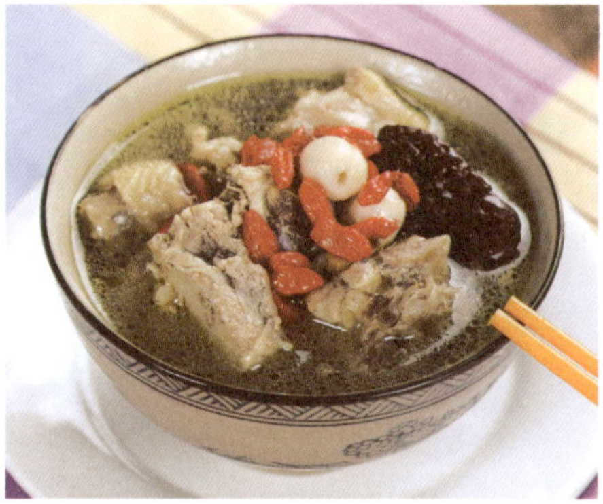

大豆油

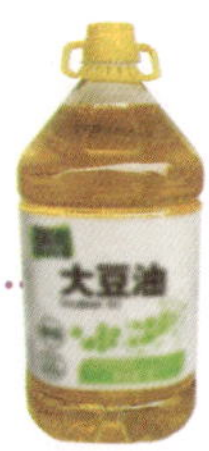

大豆油是我国目前普通人群最常用的健康油之一。

韭菜炒豆芽

原料：黄豆芽100 克，韭菜30 克，猪肉30 克，大豆油3 克，盐1 克。

做法：❶ 韭菜洗净切段，猪肉切丝备用。

❷ 锅内加油烧热，加入肉丝翻炒几下。

❸ 加入豆芽，旺火炒至豆芽变软。

❹ 加入韭菜，继续炒几下，加少许水，继续炒2 分钟，最后加盐调味即可。

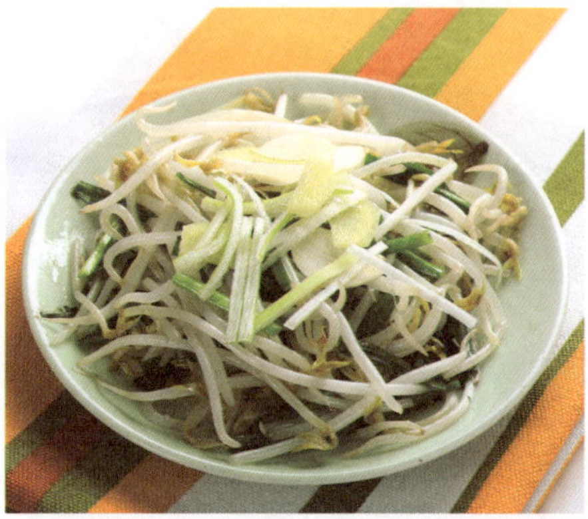

补钙防止下肢痉挛

钙是机体内最丰富的矿物质，其中99%都在骨骼和牙齿中。牛奶是钙的最好来源，另外小虾米皮、蛋类、芝麻酱、海带等都是钙的来源。黄豆、腐竹、奶制品、黑木耳、鱼虾、坚果中也含有丰富的钙。

豆制品

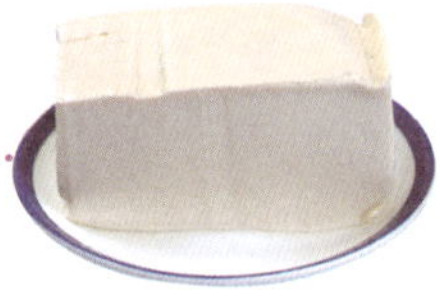

豆制品当中含有丰富的钙，常用的豆制品是豆腐和豆浆，可以和牛奶搭配着吃。

苋菜豆腐汤

原料：苋菜(紫)250克，豆腐(北)250克，盐3克，猪油（炼制）15克，味精适量。

做法：❶ 将苋菜摘去黄叶，去茎洗净；豆腐用开水烫一下，切成块。

❷ 锅内加水烧开，加熟猪油、豆腐块和苋菜，最后以盐和味精调味即可。

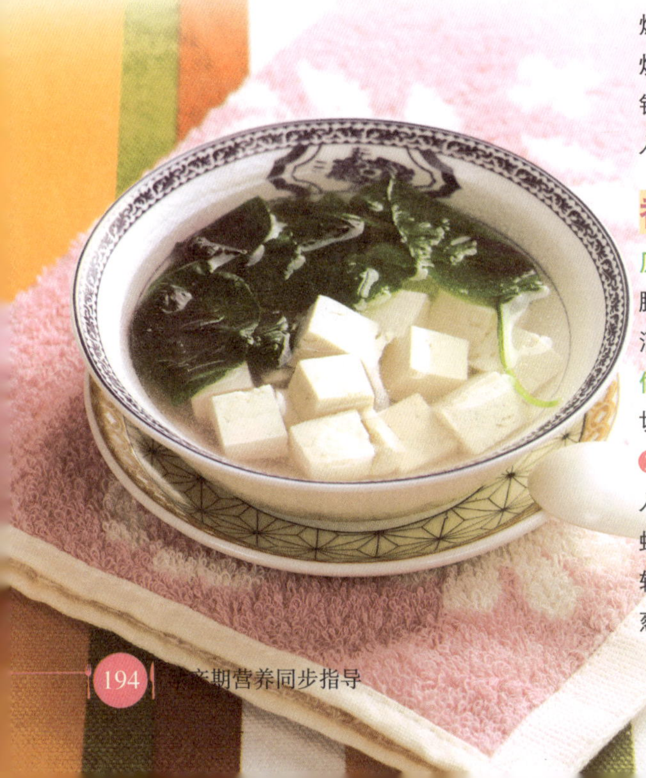

丝瓜炖豆腐

原料：北豆腐250克，丝瓜100克，香油、酱油、盐、葱花各适量。

做法：❶ 将豆腐洗净，切成小块，用开水焯一下，冷水浸凉捞出控水；丝瓜去皮，洗净，切滚刀块。

❷ 锅烧热放油至六七成热时，下入丝瓜块煸炒至发软，加入清水、酱油、盐、葱花，烧滚一会儿，放入豆腐块，改小火炖10分钟，见豆腐鼓起，汤剩一半时，转大火，淋入香油即可。

香菇焖油豆腐

原料：鲜香菇150克，油豆腐150克，火腿肠、姜、蒜蓉、蚝油、生抽、白糖、料酒、水淀粉、香葱各适量。

做法：❶ 香菇洗净焯水沥干，油豆腐对切，火腿切片，香葱切节备用。

❷ 炒锅放底油五成热下姜、蒜蓉爆香，加入香菇、油豆腐、火腿片翻炒片刻。加入蚝油、生抽、白糖、料酒、高汤大火烧开转小火焖煮入味，剩少许汤汁勾薄芡洒香葱炒匀起锅即可。

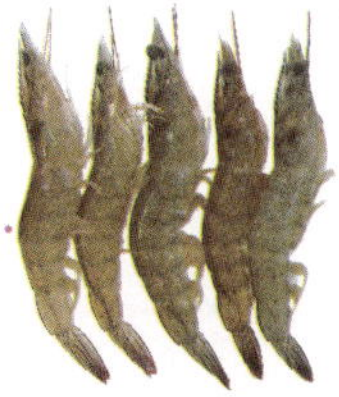

海产品

大多数海产品都含有丰富的钙，可以当作人体钙的重要来源，而且海产品也是优质蛋白的良好来源。

蒜子焖黄鳝

原料： 黄鳝400克，咸五花腩50克，蒜子40克，葱花、花雕酒、柠檬叶丝、盐、胡椒粉、老抽、蚝油、菜油、淀粉各适量。

做法： ❶ 将黄鳝宰好，用清水冲洗，把黏液去除，切段沥干水分，用盐拌匀备用；咸肉切粒，柠檬叶切丝备用。

❷ 开锅下油，下咸肉和蒜子翻炒至香气溢出，下鳝段大火翻炒，攒花雕酒，下少许水和蚝油、老抽，以盐、胡椒粉调味，加入柠檬叶，勾薄芡，上碟撒上葱花便成。

黄花鱼雪菜汤

原料： 雪菜100克，黄花鱼1条，油、姜、葱、淀粉、胡椒粉、植物油、料酒、盐各适量。

做法： ❶ 雪菜用清水稍微浸泡，洗净后切长段备用；洗净宰好的黄花鱼，用些许盐和淀粉腌好；葱洗净，切成葱粒。

❷ 热锅放油，待油六成热时放姜片爆香，夹起姜片丢弃，放入黄花鱼，两面煎香，淋入料酒；把清水倒入锅里烧开，中小火滚10分钟后放入雪菜，再煮10分钟，撒入葱粒，加胡椒粉和盐，即可食用。

鱼头木耳汤

原料： 鱼头1个（约350克），冬瓜200克，水发木耳50克，油50克，盐、葱段、姜片各适量。

做法： ❶ 将鱼头刮净鳞，去鳃片，洗净，两边各划两刀，放入盆内，表面抹上盐。

❷ 冬瓜切片，水发木耳择洗干净。

❸ 炒锅上火，倒油烧热，把鱼头沿锅边放入，煎至两面金黄时，加清水、盐、葱段、姜片，用旺火烧沸，盖上锅盖，用小火焖20分钟。

❹ 待鱼眼凸起、鱼皮起皱、汤汁呈乳白色而浓稠时，放入冬瓜、木耳，烧沸后即可。

羊肉墨鱼汤

原料： 羊肉500克，墨鱼（连骨）250克，当归30克，山药60克，红枣5个，生姜30克。

做法： ❶ 羊肉洗净，切块，用开水焯一下，除去膻味；墨鱼洗净，取出墨鱼骨，略打碎。

❷ 当归、山药、生姜、红枣（去核）洗净，羊肉、墨鱼、墨鱼骨一起放火锅内，加清水适量，大火煮沸后，小火煲3小时即可。

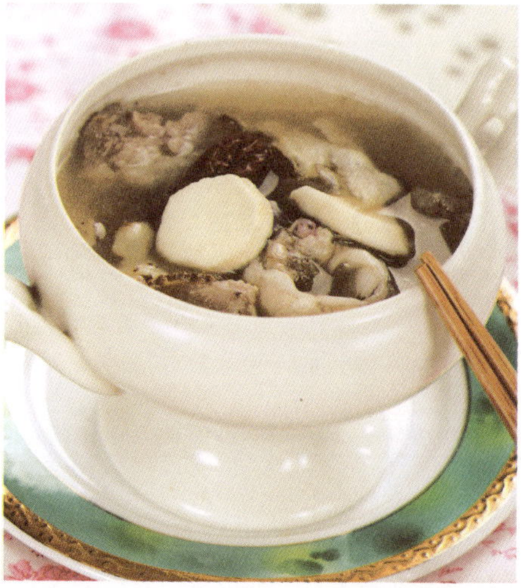

牛奶和乳制品

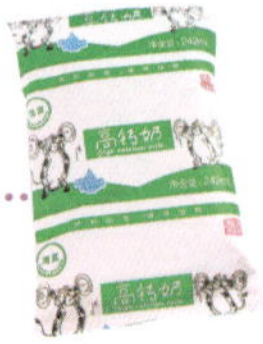

牛奶和乳制品钙含量都很高，而且营养结构比较适合准妈妈和胎宝宝。

香蕉酸奶

原料：香蕉150克，梨100克，酸奶500毫升。

做法：❶ 将梨、香蕉洗净后去皮，批成薄片，一同装入容器内。

❷ 加入酸奶，用汤匙拌匀，夏天可在饭前制作完毕，放入冰箱冷藏室保存。

牛奶蛋卷

原料：2个鸡蛋，200毫升牛奶，200克面粉，30克白糖，植物油适量。

做法：❶ 将鸡蛋、牛奶、面粉、白糖混在一起，不停搅拌，成均匀的糊状。

❷ 开小火，锅里放一些油，然后均匀涂抹一层。

❸ 倒入面糊，把面糊摇到周围，形成一层薄薄的蛋饼，煎成金黄色即可。

酸奶银耳水果羹

原料：酸奶250克，猕猴桃250克，银耳（干）100克，苹果100克，梨100克，冰糖50克。

做法：❶ 将银耳用温水洗净泡开，撕成小片。

❷ 小汤锅置于火上，加适量水，放入将银耳熬成稠状，中途加入冰糖，熬好后放凉。

❸ 将猕猴桃、苹果、梨均切丁，放入冰糖银耳中，最后加入酸奶拌好即可食用。

姜汁奶

原料：牛奶500克，姜50克，白砂糖50克。

做法：❶ 先将生姜洗净去皮，磨碎榨汁，放在干净的碗中备用。

❷ 将牛奶加白糖搅拌煮沸，使糖全溶。

❸ 待奶温降至60~70℃时，就把牛奶倒入盛有姜汁的碗里，静置3~5分钟凝固后即可食用。

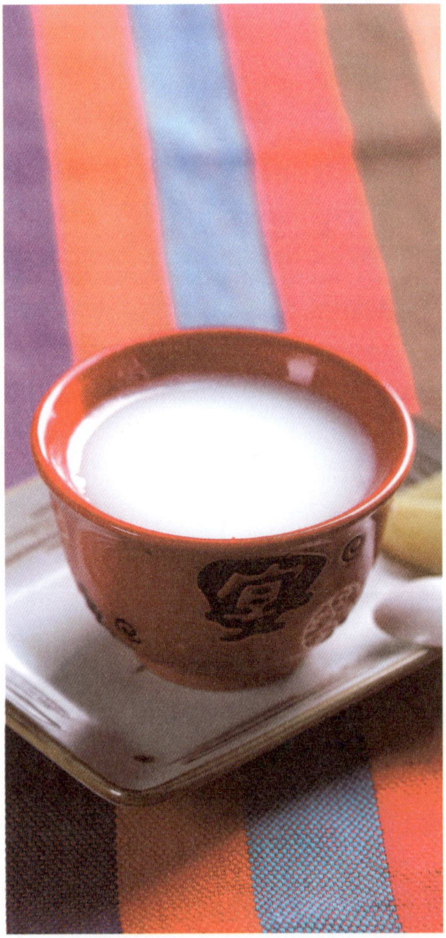

骨头类食品

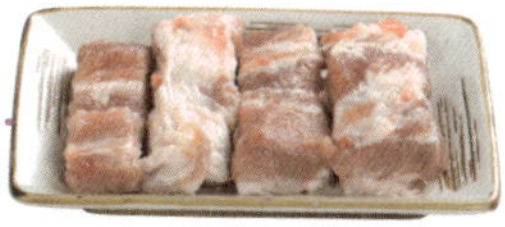

骨头类本身含有大量的钙，但只有经过长时间的熬制补钙效果才会好。

白萝卜骨头汤

原料：白萝卜1个、猪骨500克、姜片、蜜枣、盐各适量。

做法：❶ 猪骨飞水后洗干净；白萝卜削皮，切大块。

❷ 将白萝卜、猪骨、姜片、蜜枣一起放进锅里，大火烧开后转小火，煲1个半小时；关火后，放盐调味就可以。

排骨汤面

原料：面条100克，猪排骨200克，小白菜50克，大葱、盐、酱油、料酒、胡椒粉、小麦面粉、花生油各适量。

做法：❶ 将小白菜洗净，放入沸水锅中焯熟，捞出沥水，切成丝，备用；葱洗净，切成末备用。

❷ 将猪排骨剁成约3厘米长的骨牌块，放入盆中，加入酱油、料酒、盐、胡椒粉腌渍约10分钟，再加入面粉拌匀，备用。

❸ 将锅内倒入花生油，待烧至七成热时，放入腌好的排骨块，炸至焦黄，再用中火炸熟，捞出沥油。

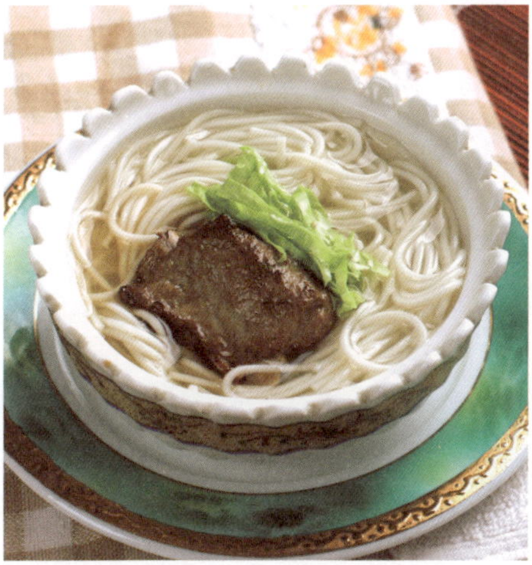

❹ 将面条煮熟，放入清水盆中过凉，捞出沥干，装入碗内。

❺ 将锅内倒入清汤烧沸，加入酱油、盐、胡椒粉、葱末搅匀，浇入面碗中，再放上排骨和青菜丝，即可食用。

土豆炖骨头

原料：土豆500克，龙骨500克，盐、葱、生抽各适量。

做法：❶ 把龙骨泡在清水中洗干净，土豆削皮，切成滚刀块。

❷ 煲汤罐中装满2/3清水，把骨头随冷水一起开始用中火加热，待水开始开的时候撇掉浮在水面的泡沫和渣滓，撇干净后把土豆放入，把火关小，炖2个小时。

❸ 炖到1个半小时的时候加入盐，继续再炖半个小时。碗中加入少许生抽，舀出骨头和土豆，撒葱花。

陈皮排骨

原料：新鲜排骨500克，陈皮50克，姜片、料酒、生抽、老抽、冰糖、盐各适量。

做法：❶ 排骨用冷水浸泡，浸去血水，洗净沥干水分。

❷ 油锅爆香姜片，下入排骨，翻炒至微黄，调入没过排骨的料酒、生抽、老抽、冰糖和陈皮，大火煮开转小火炖1个小时左右，将排骨软烂后调入盐，并大火收汁即可。

补锌食物让宝宝更强壮

锌是人体生长、伤口愈合必需的元素，关系到细胞的复制。准妈妈缺锌，会影响胎宝宝在宫内的生长，使胎宝宝的脑、心脏等重要器官发育不良。锌主要存在于高蛋白食物如鱼和肉中。富含锌的食物有牡蛎、肝脏、口蘑、芝麻、赤贝等，牡蛎中含量尤其丰富。

牡蛎

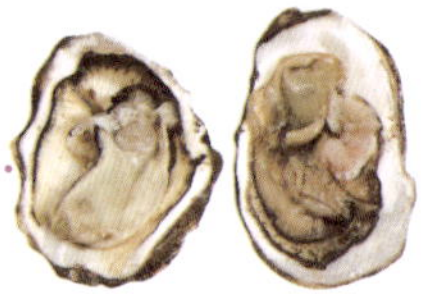

牡蛎锌含量很高，而且还含有很多其他微量元素，可供准妈妈食用做汤。

双耳牡蛎汤

原料：水发木耳、牡蛎各100克，水发银耳50克，料酒10克，葱姜汁20克，精盐3克，鸡精2克，味精、醋各1克，胡椒粉0.5克，高汤500克。

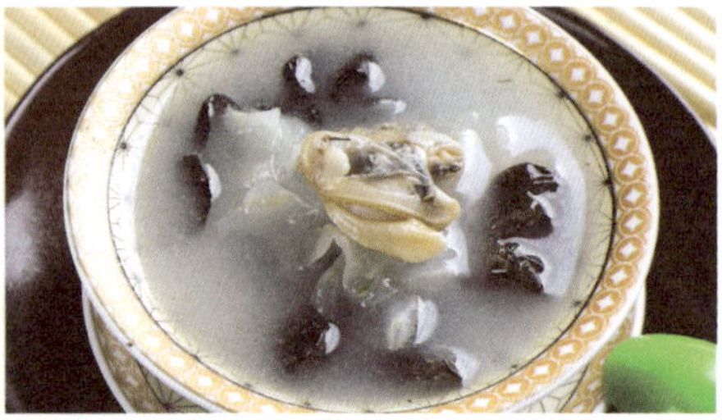

做法：❶ 将木耳、银耳撕成小块。
❷ 牡蛎下入沸水锅中焯一下捞出。
❸ 将锅内加高汤烧热，下入木耳、银耳、料酒、葱姜汁、鸡精煮约15分钟，下入焯好的牡蛎，加入盐、醋煮熟，再加入胡椒粉调匀，淋味精，出锅装碗即成。

芝麻

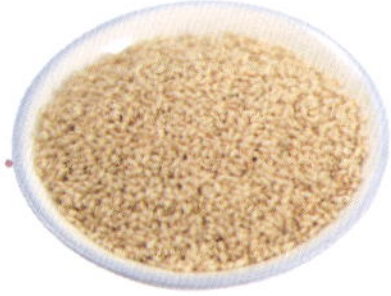

芝麻是植物食品中含锌量较高的，而且有健脑的功效，磨碎后吃吸收率更高。

枸杞芝麻糊

原料：黑芝麻300克，大米粉100克，枸杞子15克，白砂糖100克。

做法：❶ 将黑芝麻淘洗干净后，沥水放入锅内炒香，再磨成细末。
❷ 锅内倒水烧开后，放黑芝麻末烧沸，加入大米粉拌匀。
❸ 待烧开后加入白糖，搅匀盛碗，表面撒上少许枸杞子即成。

牛肉

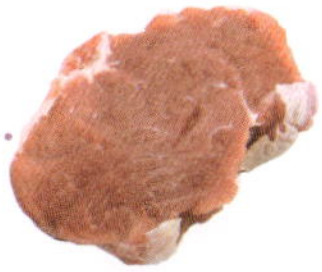

牛肉含有丰富的锌，有助于宝宝的神经系统发育。其所含的蛋白质、氨基酸等还有安胎益气的功效。

西湖牛肉羹

原料： 牛肉200克，香菇2个，香菜1小把，鸡蛋清1个，盐、胡椒粉、水淀粉各适量。

做法： ❶ 牛肉稍微冻一下，切成小粒；香菇切小粒，鸡蛋取蛋清，倒入汤碗内打好备用，香菜切碎 。

❷ 锅内水烧开，下牛肉粒，撇去浮沫，放香菇粒，水开后再略烧一会儿，加盐、胡椒粉。

❸ 用水淀粉勾芡后，倒入盛有蛋清的汤碗里，迅速搅拌均匀使蛋清成飞絮，最后撒入香菜即可。

蚕豆炖牛肉

原料： 牛肉500克，蚕豆250克，生姜10克，葱5克，精盐10克，味精8克，料酒10克。

做法： ❶ 蚕豆洗净，生姜切片，葱切段；锅内加水烧开，放入牛肉稍煮片刻，去清血污，捞起待用。

❷ 将牛肉、蚕豆、姜片、葱段、料酒放入炖锅，加入清水，用中火炖约3小时，调入精盐、味精即成。

咖喱牛肉土豆丝

原料： 牛肉500克，土豆150克，食用油、淀粉、咖喱粉、酱油、盐、葱、姜各适量。

做法： ❶ 将牛肉自横断面切成丝，将淀粉、酱油、料酒调汁浸泡牛肉丝。

❷ 土豆洗净去皮，切成丝；将油热好，先炒葱、姜，再将牛肉丝下锅干炒后，将土豆丝放入，再加入酱油、盐及咖喱粉，用旺火炒几下即成。

芹菜牛肉粥

原料： 带根芹菜120克，粳米100克，牛肉（肥瘦）25克。

做法： ❶ 芹菜洗净，切末；牛肉洗净蒸熟，切成末。

❷ 将芹菜与粳米一同煮粥。

❸ 待粥熟时加入熟牛肉末，稍煮即成。

牛肉胡萝卜汤

原料： 牛肉150克，胡萝卜200克，料酒、大料、姜片、花椒、鸡精、盐各适量。

做法： ❶ 牛肉洗净、切片，用沸水略焯一下，撇去浮沫。

❷ 胡萝卜洗净、切片；在锅中倒入适量清水，放入焯过的牛肉，加花椒、大料、姜片、料酒，先用大火煮沸后，再用小火煨。

❸ 待牛肉煮至七成熟时，把胡萝卜片放入锅中，加盐，待胡萝卜煮熟后加鸡精调味即成。

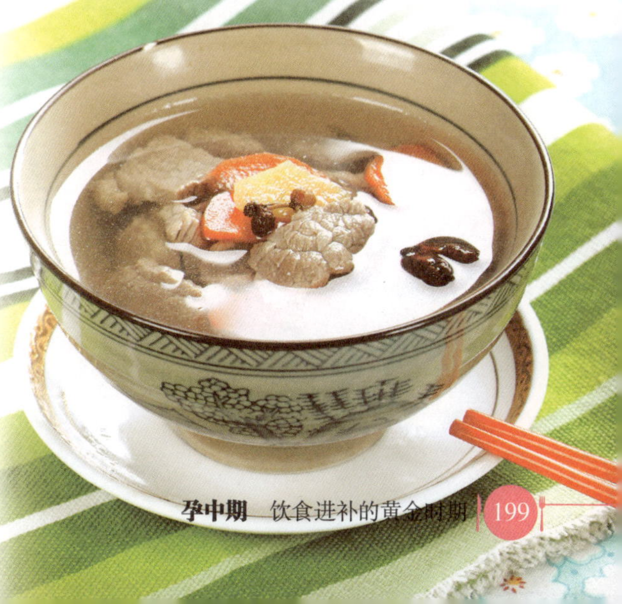

补硒护肝排毒

硒在体内和维生素E协同，能够保护细胞膜，防止不饱和脂肪酸的氧化。微量硒具有防癌及保护肝脏的作用。硒与金属的结合力很强，能抵抗镉对肾、生殖腺和中枢神经的毒害。硒与体内的汞、铅、锡、铊等重金属结合，形成金属硒蛋白复合而有解毒、排毒的作用。硒缺乏会又发肝坏死和心血管疾病。食物来源：虾、苹果醋、螃蟹、小麦、糙米、玉米、动物肝肾等。

玉米

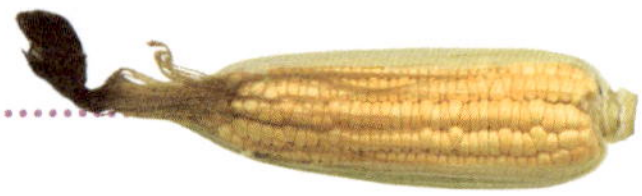

玉米是我们日常吃的食物当中硒元素含量最高的，对胎宝宝的视力发育十分有好处。

双面馒头

原料： 玉米面（黄）300克，小麦面粉200克，酵母、苏打各适量。

做法： ❶ 将玉米面、面粉放入盆内，放入酵母、水，和成较硬的面团，饧发，备用。
❷ 将发足的面团放在案板上，放入苏打，揉匀后搓成条，分成约50克一个的剂子，用手揉搓成馒头状。
❸ 将馒头生坯盖上湿洁布，饧约10分钟，再间隔均匀地码入屉内，放在沸水锅上，用旺火沸水蒸约20分钟，即可食用。

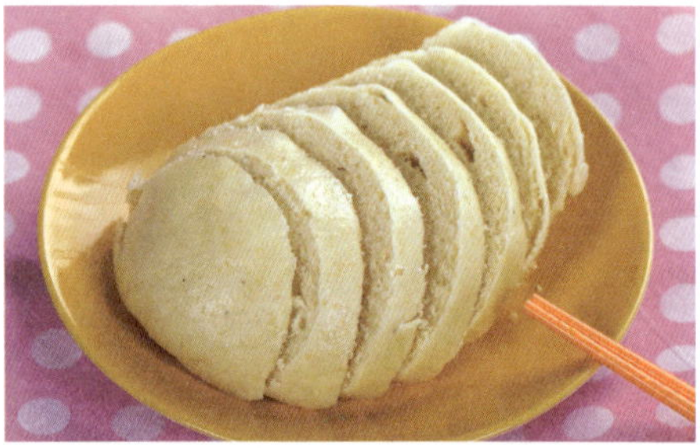

虾

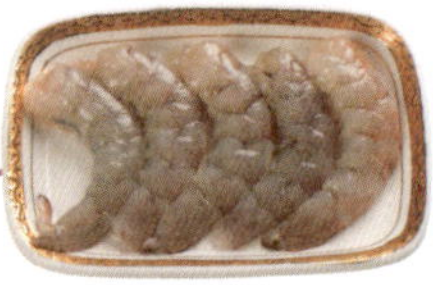

虾除了硒元素含量丰富以外，钙、钾、铁、锌等含量都很高，而且也是优质蛋白的来源。

西蓝花炒虾仁

原料： 虾仁100克，西蓝花100克， 大蒜、红辣椒、植物油、料酒、盐各适量。

做法： ❶ 西蓝花去粗茎，分成小朵，粗茎削除厚片，切块； 红辣椒去蒂、去籽，切成粗末备用。
❷ 在沸水中添加少许盐，放进西蓝花氽烫，再用冷水过一下，捞出沥水。
❸ 将植物油与蒜末放进平底锅中，用小火爆香，放入红辣椒与小虾仁，用中火拌炒，待小虾仁变色，可淋酒少许料酒。
❹ 放入西蓝花，用大火迅速爆炒，再加盐调味即可。

动物肝肾

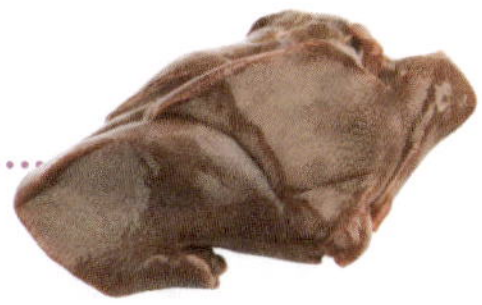

动物体内的硒主要储存在肝肾等器官，所以动物肝肾是硒的重要来源。

炒猪肝

原料：猪肝200克，青椒片适量，泡椒段、葱段、酱油、盐、味精、料酒、水淀粉、色拉油各适量。

做法：① 猪肝切成片，加盐、水淀粉上浆。

② 锅置火上，放入油烧至四成热，下猪肝滑熟，盛出；青椒片用油焐熟，待用。

③ 炒锅留底油，下葱段、泡椒，加料酒、酱油、盐、味精调味，勾芡，倒入猪肝及青椒片，翻炒均匀即可装盘。

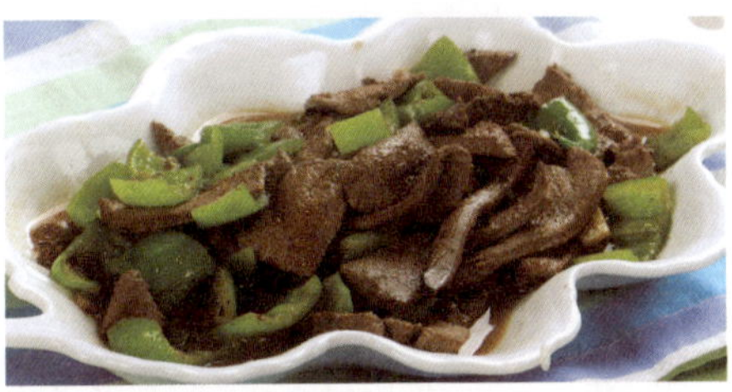

肝肾米饭

原料：粳米150克，猪肝50克，猪肾50克，猪油（炼制）25克，姜汁5克，料酒10克，白砂糖30克。

做法：① 将猪肝去血水后洗净切成薄片块。

② 猪肾对半剖开，去除臊腺筋膜后洗净，并切成薄片。

③ 然后将猪肝片、猪肾片一同置于碗中，用熟猪油、姜汁、料酒及白糖拌匀腌渍数分钟。

④ 将粳米淘洗干净后置于锅中，加入适量清水按常规方法焖煮成饭。

⑤ 待煮至水快干时，将猪肝片、猪肾片，平铺于米饭上。

⑥ 再用小火将饭焖至熟透即成。

火腿腰子汤

原料：金华火腿250克，猪肾250克，料酒20克，盐5克，姜10克。

做法：① 火腿用热碱水洗净，用刀削去表面发黄的油层，清水洗净后，放入砂锅内。

② 砂锅注满清水，先用大火烧开，撇去浮沫后，再转微火煨煮。

③ 猪肾拦腰切为两半，用尖利的剪刀把腰臊挖出。

④ 烧开水，把腰子焯一下，再用冷水洗净。

⑤ 火腿煨约2小时后，把猪肾放入，同时放入料酒、姜片、盐，烧开。

⑥ 再次撇浮沫后，继续用微火煨1小时。

猪肝菠菜粥

原料：粳米100克，菠菜120克，猪肝80克，盐3克，姜5克，大葱5克。

做法：① 粳米淘洗干净，浸泡半小时后捞出沥干。

② 猪肝反复洗净，切成薄片。

③ 菠菜洗净，去根切段；姜、葱均切丝。

④ 锅内注入约1200毫升冷水，放入粳米，用旺火煮沸。

⑤ 然后改用小火煮成稀饭。

⑥ 放入肝片、菠菜、姜丝、葱丝，下盐调好味，继续煮至猪肝熟透即可。

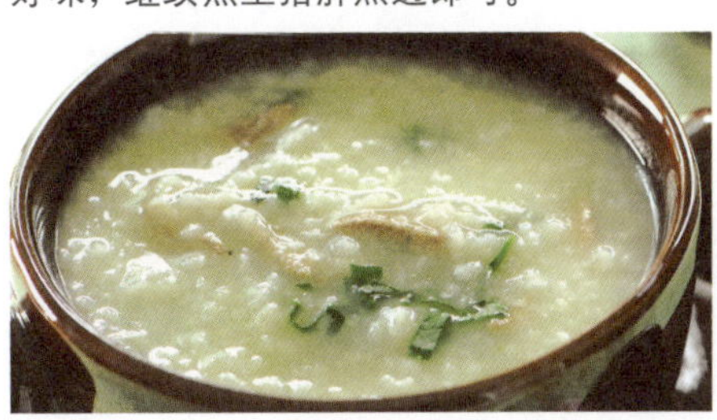

孕 前
孕早期
孕中期
孕晚期
坐月子

补碘让宝宝更聪明

碘有“智力元素”之称，是合成甲状腺素所必需的元素。碘缺乏可以导致胎宝宝甲状腺功能低下，从而导致严重的智力发育迟缓及生长发育迟缓。大多数陆地植物的碘含量都较低，唯有菠菜和芹菜较高。海鱼、紫菜、海带等海产品碘含量非常高。

海带

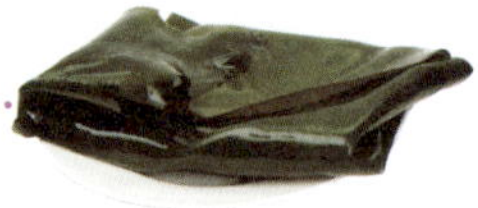

吃海带是饮食补碘的最有效方式，而且海带还含有丰富的胶质，有抗辐射和排毒的功效。

绿豆海带粥

原料：绿豆100克，海带（鲜）100克，大米50克。

做法：海带切碎，与绿豆、大米同煮成粥。

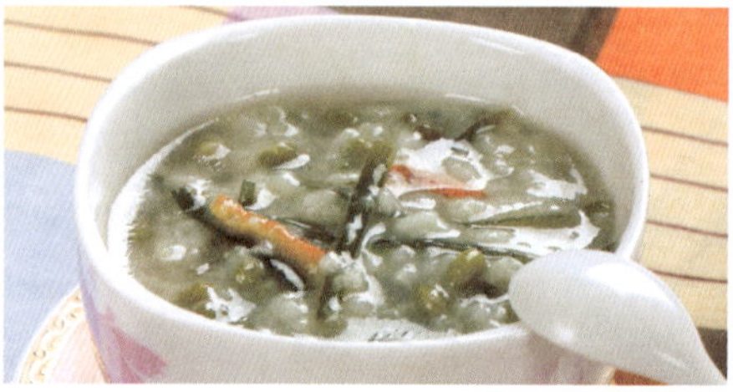

牛骨海带豆腐汤

原料：牛骨500克，水发海带200克，豆腐200克，大葱、盐各适量。

做法：❶ 锅中加凉水，放入牛骨，烧开后撇出浮沫，加葱段熬4个小时，放凉后移入冰箱冷藏1个小时取出，撇去汤表面凝固的油脂。

❷ 继续上火烧开，倒入海带用小火煮1个小时，再加入豆腐煮10分钟，最后加盐调味即可。

紫菜

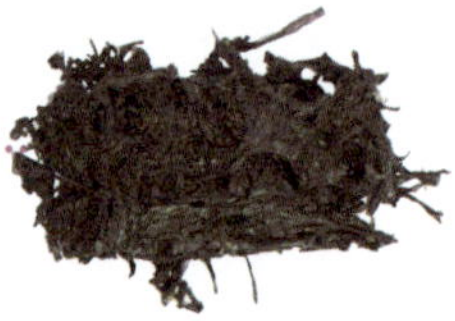

紫菜营养丰富，含碘量很高，可用于治疗因缺碘引起的甲状腺肿大。

紫菜豆腐汤

原料：老豆腐200克，紫菜30克，胡萝卜丝50克，姜丝、高汤各适量，香油、盐、糖、食用油各少许。

做法：❶ 紫菜放入锅中，不用下油，慢火烘炒至硬身，铲起切碎。

❷ 老豆腐切方形粒，放入开水中煮3分钟，捞起沥干水。

❸ 下油1汤匙，放入姜丝煸香，加入高汤及老豆腐煮开，下胡萝卜丝、紫菜煮开，放入盐、糖、香油调味即成。

带鱼

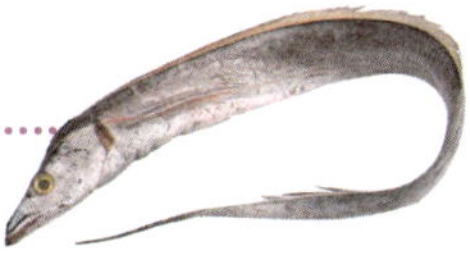

带鱼中含有丰富的碘、硒、钾等微量元素，同时也是优质蛋白的良好来源。

萝卜干炖带鱼

原料：带鱼500克，萝卜干150克，花椒1克，大料2克，干辣椒2克，大葱15克，姜15克，大蒜15克，酱油15克，白糖10克，料酒15克，醋20克，盐2克，食用油、味精各适量。

做法：❶ 带鱼收拾干净后切段。

❷ 萝卜干切成小段。

❸ 将带鱼段放入油锅中两面稍煎一下，铲出。

❹ 锅中留底油，先下入花椒、大料、干辣椒爆香。

❺ 然后下葱、姜、蒜片、萝卜干翻炒片刻。

❻ 加入酱油、白糖、料酒、盐、醋及少量清水，烧开后码入带鱼。

❼ 焖至汤汁将干时放味精拌匀即可。

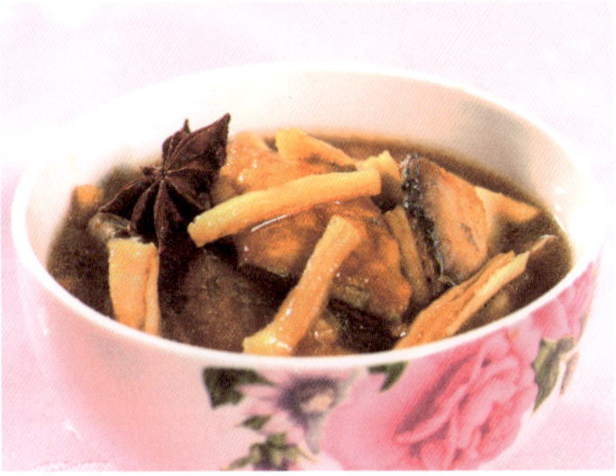

黄鱼

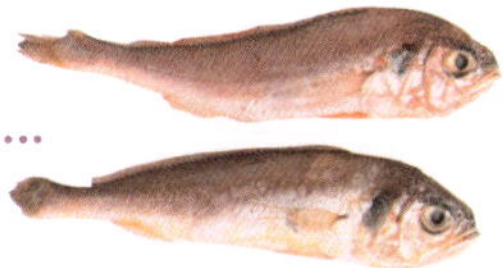

黄鱼除了含有丰富的碘以外，还是准妈妈体虚滋补的佳品。

黄鱼粥

原料：黄鱼500克，大米300克，姜3克，香菜5克，大葱5克，色拉油50克，精盐2克，酱油3克。

做法：❶ 将大米洗净，用精盐腌拌，器皿内加水烧沸后下米，用大火先煮成粥。

❷ 黄鱼去鳞和内脏洗净，用精盐稍拌，放在锅中煎至两面焦黄时，加入1汤碗清水，将鱼熬熟取出，拆肉，将鱼骨放回鱼汤内继续熬，熬好鱼汤后去掉鱼骨，将鱼汤倒入粥内加熟油同煮5分钟。

❸ 食用时加姜丝、香菜末和葱粒、酱油调味即可。

木耳烧黄鱼

原料：黄鱼450克，木耳(水发)30克，花生油20克，大葱15克，香菜15克，醋5克，盐3克，味精2克。

做法：❶ 将黄鱼去鳞和内脏，洗净，两侧斜剞直刀。

❷ 将香菜洗净，切段；葱切段。

❸ 将适量花生油倒入锅内，烧热，入葱段炝锅，放入黄鱼，两面稍煎，烹入醋，加适量高汤和盐，再加入发好的木耳，一同烧至鱼熟，加入味精、香菜调味即成。

缓解腰酸背痛的食物

到了孕中期，由于宝宝逐渐变大，对准妈妈身体的压力日渐增大，这时候准妈妈全身都可能出现一些酸痛的症状，尤其是腰背。除了要注意休息和进行简单的锻炼以外，还可以通过饮食来调节。

柠檬

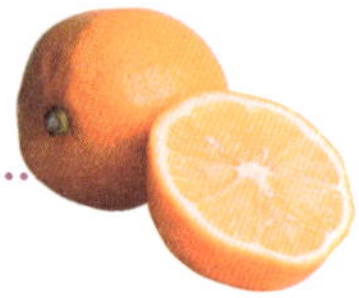

柠檬有缓解疲劳的作用，对疲劳引起的腰酸背痛效果较好。柠檬除了吃以外，还可以在疼痛的身体表面擦拭。

蔬菜沙拉

原料：圆白菜200克，小番茄80克，黄瓜60克，青椒、洋葱各30克，盐、柠檬汁、蜂蜜各适量。

做法：❶ 把前5种材料分别洗净，圆白菜用手撕成片，黄瓜切片，小番茄从中间切开，青椒、洋葱切片。

❷ 把切好的材料混拌匀，放在盘子中，备用。

❸ 把所有的调味料混合，搅拌均匀，淋在蔬菜上就可以了。

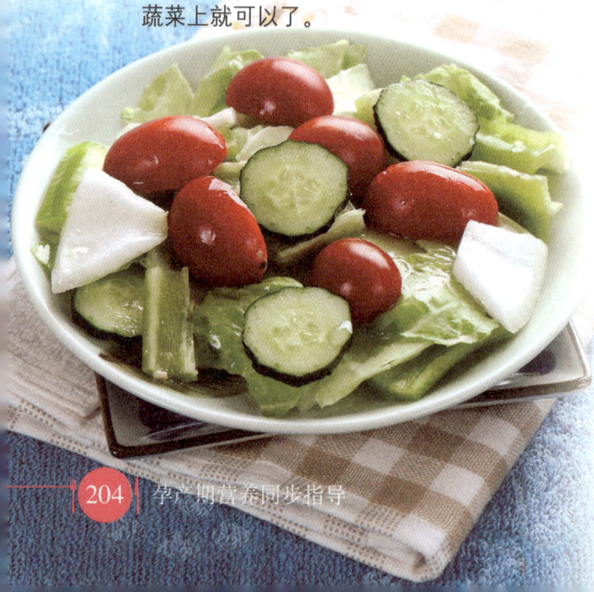

甜酸莴笋

原料：莴笋200克，番茄50克，盐3克，柠檬汁10克，青蒜5克，白糖10克。

做法：❶ 将莴笋去皮，洗净，切成小丁，下入开水锅内焯熟，捞出晾凉；

❷ 番茄用开水烫一下，去皮，切成丁。

❸ 青蒜择洗干净，切成末。

❹ 将柠檬汁、白糖、盐、凉开水调匀成甜酸汁；将莴笋丁、番茄丁、蒜苗末加入甜酸汁拌匀即可。

酸辣藕片

原料：莲藕500克，红辣椒5个，青辣椒5个，生姜1小块，柠檬酸1/2大匙，盐1小匙，味精1/2小匙。

做法：❶ 莲藕洗净削皮，切成厚薄均匀的片，放入沸水中汆后迅速捞出，浸泡在凉开水中。

❷ 辣椒洗净去籽，切成环状；姜洗净切末。

❸ 取一个大碗，加入盐、味精、姜末、辣椒、柠檬酸、藕片，一起浸泡3~4个小时后即可食用。

山药

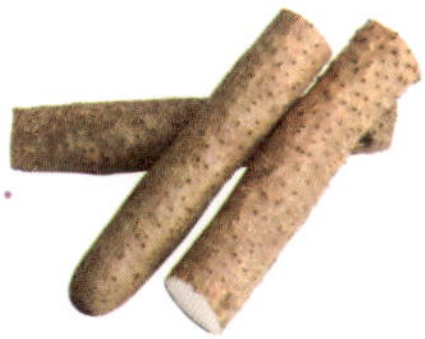

中医认为，腰酸背痛大多跟肾虚有关，山药有强健机体、滋肾益精的作用，可以一定程度上缓解腰酸背痛。

山药桃仁羊肉汤

原料：羊肉500克，核桃100克，山药100克，高汤、盐、鸡精、食用油各适量。

做法：❶ 羊肉斩块，焯水，去净血水；山药去皮待用；核桃入油锅焐熟。

❷ 锅中加入高汤，放入羊肉、山药、核桃，炖约2小时，加盐和鸡精调味即可。

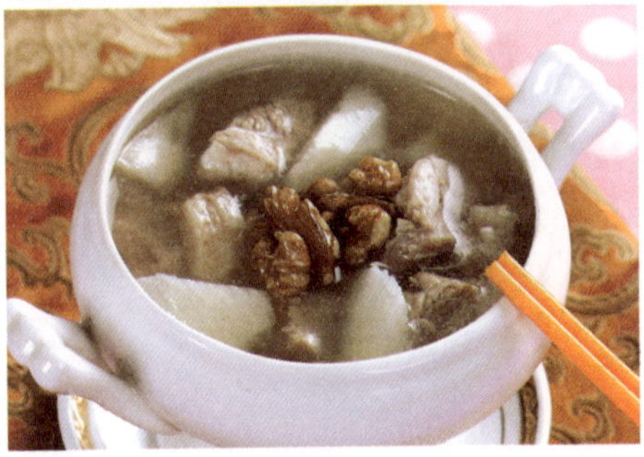

山药杏仁玉米汤

原料：山药250克，杏仁100克，玉米100克，白砂糖适量。

做法：❶ 杏仁去皮炒熟，切成米粒大小；玉米炒熟，研成粉末；山药洗净去皮，切成丁。

❷ 将山药丁放入锅内，加适量水煮熟，投入杏仁粒、玉米粉同煮，加入适量白砂糖煮沸片刻即成。

什锦山药粒

原料：铁棍山药200克，玉米粒150克，青红椒2个，食用油、白糖、盐、水淀粉、鲜汤各适量。

做法：❶ 山药去皮洗净、青红椒洗净，将它们切成玉米粒大小的丁。

❷ 锅中加水，水开时将山药粒和青红椒粒焯水。

❸ 锅中放少许油，下山药粒和青红椒粒，翻炒片刻后加少量鲜汤，然后加入糖、盐，最后用水淀粉勾芡即可。

乌鸡山药汤

原料：乌鸡1只，山药1根，胡萝卜1根，枸杞子5克，葱、姜、盐、料酒各适量。

做法：❶ 先将枸杞子洗净用清水泡一下。

❷ 乌鸡剁块，山药切块，胡萝卜切块，葱切段，姜切片。

❸ 乌鸡凉水下锅，大火烧开，焯出血沫，捞出温水洗净待用。

❹ 锅内重新加水放入葱、姜、乌鸡，大火烧开，加入料酒，可以去异味，关小火盖上盖焖45分钟。

❺ 放入山药块，煮15分钟，再放入胡萝卜，煮5分钟，最后放入枸杞子，加少许盐调味，关小火焖5分钟，即可出锅。

蜜汁山药条

原料：山药400克，芝麻50克，蜂蜜100克，冰糖适量。

做法：❶ 芝麻用温水泡好备用，将山药洗净去皮，切成5厘米长、1厘米厚的条，入开水锅焯1分钟左右，捞出整齐码放在盘内，并将泡好的芝麻均匀地撒在码好的山药上。

❷ 炒锅中加水，放入冰糖，小火使冰糖完全融化，然后倒入蜂蜜，熬至开锅冒泡，将蜜汁均匀地浇在山药上即可。

枸杞子

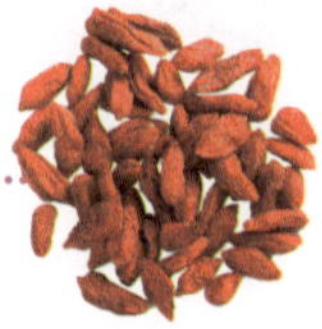

枸杞子性质温和，可以提高人体抵抗力，预防各种疾病，同时还有非常好的补肾效果，可预防、缓解腰酸背痛。

苦瓜炖银耳

原料：苦瓜300克，银耳100克，枸杞子10克，冰糖适量。

做法：❶ 苦瓜洗净、去瓤，切成块；银耳泡开，撕成小朵。

❷ 锅中倒入适量清水，放入苦瓜和银耳，然后加入枸杞子、冰糖，待苦瓜、银耳炖熟即可。

山药枸杞粥

原料：山药100克，枸杞子5克，大米50克，冰糖适量。

做法：❶ 山药洗净，去皮，切小块；枸杞子用清水泡软。

❷ 大米洗净，放入锅中加水煮开，熬成粥，再放入枸杞子、山药块，待山药煮熟后，加入冰糖即可。

山药枸杞炖羊肉

原料：羊肉（瘦）500克，山药、枸杞子、红枣（干）、桂圆肉各20克，姜块、盐、料酒、植物油各适量。

做法：❶ 将羊肉洗净切块，山药去皮洗净切块，枸杞子、桂圆肉、红枣洗净备用。

❷ 在锅里加适量植物油，烧至六七成热时，放入羊肉、生姜块翻炒，加入料酒和适量清水煮沸。

❸ 将羊肉汤移至砂锅内，加入山药、桂圆、枸杞子，煮至羊肉熟烂，加盐调味即可。

枸杞莲子鸡汤

原料：枸杞子30克，红枣10个，干莲子60克，鸡肉200克，盐少许。

做法：❶ 枸杞子、红枣洗净，鸡肉洗净切块，莲子洗净备用。

❷ 把枸杞子、红枣、鸡肉、莲子一齐放入水中，用大火煮滚后，捞除浮沫，改小火焖煮至食材软烂，加盐调味即可。

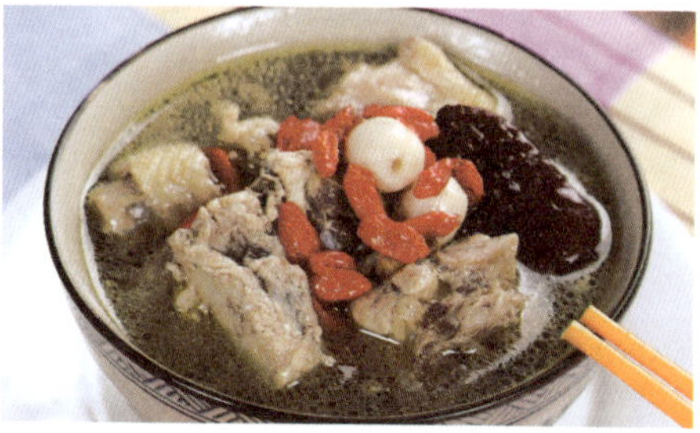

猪肉枸杞汤

原料：猪瘦肉250克，枸杞子15克，盐、大葱、姜、料酒、胡椒粉、食用油各适量。

做法：❶ 将枸杞子去杂质，洗净；葱切段，姜切片；猪肉洗净，切丝。

❷ 锅内放油烧热，放入肉丝、葱、姜、料酒、盐煸炒，注入清水，放入枸杞子煮至肉熟烂，用盐、胡椒粉调味即成。

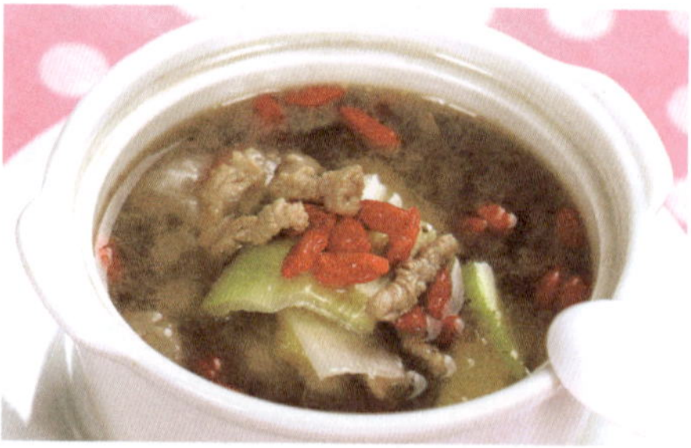

芹菜

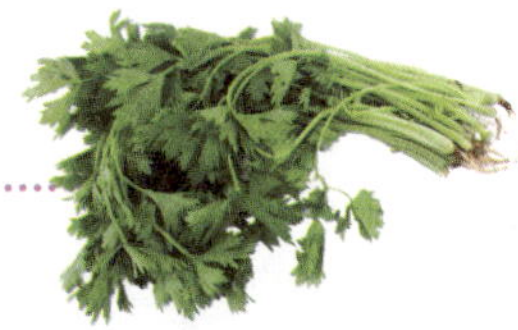

芹菜有润肠通便、利水燥湿的效果，可以帮助引起腰酸背痛的毒素快速排出体外。

素炒三丝

原料：土豆150克，胡萝卜150克，芹菜100克，葱姜末、花椒油、香醋、盐各适量。

做法：❶ 土豆去皮、洗净、切丝；胡萝卜洗净、切丝；芹菜择洗、切丝。

❷ 将切好的三丝用沸水焯烫片刻，立即捞出，过凉后控干水分。

❸ 锅中倒少量油，油热后用葱姜末炝锅，放入焯好的三丝，用旺火急速翻炒，烹入香醋，加盐、淋入花椒油即可。

凉拌西芹

原料：西芹1棵，冰块1包，黄芥末酱2大匙，糖、盐、花生油、白醋各适量。

做法：❶ 西芹洗净后入开水锅中氽烫，放进一点油，大概焯水5分钟，捞出后放入泡着冰块的冷开水中冰镇，以保持脆、绿。

❷ 将泡凉的西芹除去老茎，先直剖成两半，再切成5厘米长段拼盘。

❸ 将盐、糖、花生油、白醋、黄芥末酱拌匀，再均匀淋在西芹上即可。

芹菜炒百合

原料：鲜芹菜450克，鲜百合250克，干红辣椒3个，精盐、味精、白糖、葱花、生姜末、植物油、料酒各适量。

做法：❶ 芹菜洗净，放入沸水中烫透捞出沥净水分，切成长约2厘米的段；百合洗净，剥成片状。

❷ 将干红辣椒去蒂、去籽，洗净后切细丝。

❸ 炒锅置火上，放适量植物油烧热，放入葱花、生姜末、干红辣椒丝炝锅，下入百合、芹菜继续煸炒至熟透，再烹入料酒，加入白糖、味精、精盐和清水少许，翻炒几下即可出锅。

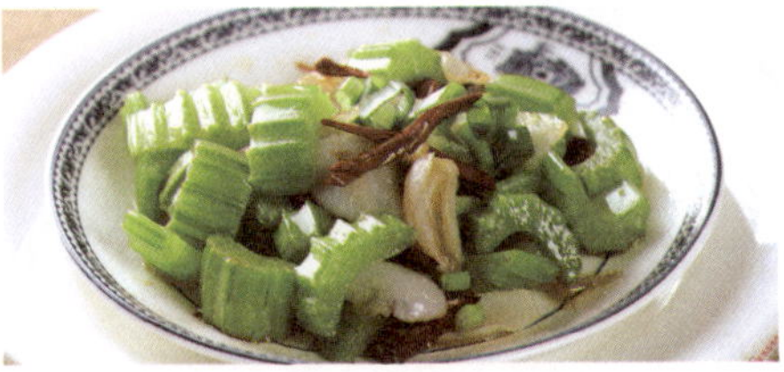

牡蛎芹菜粥

原料：牡蛎200克，大米100克，芹菜100克，鸡蛋1个，盐、酒、姜末、淀粉各适量。

做法：❶ 牡蛎洗净沥干，放入碗中，加盐、酒、姜末、淀粉拌匀。

❷ 芹菜去根、老叶后，取嫩绿茎部切丝，留嫩叶备用；大米洗净，水沸后放入锅内煮粥。

❸ 粥煮好后，将鸡蛋与牡蛎调匀，然后倒入锅中搅动，至粥沸时再下芹菜丝，烧开即可。

海米芹菜

原料：芹菜350克，海米25克，花生油20克，香油、精盐、白糖、干辣椒丝、花椒、葱、姜丝、蒜末各适量。

做法：❶ 将芹菜择去根、叶，洗净，放入开水锅内焯一下，捞出晾凉，切好放入盆内；将海米洗净，用开水泡透。

❷ 热锅放花生油、香油烧热，下入花椒炒煳，捞出不用；放辣椒丝、葱、姜、海米、炒香倒入盆内，加入精盐、白糖、蒜末拌匀，码入盘内即可。

预防便秘的食物

孕中期以后，子宫对肠胃等消化器官的压力越来越大，便秘的风险也越来越大了，准妈妈要注意多吃一些高纤维、润肠通便的食物，来预防便秘。

香蕉

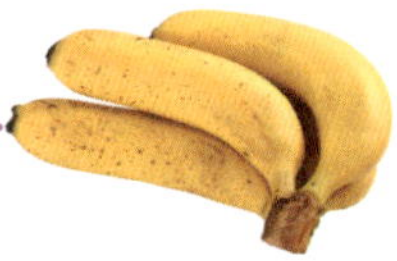

香蕉有润肠通便的效果，最适合有便秘症状的准妈妈。

香蕉百合银耳汤

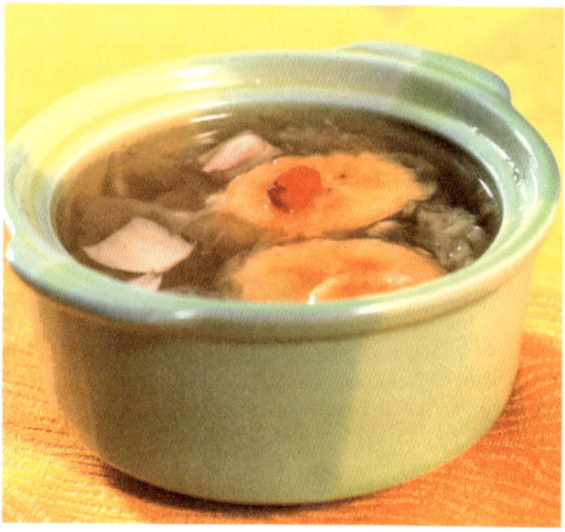

原料：干银耳 15 克，鲜百合 120 克，香蕉 2 根，枸杞子 5 克，冰糖100克。

做法：❶ 干银耳泡水 2 小时，去老蒂及杂质后撕成小朵，加水4杯，入蒸笼蒸半小时取出备用。

❷ 新鲜百合剥开，洗净去老蒂；香蕉去皮，切小片；枸杞子洗净。

❸ 将除冰糖外的所有材料放入炖盅中，加冰糖、水，入蒸笼蒸半小时即可。

甘薯

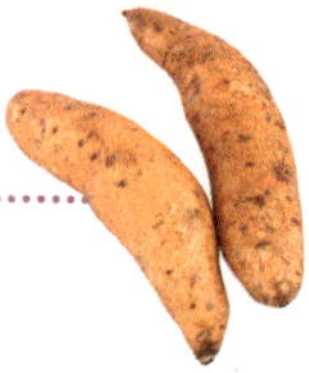

甘薯富含利于胎宝宝发育的多种营养成分，同时其所含的膳食纤维能有效刺激消化液分泌和胃肠蠕动，促进通便。

甘薯糯米饼

原料：甘薯200克，糯米粉200克，大枣（干）150克，茼蒿100克，豆沙馅食用油各适量。

做法：❶ 将枣洗净去核切丝；茼蒿洗净取小叶备用。

❷ 甘薯洗净去皮，切小块，上锅蒸熟，取出捣成泥，放入适量糯米粉，搅拌均匀和成面团，分成若干个小面团，做成小饼状，放入适量豆沙馅包起、按扁，做成饼状。

❸ 把红枣丝和蔬菜叶镶到小饼上作为装饰，下锅煎至两面金黄即可。

圆白菜

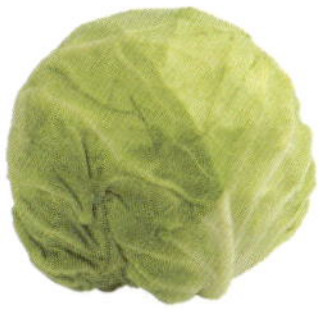

圆白菜营养丰富，具有抗氧化、防衰老的功能，富含维生素、叶酸和膳食纤维，多吃可促进消化、预防便秘，提高人体免疫力。

圆白菜洋葱汁

原料：圆白菜100克，洋葱（白皮）400克，红酒10克。

做法：❶ 圆白菜洗净，切成片；洋葱洗净，切成丁。

❷ 将圆白菜片、洋葱丁放入榨汁机中，加入凉开水100毫升，一起搅打成汁；将菜汁倒入杯中，加入红酒调匀，即可直接饮用。

素炒圆白菜

原料：圆白菜300克，植物油、酱油、花椒、葱花、酱油、盐各适量。

做法：❶ 将圆白菜洗净、沥干，切成2厘米宽的长条，再斜刀切成块。

❷ 将炒锅放在旺火上，加入植物油，烧热，放入花椒炸出香味，取出花椒不用，放入葱花，稍煸即放入圆白菜翻炒，加酱油、盐，炒拌均匀即可。

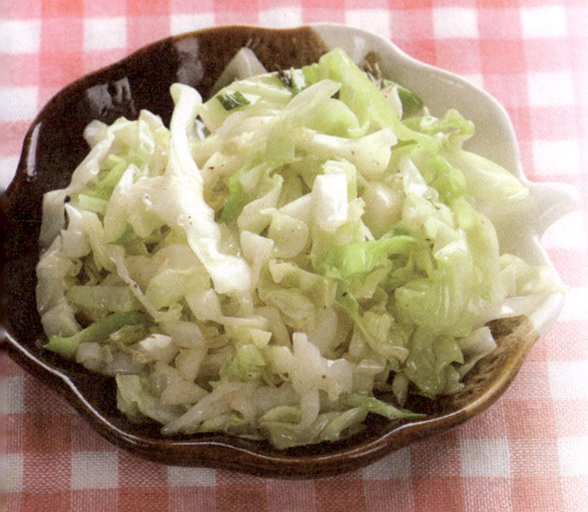

醋溜圆白菜

原料：圆白菜300克，干辣椒5克，糖、醋、酱油、味精、花椒、香油、豆油各适量，水淀粉5克。

做法：❶ 圆白菜洗净切成3厘米的块，用刀拍松，用盐拌匀待用；干辣椒切丝；把糖、醋、酱油、味精、水淀粉加水调成汁。

❷ 炒勺内放豆油烧热，先放花椒炸黑，捞去花椒，再加干辣椒丝炸黄后，随即下圆白菜翻炒；待稍软后将调好的汁倒入勺内，翻炒几下，淋上香油即成。

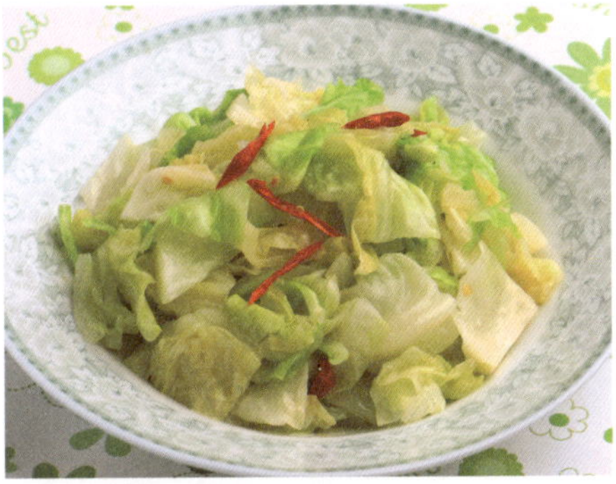

猪肉圆白菜粥

原料：猪瘦肉50克，圆白菜50克，大米100克，盐适量。

做法：❶ 将圆白菜洗净切丝。

❷ 将猪肉洗净，切丁；淘净大米，锅内放入清水，用大火烧沸后，将米入锅，大火烧沸后，将猪肉放入锅内，小火煮粥30分钟左右。

❸ 放入圆白菜、盐，稍煮片刻即可。

粗粮

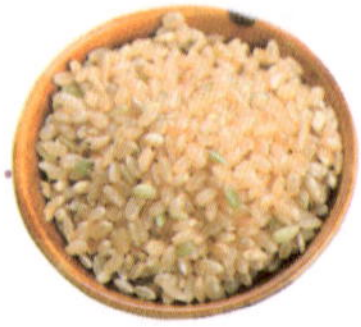

粗粮中含有丰富的膳食纤维，对缓解便秘十分有帮助，另外粗粮中各种微量元素和维生素含量都高于细粮。

高粱猪肚粥

原料： 高粱米90克，莲子60克，猪肚100克，大米50克，胡椒3克，盐3克。

做法： ❶ 将高粱米炒至褐黄色有香味为止，除掉上面多余的壳。

❷ 把猪肚、莲子肉、胡椒洗净，与大米、高粱米一齐放入瓦锅内，加清水适量，大火煮沸后，小火煮至高粱米熟烂为度，加盐调味即可。

莜面鱼鱼

原料： 莜面200克，猪肉50克，粉条、豆角、海带、土豆、西红柿、白芝麻、香菜、生姜片、蒜片、盐、陈醋、酱油各适量。

做法： ❶ 莜面粉加水和成面团，用手搓成两端细中间粗的橄榄形(北方称鱼鱼)，用水煮熟捞出，过冷水后待用；猪肉切小片状；豆角切丁；海带切丝；土豆切筷子条形；西红柿切大丁；粉条用水泡发。

❷ 烧锅放油，放入肉片炒散，放入生姜片和蒜片炒出味，再放入盐和酱油炒肉片上色，放入其余配料略炒后，放入适量水煮开。

❸ 放入鱼鱼同煮，待水开时放入盐、酱油、陈醋、白芝麻调味，装入大碗中，表面撒上香菜段即可。

黑米八宝粥

原料： 黑米100克，糯米100克，红豆、绿豆、莲子、百合、大枣各50克，冰糖少许。

做法： ❶ 红豆、绿豆洗净后，加水浸泡一晚。

❷ 将红豆、绿豆、莲子先煮烂，再加糯米、黑米、百合、大枣煮成粥，食用前加冰糖略煮即可。

核桃枸杞紫米粥

原料： 紫米50克，核桃仁50克，枸杞子10克。

做法： ❶ 将紫米、核桃仁和枸杞子洗净。

❷ 先将紫米放入锅内，并加清水煮沸，然后转小火继续煮30分钟。

❸ 将核桃碾碎，大小与枸杞子相当。

❹ 将核桃粒与枸杞放入锅内，继续煮15分钟即可。

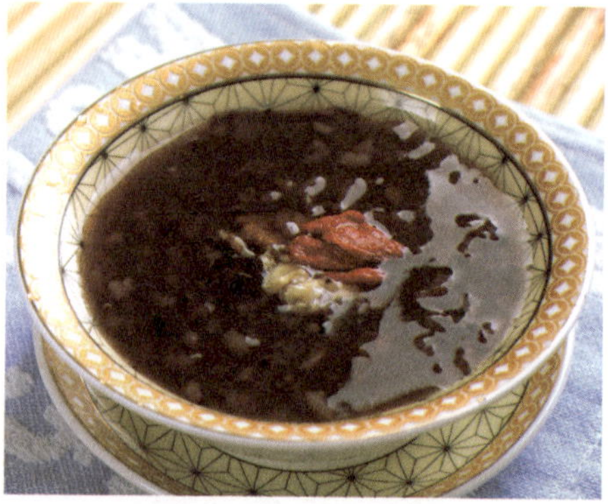

苦荞麦粥

原料： 苦荞麦50克，珍珠米100克，鹰嘴豆适量。

做法： ❶ 苦荞麦洗净，去沙；珍珠米洗净。

❷ 两种米混合，加入适量水和洗净的鹰嘴豆，放入电饭锅煲煮30分钟就可以。

竹笋

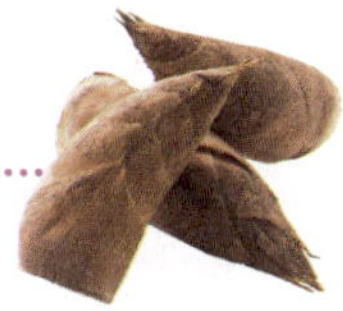

竹笋具有低脂肪、低糖、多纤维的特点，能促进肠道蠕动、帮助消化、消除积食、防止便秘。

竹笋鱼丸汤

原料： 竹笋50克，油菜心30克，鱼丸300克，料酒、盐各适量。

做法： ❶ 竹笋洗净切片；油菜心洗净切段。❷ 锅内加水烧开后放入鱼丸，待开锅后放入竹笋、油菜心、料酒、盐，再次煮开后即可。

香菇竹笋汤

原料： 香菇10朵，竹笋50克，金针菇100克，生姜、盐各适量。

做法： ❶ 香菇泡软、去蒂、切厚丝；姜切丝；金针菇洗净；竹笋剥皮、切厚丝。

❷ 锅内加入六成满清水，放入竹笋、姜丝，小火煲汤15分钟左右。

❸ 放入香菇、金针菇，小火煲汤煮5分钟，加入盐调味即可。

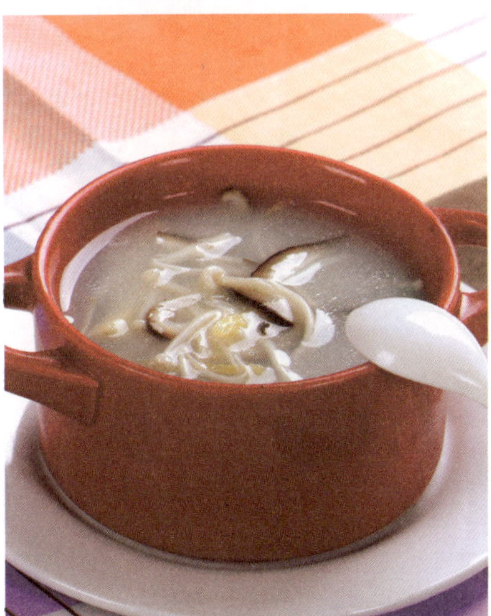

海米炝竹笋

原料： 竹笋400克，海米25克，食用油、高汤、料酒、盐各适量。

做法： ❶ 竹笋洗净，用刀拍松切段，再切成条，入沸水锅中焯去涩味，捞出过凉水。

❷ 将油入锅烧至四成热，投入竹笋稍炸，捞出淋沥油。

❸ 锅内留少量底油，加入竹笋、高汤、盐略烧，入味后出锅；再将炒锅放油，烧至五成热，下海米，烹入料酒、高汤少许，将竹笋倒入锅中翻炒均匀装盘即可。

莴苣竹笋

原料： 竹笋400克，莴苣200克，香油、料酒、姜末、精盐各适量。

做法： ❶ 将莴苣去皮洗净，切为滚刀片；将去壳的竹笋洗净，切成滚刀片。

❷ 把竹笋、莴苣一起放入开水锅内焯一下，捞出沥干水分；将精盐、姜末、料酒、白糖拌入笋片、莴苣片中，再淋上香油即可。

竹笋银耳炒鸡蛋

原料： 竹笋200克，银耳20克，鸡蛋1个，盐适量。

做法： ❶ 竹笋入水浸泡，洗净；银耳浸泡，去蒂；鸡蛋去壳搅匀。

❷ 锅烧热下油，投入竹笋、银耳炒熟，再淋入鸡蛋糊，加盐炒熟即可。

帮助控制体重的健康食物

少食多餐是准妈妈的饮食原则里重要的一条。下面介绍的几种食品，既能满足准妈妈挑剔的胃口，又能保证低脂低热量，只要不过量食用，就不会发胖，最适合在胃口大开、容易发胖的孕中期食用。

酸奶

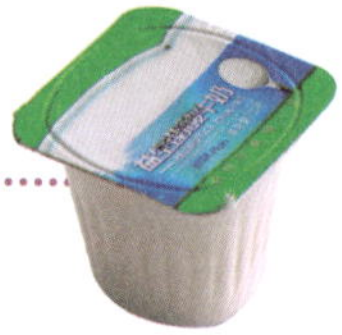

酸奶有助于胃肠健康。准妈妈可经常食用。

香蕉奶昔

原料：香蕉1根，酸奶1杯。

做法：香蕉去皮，切成小段；取掉榨汁机滤网，倒入酸奶，加入香蕉充分搅拌均匀即可。

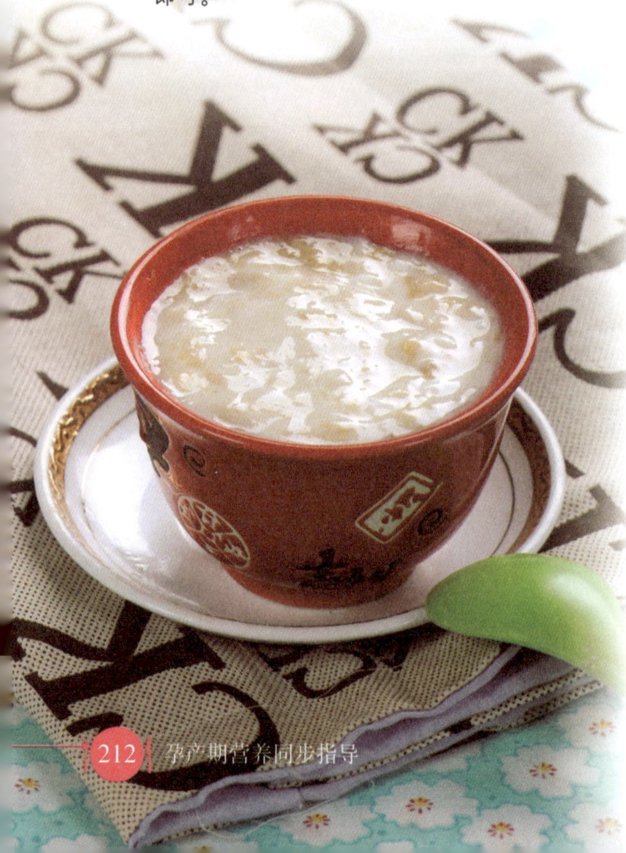

水果沙拉

原料：苹果、香蕉、西瓜、梨各适量，酸奶200克，柠檬汁半茶匙。

做法：将酸奶、柠檬汁混合搅拌后备用，水果去皮切丁后与酸奶调拌即成。

绿豆银耳杂果羹

原料：绿豆100克，银耳（干）15克，莲子20克，葡萄干20克，酸奶250克，冰糖30克。

做法：❶ 绿豆洗净，用温水浸泡2小时，捞出沥干水分；银耳用温水泡发，去蒂，撕成片状；莲子去心，浸泡备用。

❷ 葡萄干洗净；绿豆放入锅中，加入适量冷水烧沸，煮约10分钟后，将漂浮在水面的绿豆皮捞出。

❸ 倒入银耳、莲子，用小火焖1小时左右；放入冰糖和葡萄干，搅拌均匀。

❹ 将绿豆羹倒入碗内，放入冰箱，冷却后倒入酸奶即可。

绿叶蔬菜

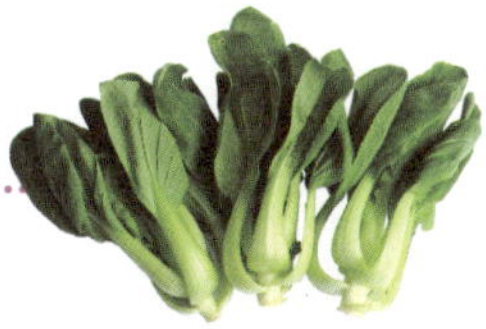

绿叶蔬菜是很好的叶酸和锌的来源，喜欢吃沙拉的准妈妈，把原料改革一下，多加入一些深颜色的蔬菜，如莴笋、油茶等，一定会提高这道菜的营养价值，也可以随时在汤里或是饺子馅里加入一些新鲜的蔬菜。

香菇油菜

原料： 油菜200克，香菇60克，鸡汤、白糖、盐、料酒、淀粉各适量。

做法： ❶ 油菜从根部切开，在沸水中焯一下，捞出用凉水冲凉，沥干水分。

❷ 香菇去蒂、洗净；鸡汤、白糖、盐、料酒、油菜、香菇放入锅内烧5分钟，捞出油菜、香菇摆入盘中，锅内原汁用淀粉勾芡，浇在香菇油菜上即可。

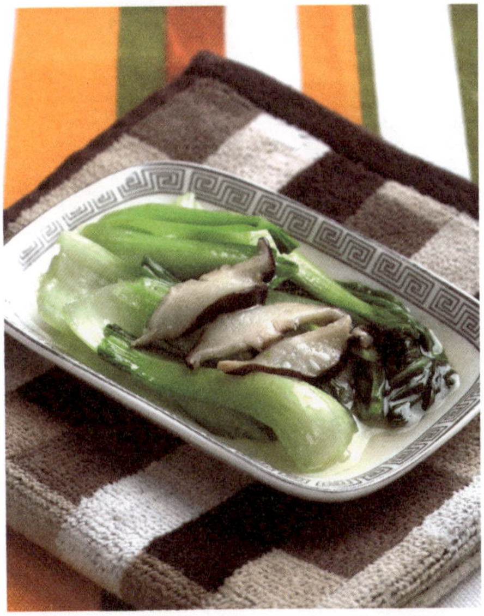

油菜鸡肉片

原料： 鸡胸1块，油菜少许，胡萝卜半根，淀粉、五香粉、盐、鸡精各少许。

做法： ❶ 鸡胸片成薄片，用少许淀粉与五香粉抓匀，油菜洗净，胡萝卜切丝。

❷ 锅热后加少许油，热至五成时轻轻放入鸡胸片，慢慢用锅铲推着滑炒，炒至八成熟时盛出，用余油翻炒油菜和胡萝卜丝，放入炒好的鸡胸片一起翻炒，加少许盐和鸡精调味即可。

多味油菜心

原料： 油菜心500克，四川豆瓣酱20 克，花生酱20克，白糖15克，花生油50克，大蒜、葱、姜末、醋各少许。

做法： ❶ 将豆瓣酱、白糖、醋、蒜、葱、姜同放一碗内，用筷子拌匀，边拌边淋入熟花生油，然后再拌入用冷开水拌成糊状的花生酱，制成调味酱。

❷ 将每棵油菜心一剖4瓣，投入沸水内煮至深绿色，捞出沥干水分，装入盘内。用油菜心蘸调味酱吃。

鱼子酱娃娃菜

原料： 娃娃菜500克，新派鱼子酱30克，色拉油、盐、白砂糖、水淀粉、植物油、葱油、高汤各适量。

做法： ❶ 将娃娃菜洗净，然后切成4段。

❷ 锅中加入适量高汤烧开，加入盐、白砂糖、色拉油，下娃娃菜小火煮2分钟至熟后捞出沥干水分，整齐地摆放在盘子里。

❸ 锅中加入10克色拉油烧热，下入新派鱼子酱小火炒1分钟出香，然后加入高汤适量烧沸，用水淀粉勾芡，淋入葱油后浇在娃娃菜的上面即可。

瘦肉

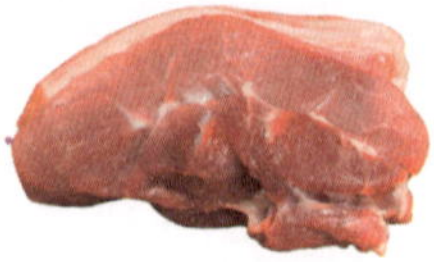

铁在人体血液转运氧气和红细胞合成的过程中起着不可替代的作用，孕期准妈妈血液总量会增加，以保证能够通过血液供给胎宝宝足够的营养，因此孕期对于铁的需要就会成倍增加。

海带瘦肉粥

原料：粳米200克，水发海带30克，猪瘦肉50克，胡萝卜50克，盐、胡椒粉、淀粉（玉米）、料酒各适量。

做法：❶ 海带洗净，切成小块；粳米洗净，用冷水浸泡半小时，捞起，沥干水分；胡萝卜洗净，去皮切丁。

❷ 猪瘦肉切成片，加入淀粉、料酒腌渍15分钟。

❸ 锅中加入约2000毫升冷水，放入粳米，用旺火煮沸，下肉片、海带块、胡萝卜丁，改用小火煮至粳米熟烂，加入盐和胡椒粉拌匀即可。

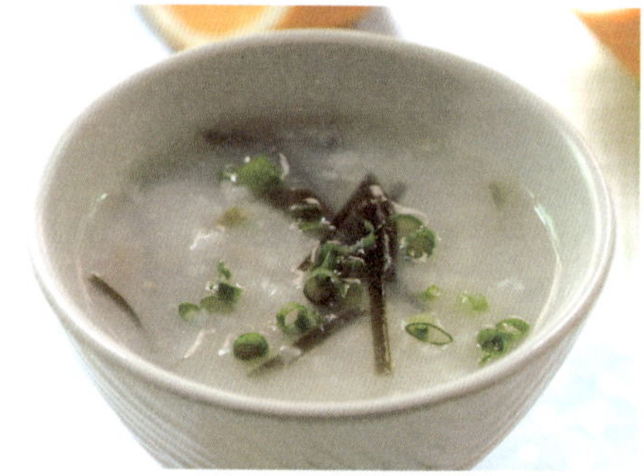

陈皮瘦肉汤

原料：猪里脊肉100克，食盐、生姜、陈皮各适量。

做法：❶ 猪里脊肉切薄片，姜切片，陈皮洗净后用温水浸泡10分钟。

❷ 把切好的肉片和姜片放锅里用凉白开浸泡30分钟左右。

❸ 下陈皮，小火煮开后，继续煮15分钟左右，加盐即可。

淮杞蜜枣煲瘦肉

原料：猪瘦肉100克，淮山片15克，枸杞子10克，蜜枣、小葱、姜、盐各适量。

做法：❶ 瘦肉洗净、切成短粗条状；锅中烧水，水开后放入瘦肉，焯烫至瘦肉变色，捞出瘦肉，用清水冲去浮沫；姜去皮、切片，葱切段。

❷ 将瘦肉放入汤煲，放入洗净的淮山片和蜜枣，加入葱段和姜片，再倒入足量水，中火滚开后，转小火煲2个半小时左右，放入枸杞子，继续煲半小时，出锅前加少许盐调味即可。

青椒牛肉

原料：牛肉250克，青椒250克，酱油、甜面酱、姜丝各5克，淀粉适量，盐2克。

做法：❶ 将牛肉去筋洗净，切丝，加入盐、淀粉抓匀；青椒洗净切丝。

❷ 将酱油、剩余的淀粉调成芡汁备用。

❸ 锅中下油烧热，炒青椒至断生，盛出。

❹ 锅内留底油烧热，放入牛肉丝炒散，放甜面酱炒至将熟，再放入青椒丝、姜丝炒出香味，淋入芡汁，翻匀即可。

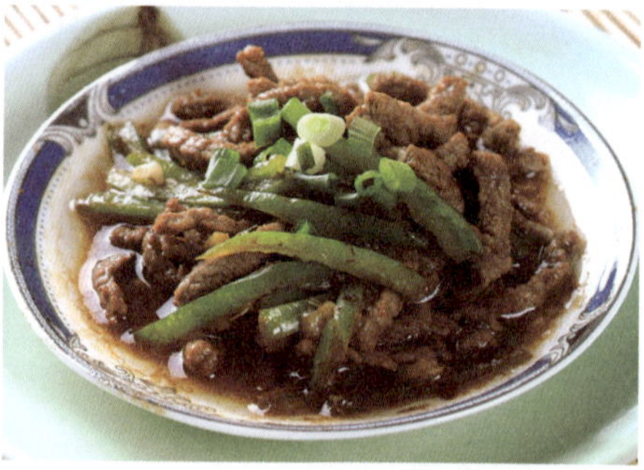

豆类及豆制品

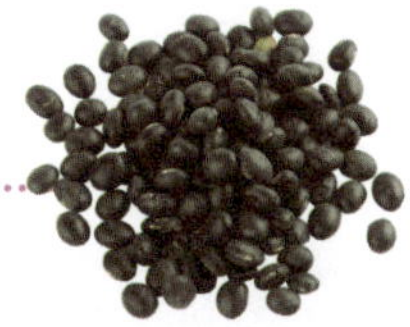

对于那些喜欢素食的准妈妈，豆制品是一种再好不过的健康食品了。它可以为你提供很多孕期所需的营养，例如优质的蛋白质。

蚕豆虾仁汤

原料：蚕豆250克，虾仁50克，榨菜、香油、盐、味精各适量。

做法：❶ 将水发蚕豆剥去皮，放入汤锅内，加入洗净的虾仁和750克清水。

❷ 汤锅置火上，煮沸后，移至微火上，至蚕豆焖至酥烂。

❸ 放入洗净并切成薄片的榨菜，加盐、味精、香油，起锅盛入汤盆内即成。

黑豆糯米粥

原料：黑豆30克、糯米60克。

做法：将黑豆、糯米洗干净，放在锅内，加水适量，用温火煮成粥，每日服用。

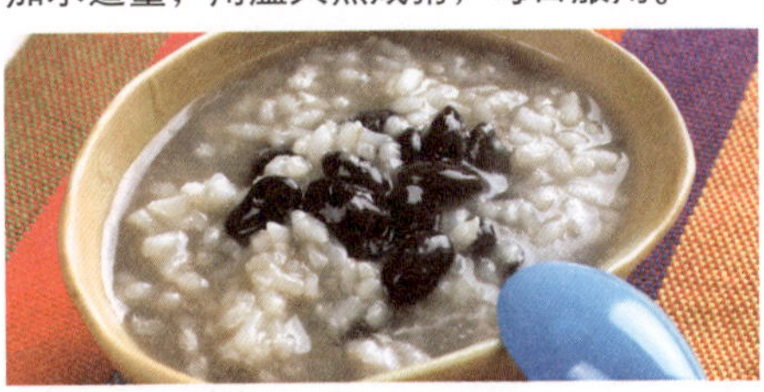

家常豆腐

原料：北豆腐1盒，猪瘦肉100克，红椒、青椒各1根，郫县豆瓣、生抽、料酒各2匙，糖、淀粉、盐、姜、蒜各适量。

做法：❶ 将豆腐切成厚约0.5厘米，宽约4厘米的片；猪瘦肉切片，用生抽、淀粉腌制，青红椒去籽去筋切成菱形。在锅中倒少许油，将豆腐煎至两面发黄。

❷ 炒锅烧热倒油，油烧至五成热时下剁碎的郫县豆瓣炒香，下姜片、蒜末炒香，再下肉片炒开，加生抽、料酒，下煎过的豆腐和青红椒同炒，最后加适量盐、糖调味即可。

香菇烧豆腐

原料：南豆腐1盒，干香菇15克（洗净泡发），豌豆20克，蚝油1大匙，盐，糖各少许。

做法：❶ 豆腐事先用盐水浸泡后切块备用。

❷ 发好的香菇用刀切成小块备用（泡发香菇的水保留）；豌豆开水焯熟备用。

❸ 锅内倒少许油，油热后下入香菇炒出香味。

❹ 下入豆腐与香菇炒匀，加入一大匙蚝油，将香菇水倒入锅中小火焖5~10分钟，下入豌豆粒，加盐、糖少许调味，用少许水淀粉勾芡即可。

红小豆牛肉汤

原料：牛肉250克，红小豆150克，花生仁（生）100克，大蒜、盐各适量。

做法：❶ 将红小豆、花生仁洗净；蒜去衣，洗净；牛肉洗净，切块。

❷ 把全部用料一齐放入锅内，加清水适量，大火煮沸后，改小火煮2小时，调味即可。

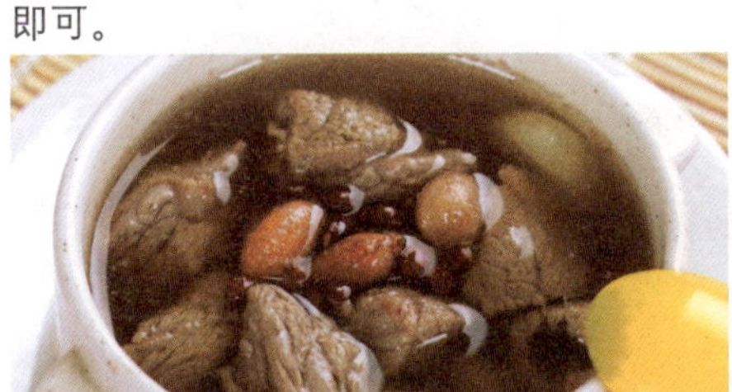

消除妊娠纹的食物

孕中期，难看的妊娠纹开始显露踪迹了，爱美的准妈妈不要着急，通过饮食调养，是可以减淡妊娠纹的，孕期皮肤粗糙、毛孔粗大等状况也会得到缓解。

猕猴桃

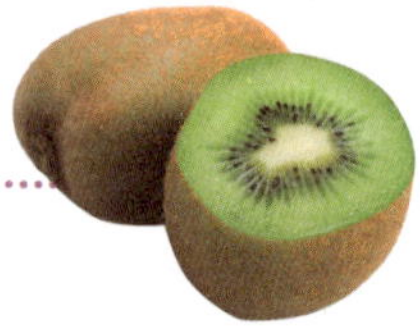

维生素C含量极为丰富是猕猴桃的一大特点，猕猴桃之所以能够起到美白、祛斑的作用，原因就是其中的维生素C能有效抑制皮肤内多巴醌的氧化作用，使皮肤中深色氧化型色素转化为还原型浅色素，干扰黑色素的形成，预防色素沉淀，从而保持皮肤白皙。

猕猴桃沙冰

原料： 猕猴桃2个，菠萝1/4个，冰块和樱桃各适量。

做法： ❶ 削掉猕猴桃和菠萝的皮，并切成小块。

❷ 把猕猴桃、菠萝、冰块放到榨汁机中，搅碎后倒入杯子里，樱桃放在上面点缀。

猕猴桃蜂蜜煎

原料： 猕猴桃1个，蜂蜜适量。

做法： 将猕猴桃除去外皮，捣烂，加蜂蜜适量，煎熟食用即可。

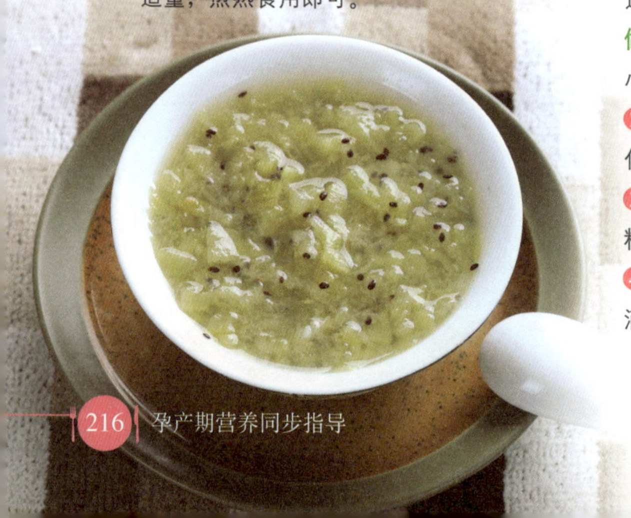

猕猴桃红豆粥

原料： 猕猴桃40克，红豆100克，冰糖适量。

做法： ❶ 将猕猴桃洗净，去皮，切成小丁。

❷ 红豆淘洗干净，放入开水锅中，煮熟。

❸ 放入冰糖，待冰糖化开后，放入猕猴桃丁搅拌均匀即可。

草原牛奶

原料： 鲜牛奶250毫升，玉米粒、葡萄、猕猴桃、橙子、绵白糖、水淀粉、蜂蜜各适量。

做法： ❶ 将猕猴桃、葡萄、橙子分别切成小块待用。

❷ 把牛奶倒入锅中，加绵白糖搅拌让糖化开。

❸ 开火，放入玉米粒，再边搅动边用水淀粉勾芡，调至黏稠度合适就好。

❹ 出锅后将切好的水果丁摆在上面，滴几滴蜂蜜就可以了。

番茄

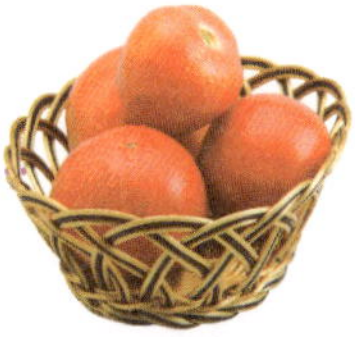

番茄中含有大量的番茄红素和维生素C，可以减少皮肤中黑色素的形成，常吃可以有效减淡妊娠纹。

番茄山药粥

原料：粳米100克，番茄 100克，山药（干）20克，冰糖15克。

做法：❶ 山药洗净，切成小薄片；番茄洗净，切牙状；粳米淘洗干净，用冷水浸泡备用。

❷ 锅中加入约1000克冷水，将粳米、山药片一起放入，大火煮沸，改小火煮半小时，加入番茄，继续用小火熬煮，待粥成时下入冰糖搅匀，稍焖片刻即可。

番茄汁

原料：番茄2个，水适量。

做法：番茄剥皮，加适量的水放入搅拌机中打碎即可。

番茄牛肉饭

原料：米饭1碗，番茄2个，牛里脊肉100克，鸡蛋1个，葱姜、盐、料酒、植物油、色拉油、酱油、水淀粉、白糖、香油各适量。

做法：❶ 牛肉切片，番茄切成大的滚刀块，葱切段，姜切片，鸡蛋打散。

❷ 牛肉放入容器，加盐、料酒、色拉油和淀粉拌匀，腌30分钟左右；加少许油烧热，放入牛肉炒至变色捞出。

❸ 锅内放一大勺油，爆香葱段和姜片，加入番茄块翻炒，放入清水、酱油、料酒、白糖和少许盐，煮滚后勾芡，最后加入牛肉片、淋上蛋液，淋少许香油，装盆即可。

番茄豆腐

原料：豆腐 150克，番茄150克，水淀粉、番茄酱、白糖、盐各适量。

做法：❶ 将番茄清洗干净，去蒂，将其中一半对半切开，剩下的切成末备用。

❷ 将豆腐清洗干净，切成小块，放入热油锅中煎，煎成两面呈金黄色时铲出，装入盘中待用。

❸ 把对半切好的下番茄，放在煎好的豆腐上，撒上盐，放在蒸锅中蒸5分钟。

❹ 锅中倒入番茄末、番茄酱、白糖、盐和适量水烧开，再用水淀粉勾芡，盛出，淋在蒸好的豆腐上即可。

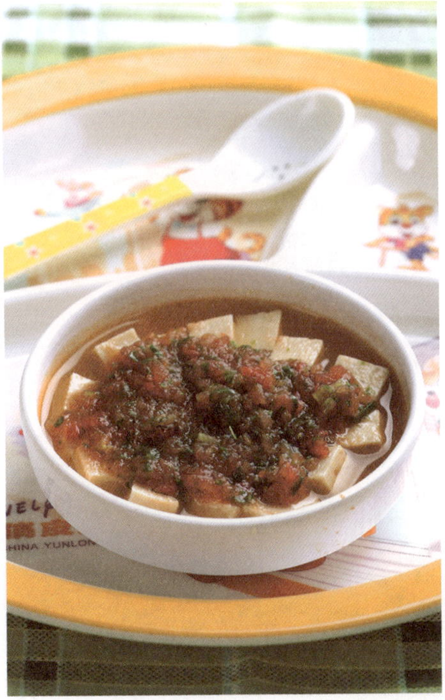

三文鱼

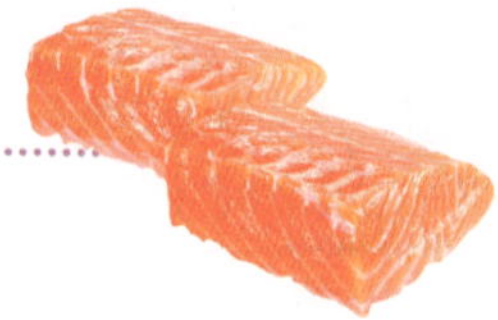

三文鱼中含有丰富的胶原蛋白，可以让皮肤更紧致、有弹性，从而减少妊娠纹的出现。

烤三文鱼

原料：三文鱼肉150克，小番茄20克，黄油、精盐各少许。

做法：❶ 将小番茄洗净；三文鱼洗净，切块，然后用精盐等腌制片刻。

❷ 再取烤盘铺上铝箔，抹上黄油放入鱼块和准备好的小番茄，最后进烤箱烤熟即可。

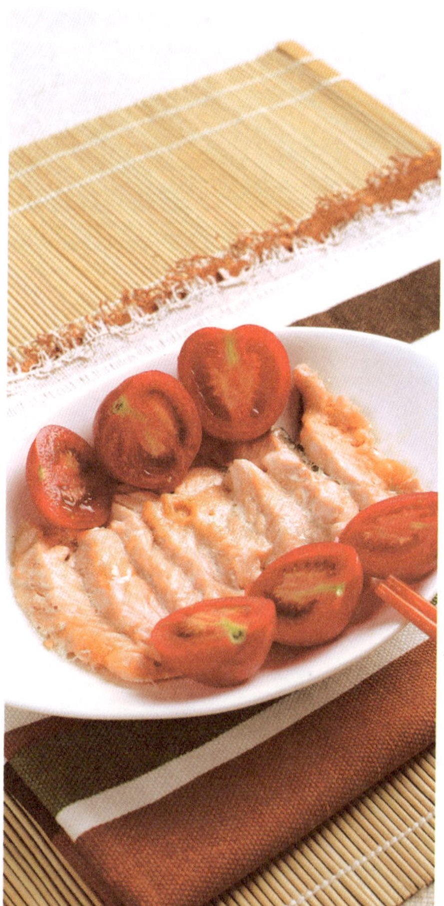

话梅三文鱼

原料：三文鱼300克，柠檬片150克，话梅脯30克，冰糖15克，大葱10克，姜3克，花椒1克，白胡椒1克，香油1克，蚝油3克，盐适量。

做法：❶ 制作此菜之前准备冰块500克，冰船1只；将所有调料拌合，静置30分钟。

❷ 将三文鱼片切成大薄片，放在冰船上，四周用柠檬片点缀。

❸ 将调料分为10份，每人1份，让客人边蘸边食，如果将鱼片放入调料中腌渍10分钟，则味道更佳。

菠萝三文鱼

原料：三文鱼肉800克，油、盐、青椒、白糖、番茄酱、白醋、干淀粉、鸡蛋黄、葱、姜、料酒各适量。

做法：❶ 将鱼肉片切成约1.5厘米厚、15厘米宽，剞十字花刀，花刀的深度为鱼肉的2/3，然后用葱、姜、料酒、盐腌制。

❷ 取出鱼肉用蛋黄浆好，再拍干淀粉。

❸ 将整理成形的鱼下入油锅中炸至金黄色，出锅沥油，摆入盘中。

中国三文鱼

原料：三文鱼500克，凉粉皮2张。

做法：❶ 将三文鱼切成薄片，凉粉皮切成丝。

❷ 再用三文鱼片裹住凉粉皮丝卷成卷即成。

西蓝花

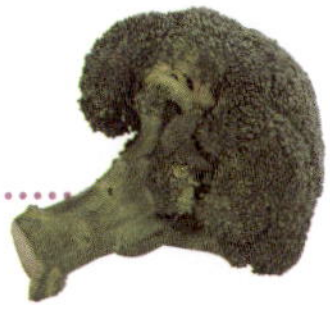

西蓝花中含有丰富的维生素A、维生素C和胡萝卜素，能增强皮肤的抗损伤能力，有助于保持皮肤弹性，可以使准妈妈远离妊娠纹的困扰。

虾球西蓝花

原料：西蓝花250克，鲜虾仁100克，盐、鸡精、水淀粉各适量。

做法：❶ 西蓝花洗净，切成小朵，放入沸水中略焯一下，盛出待用；鲜虾仁洗干净。

❷ 锅内倒油，放入焯好的西蓝花和虾仁翻炒片刻，加盐、鸡精调味，再淋入水淀粉炒匀即成。

西蓝花炒香菇

原料：西蓝花500克，干香菇5朵，盐适量。

做法：❶ 西蓝花洗净切块；香菇用热水泡软，洗净，挤干水分。

❷ 将西蓝花、香菇放入沸水中烫一下，捞出沥干备用。

❸ 锅中下油烧热，依次放入香菇、西蓝花翻炒，加盐炒匀，熟后起锅即可。

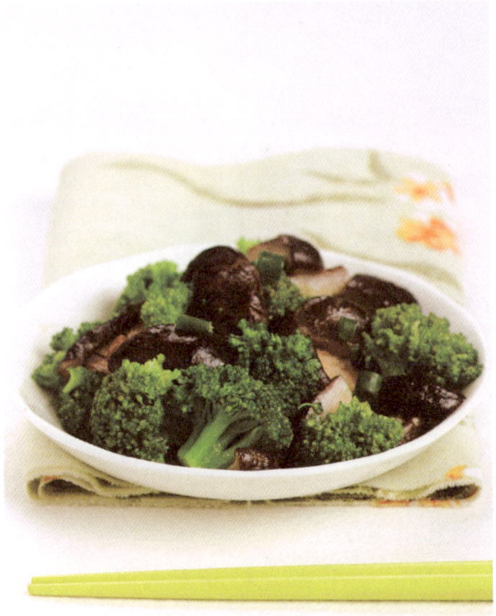

西蓝花鹌鹑蛋汤

原料：西蓝花100克，鹌鹑蛋8个，鲜香菇5个，火腿50克，小番茄5个，盐适量。

做法：❶ 西蓝花切小朵洗净，锅里放清水煮开，加少许的盐和油，放入西蓝花烫1分钟捞出备用。

❷ 鹌鹑蛋煮熟剥皮；鲜香菇去蒂洗净；火腿切成小丁；小番茄洗净，切十字刀。

❸ 鲜香菇、火腿丁放入锅中，加清水大火煮沸，转小火再煮10分钟。

❹ 把煮熟的鹌鹑蛋、西蓝花放入锅中，再次煮沸，加盐调味。

❺ 出锅装盘时，把小番茄放入即可。

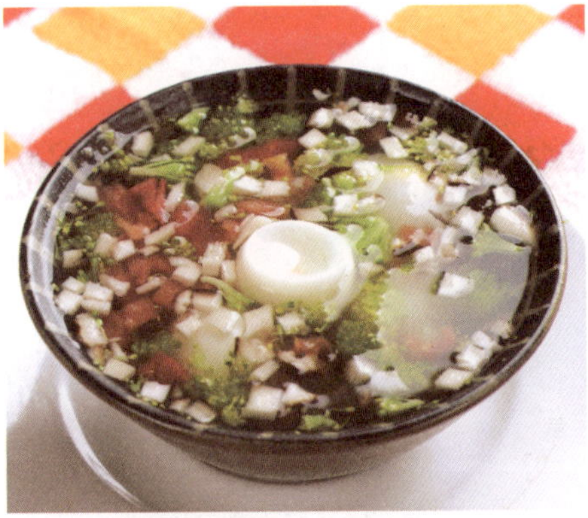

番茄炒西蓝花

原料：番茄2个，西蓝花2棵，油、盐、鸡精各适量。

做法：❶ 番茄洗净，去皮，切成半月状；西蓝花洗净并掰成小朵。

❷ 炒锅入油烧至六分热时倒入西蓝花和番茄，加入适量盐和鸡精，炒熟即可。

海带

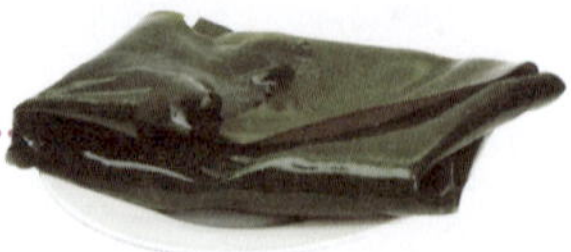

海带含碘很丰富。碘是胎宝宝智力发育的促进因素，还是合成甲状腺素的主要原料，常吃海带可补充孕妇体内碘的不足，预防宝宝克汀病的发生。

松仁海带

原料：松子仁5克，水发海带1克，鸡汤、盐各少许。

做法：❶ 松子仁用清水洗净；水发海带洗净，切成细丝。

❷ 将锅置火上，放入鸡汤、松子仁、海带丝用文火煨熟，加盐调味即成。

海带炖黑豆

原料：黑豆100克，猪瘦肉100克，鲜海带200克，姜、葱、盐各适量。

做法：❶ 把黑豆洗净，去杂质，猪瘦肉洗净，切4厘米见方的块，海带洗净切丝，姜切片，葱切段。

❷ 把鲜海带、黑豆、猪瘦肉、姜、葱放入炖锅内，加适量水，置大火上烧沸，撇去浮沫，再用小火炖煮1小时，加入盐拌匀即成。

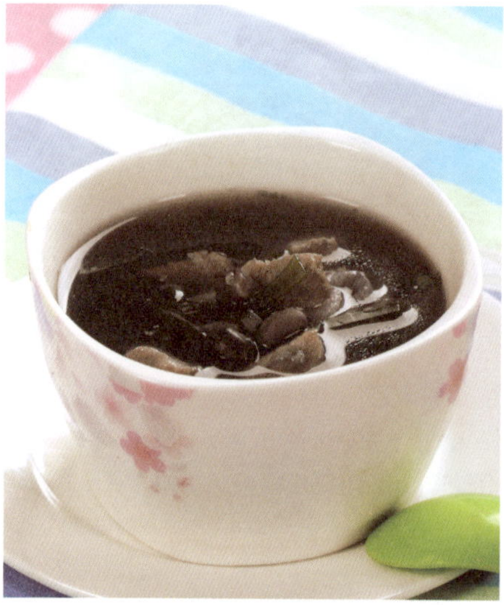

芝麻海带

原料：海带250克，熟芝麻10克，料酒、辣椒油、盐各适量。

做法：❶ 海带切宽条，在沸水锅中煮软。

❷ 锅中放油烧至六成热，将煮软的海带下锅用中火炸1分钟。

❸ 用漏勺将海带捞起沥干油，装碗里，放入料酒、辣椒油、盐、熟芝麻，拌匀即可。

粉丝拌海带

原料：海带(鲜) 100克，粉丝 100克，大蒜（白皮）10克，醋 10克，酱油 15克，盐5克。

做法：❶ 大蒜去皮捣成蒜泥备用；海带洗净切成细丝，入沸水锅中烫过，捞出。

❷ 粉丝煮熟放凉，将海带丝、粉丝装入盘中加醋、酱油、盐及蒜泥拌匀即可。

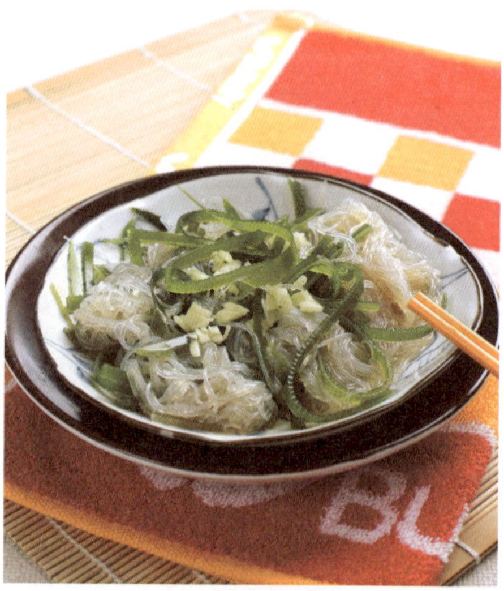

黄豆

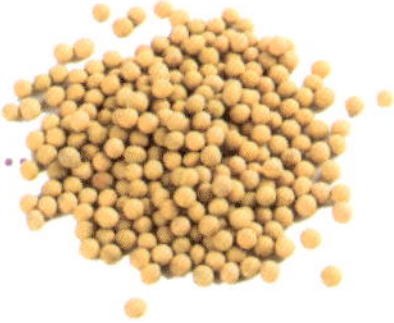

黄豆是重要的健脑食品，准妈妈适量吃些豆类食品，对胎宝宝健脑十分有益。黄豆中含有相当多的氨基酸和钙，正好弥补米、面中营养的不足。

黄豆排骨汤

原料：黄豆100克、猪排骨250克、精盐适量。

做法：❶ 猪排骨切成小块，置于火上，加清水适量，旺火煮沸。

❷ 把黄豆、猪排骨放入锅内，加盖，转为温火煲3小时后，点入精盐调味即可。

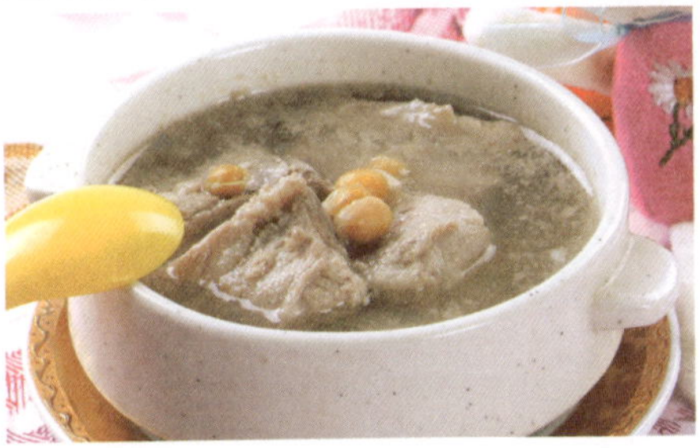

香菜黄豆汤

原料：香菜30克，黄豆10克，盐适量。

做法：❶ 取新鲜香菜洗净，黄豆洗净。

❷ 先将黄豆放入锅内，加水适量，煎煮15分钟，再加入香菜同煮15分钟即成。

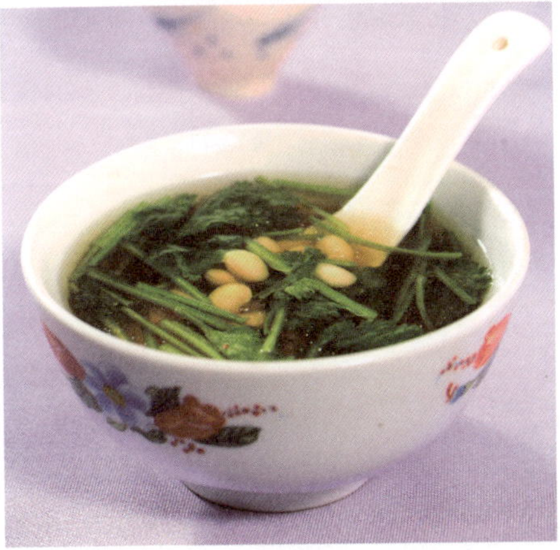

黄豆鸡爪汤

原料：鸡爪10只、小排骨250克、水发黄豆50克、开水1500毫升、姜3片、香菜2克、盐5克、味精3克、红枣10颗。

做法：❶ 鸡爪去趾甲，用少许盐搓擦，洗净。

❷ 排骨斩块，与鸡爪一起焯水，洗净。

❸ 砂锅内放鸡爪、小排骨、黄豆、红枣、姜片、开水，用大火烧滚，转用小火煨3小时，加盐、味精、香菜即成。

大枣豆浆

原料：黄豆50克，大枣10颗，冰糖10克。

做法：❶ 黄豆先浸泡好，大枣洗净去核。

❷ 将泡好的黄豆洗净，与大枣、冰糖一齐放入豆浆机中打成豆浆即可。

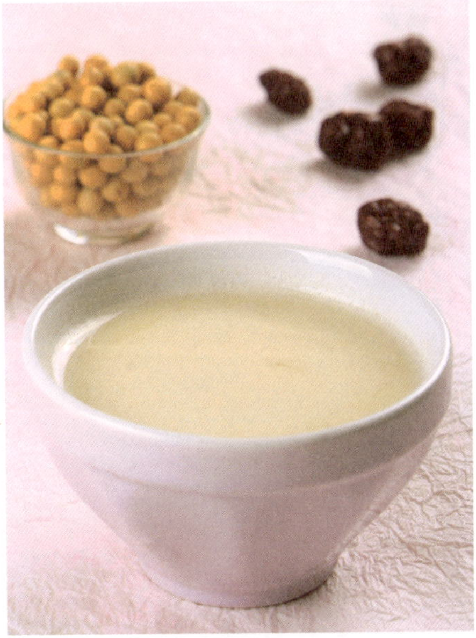

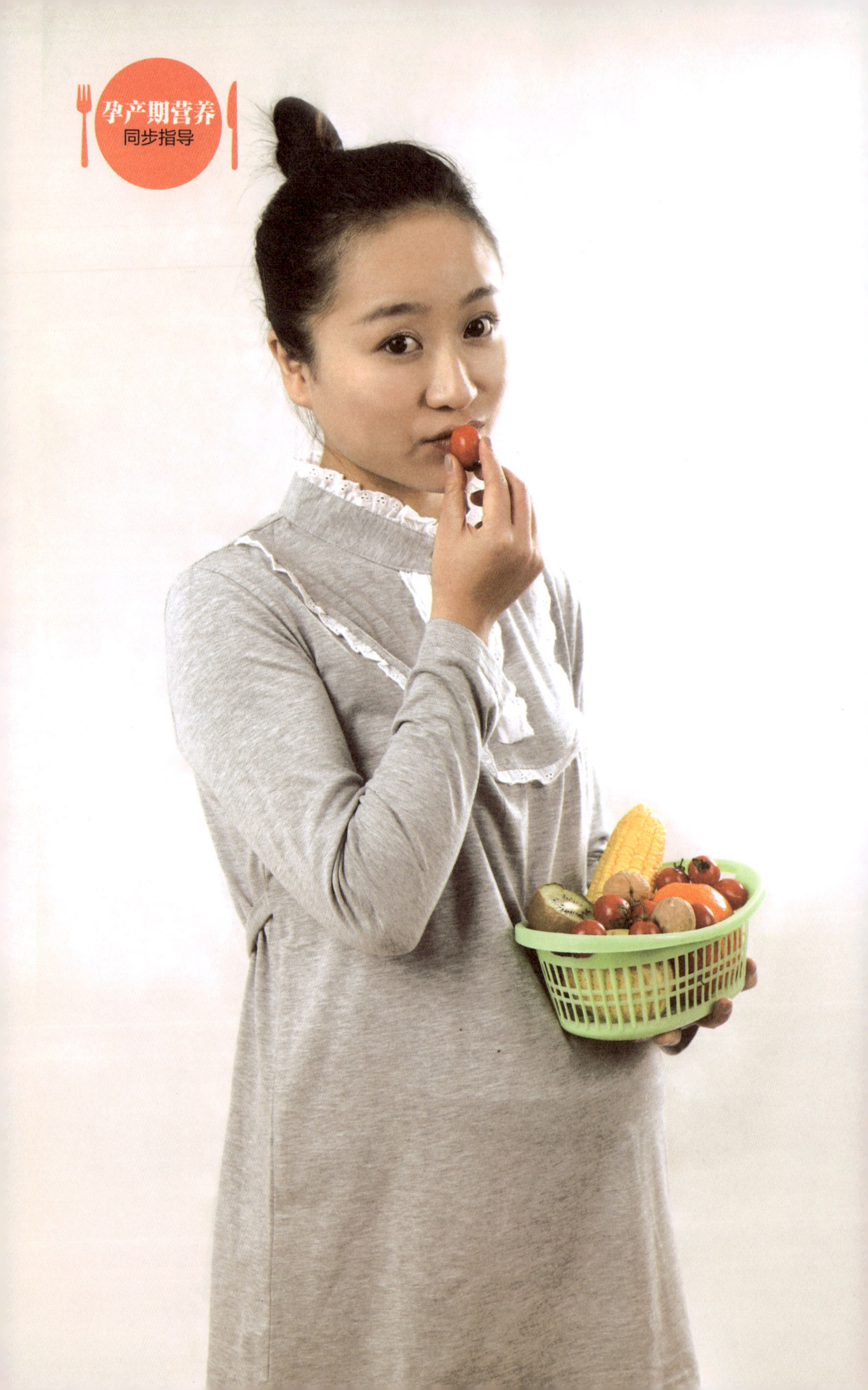

第四章

孕晚期
安全分娩的准备期

孕晚期准妈妈肚子更大了，活动更加不方便，新的一些小麻烦开始出现了，这些麻烦可通过饮食缓解。孕晚期的饮食主要是为将来的分娩做好准备。

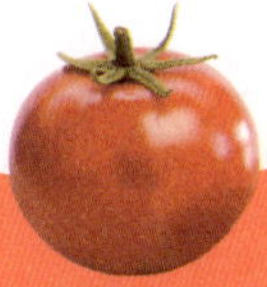

孕晚期关键营养

孕晚期的营养需求

妊娠晚期胎宝宝发育极快，细胞数量速增，大脑增殖到达高峰。此时母亲的营养至关重要，尤其对胎宝宝脑发育影响最大。故准妈妈妊娠8~9个月时饭量最大，但由于子宫增大，升至上腹，并向上顶压胃和膈肌，一次不能饱餐。进餐次数每日可增至5餐以上，每次以少餐为原则，以免胃部胀满、横膈上升，使心脏移位。应选择体积小、营养价值高的食物，如动物性食物等；减少营养价值低而体积大的食物，如土豆、甘薯等。对于一些能量高的食物，如白糖、蜂蜜等甜食宜少吃或不吃，以免影响其他营养素的摄入量。有水肿的孕妇，食盐量每日应限制在5克以下。同时，还应避免辛辣等刺激性强的食物。

增加蛋白质的供给，特别是最后10周，胎宝宝需要更多的蛋白质以满足组织合成和快速生长的需要。同时分娩过程中所带给身体的亏损及产后流血等，准妈妈均需要用蛋白质补充。妊娠期膳食中蛋白质丰富，能使产后泌乳量旺盛，乳质良好。为此我国营养学会建议孕晚期每日膳食蛋白质摄入量应增加20克。应多食用动物性食物和大豆类食物。

孕晚期准妈妈吃的食物要尽量做到品种齐全，保证足够的营养。除了吃主食谷类食物以外，副食应该多样化。每天吃的各类食物的量可以根据营养素含量来计算，当然这也要根据准妈妈的具体情况，因人而异。在这里大体提供每日的参考数字：

粮食	大米、面粉、小米、玉米面、杂粮等370~420克
动物类食品	禽类（鸡、鸭等）、肉、鱼虾等150克
蛋类	鸡蛋、鸭蛋、松花蛋、鹌鹑蛋、鹅蛋50克
烹调用油	豆油、花生油、香油等20克
牛奶	500毫升
豆制品	60克
蔬菜	500克
水果	100克

如果有条件，孕晚期准妈妈应该每天吃1~2个鸡蛋；每天喝500毫升牛奶；每周吃猪肝200~250克、海带10克，这些对准妈妈和新妈妈都是有益的。

孕晚期好的饮食习惯

从第8个月开始，胎宝宝的身体长得特别快，胎宝宝的体重通常主要是在这个时期增加的。胎宝宝的大脑、骨骼、血管、肌肉都在此时完全形成，各个脏器发育成熟，皮肤逐渐坚韧，皮下脂肪增多。若准妈妈营养摄入不合理，或者是摄入过多，就会使胎宝宝长得太大，出生时造成难产。所以一定要合理安排此期准妈妈的饮食。

1 饮食要量少、丰富、多样。一般采取少吃多餐的方式进餐，要适当控制进食的数量，特别是高蛋白、高脂肪食物，如果此时不加限制，过多地摄入，会使胎宝宝生长过大，给分娩带来一定困难。

2 饮食宜清淡。脂肪类食物里胆固醇含量较高，过多的胆固醇在血液里沉积，会使血液的黏稠度急剧升高，再加上妊娠毒素的作用，使血压也升高。所以孕晚期饮食宜清淡，饮食的调味也宜淡些，少吃过咸的食物，每天饮食中的盐应控制在5克以下。

3 选择营养高的食物。准妈妈应选体积小、营养价值高的食物，如动物性食品，避免吃体积大、营养价值低的食物，如土豆、甘薯，以减轻胃部的涨满感。

4 注意补钙。应摄入足量的钙。准妈妈在吃含钙丰富食物的同时，应注意维生素的摄入。

5 摄入优质蛋白质和必需脂肪酸。准妈妈要摄取足够的优质蛋白质和必需脂肪酸，但尿蛋白高的准妈妈应限制蛋白质、水分和食盐的摄入，多吃植物性油脂。注意均衡营养，平常的饮食要节制食盐的摄取，热量高的食物、甜食、米、面包等主食不要吃太多，既要多吃含有优质蛋白质的蛋、牛奶、肉类以及大豆制品等，同时也要考虑食用含有其他营养成分的食物。

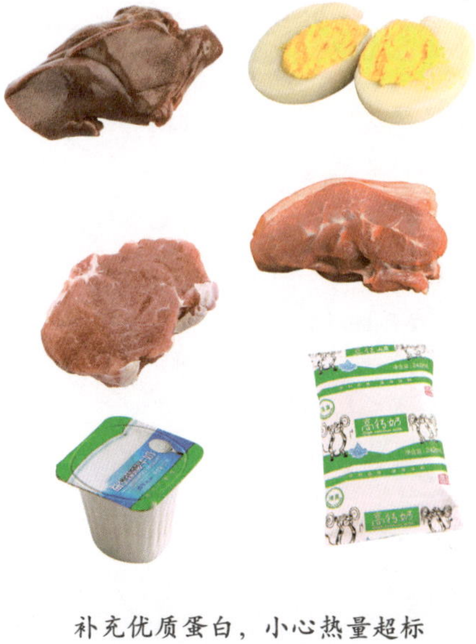

补充优质蛋白，小心热量超标是孕晚期饮食的基本原则。

孕晚期对微量元素和维生素的需求

钙

胎宝宝的乳牙在妊娠第14周时开始钙化，到了孕晚期恒牙也开始钙化，并且胎宝宝体内的钙一半以上是在妊娠的最后两个月储存，因此钙的摄入对胎宝宝骨骼和牙齿的发育十分重要。

我国营养学会建议准妈妈在孕晚期每日钙摄入量为1200毫克。此期间孕妇膳食应多选用含钙丰富的食物，如鲜牛奶或奶制品，在烹调鱼时应加些醋，使鱼骨中的钙更易析出，可连骨一起食用。虾皮也是含钙很高的食物，经常食用有利健康。豆制品和芝麻酱也是必不可少的补钙食品。补钙的同时要适量补充维生素D，以利钙的吸收利用。

摄入充足的钙不仅有助于防治营养缺乏，还可预防一些慢性疾病的发生。

如果准妈妈严重缺钙，就需要服用钙片来补充钙，但不宜盲目补钙，更非多多益善。补钙过量也会产生许多危害。近年来随着补钙的食品越来越普遍，钙补充剂越来越多，摄入过多钙的危险性也在增加，需要充分加以重视。摄入过量的钙可能产生的不良反应有增加肾结石、奶碱综合征的危险，以及影响其他人体必需元素的利用率。

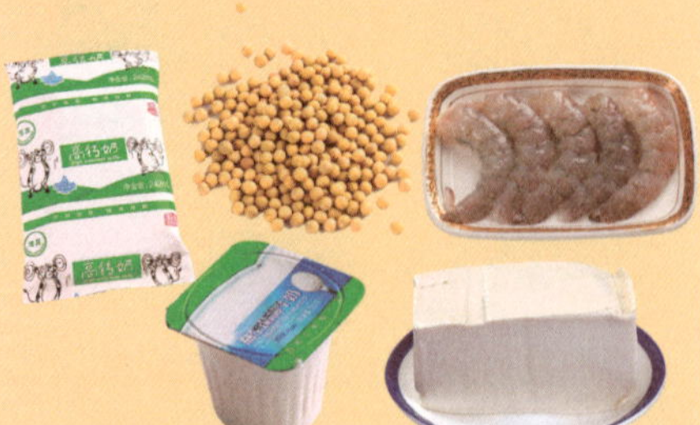

铁

准妈妈在妊娠期需要增加铁摄入量的重要性不亚于钙。足月胎宝宝肝内储存的铁，可供出生后6个月使用，其中大部分是在母亲妊娠的最后两个月内储存。在这两个月内，胎宝宝肝脏以每日5毫克的速度储存铁。孕妇自己也需要储存一些铁，为分娩做准备。我国营养学会建议孕妇铁的摄入量为每天28毫克。

含铁丰富的食物与含维生素C高的食物同食补铁效果更好。膳食中铁的良好来源包括动物肝脏、牛肉、各种瘦肉、蛋黄、动物肾脏、动物全血、大豆、黑木耳、芝麻酱以及一些强化铁的食品或饮料。一般蔬菜中含铁量不高，油菜、苋菜、菠菜、韭菜等含铁量虽不低，但利用率不高。

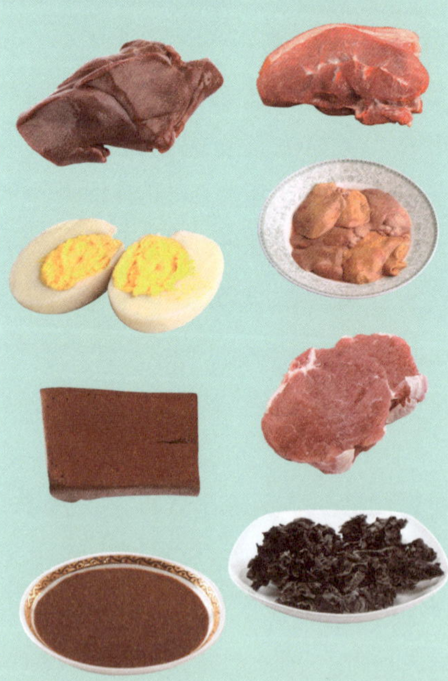

维生素C

为了胎宝宝发育和母体健康，准妈妈需要增加维生素C的摄入量。我国营养学会建议，孕晚期准妈妈每日膳食中维生素C供给量为80毫克。

维生素C可以促进铁的吸收，维持叶酸的生理功能，对防治贫血有利。胎宝宝生长发育需要大量的维生素C，它对胎宝宝骨骼、牙齿的正常发育、造血系统的健全和增强机体抵抗力都有促进作用。

维生素C可以促进创口愈合。无论是正常分娩或剖宫产，胎宝宝娩出后，子宫内的创面都需要有足够的维生素C促进愈合。维生素C还有抗感染的作用。所以，准妈妈补充维生素C对分娩也有利。

含维生素C丰富的蔬菜有油菜、白菜、菠菜、茄子、青蒜、雪菜、辣椒、菜花等。水果中的鲜枣、橘子、橙子、柠檬、猕猴桃等也富含维生素C。

维生素C在高温下易被破坏，所以一般瓶装果汁中维生素C含量并不高。可以生吃的蔬菜，如番茄、小红萝卜、水萝卜等比西瓜、苹果、梨的维生素C含量还高。

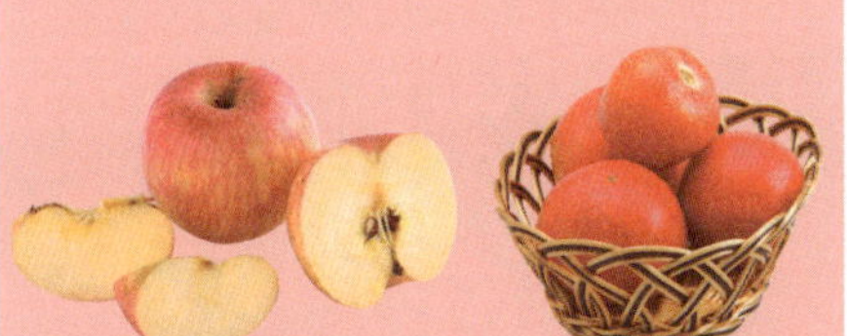

维生素K

维生素K是正常凝血过程所必需的。维生素K缺乏与机体出血或出血不止有关。因此，维生素K有“止血功臣”的美称。它是经肠道吸收，生产出凝血酶原及一些凝血因子，而起凝血作用的。若维生素K摄入不足，血液中凝血酶原减少，易引起凝血障碍，发生出血，如子宫出血、胃肠道出血，甚至颅内出血等。准妈妈如果缺乏维生素K，其流产可能性会增加。由于准妈妈体内凝血酶水平低下，易出血，也可能引起胎宝宝先天性失明和智力发育迟缓及死胎。

人体自身不能制造维生素K，只有靠食补或肠道菌群合成。它在人体内储存量不多，短期内就能消耗完。凝血功能不好的准妈妈要注意多吃富含维生素K的食物，如菜花、白菜、菠菜、莴笋、苜蓿、酸菜、番茄及鱼类等，必要时可每天口服适量的维生素K制剂，直至分娩，临产前1～4小时需要在医院肌注或静脉滴注维生素K，同时，新生儿也要补充维生素K。

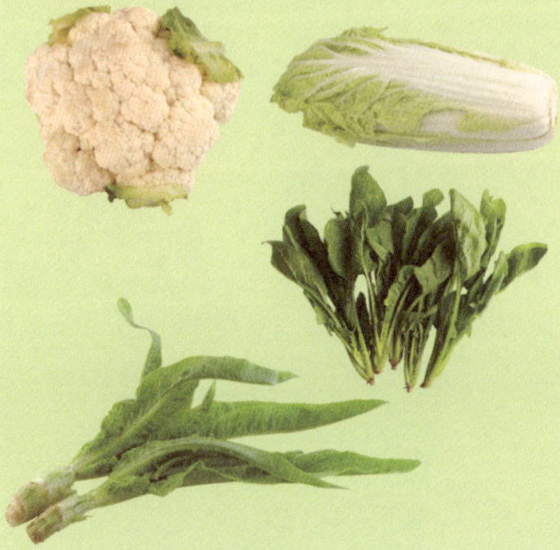

孕晚期腹胀如何饮食调理

引起腹胀的原因

1 **子宫变大压迫肠胃。**逐渐增大的子宫会压迫到胃肠道，胃肠受到压迫，便会影响其中食物及气体的正常排解。

2 **活动量减少引起便秘。**准妈妈的活动量会较孕前变少，胃肠蠕动减弱，加上孕期的进食内容有些改变，高蛋白、高脂肪食物的摄入，使蔬菜和水果的补充相对不足，会引起便秘腹胀。

缓解腹胀的方法

1 **少量多餐。**每次吃饭不要吃太饱，可以一天吃5~6餐，减少每餐的份量。除了控制蛋白质和脂肪摄入量，烹调时添加一些大蒜和姜片，也可以减少胃肠气体的产生。

2 **细嚼慢咽。**吃东西时应保持细嚼慢咽的习惯，进食时不要说话，避免用吸管吸吮饮料，不要常常含着酸梅或咀嚼口香糖等，都可避免让不必要的气体进入腹部。

3 **补充膳食纤维。**含丰富膳食纤维的食物主要是蔬菜、水果等。蔬菜类如茭白、韭菜、菠菜、芹菜、丝瓜、莲藕、萝卜等，水果中则以柿子、苹果、香蕉、猕猴桃等含膳食纤维多。膳食纤维能帮助肠道蠕动。流质的食物不一定好消化，因此准妈妈可选择半固体的食物。

4 **多食富含维生素B_1的食物。**多食富含维生素B_1的食品或蔬菜，可明显减少腹胀。富含维生素B_1的食物有黄豆、豌豆、花生仁、鸡蛋黄、酵母等。

5 **避免食用产气食物。**易产气的食物有豆类、蛋类及其制品、油炸食物、土豆等，太甜或太酸的食物、辛辣刺激的食物等也容易产气。另外，要少食冷食及脂肪多的食物。

6 **多喝温开水。**准妈妈每天至少要喝1500毫升水，充足的水分能促进排便。每天早上起床后可以先补充一大杯温开水。另外，在喝水的时候可以加入一点点的蜂蜜，能促进肠胃蠕动。

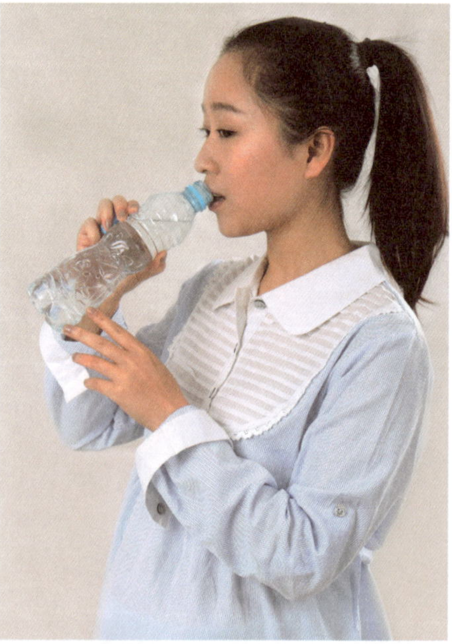

多喝水，勤排尿，保持身体的内环境清洁。

孕晚期胃痛饮食对策

到了孕晚期，准妈妈常常感到心口难受，胃中灼热不适，这些症状都是正常现象。因为到了这一时期，胎宝宝日益长大，子宫底部上升，压迫到胃，影响了消化功能，并有少量的胃酸反流进入食管，引发不适。

● 饮食对策

要减轻胃痛症状就要首先减轻胃的负担，少量多餐，睡觉前不要进食是最有效的方法。

如果消化没问题，可以适当吃些玉米面粥，也可加一点小米粥、山药粥（大米和山药对半，山药切的碎一点，煮的时间一定要长，须比平时开锅时间长15分钟以上），尽量不要吃单纯的大米粥，也不要随意在粥中添加辅料，但可以适当加一点大枣。

饮食以清淡为主，在胃痛症状减轻后，再逐渐添加高热量、高营养的食物。

另外，要少吃酸味食品和含有强烈香料的食物，以免刺激肠胃。

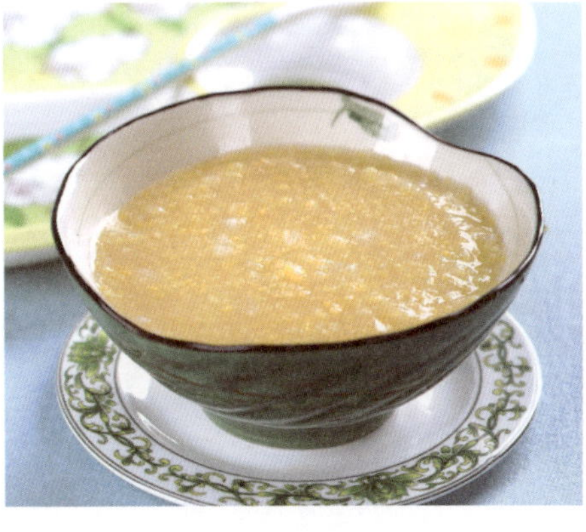

下肢静脉曲张饮食对策

不少准妈妈在怀孕晚期时出现恼人的下肢静脉曲张，在脚部浮现蚯蚓般的脚筋或如蜘蛛网般的紫红色细丝状血管。得了静脉曲张，准妈妈会感到下肢沉重、发胀，足背部可出现水肿。

准妈妈患了静脉曲张后也不必着急，应尽可能减少站立时间，一般来说，分娩后，曲张的经脉就会有明显好转，甚至自愈。

饮食对静脉曲张的改善作用很明显，科学合理的饮食结构可以为准妈妈提供充足的营养，有效预防和改善静脉曲张症状。

● 饮食建议

1 **吃低热量食物。**低热量食物可减少身体脂肪，如西蓝花、芹菜、菠菜、鲤鱼、牡蛎、脱脂牛奶等低糖、低脂肪的食物，可促进血液循环，保持合适的体重，避免因脂肪过多增加水肿，压迫腹部和下肢，进而造成静脉曲张。食用低热量食物也可有效改善症状。

2 **补充水分，促进新陈代谢。**充足的水分可以把新陈代谢产生的废物及时带出人体，预防和缓解静脉曲张。所以准妈妈要多喝水，也可多吃一些含水量较高的蔬菜水果补充水分。

3 **饮食清淡。**饮食清淡、低盐可预防和减轻水肿，有效改善静脉曲张。

孕晚期补蛋白，产后奶水多

在整个怀孕过程中，准妈妈对蛋白质的需求是递增的，孕早期每天大约需要10克，孕中期每天需要15克，孕晚期每天需要20克。孕晚期补充蛋白质，不仅可以储备体力，还有一部分蛋白质被身体储存起来，如果储存得充分，那么宝宝出生以后妈妈的奶水就会特别充足。

●含蛋白质丰富的食物

奶：牛奶、羊奶、马奶等
畜肉：牛、羊、猪、狗肉等
禽肉：鸡、鸭、鹅、鹌鹑、鸽子肉等
蛋类：鸡蛋、鸭蛋、鹌鹑蛋等
水产品：鱼、虾、蟹等
大豆类：黄豆、大青豆和黑豆等都富含蛋白质

人体所摄入的蛋白质在消化后被分解为氨基酸才能吸收，然后在肝脏合成人类最重要的肌肉和血液中所需的蛋白质。人体有8种必需氨基酸自身不能制造，一定要由食物供给，而动、植物蛋白质所分解的氨基酸是有所不同的。当动、植物蛋白质每天各半搭配、均衡提供时，可弥补彼此的不足，保证必需氨基酸的摄入，明显提高蛋白质的利用率。

蛋白粉保健品不宜乱吃

很多准妈妈听信广告宣传，每天坚持吃一些蛋白质粉。其实如果身体没有特别需要的话，健康的准妈妈通过食物获得的蛋白质就能完全满足身体和胎宝宝的需要。健康的准妈妈没有必要吃蛋白粉或其他补充蛋白的保健品，否则一旦影响了食欲，其他营养物质反而会摄取不足。

补充蛋白质不能吃得太偏

很多准妈妈在补充蛋白质饮食当中容易犯偏的错误，比如听说多吃鱼好，那么连续几个月不再吃任何畜肉，再比如吃素的准妈妈，认为大豆中所含蛋白质就足够了。其实不是这样，蛋白质的主要组成部分——氨基酸，是人类生命构成的最重要物质。人体所需的氨基酸有几十种，这些氨基酸存在于肉、禽、蛋、奶、鱼、粮等各种食物当中，如果只吃一种或单一的一类，尽管你吃得多，还是可能会出现蛋白质不足的情况。

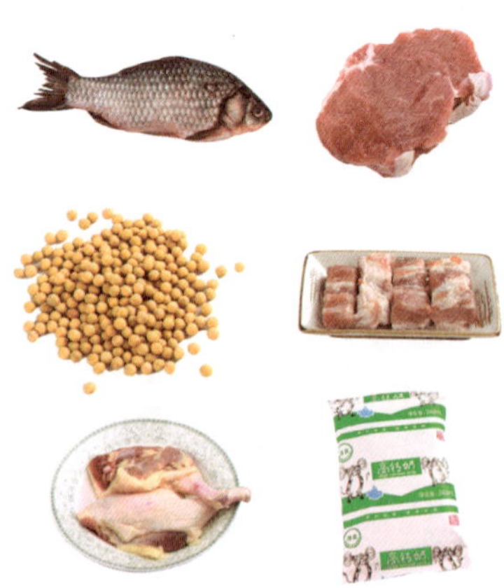

孕8月营养元素补充方案

孕8月应适当增加热能、蛋白质和必需脂肪酸的摄入量，适当限制碳水化合物和脂肪的摄入，控制米、面等主食的量，以免胎宝宝过大，于分娩不利。

妊娠8个月的准妈妈，在饮食安排上应以优质蛋白质、无机盐和维生素多的食品为主。特别应摄入一定量的钙。

孕晚期无需大量进补，准妈妈的过度肥胖和巨大儿的发生对母子健康都不利。准妈妈在怀孕期间的体重增加12千克左右为正常，体重超标极易引起妊娠期糖尿病。新生儿的重量也不是越重越好，3千克~3.5千克为标准体重。超过4千克属于巨大儿。

●钙

进入孕晚期后，胎宝宝骨骼的钙化速度加快，需要大量钙。胎宝宝每1千克体重每月需要100～150毫克钙，才能保证骨骼的正常钙化。在整个胎宝宝发育过程中，胎宝宝体内的钙储备中有80%是在孕晚期积累的，孕晚期补钙效果也更佳。

孕晚期每天需要1200毫克的钙，一般正常饮食会包含600毫克左右的钙，另外600毫克钙需要额外补充。

额外补充一般通过服用钙片来实现。在选择钙片时，除了看以钙元素计算的钙含量外，还要注意安全性、溶解度、吸收利用率，以及性价比和口味。

●碳水化合物

孕8月，胎宝宝开始在肝脏和皮下储存糖原及脂肪。此时如碳水化合物摄入不足，将造成蛋白质缺乏，所以孕8月应保证热量的供给。

碳水化合物广泛存在于各种食物中，大米、小麦、玉米、燕麦、高粱等谷物，西瓜、香蕉、葡萄、甜瓜、红枣等水果，以及胡萝卜、莲藕、土豆、甘薯等蔬菜都是碳水化合物的良好来源。

一般来说，准妈妈每天平均需要进食400克左右的谷类食品，这对保证热量供给、节省蛋白质有着重要意义。另外在米、面主食之外，要增加一些粗粮，比如小米、玉米、燕麦片等。同时，饮食不可毫无节制，应该把体重的增加限制在每周350克以下。

虽然不少水果和蔬菜中也含有大量碳水化合物，但准妈妈要根据自己的状况选择适合的食物，像土豆、甘薯等高淀粉类的食物食用一定不要过量，否则很容易造成肥胖；水果也要适量食用，以防引发妊娠期糖尿病。

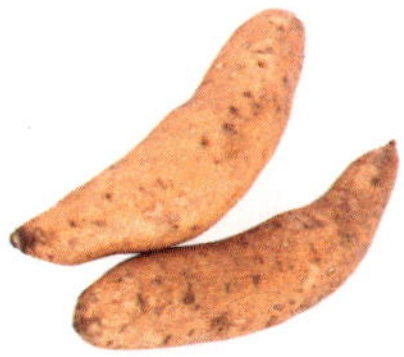
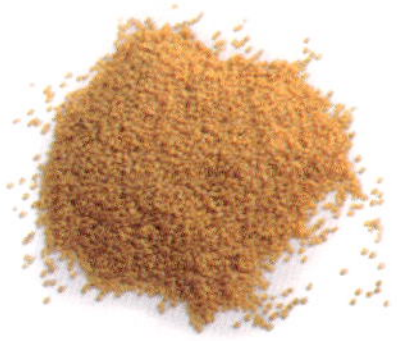
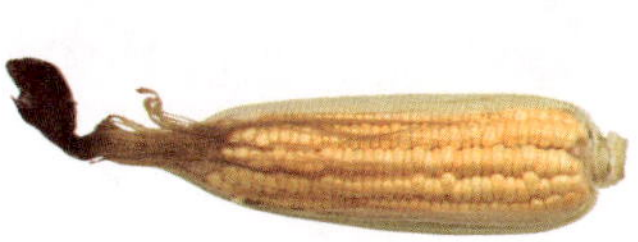

孕9月营养元素补充方案

这个月的准妈妈一方面要为分娩做准备，为自身提供足够的能量；另一方面还要保证胎宝宝的营养需求，保证胎宝宝的体重适宜，出生体重过高或过低，均会影响宝宝的生存质量和免疫功能。

必须补充足够的铁和钙

孕期全过程都需补钙，但胎宝宝体内的钙一半是在最后两个月储存的。如果第9个月里钙的摄取不足，胎宝宝就会动用母体骨骼中的钙，从而影响准妈妈的健康。

胎宝宝肝脏以每天5毫克的速度储存铁，直到储存量达到240毫克。如果此时铁摄入不足，可影响胎宝宝体内铁的存储，出生后易患缺铁性贫血。

预防便秘

由于胎宝宝增大压迫准妈妈胃肠道，造成肠蠕动减慢，加上腹部增大，缺乏运动，所以更容易发生便秘。这个月要特别注意预防便秘，为分娩做好准备。多吃富含粗纤维的食物，如芹菜、苹果、桃子；全谷类及其制品，如燕麦、玉米、糙米、全麦面包。养成每天固定时间排便的习惯。摄取足够的水分。多吃含水分多的蔬菜、水果。

不饱和脂肪酸

人的生命必须依赖于两种脂肪酸才能得以生存，一种是饱和脂肪酸，即我们平时吃的肉类，鸡、鸭、鱼等各种脂肪，也就是热量。另外一种就是不饱和脂肪酸，有助于排除人体内多余的“脂肪垃圾”，对心脏病、糖尿病、关节炎等疾病有协助治疗的作用，特别是对宝宝发育也有着不可忽视的影响。因为不饱和脂肪酸中的Ω3和DHA有助于宝宝眼睛、大脑、血液和神经系统的发育，所以准妈妈在整个孕期都需要这些元素，特别是在怀孕的最后阶段，宝宝大脑迅速发育的时候。

富含不饱和脂肪酸的食物

富含不饱和脂肪酸的食物
各种深海鱼类
橄榄油、特殊喂养的鸡蛋
坚果，如开心果、葵花籽
绿叶蔬菜
从葵花籽、亚麻籽或油菜籽中提取的油或食物

膳食纤维能保证消化系统的畅通，特别是对减轻便秘功不可没，此外，它也有助于维持稳定的血糖水平。

一般加工越细的食物，膳食纤维含量越少，各种肉类、蛋类、奶制品、各种油、海鲜、酒精饮料、软饮料都不含纤维素。

孕10月营养元素补充方案

孕10月，保证足够的营养不仅可以满足胎宝宝生长发育的需要，还可以满足准妈妈自身子宫和乳房增大、血容量增多及其他内脏器官变化所需求的“额外”负担。

如果营养不足，不仅会影响胎宝宝发育，而且准妈妈自身也容易发生贫血、骨质软化等营养不良症，这些病症会直接影响临产时正常的子宫收缩，容易发生难产。

如果营养摄入不合理或过多，就会使胎宝宝长得太大，分娩时造成难产，所以一定要注意饮食安排。

蛋白质

准妈妈对蛋白质的需求是随着孕期的延长而增加的。孕晚期母体子宫、乳房和胎盘增大，蛋白质约需贮存375克，是贮存最多的时期。胎宝宝体重由28周的1千克增至40周的3千克左右，其蛋白质贮存也是最多的时期。为此，中国营养学会推荐孕晚期蛋白质供给量在原有基础上每日增加25克。

孕晚期，准妈妈一定要贮存一定的蛋白质，以供产后乳汁分泌。如果蛋白质的摄入不足，会导致准妈妈体力下降，胎宝宝生长变慢，而且准妈妈产后身体常出现恢复不良，乳汁稀少，对母子身体都不利。因此，准妈妈应根据自身情况，合理摄入蛋白质。

在蛋白质的补给过程中，必须增加优质蛋白质的摄入量，即多食鱼、蛋、奶及豆类制品。另外，动物性蛋白质在人体内吸收利用率较高，而豆和豆制品等植物性蛋白质吸引利用率较差，这也要在补充蛋白质的过程中有足够的认识。

蛋白质的最佳来源是肉、蛋、奶、鱼和大豆类食品，同时，这些食物也是含蛋白质最丰富的。干果类的蛋白质含量也较高。一般而言，来自于动物的蛋白质有较高的品质，孕晚期可适量选用。

维生素B_1

维生素B_1也叫硫胺素。孕期特别是孕晚期硫胺素摄入不足，易引起准妈妈呕吐、倦怠、体乏，还可影响分娩时子宫收缩，使产程延长，分娩困难。

维生素B_1是人体能量代谢特别是糖代谢所必需的，故人体对维生素B_1的需要量通常与摄取的热量有关。当人体的能量主要来源于糖类时，维生素B_1的需要适当加大。

富含维生素B_1的食物

富含维生素B_1的食物
海鱼
未精制的谷类食物
瘦肉和内脏（心、肝、肾）
豆类、种子或干果及硬果类和蛋类
发酵生产的酵母制品
芹菜和莴笋叶

孕晚期特效营养保健康

待产期储备体力的食物

分娩需要数小时甚至更长的时间，需要耗费掉准妈妈大量的体力，所以在临产前一两个月，准妈妈就应该吃一些储备体能的食物了。

鸡肉

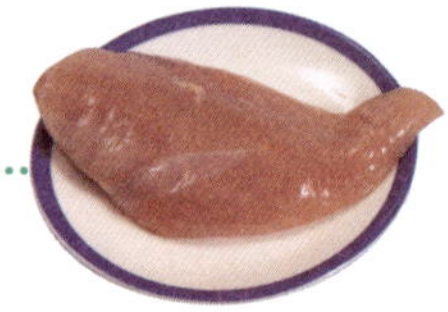

鸡肉温补脾胃，蛋白质含量丰富而且容易消化，是准妈妈临产前储备体力的首选。

山药木耳鸡汤

原料： 山药200克，鸡腿肉200克，水发木耳50克，姜、料酒、盐、葱花、白醋各适量。

做法： ❶ 山药去皮切块，然后用水加点白醋泡起来待用，防止氧化。

❷ 鸡腿肉切块，开水汆一下，冲冷水。

❸ 锅内加冷水，倒入鸡块，加姜和1小匙料酒，大火烧开转中火煮20分钟后倒入山药和木耳，大火烧开，中火煮25分钟，加盐和葱花即可。

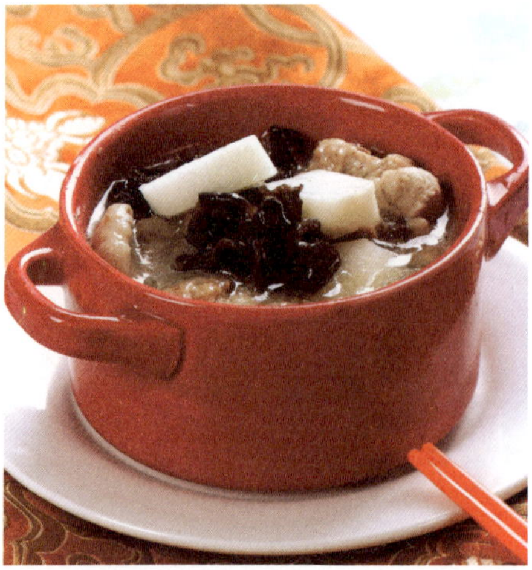

洋葱炒鸡肉

原料： 去皮鸡腿肉2块，洋葱半个，蚝油、生抽、糖、老抽、料酒、淀粉、葱各适量。

做法： ❶ 鸡腿肉切小块，放入适量蚝油、料酒、淀粉抓匀腌10分钟。

❷ 洋葱去皮切小块，油锅烧热，把鸡肉放入炒至变色。

❸ 倒入生抽、老抽、料酒和糖炒匀，略煮一下后放入洋葱炒至断生，撒上葱花炒匀即可。

鸡肉山药汤

原料： 鸡肉100克，山药30克，盐、料酒各适量。

做法： ❶ 将鸡肉洗净，放入锅中，加水及少许料酒，煮至极熟烂，取出切碎后再放入。

❷ 将山药洗净切碎，放入鸡肉汤中，煮至熟烂黏稠，加盐调味即可。

小米

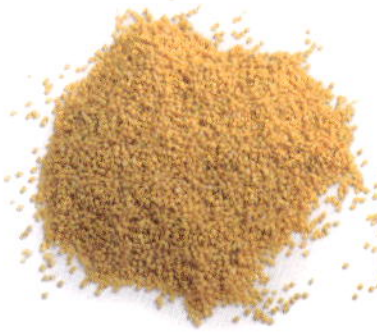

小米熬粥营养丰富，气血双补，有“代参汤”之称，不管产前产后都是很好的选择。

小米甘薯粥

原料： 小米半碗，甘薯1个，水适量。

做法： ❶ 小米淘洗干净，甘薯切块备用。

❷ 将小米、甘薯倒入锅中加清水没过食材，小火慢熬至粘稠即可。

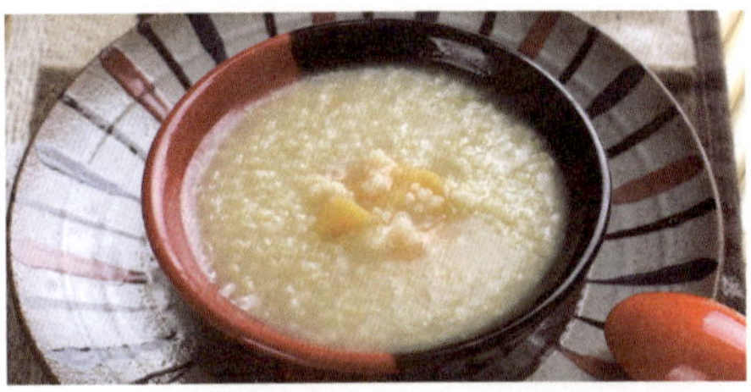

南瓜小米蒸肉

原料： 小米100克，后腿肉250克，黄金小南瓜1个，盐、生抽、料酒、黑胡椒粉、姜各适量。

做法： ❶ 小米提前泡一夜沥干水分备用；肉用盐、生抽、料酒、黑胡椒粉、姜末腌30分钟，将腌好的肉放小米里搅拌均匀，静置10分钟；南瓜挖成南瓜盅。

❷ 将腌好的小米肉放入南瓜盅内，排放整齐，将南瓜盅放蒸锅内蒸，大火上汽后转小火一小时即可。

花生红枣小米粥

原料： 小米100克，花生50克，红枣8个。

做法： ❶ 将小米、花生用清水洗净，用清水浸泡30分钟，备用。

❷ 红枣洗净，去掉枣核备用。

❸ 小米、花生、红枣放入锅中，加清水大火煮沸，转小火将小米、花生煮至完全熟透后即可。

冬虫夏草米粥

原料： 小米100克，猪瘦肉50克，冬虫夏草10克。

做法： ❶ 将冬虫夏草用布包好；猪肉切成细片。

❷ 将药包与小米、猪肉同煮粥，粥熟，取出药包，喝粥吃肉。

鸡丝小米粥

原料： 嫩鸡1只，小米80克，盐、葱末各少许。

做法： ❶ 锅中放入适量清水，放入嫩鸡，先用旺火煮沸，再改用小火煨至鸡肉熟烂，把鸡捞出放凉后撕成细条，放入小米同煮。

❷ 煮熟后加盐调味，并撒上葱末即可。

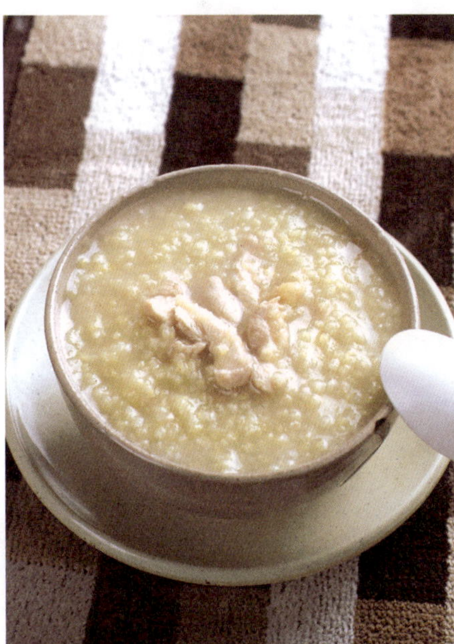

瘦肉类

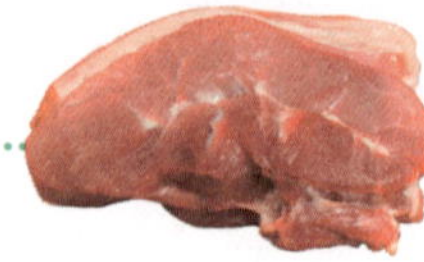

瘦肉类的主要成分是蛋白质，产前储备体力的重要方式就是补充优质蛋白。

葱爆羊肉片

原料：羊肉（瘦）250克，大葱150克，盐、白糖、料酒、酱油、胡椒粉、淀粉、香油各适量。

做法：❶ 在碗内将盐、白糖、酱油、胡椒粉、香油、淀粉调成芡汁。

❷ 旺火热锅下油，五成热时放入羊肉片过油，倾入笊篱，控去油，再将葱段爆香，放入羊肉片，烹料酒，用芡汁勾芡，炒匀即可。

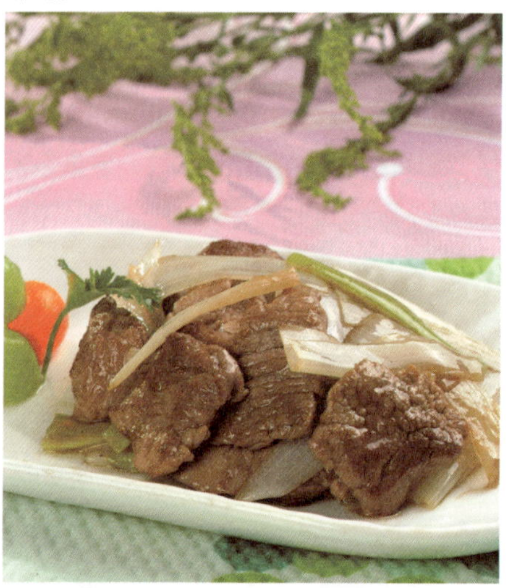

豆苗鸽肉汤

原料：鸽子肉200克，豆苗200克，香油20克，香菜、精盐、葱、姜各适量。

做法：❶ 豆苗洗净；鸽子肉洗净后切成小块，入沸水中焯一下取出。

❷ 砂锅置于火上，加适量冷水，下入鸽肉及调味料，小火炖至鸽肉熟，放入豆苗即可。

菠菜瘦肉粥

原料：粳米100克，菠菜100克，猪里脊肉50克，大葱、姜、盐、植物油适量。

做法：❶ 菠菜去烂叶，拣洗干净，切成细末；葱、姜洗净，切成丝。

❷ 猪里脊肉洗净，去筋膜，切成小丁，放入热油锅中稍加煸炒，盛起备用。

❸ 粳米淘洗干净，浸泡30分钟，捞出沥水，放入已洗净的锅中，加冷水足量，用大火煮开，然后改小火煮至米粒酥软，放入肉丁煮熟。

❹ 将姜丝、葱丝、盐放入肉粥中调好味，再放入菠菜煮熟即可。

洋葱炒牛肉

原料：牛肉250克，洋葱1个，盐、生油、淀粉、胡椒粉、鸡精、料酒各适量。

做法：❶ 将牛肉横切成片，用少许盐、生油、淀粉、胡椒粉、鸡精，一点料酒拌匀，腌制10~20分钟使其入味；洋葱环切成丝。

❷ 热锅放少许生油，先炒洋葱。将炒软的拨开一边，把腌好的牛肉以及腌肉汁一起倒入锅中翻炒，熟后撒上胡椒粉炒匀即可。

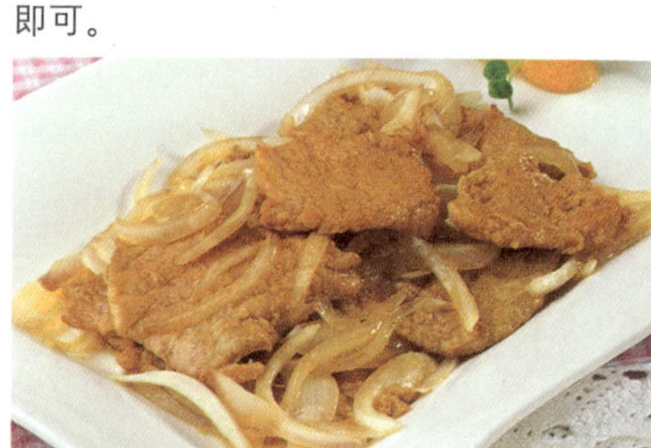

海产品

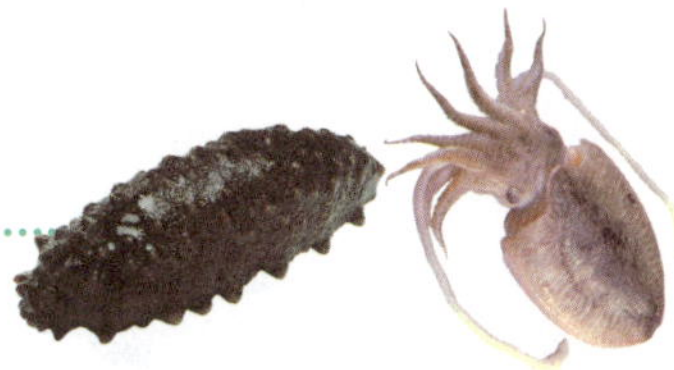

海参、带鱼、鱿鱼、牡蛎以及海带等海产品，富含人体必需的微量元素，可增强机体免疫力，还有独特的保护乳腺的作用。临产的准妈妈适量食用可为哺乳做准备。

红海参淡菜粥

原料：粳米100克，海参50克，大枣（干）10克，淡菜（干）10克。

做法：❶ 将大枣洗净，去核并切成片；海参用清水发透，切成颗粒；淡菜洗净切成小块；大米淘洗干净。

❷ 将粳米置于锅中，加入大枣、海参、淡菜及少量清水，用大火煮沸，再改用小火煮45分钟即成。

蘑菇干贝汤

原料：蘑菇25克，小白菜50克，碎干贝10克，高汤、盐各适量。

做法：❶ 蘑菇洗净、切片备用；小白菜洗净，切段备用；将碎干贝泡水约3小时，捞起沥干水分备用。

❷ 将高汤倒入锅中，加入蘑菇、小白菜及碎干贝，开火煮滚，接着加盐调味即可。

茼蒿炖带鱼

原料：带鱼400克，茼蒿200克，葱花、姜末、骨汤、盐、花生油、料酒各适量。

做法：❶ 带鱼去内脏洗净，切成段；茼蒿洗净切段，用开水焯一下。

❷ 锅内注油烧热，下入带鱼煎至两面发黄，加葱、姜、骨汤，炖至奶白色。

❸ 放入茼蒿、盐调味，去浮沫，略炖片刻出锅即可。

芦笋百合扇贝

原料：冰冻扇贝150克，芦笋100克，百合50克，姜末、蒜蓉、料酒、盐、蚝油各适量。

做法：❶ 扇贝解冻，去除泥肠等，洗净，调入姜末、少许料酒和盐，腌制去腥。

❷ 芦笋、百合清洗干净，芦笋削去尾部老皮，切段，和百合一起入沸水中氽烫至八成熟。

❸ 将腌制好的扇贝肉挑出来，锅中放油烧热，放入蒜蓉和扇贝快速翻炒，加入芦笋及百合，调入盐、蚝油翻匀即可。

荸荠海蜇粥

原料：粳米100克，荸荠150克，海蜇皮100克，白糖15克。

做法：❶ 粳米洗净，用冷水浸泡半小时，捞出沥干；海蜇漂洗干净，切细丝；荸荠去皮切丁。

❷ 锅中加入约1000毫升冷水，放入粳米，大火烧沸，加入海蜇丝、荸荠丁，改小火煮，待粳米熟烂时，加白糖调味，稍焖片刻即可。

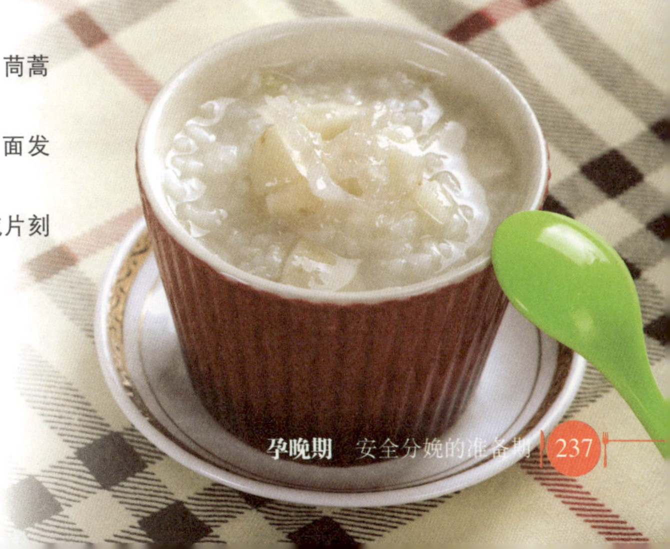

帮助宝宝视力发育的食物

宝宝的好视力跟准妈妈的饮食大有关系，所以，对宝宝视力有好处的食物孕晚期一定不要错过。

鱼类

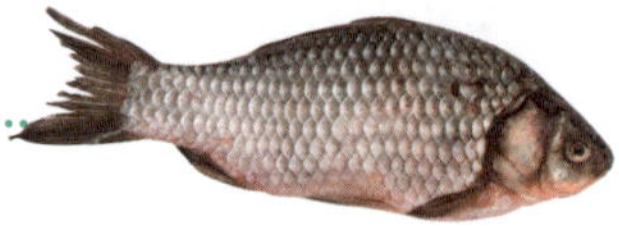

准妈妈每个星期至少吃一次鱼，最好买回鲜鱼自己烹饪。不建议准妈妈吃鱼类罐头食品，因为罐头食品中多含致癌物质亚硝酸盐。

清蒸鳗鱼

原料：鳗鱼300克，猪油50克，火腿肠50克，大葱、姜、料酒、盐、胡椒粉、味精各适量。

做法：❶ 鳗鱼宰净，切段，放开水锅中汆一下，捞出，用清水洗净。

❷ 猪油切丁；火腿切末。

❸ 盘中放鳗鱼，放入猪油丁、火腿末、葱、姜、料酒、盐、味精、胡椒粉，上笼用旺火蒸20分钟取出，除去葱、姜即可。

清蒸鲈鱼

原料：鲈鱼1条，大蒜20克，生姜10克，料酒、盐、生抽适量。

做法：❶ 将鲈鱼杀好洗净；大蒜拍碎，生姜切丝备用。

❷ 将鲈鱼两面各用刀划几下，抹上少许盐，淋上生抽和料酒，腌制15分钟。

❸ 将盘子底上撒上一半的生姜大蒜，另一半塞到鱼肚子里，放在蒸锅内大火蒸10分钟即可。

冬瓜红豆鲤鱼汤

原料：冬瓜500克，红小豆120克，鲤鱼500克，陈皮5克，盐、姜各适量。

做法：❶ 冬瓜用水洗净，保留皮、瓤，切厚块；红小豆用水浸透，洗净；鲤鱼去掉鳃和肠脏，可不去鳞；陈皮用水浸透洗净。

❷ 将冬瓜、红小豆、陈皮、鲤鱼一齐放入瓦煲内，加适量水，煲至水沸，用中火煲3小时，加盐调味即可。

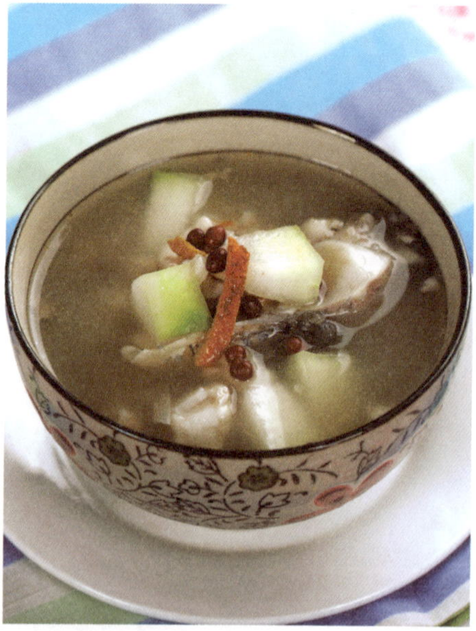

枸杞子

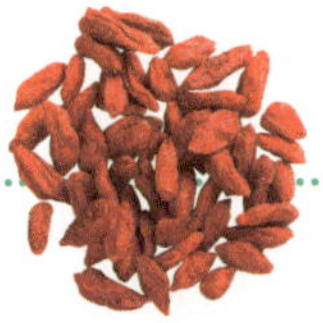

枸杞子有清肝明目的功效，对眼睛有益。枸杞子含有丰富的胡萝卜素，及维生素A、维生素B_1、维生素B_2、维生素C，钙、铁等，是眼睛的营养品。

枸杞猪肾粥

原料：大米100克，枸杞子12克，猪肾100克，盐5克。

做法：❶ 将枸杞子去杂质后洗净。

❷ 猪肾一切两半，去除臊腺后洗净，剁成小颗粒；大米淘洗干净；将大米、猪肾、枸杞子一同置于锅上，加入800毫升清水；然后将锅置大火上烧沸，再改用小火煮45分钟，加盐调味即成。

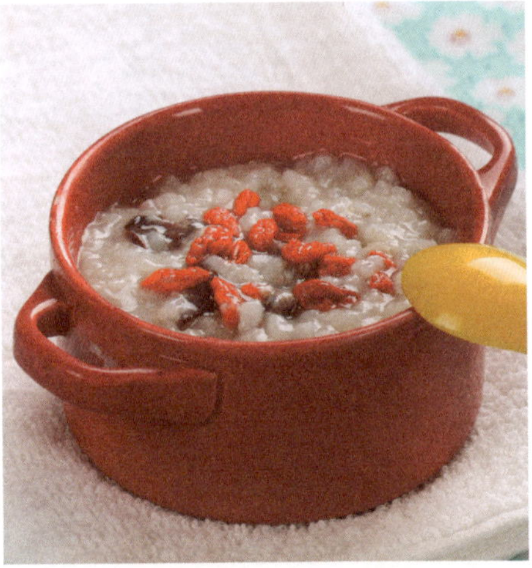

枸杞鸭

原料：嫩鸭1只，枸杞子20克，黄酒、盐、姜、香葱各适量。

做法：❶ 将鸭洗净去杂，控干水分后，全身抹盐腌制片刻。

❷ 锅中放水，加入鸭、姜、点黄酒后同炖约1个小时。

❸ 鸭肉熟时将枸杞撒入锅中旺火煮开，撒上香葱即可出锅。

羊肉枸杞汤

原料：羊肉（瘦）1000克，枸杞子20克，姜片、料酒、葱段、大蒜、盐、食用油各适量。

做法：❶ 羊肉去筋膜，洗净切块；生姜切片。

❷ 锅中加油烧热，倒入生姜、葱段、大蒜、羊肉煸炒，烹入料酒，炒透后放入砂锅中，加清水适量，放入枸杞子，大火烧沸，改小火煨炖至熟烂，加盐调味即可。

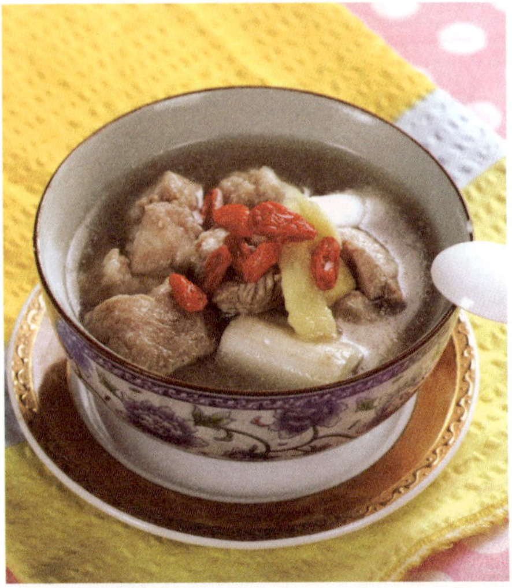

猕猴桃枸杞粥

原料：猕猴桃1个，大米100克，枸杞子20颗，冰糖适量。

做法：❶ 大米洗净，浸泡片刻；猕猴桃去皮切块；枸杞冲洗净泡好备用。

❷ 大米入锅，加水煮，煮至米一颗颗都涨开，变浓稠时，下枸杞、猕猴桃块，再煮2分钟左右，加适量冰糖调味即可。

高钙食物

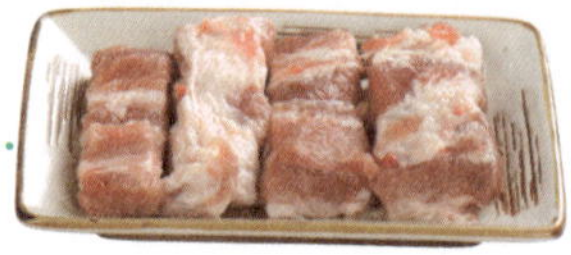

为了腹中的宝宝有一双明亮健康的眼睛，怀孕期间补充足够的钙是非常必要的。缺钙的准妈妈所生的孩子在少年时患近视眼的概率高于不缺钙的孩子3倍。

虾仁雪菜汤

原料： 虾仁50克，雪里蕻150克，豆腐100克，香葱、生姜、猪油、香油、精盐各适量。

做法： ❶ 虾仁洗净，雪里蕻洗净切段；豆腐切块，香葱洗净切段，生姜洗净切片。

❷ 锅内放猪油，烧热，爆香生姜片，下虾仁略炒；再放入适量清水煮开，加入雪里蕻段、豆腐块和香葱。

❸ 再次煮开后放入精盐、香油调味即可。

白萝卜蛏子汤

原料： 白萝卜50克，蛏子100克，葱、姜、蒜、盐、胡椒粉、料酒各适量。

做法： ❶ 将蛏子洗净，放入淡盐水中浸泡2个小时。

❷ 蛏子入沸水中略烫一下，捞出，剥去外壳，取出蛏子肉。

❸ 把白萝卜削去外皮，切成细丝。

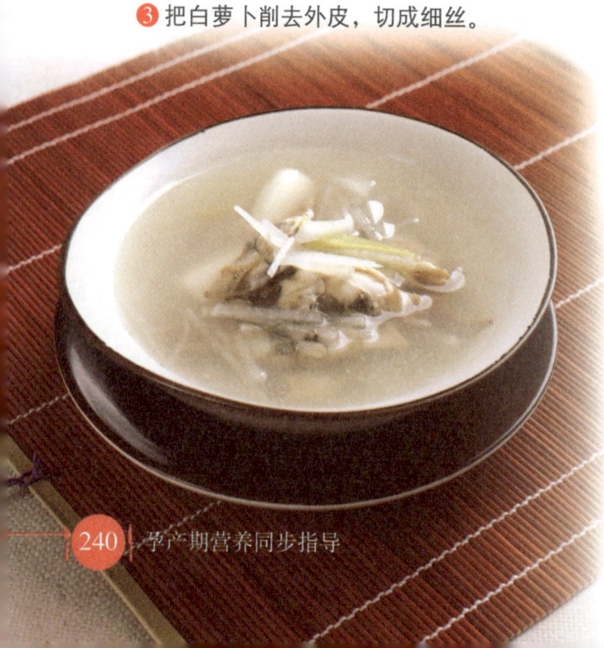

❹ 锅内放油烧热，放入葱段、姜片炒香后，倒入清水。

❺ 将剥好的蛏子肉、萝卜丝一同放入锅内同时炖煮，汤煮沸后，放入盐，撒上胡椒粉即成。

紫菜虾皮汤

原料： 干紫菜10克，虾皮10克， 鸡蛋60克， 植物油、料酒、醋、酱油、香油各适量。

做法： ❶ 将紫菜洗干净、撕开备用；鸡蛋打开，在碗里搅匀；虾皮洗净，加料酒浸泡10分钟。

❷ 大火将植物油烧热，倒入酱油炝锅，立即加水1碗，放入紫菜、虾皮煮10分钟，再放入蛋糊、醋略加搅动，蛋熟起锅，加入香油即成。

筒骨汤

原料： 筒骨1000克，八角、桂皮、香叶、盐、姜各适量。

做法： ❶ 用适量的盐炒八角、桂皮、香叶，炒热后备用。

❷ 把料酒倒在猪骨上，搅拌，然后把香料和热盐的混合物，倒在猪骨上，拌匀，腌制24小时 。

❸ 腌过的猪骨倒入砂锅或者电压力锅里，加入拍碎的姜段，注满水煲1个小时。

❹ 把香叶拣出去，加入八角和桂皮，和骨头一起煲至汤浓即可。

绿叶蔬菜

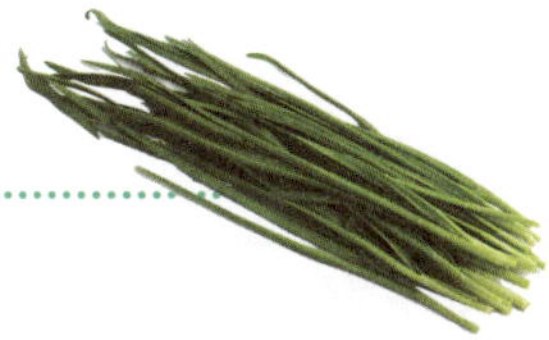

绿色蔬菜可以预防眼睛受到阳光中紫外线的伤害，也能预防自由基对眼部组织的伤害。

马齿苋肉丝汤

原料：猪瘦肉150克，马齿苋250克，大蒜、淀粉、食用油、酱油、精盐各适量。

做法：❶ 猪瘦肉洗净，切丝，用酱油、淀粉腌渍；马齿苋择洗干净，掐断；大蒜洗净捣成蓉。

❷ 锅内放油，烧热，爆香蒜蓉，加适量清水，下马齿苋煮至六成熟，加肉丝煮熟，用精盐调味即可。

韭菜蛋丝

原料：韭菜200克，鸡蛋2个，盐、味精、香油各适量。

做法：❶ 韭菜放入沸水中焯一下，挤干水分，切成长段，用盐拌匀，挤出盐水。

❷ 鸡蛋磕入碗中，加少许盐搅拌均匀，放入油锅摊成蛋皮，取出切丝。

❸ 蛋丝和韭菜加入味精、香油搅拌均匀即可。

豆干炒韭菜

原料：豆腐干200克，韭菜250克，酱油、鸡精、香油、盐各适量。

做法：❶ 豆腐干切成细丝，韭菜洗净、控水、切段。

❷ 锅中油热后将豆腐干丝入锅煸炒片刻，回软后盛出。

❸ 锅里留余油，放入韭菜，加酱油、盐，倒入炒好的豆腐干丝，翻炒几下，加鸡精，淋入香油即可。

荸荠空心菜汤

原料：空心菜250克，荸荠200克，盐、小葱末、香油、猪蹄汤各适量。

做法：❶ 将空心菜去杂洗净切段，荸荠去皮洗净切片。

❷ 锅烧热后放入油，先下葱末煸香，再放入空心菜，加盐翻炒，最后注入猪蹄汤并放入荸荠片煮熟，淋入香油即可。

凉拌菠菜

原料：菠菜300克，水发银耳50克，葱丝、姜丝、醋、盐，香油、蒜泥各适量。

做法：❶ 将菠菜择老叶，去根，洗净，切寸段；银耳去蒂，撕朵备用。

❷ 将醋、香油、盐和蒜泥一同入碗拌匀，调成卤汁。

❸ 取锅加水，烧沸，放入菠菜段稍煮一下，捞出，过凉。

❹ 菠菜用手挤去水分，放盘内，加银耳、葱丝、姜丝，倒入调味卤汁，拌匀即可。

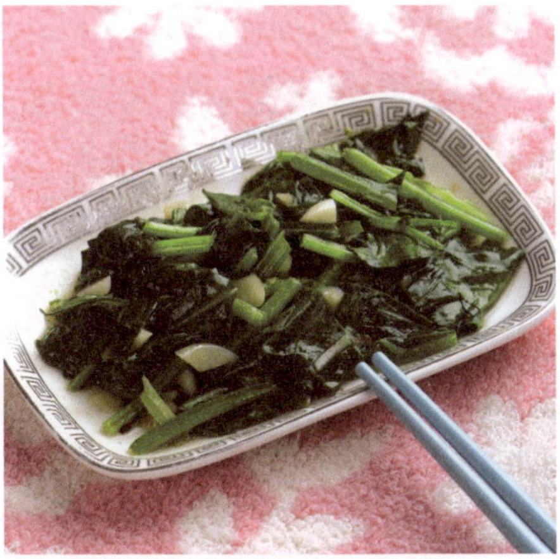

产房里的食物

待产时，可以食用果汁、小米粥之类的流质食物补充体力，快分娩时，可以吃一点巧克力补充能量。

巧克力

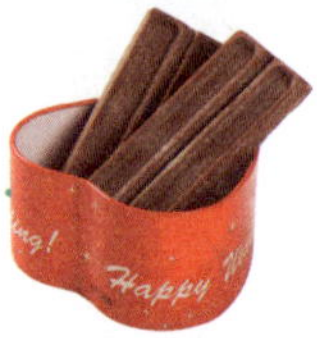

巧克力所含的咖啡碱、苯乙胺等多种成分具有抗抑郁、兴奋神经的效果，能让人产生幸福、快乐的感觉。

果仁巧克力

原料： 巧克力100克，杏仁、腰果、花生仁各15克。

做法： ❶ 将果仁切碎，铺在烤盘上入烤箱，以150℃烤约3分钟，至果仁碎稍变黄并有香味溢出即可。

❷ 将巧克力切细碎状，以隔水加热的方式融化，勿超过40℃，巧克力才不会变质而保持光泽。

❸ 将果仁碎倒入巧克力酱中，拌匀，倒入模具中待其冷却凝固即可。

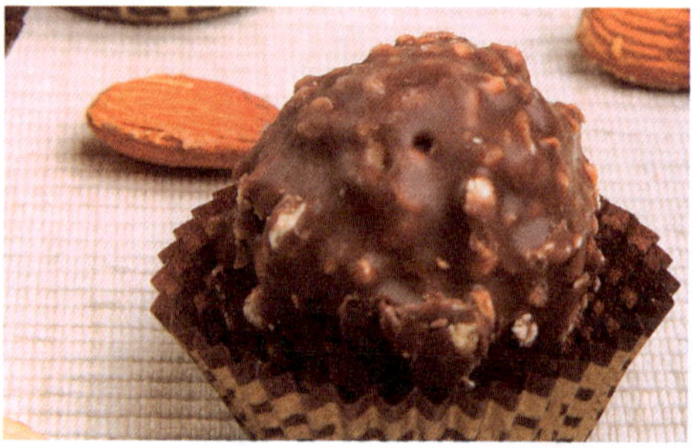

小米

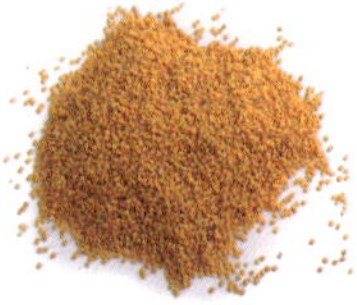

小米是温补的佳品，准妈妈在产房里别的吃不下的时候，可以喝一点小米粥。

红糖小米鸡蛋粥

原料： 小米50克，鸡蛋1个，红糖10克。

做法： ❶ 鸡蛋煮熟。

❷ 小米煮粥，加入红糖混合均匀，把鸡蛋剥好放进去。

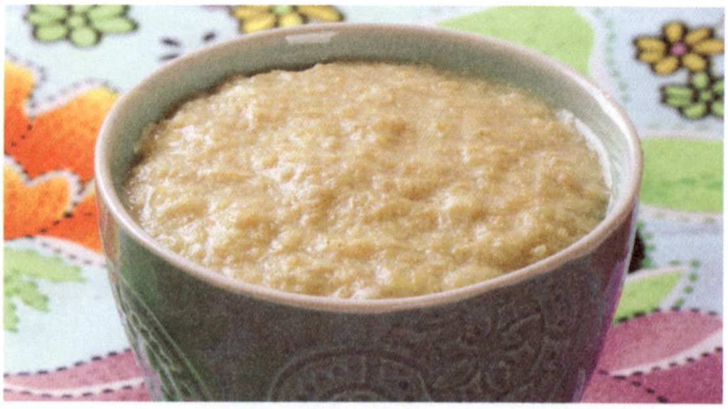

蜂蜜

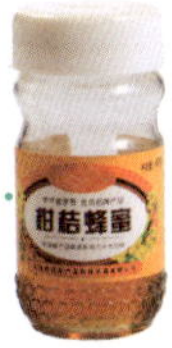

蜂蜜所含的糖分为简单的葡萄糖和果糖，可以迅速转变成为人体需要的能量，所以准妈妈在产房里吃一点蜂蜜能起到增加体力的效果。

柠檬蜂蜜水

原料： 柠檬1片，蜂蜜适量。

做法： 柠檬放杯中，加入蜂蜜，用温水冲调即可。

蜂蜜红糖饮

原料： 蜂蜜10克，红糖10克。

做法： 热水冲泡即可饮用。

香蕉蜂蜜奶

原料： 牛奶200克，香蕉50克，橙子75克，蜂蜜10克。

做法： 将香蕉、橙子去皮，与蜂蜜一同放入磨碎机里拌匀磨碎，待呈黏稠状，立即将热奶倒入，再搅和几秒钟即可。

百合蜂蜜粥

原料： 粳米50克，百合50克，蜂蜜30克。

做法： ❶ 将粳米洗净，入锅内，加水适量。

❷ 置武火上烧沸后改文火煮40分钟，放入百合、蜂蜜煮熟即可。

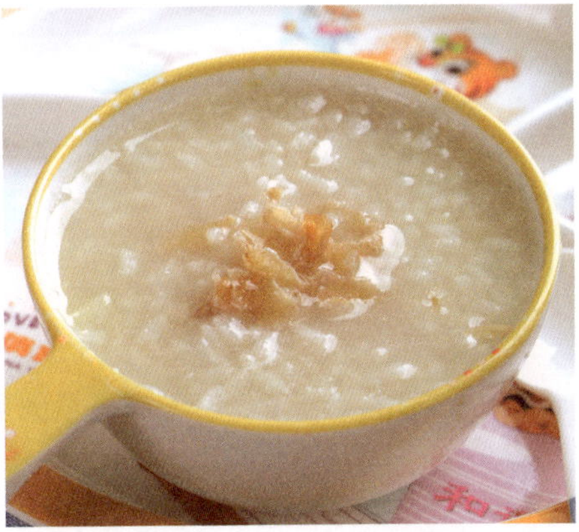

人参蜂蜜粥

原料： 粳米100克，人参3克，姜汁5克，韭菜5克，蜂蜜50克。

做法： ❶ 将人参切片，置清水中浸泡一夜。

❷ 粳米淘洗干净。

❸ 韭菜洗净，剁碎，用布滤出汁备用。

❹ 人参连同泡参水与粳米一起放砂锅中，文火煨成粥。

❺ 粥将熟时放入蜂蜜、姜汁、韭菜汁调匀，再煮片刻即成。

蜂蜜萝卜汁

原料： 白萝卜500克，蜂蜜100克。

做法： ❶ 将萝卜洗净，掏空中心，放入蜂蜜。

❷ 置大碗内，加水蒸煮，取汁饮用。

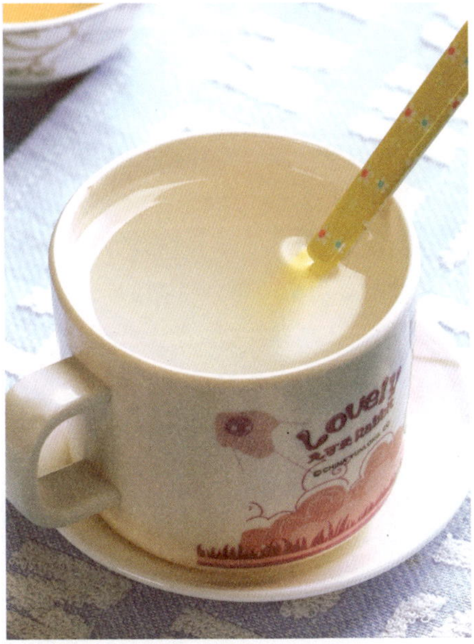

缓解紧张情绪，帮助入眠的食物

产前1个月准妈妈最怕睡不好，一是本来情绪就可能很紧张，睡眠再不足的话更会胡思乱想；二是分娩需要储备体力，睡不好、身体疲倦，就没有足够的力气应对分娩。但让准妈妈困扰的是产前又不能吃安眠药，药物对宝宝有很大的危害。这时候，一些帮助睡眠的食物是首选。

香蕉

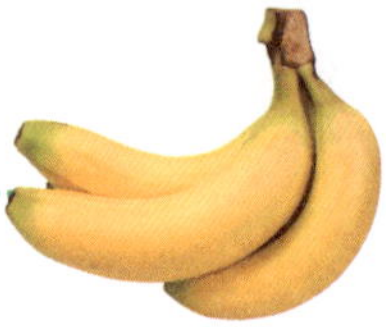

香蕉是包着果皮的安眠药，香蕉中除了含有帮助睡眠的物质以外，还有帮助放松肌肉的物质，而且香蕉还有缓解便秘的作用。

香蕉甘薯饼

原料：甘薯1只，香蕉1只，糯米粉3汤匙，食用油适量。

做法：❶ 甘薯洗净去皮切小块，隔水蒸软，趁热压烂成泥，加入糯米粉揉成粉团，如果过干，可以酌量加热水，将粉团搓成条再分成小份。

❷ 香蕉去皮，横切成圆薄片；将粉团揉成球状，再压扁，将香蕉片放在薯泥皮内包起来，捏成圆饼状；锅内倒少许油烧至五成热将饼放入，中火煎至两面金黄即可。

炸香蕉肉卷

原料：里脊肉500克，香蕉3根，蛋清1个，面粉、面包糠、盐、胡椒粉各适量。

做法：❶ 将里脊肉速冻1个小时，切薄片，将肉片的两面拍上盐和胡椒粉腌10分钟；香蕉切段，将香蕉放到肉片上，用肉片把香蕉卷起来。

❷ 蛋清打匀，将做好的肉先裹上一层薄面粉——沾蛋清——沾面包糠，要用力压一下，让面包糠在肉卷上粘牢。

❸ 锅里放油，烧到七成热，将处理好的肉卷放入油锅，用中火炸4分钟即可。

香蕉米粥

原料：新鲜香蕉2根，大米100克，冰糖适量。

做法：❶ 先将香蕉去皮，切成丁。

❷ 大米淘洗干净，用适量水煮粥，大火煮沸后加入香蕉丁、冰糖，改用小火熬30分钟即成。

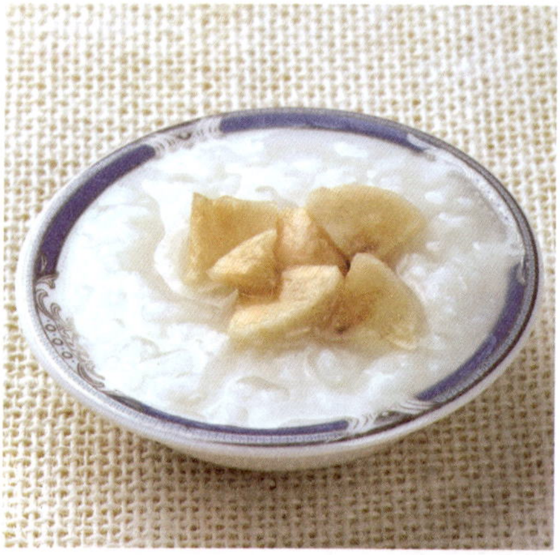

牛奶

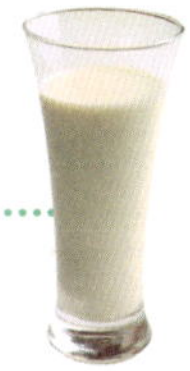

牛奶补钙又安眠，是最常用的安眠食物，但注意鲜奶才有助睡眠，酸奶没有安眠的效果。睡前喝牛奶最好用温水热一下。

虾仁炒牛奶

原料：牛奶200克，虾仁50克，蛋清5个，淀粉、植物油、食盐、白糖各适量。

做法：❶ 虾仁洗净后控干水份，加入少许盐腌10分钟至入味；将蛋清与蛋黄分离，留下蛋清备用。

❷ 锅内放少许油，放入虾仁炒1分钟至熟，将炒熟的虾仁盛出备用，锅洗净备用。

❸ 将一半量的牛奶倒入盆中，加入淀粉、糖、盐调味并混合均匀，再加入蛋清，将牛奶液与蛋清一起略打散，再将剩余的牛奶倒入，一起搅打均匀。

❹ 锅烧热后，倒入油烧至四五成热时，倒入牛奶蛋液，朝一个方向不停翻炒至牛奶逐渐凝固成形，加入虾仁快速翻炒匀即可。

山药百合牛奶

原料：山药200克，百合100克，鲜奶500克，冰糖30克。

做法：❶ 将山药去皮，切成小丁；百合剥开洗净备用。

❷ 取一砂锅将鲜奶倒入，煮至沸腾时，将百合、山药丁加入，一起煮约3分钟，最后加入冰糖调味即可。

鲜红欲滴

原料：樱桃汁200克，牛奶50毫升，吉利丁片适量，白糖适量。

做法：❶ 取出的樱桃汁晾至不烫手的温度，用茶包过滤一下，放入提前用凉水泡软的吉利丁片2片，搅拌均匀至吉利丁溶化。

❷ 把一半倒入冰碗中，入冰箱冷藏30分钟以上，把牛奶倒入容器中，加入糖，隔水加热至50度左右，放入提前用凉水泡软的吉利丁片1片，搅拌至吉利丁融化。

❸ 放凉，倒入已经凝固的冰碗里，继续放入冰箱冷藏30分钟以上。

❹ 倒入剩余的樱桃汁，继续放入冰箱，冷藏2小时以上，取出，用刀在碗周围划一圈，然后倒扣即可脱模。

牛奶菜花

原料：牛奶250毫升，新鲜菜花300克，花生油、葱花、盐、水淀粉各适量。

做法：❶ 先将菜花洗净、掰成小朵，放入沸水锅中焯一下，捞出沥干水分备用。

❷ 将炒锅上火烧热，放入适量的花生油，放入葱花炒出香味。

❸ 加入适量的鲜汤烧开后，放入菜花烧几分钟，加盐、牛奶，转小火烧片刻，用水淀粉勾芡即可。

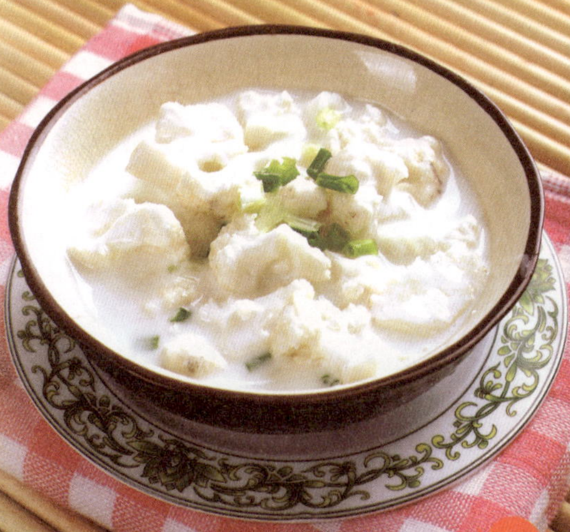

蜂蜜

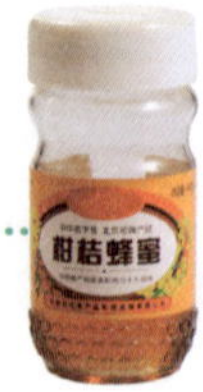

蜂蜜本身有提神的作用，但是滴在牛奶里的话，又可以帮助安眠。

蜂蜜白萝卜汤

原料：白萝卜100克，蜂蜜20克。

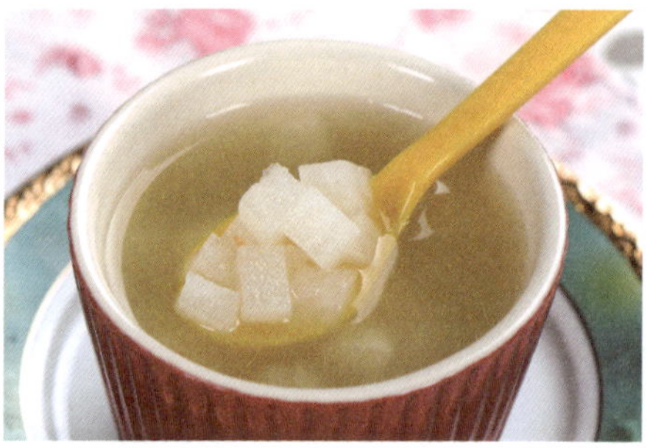

做法：❶ 先将白萝卜洗净去皮切丁块；萝卜块放入砂锅内，加适量清水煮熟。

❷ 在白萝卜汤中加入适量蜂蜜调味，即可饮用。

黑芝麻蜂蜜糊

原料：黑芝麻500克，蜂蜜500克。

做法：将黑芝麻拣净，炒香，晾凉，捣碎，装入瓷罐内，加入蜂蜜搅匀至糊状即可。

甜杏仁

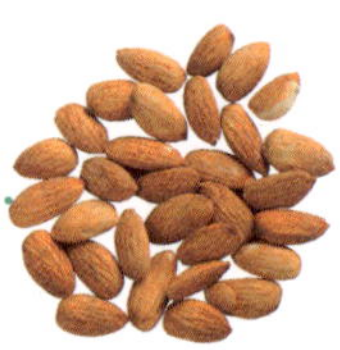

甜杏仁里所含的镁是助眠的良药。

黑芝麻核桃汤

原料：黑芝麻40克，核桃40克，甜杏仁12克，冰糖10克。

做法：❶ 将黑芝麻、核桃肉、甜杏仁分别洗净沥干，放入锅内炒至熟香变脆后研末。

❷ 每日早餐后，取2匙冲水，加适量冰糖饮用。

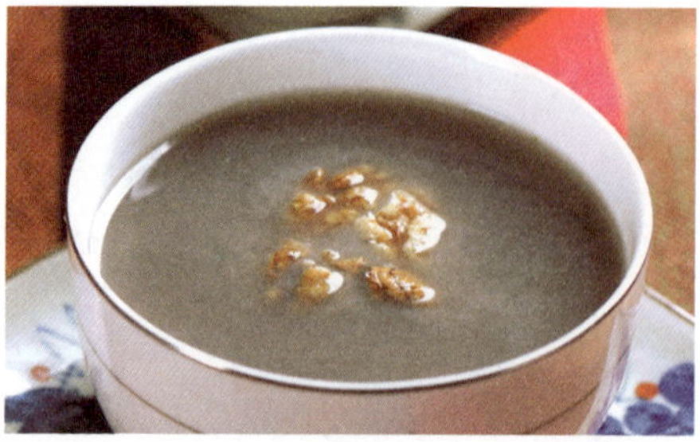

杏仁萝卜猪肺汤

原料：猪肺250克，白萝卜20克，杏仁9克，肉豆蔻3克，花椒、香叶、大料、大葱、姜、盐、白胡椒粉、鸡精、香菜、料酒各适量。

做法：❶ 将猪肺、萝卜切成块，香菜切小段；把花椒、香叶、大料、肉豆蔻装进纱布袋里。

❷ 将猪肺块放入温水里并加入料酒，用大火煮开，捞出用清水洗净，同萝卜、葱段、姜块和调料包一起放入盛有温水的砂锅里，加入盐，大火煮沸后放入杏仁，改小火炖20分钟，加入适量白胡椒粉和鸡精，撒上香菜段即可。

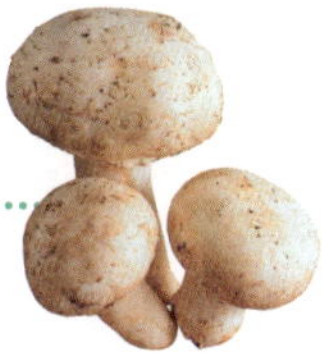

蘑菇

蘑菇高蛋白、低脂肪，有改善睡眠及调节免疫功能和刺激干扰素形成等多种功效，还能帮助排出体内重金属。

蘑菇胡萝卜拌饭

原料：粳米200克，鲜蘑菇180克，胡萝卜100克，洋葱（白皮）15克，牛油10克，牛肉汤、盐、香叶各适量。

做法：❶ 蘑菇淘洗干净后捞出，沥干水分，切成丁。

❷ 粳米淘洗干净；胡萝卜、洋葱洗净切成丁，放入锅中，加入牛油、香叶焖透。

❸ 汤锅烧热，将牛肉汤倒入锅中，放入焖熟的胡萝卜、洋葱及汤汁，倒入蘑菇丁和粳米，加适量盐，煮熟即可。

鲜菇小米粥

原料：粳米50克，小米100克，平菇40克，大葱、盐各适量。

做法：❶ 平菇洗净，在开水中汆一下，捞起切片。

❷ 粳米、小米分别淘洗干净，用冷水浸泡半小时，捞出，沥干水分。

❸ 锅中加入约1000毫升冷水，将粳米、小米放入，用旺火烧沸，再改用小火熬煮，待再沸时，加入平菇拌匀，下盐调味，再煮5分钟，撒上葱末即可。

卤五香蘑菇

原料：鲜蘑菇500克，酱油25克，葱段10克，大料5克，桂皮10克，白糖20克，姜10克，丁香5克，香油10克，鸡清汤、花生油各适量。

做法：❶ 鲜蘑菇去杂质，洗净，菇面上剞上刀纹，待用。

❷ 炒锅置旺火上，加入适量花生油烧热，放入葱段、姜块（拍松）、大料、桂皮、丁香炸香，投入蘑菇，添入鸡清汤250克，加酱油、白糖，烧沸后用小火焖半小时，再用旺火收稠汤汁，淋上香油。

❸ 取出蘑菇装盘，浇上锅中汤汁即成。

鲜蘑豆腐汤

原料：鲜蘑菇100克、豆腐1块、青蒜段10克，海米5克，盐、香油、姜末、醋、清汤各适量。

做法：❶ 把蘑菇和豆腐分别洗净，切成小片。

❷ 锅置火上倒入清汤，放入豆腐、蘑菇、泡洗好的海米、盐和姜末烧沸，撇出浮沫，撒上青蒜段，加入醋，淋入香油，熟后即可出锅。

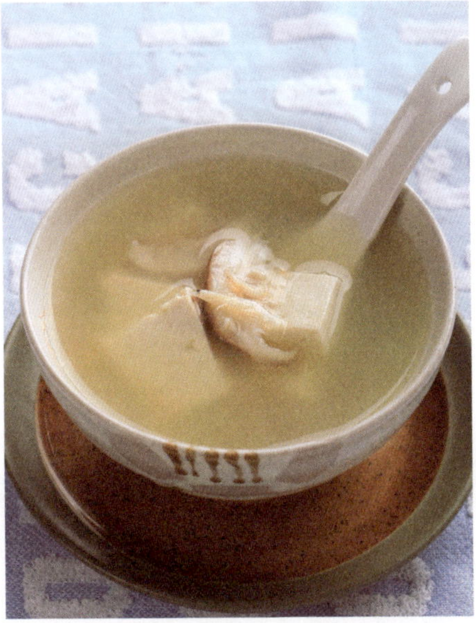

产前促进乳汁分泌的食物

打算母乳喂养的准妈妈现在就可以实行你的“奶牛养成计划”了，产前吃些通乳的食物，对产后迅速下奶大有帮助。

鲫鱼

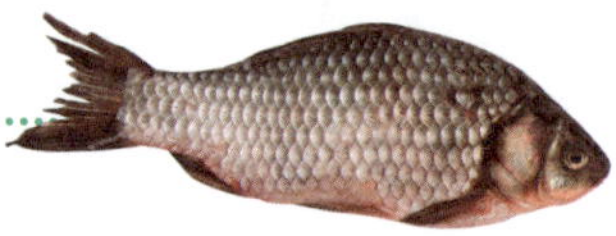

鲫鱼历来被民间用作通乳的食物，具有补中益气、通乳的功效。

萝卜丝鲫鱼汤

原料：鲫鱼1条，白萝卜200克，盐、老姜、小葱、食用油各适量。

做法：❶ 鲫鱼打理干净后晾干；白萝卜洗净去皮切丝；老姜切片、小葱切葱花备用。

❷ 热锅温油，下姜片，鲫鱼拎住尾巴，从锅一侧慢慢滑进油锅里，一面煎到稍成形就翻面，继续煎另一面成形。

❸ 接一汤碗清水，趁油煎鱼的热度把水倒进锅里。

❹ 这时候把萝卜丝也放进汤里一同煨煮大约8~10分钟，撒少许盐和葱花，就可起锅装汤盆。

鲫鱼豆腐汤

原料：豆腐250克，鲫鱼2条（400~600克）。

做法：❶ 将鲫鱼去鳞及内脏后，洗净。豆腐切块。

❷ 鲫鱼和豆腐一起煮，至汤成乳白色最好。

鲫鱼奶汤

原料：鲫鱼1条，牛奶50毫升，食用油、葱、盐、料酒各适量。

做法：❶ 将鲫鱼去鳞及内脏，洗净，下油锅略煎。

❷ 再加葱、盐、料酒、水适量共炖汤至乳白色时，放入牛奶，煮开即可。

鲫鱼青菜汤

原料：鲫鱼1条，青菜50克，香菇3朵，猪油、葱、姜、料酒、白醋、胡椒粉、食用油各适量。

做法：❶ 鲫鱼洗净，葱切末，姜切块；香菇片成片，青菜用刀切成段。

❷ 锅中放油，倒入葱姜爆香，放入鲫鱼，两边煎好，倒入适量的水，加入一勺子猪油和料酒，再加入白醋，煮至汤变白。

❸ 最后，放入香菇和青菜炒至熟后，倒入适量的盐和胡椒粉即可出锅。

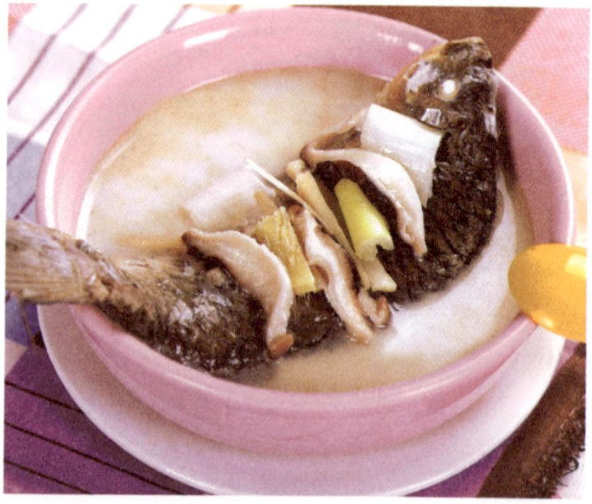

鲤鱼

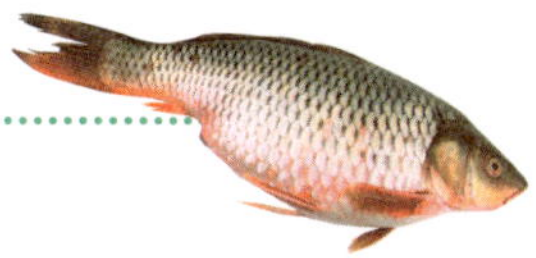

鲤鱼含有丰富蛋白质、脂肪、铁、钙及维生素A、B族维生素等营养成分。对准妈妈们来说，鲤鱼汤热量低，可以帮助促进乳汁分泌，是常用的下乳食品。

赤小豆鲤鱼汤

原料：赤小豆50克，鲤鱼1条，盐、生姜、料酒各适量。

做法：❶ 将鲤鱼去内脏，洗净，切大块；赤小豆洗净。

❷ 锅内加入清水，烧开，放入鲤鱼、赤小豆、生姜、料酒、盐，小火煲30分钟左右即成。

浓汁鲤鱼汤

原料：鲤鱼1条，鸡腿菇50克，牛奶100毫升，枸杞子、葱、生姜、盐、料酒、胡椒粉各适量。

做法：❶ 鲤鱼洗净，切两段；生姜去皮切片；鸡腿菇竖切成两段；枸杞子泡洗干净；葱切段。

❷ 烧锅下油，投入鲤鱼，用中火煎至两面稍黄，氽入料酒，下姜片，注入清汤，用中火烧开。

❸ 待焖至汤汁稍白时，入鸡腿菇、枸杞子、葱段，调入盐、胡椒粉、牛奶，焖透即可。

生炖鲤鱼豆腐

原料：鲤鱼500克，豆腐(南)250克，竹笋25克，青蒜15克，盐、白糖、料酒、酱油、花生油各适量。

做法：❶ 鲤鱼洗净，沿脊骨剖成2片，取中段，切成5厘米长、2厘米宽的块。

❷ 豆腐切成相应大小的块；竹笋切片，青蒜切段。

❸ 炒锅内加花生油烧至八成热，投入鱼块煎至淡黄色，烹入料酒，加盖稍焖，再加酱油、盐、白糖，烧至鱼块上色后，加500克水，开后加入豆腐块、笋片，焖约3分钟，至汤汁浓稠时，撒上青蒜段，装盘即成。

白菜

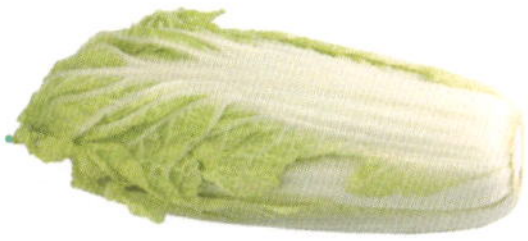

白菜含有多种维生素、矿物质、纤维素及一定量的碳水化合物、蛋白质、脂肪等营养成分，有“百菜之王”的美誉。白菜和豆腐搭配，营养全面，且清爽可口，有利于产后乳汁分泌。

豆腐白菜汤

原料：豆腐200克，白菜100克，紫菜10克，猪油、高汤、盐、味精各适量。

做法：❶ 将豆腐切片，用开水焯一下捞出；白菜切条。

❷ 汤锅置大火上，放入猪油烧热，加入高汤，放入白菜、豆腐，小火煲汤，煲至菜熟后，放入盐，味精，撒上紫菜，稍煲片刻即成。

虾仁

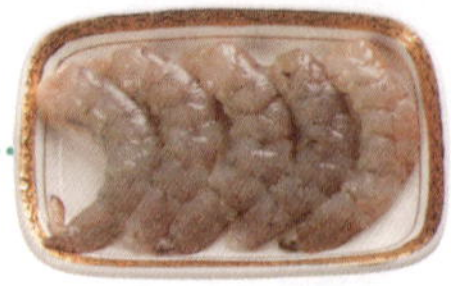

虾仁含蛋白质丰富，还含有丰富的钾、碘、镁、磷等矿物质及维生素A、氨茶碱等成分，还有益气通乳等功效。

洋葱虾仁炒蛋

原料：洋葱150克，虾仁200克，鸡蛋2个，盐、植物油适量。

做法：❶ 洋葱切丝，虾仁洗净，鸡蛋打匀备用。

❷ 锅内加油烧热，倒入蛋液，炒好后盛出。

❸ 重新放油，翻入洋葱炒香，然后放入虾仁，炒蛋一起翻炒3分钟，加盐调味即可。

玉米虾仁

原料：虾仁250克，玉米250克，青椒30克，盐2克，花生油20克，淀粉（豌豆）5克，料酒、鲜汤各适量。

做法：❶ 将虾仁洗净，装入碗内，加入盐、料酒、水淀粉拌匀；青椒洗净切丁。

❷ 炒锅放油烧至六成热，倒入虾仁，炒熟取出。

❸ 重新起锅，炒锅放花生油烧热，下入青椒丁翻炒至断生，倒入玉米、虾仁煸炒，加入鲜汤、盐，翻炒几下，用水淀粉勾芡，出锅即可。

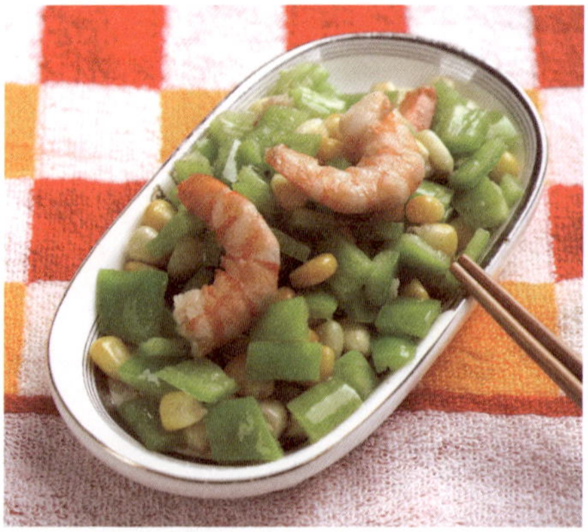

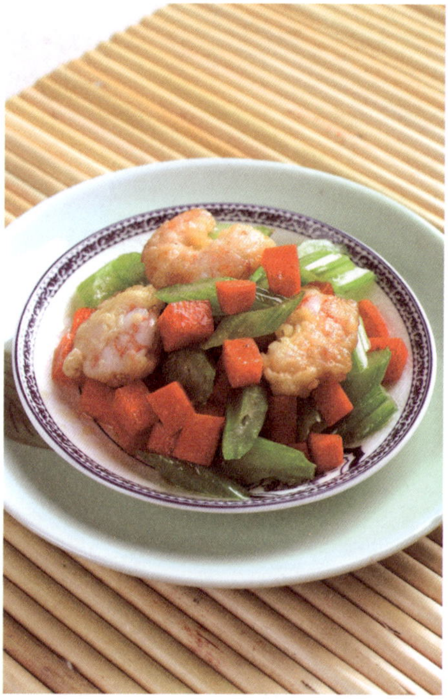

西芹腰果炒虾仁

原料：虾仁150克，西芹100克，腰果50克，胡萝卜50克，盐 3克，白糖、植物油各适量，淀粉 3克。

做法：❶ 虾仁洗净沥干水分，鸡蛋取蛋清，打出泡后，加盐、淀粉搅拌均匀，然后把虾仁放到里面上糊。

❷ 西芹茎撕去老筋，斜切成段；腰果洗净沥水放入五成热的油锅中炸一下捞出。

❸ 胡萝卜去皮切丁放入锅中煸炒一下捞出。

❹ 热锅冷油放入虾仁滑炒，再放入西芹、胡萝卜，加入盐翻炒均匀后关火淋入香油，倒入腰果拌匀即可。

蘑菇

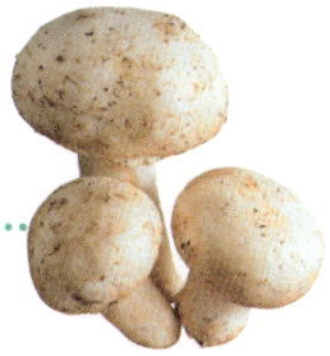

蘑菇高蛋白、低脂肪，富含人体必需的氨基酸、矿物质、维生素和多糖等营养成分。蘑菇还有一定的催乳作用，炖服效果更好，也可放少许糯米酒增加催乳的效果。

芹菜蘑菇汤

原料： 香菇50克，芹菜100克，高汤1000毫升，盐、香油适量。

做法： ❶ 将香菇洗净切片，芹菜切小段备用。

❷ 锅内加油烧热，倒入芹菜翻炒几下，放入蘑菇、高汤大火烧开，然后转小火煮10分钟，加盐调味即可。

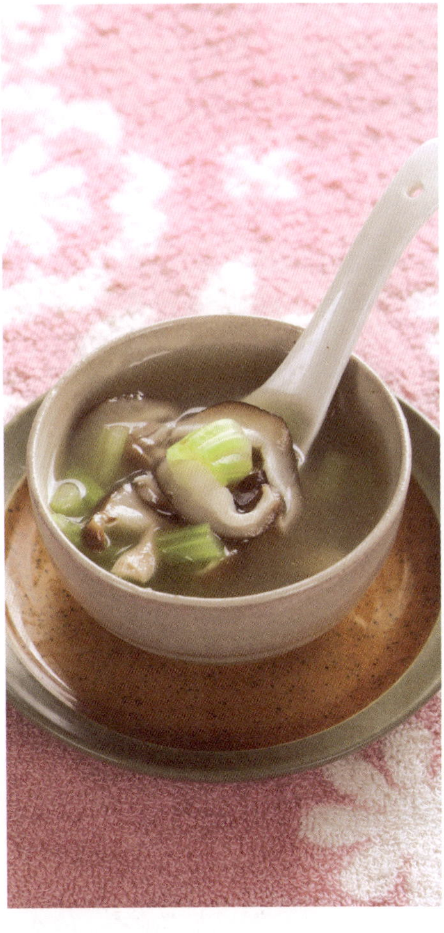

胡萝卜蘑菇汤

原料： 胡萝卜150克，蘑菇50克，黄豆30克，西蓝花30克，植物油、盐、白糖各适量。

做法： ❶ 胡萝卜去皮切成小块，蘑菇切件，黄豆泡透蒸熟，西蓝花改成小颗。

❷ 烧锅下油，放入红萝卜、蘑菇翻炒数次，煮入清汤，用中火煮。

❸ 待胡萝卜块煮烂时，下入泡透的黄豆、西蓝花，调入盐、味精、白糖，煮透即可食用。

绿豆芽炒香菇

原料： 香菇100克，绿豆芽400克，盐、植物油适量。

做法： ❶ 香菇洗净切片，绿豆芽洗净备用。

❷ 锅内加少许油烧热，先放香菇快速翻炒几下，倒入绿豆芽翻炒5分钟，加盐调味即可。

茄汁炖蘑菇

原料： 鲜蘑菇500克，番茄酱250克，白糖、料酒、精盐、香油各适量。

做法： ❶ 鲜蘑菇洗净，放入开水锅内焯一下，捞出冷却。

❷ 锅置火上，放入香油烧热，下番茄酱煸炒至浓稠，下入蘑菇，加入精盐、料酒、白糖、适量清水，用大火烧沸，改小火炖熟即可。

补充不饱和脂肪酸的食物

人的生命必须依赖于两种脂肪酸才能存在，一是饱和脂肪酸，即我们平时吃的肉类，鸡、鸭、鱼等各种脂肪，也就是热量；另外一种就是不饱和脂肪酸，有助于排除人体内多余的“脂肪垃圾”，对宝宝发育有着不可忽视的影响。饮食中应该经常包括：各种深海鱼类、橄榄油、坚果等。

松仁

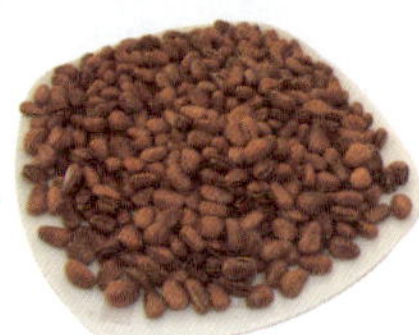

松仁可以促进胎宝宝大脑发育，缓解准妈妈的抑郁情绪。

松仁芦笋

原料：松仁50克，芦笋300克，盐3克、色拉油适量。

做法：❶ 将芦笋清洗干净，去掉尾部的笋皮，先切成条，用清水浸泡20~30分钟，可以去苦味。

❷ 水煮沸后，加盐，将芦笋放入焯一下，出锅前淋上一些色拉油，可使颜色亮丽。

❸ 松子放入锅中略烤，不用放油，呈金黄色即可出锅。

❹ 芦笋切段，码放在盘中，将松仁放入、加盐即可。

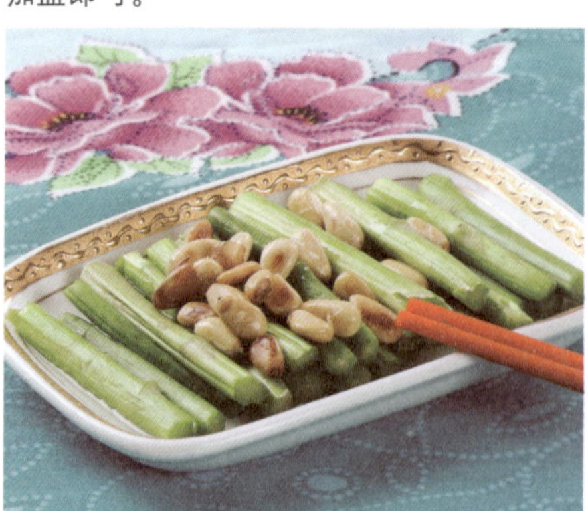

松仁豆腐羹

原料：嫩水豆腐300克，鸡脯肉 200克，金华火腿 30克，熟松子仁 50克，高汤、雪菜、姜、蛋清、料酒、植物油、盐 各适量。

做法：❶ 鸡脯肉先用刀背拍散，将筋仔细挑出，再剁成鸡肉泥；金华火腿和宁波雪菜分别切成碎末；嫩姜削去外皮切成小块，放入搅拌机中调入冷水，搅打成姜汁，再过滤去除碎渣。

❷ 将嫩水豆腐、蛋清、鸡肉泥、雪菜碎、姜汁、黄酒和少量高汤混合在一起，充分搅碎融合。

❸ 汤锅中加入余下的高汤，烧沸后加入混合好的嫩水豆腐、雪菜碎与鸡肉泥，用中火继续加热，并用筷子顺时针方向搅动，直到再次烧沸时，再转小火继续煮5分钟，接着调入盐，离火盛入碗中。

❹ 中火烧热炒锅中的油，待烧至五成热时，将金华火腿碎和熟松子仁放入，用小火慢慢炒香，最后再撒入碗中即可。

核桃

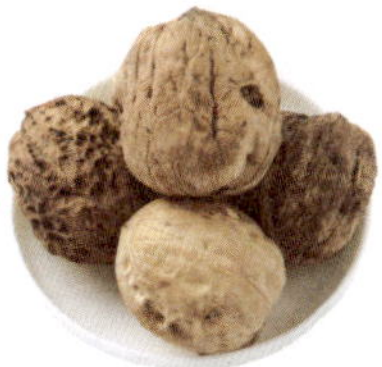

核桃有“益智果”的美誉，其含有的脂肪和蛋白质是大脑最好的营养物质，有卓著的健脑效果。准妈妈每天坚持吃几个核桃，对自己身体的保养和胎宝宝的发育均有很大的好处。

核桃小炒肉

原料：五花肉250克、青蒜3根、核桃仁适量、西芹50克，姜5克，红椒若干，植物油1大勺，老抽1小勺，料酒2大勺，糖1小勺，盐少量，鸡精适量。

做法：❶ 五花肉切细条。

❷ 青蒜、西芹、红椒斜切成段，姜切丝。

❸ 锅入油烧热，加入五花肉炒香。

❹ 加入姜丝和其他调味料翻炒一会儿。

❺ 加入红椒、西芹、核桃炒片刻。

❻ 最后加入青蒜段炒匀即可。

核桃牛肉

原料：牛外脊肉10片，核桃仁20粒，番茄汁、砂糖、蛋液、玉米粉、盐、淀粉各适量。

做法：❶ 将番茄汁及砂糖搅匀备用；牛肉摊平，每片均匀地撒上盐备用；核桃仁先用水加盐煮过，再用油炸脆备用。

❷ 将炸过的核桃仁包入牛肉片中，依序裹上蛋液与玉米粉，放入油锅中炸至金黄色，取出沥油。

❸ 将话梅汁放入锅中加热，勾薄芡，再将牛肉回锅略炒，即可盛盘食用。

核桃扒菜

原料：核桃仁 20克，奶油白菜 300克，枸杞子10颗，猴头菇 100克，香葱、盐、蚝油、白砂糖、高汤、水淀粉、植物油各适量。

做法：❶ 奶油白菜去掉老叶，洗净备用；猴头菇洗净泥沙，切片；香葱切末。

❷ 大火烧开煮锅中的水，放入猴头菇汆烫2分钟，然后投入奶油白菜继续汆烫1分钟，捞起沥干水分；将奶油白菜在盘中码放整齐，猴头菇拣出另放。

❸ 中火加热炒锅中的油至六成热，放入核桃仁炸至金黄捞出沥干油分。

❹ 锅中留底油，大火加热至六成热，投入香葱末煸香，然后加入猴头菇、高汤、蚝油、盐、白砂糖、核桃仁和枸杞子，调成中火煮3分钟，最后放入奶油白菜出锅时滑入盘中即可。

核桃蚝油生菜

原料：生菜400克，核桃100克，蚝油、植物油各适量。

做法：❶ 将生菜洗净滤干水份；核桃在小火上干炒，炒熟后压碎。

❷ 起油锅，大火快炒生菜1分钟，淋下蚝油，改中火煮3分钟；将炒好的生菜盛入碗中，撒下核桃屑即可。

红枣芝麻核桃露

原料：红枣6颗，核桃20克，白芝麻20克。

做法：❶ 核桃仁和红枣用清水清洗干净，沥干水分。

❷ 锅中加水，烧开后下核桃仁和红枣，煮15分钟。

❸ 白芝麻下锅加热至微黄；将红枣去皮、去核，与核桃仁、白芝麻放入榨汁机，加清水适量，打成糊状即可。

养肝治贫血的食物

孕晚期胎宝宝对铁的需求继续，为了满足胎宝宝对铁的需要，同时为了预防将来准妈妈因分娩大量失血导致的贫血，准妈妈要多在体内储备一些铁。

红枣

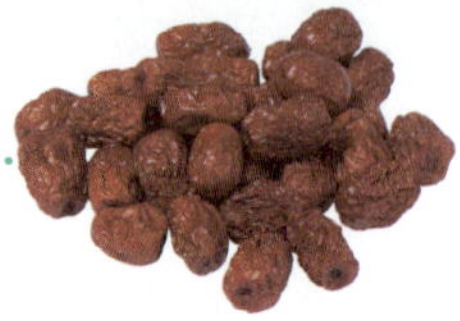

红枣中所含的糖类、脂肪、蛋白质是保护肝脏的营养剂，产前2周到产后2周食用都可以。

红枣养肝汤

原料：红枣7颗，红糖适量。

做法：❶ 将红枣划开数条纹路，放入碗中用开水冲泡，加盖泡2小时以上（夏天需要放在冰箱中）。

❷ 将浸泡着红枣的碗放入锅中，隔水蒸30分钟。

❸ 将红枣挑出，只取汤饮用，注意每天不超过250毫升。

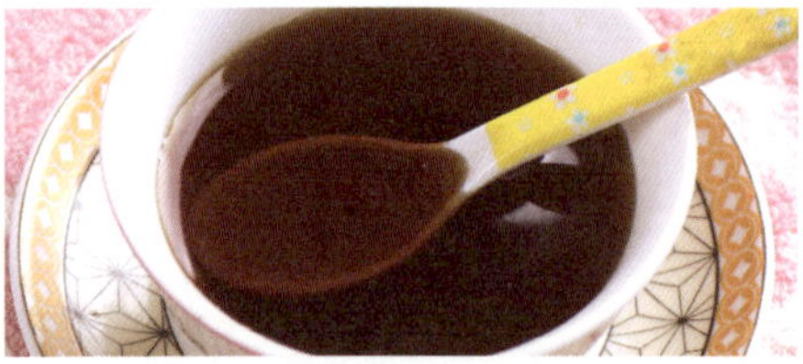

红枣木耳炖豆腐

原料：红枣6枚，木耳3朵，豆腐1块，枸杞子、淀粉、干贝汁适量。

做法：❶ 红枣用清水浸软后切片；枸杞子用清水浸软；木耳用清水浸软后滴洗干净；豆腐切成粒状。

❷ 将豆腐放在碟上，然后将红枣片、枸杞子、木耳铺在上面，隔水蒸10分钟，淋上干贝汁薄芡即可。

制首乌红枣粳米粥

原料：粳米100克，制首乌30克，红枣10枚。

做法：❶ 粳米淘洗干净，用清水浸泡30分钟，备用。

❷ 红枣洗净，取出枣核，枣肉备用。

❸ 将制首乌洗净、切碎，与清水按1∶10的比例，将制首乌放入清水中浸泡2小时。

❹ 浸泡后用小火煎煮1小时，去渣取汁、备用。

❺ 将粳米、红枣、制首乌汁一同放入砂锅内，小火煮成粥即可。

阿胶桃仁大枣羹

原料：阿胶50克，核桃仁50克，大枣10枚。

做法：❶ 核桃去皮留仁，捣烂备用；大枣洗净，取出枣核后备用。

❷ 把阿胶砸成碎块，加入20毫升的水一同放入瓷碗中，隔水蒸化后备用。

❸ 大枣、桃仁放入另一只砂锅内加清水用小火慢煮20分钟。

❹ 将蒸化后的阿胶放入锅内，与大枣、核桃仁共同再煮5分钟即可。

黄花菜

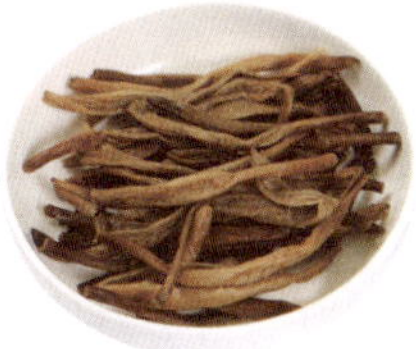

黄花菜含铁量很高，适当食用对准妈妈缺铁性贫血有较好的辅助治疗作用。

黄花菜肉片汤

原料：黄花菜25克，香菜15克，猪瘦肉25克，盐适量。

做法：❶ 将香菜切碎，猪肉切片。

❷ 炒锅加水煮沸，下入肉片、黄花菜，待肉片煮熟，下香菜，用盐调味即成。

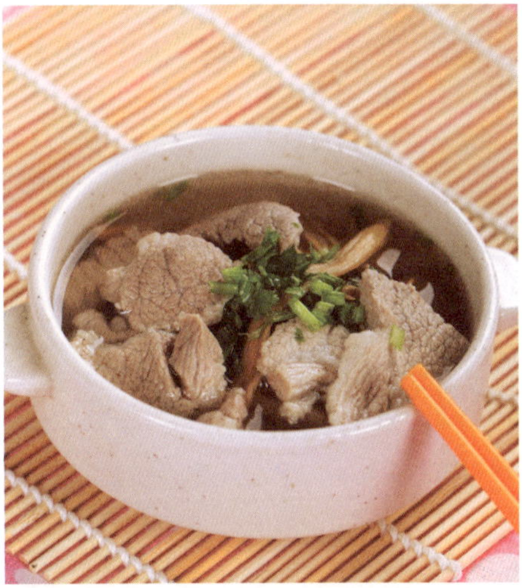

黄花瘦肉粥

原料：粳米100克，猪瘦肉100克，黄花菜（干）50克，姜、盐各适量。

做法：❶ 将粳米淘洗干净，加水浸泡半小时。

❷ 猪瘦肉洗净，切片；干黄花菜用水泡透；姜去皮切丝。

❸ 将煮锅内放入泡好的粳米，连带泡米的水煮至七分熟。

❹ 放入肉片、黄花菜、姜丝，再用小火慢慢煮至黏稠，加盐调味即可。

三丝黄花羹

原料：干黄花菜50克，鲜香菇5朵，冬笋、胡萝卜各25 克，盐、白糖各适量。

做法：❶ 将干黄花菜浸入温水中泡软，拣去老根洗净，沥干水。

❷ 鲜香菇、冬笋、胡萝卜均洗净，切丝备用。

❸ 锅内放油烧至七成热，放入黄花菜和冬笋、香菇、胡萝卜三丝煸炒1分钟。

❹ 加入适量清水、盐、白糖，用小火煮至黄花菜入味，完全熟透即可。

黄花菜炖瘦肉

原料：猪瘦肉300克，黄花菜80克，红枣10枚，盐少许。

做法：❶ 将猪瘦肉洗净，切成小块备用。

❷ 黄花菜洗净，红枣去核洗净，同猪肉、盐一起放入煲中煲至肉烂，加盐调味即可。

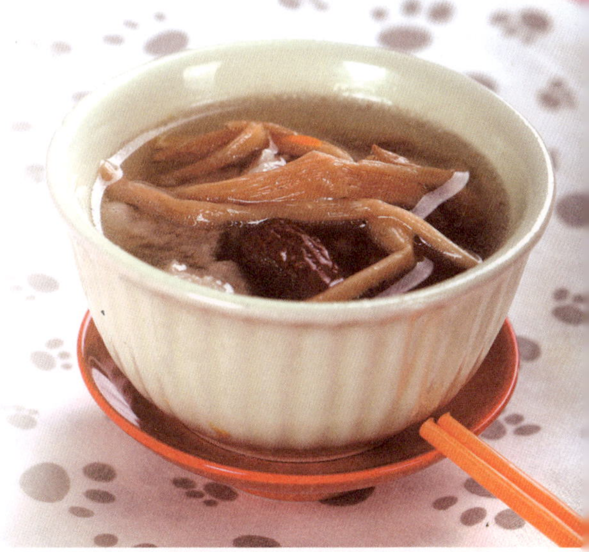

紫菜

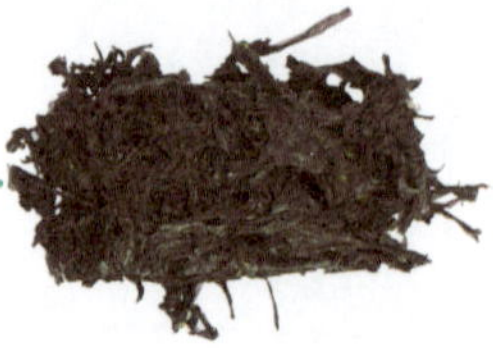

紫菜中含有丰富的铁，对预防孕晚期贫血有积极的作用，另外紫菜中还含有丰富的碘、胆碱及其他微量元素，是孕妈妈的健康补品。

紫菜鸡蛋汤

原料：鸡蛋 2个，紫菜 10克，虾皮 5克，葱、盐、香油各适量。

做法：❶ 先将紫菜撕成小片状，葱洗净，切成葱花，备用。

❷ 鸡蛋打匀成蛋液，在蛋液里放一点点盐，然后再将其打匀，备用。

❸ 锅里倒入清水，待水煮沸后把鸡蛋液倒进去搅拌成蛋花。

❹ 放入紫菜和虾皮，中火再继续煮3分钟，出锅时放入盐调味，撒上葱花、香油即可。

紫菜猴头清汤

原料：猴头菇200克，鸡胸脯肉100克，鸡蛋清25克，紫菜(干)20克，豌豆苗50克，荸荠50克，香菇（鲜）25克，火腿25克，淀粉25克，味精3克，料酒5克，酱油5克，胡椒粉1克，猪油（炼制）20克。

做法：❶ 将猴头菇放在菜墩上，用刀片成大雪花片，放沸汤锅内氽透捞出，用布蘸干备用。

❷ 把鸡胸脯肉放在菜墩上，切去白筋，用刀背砸成泥放在碗内，加入蛋清、淀粉、味精、料酒、精盐、油、鲜汤少许，搅成白糊状；用盘一个，抹上少许猪油。

❸ 将紫菜洗净后揉碎；把猴头菇用筷子夹住，蘸匀鸡糊，紫菜放在抹有油的盘内，再放猴头片（排整齐），沾完后上笼蒸5分钟取出。

❹ 锅置火上，添入鲜汤，下入菜片和调料，汤沸时，尝好味道，撇去浮沫，盛在汤碗内，将猴头菇片放入汤内，漂起为宜，上撒豌豆苗即成。

紫菜饭卷

原料：米饭（熟）300克，紫菜（干）10克，鸡蛋3个，红柿子椒110克，小黄瓜50克，盐、色拉油、白醋、白糖、料酒各适量。

做法：❶ 将米饭趁热与白醋、白糖、料酒混匀晾凉。

❷ 蛋打散，摊成蛋皮取出，切成1厘米宽的长条。

❸ 小黄瓜抹盐，腌10分钟，切成长条；红柿子椒切丝。

❹ 米饭铺在紫菜上，将蛋条、黄瓜条和红柿子椒丝放中间，卷成圆筒，切成1厘米宽的厚片，装盘。

紫菜粥

原料：大米100克，紫菜15克，猪肉50克，盐、味精、胡椒粉、香油、葱各适量。

做法：❶ 紫菜洗净，切小块备用。

❷ 猪肉洗净切末；大米洗净，放入锅中加水，上火煮成粥。

❸ 将肉末、紫菜、盐、味精、葱一起放入粥中稍煮片刻，粥成时撒上胡椒粉，淋上香油即可。

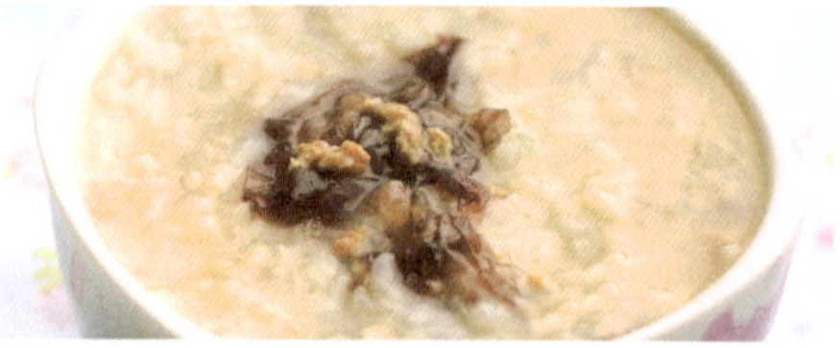

菠菜

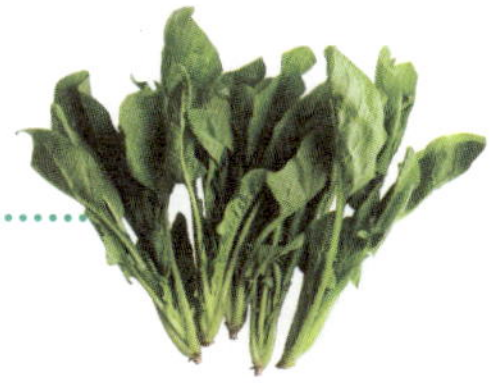

菠菜富含维生素A、维生素C及矿物质，有通便利肠、补血的效果，可改善肠胃不适、痛风、便秘及贫血。

菠菜饭

原料：温米饭1碗，菠菜150克，老姜3片，香油适量。

做法：①菠菜洗净沥干，切段备用。

②锅热后倒入香油，油热后加入姜片，煎至浅褐色时取出。

③加入菠菜，大火快炒到菜变软，加入米饭拌匀。

杏仁菠菜

原料：杏仁50克，菠菜150克，香油、盐、味精、白醋各适量。

做法：①杏仁泡软，沸水中煮透，捞出备用。

②菠菜择洗干净，切成1寸长的段，沸水中焯出，挤去水分。

③杏仁、菠菜段放入小盆内，加适量盐、白醋、香油、少许味精，拌匀即可。

干贝菠菜汤

原料：干贝10克，菠菜250克，鸡蛋2个，淀粉、食用油、鸡油、料酒、胡椒粉、精盐。

做法：①干贝洗净，放碗内加料酒、清水浸泡30分钟；菠菜洗净，撕开；鸡蛋取蛋清。

②干贝上蒸锅蒸30 分钟后取出，揉散，汤汁留用。

③锅内倒入油，烧热，慢慢倒入蛋清，煎成蛋花盛出。

④烧沸蒸干贝的汤，下入干贝、精盐、胡椒粉、蛋花，淋入鸡油，倒入菠菜煮熟，用水淀粉勾芡即可。

素炒菠菜

原料：菠菜500克，色拉油、酱油、白砂糖、精盐各适量。

做法：①菠菜洗净沥干水分。

②色拉油倒入炒锅内，用大火烧热，放入菠菜炒熟，加入酱油、白糖拌匀，再加入精盐，翻炒均匀即可。

菠菜鸡蛋汤

原料：菠菜150克，鸡蛋100克，食用油、姜、大葱、盐、香油、水淀粉各适量。

做法：①将菠菜洗净切段，将鸡蛋磕入碗中，调入盐、水淀粉打匀。

②锅内放入少量油，倒入蛋液，转动炒锅，摊成蛋皮，完整取出，切成菱形片。

③锅内放入少量油，放葱、姜爆锅，加清汤煮开，下入菠菜、蛋皮，放盐，淋入香油即可。

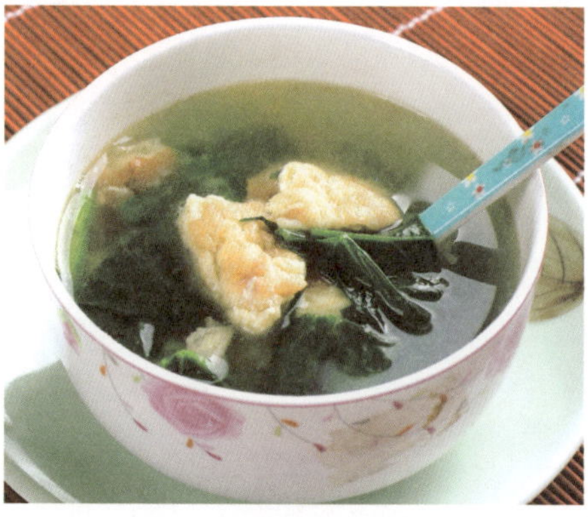

动物肝脏

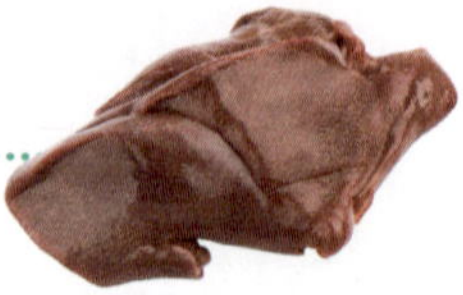

动物肝脏含丰富的维生素B及铁。胎宝宝缺铁易发生缺铁性贫血，从而影响智力发育，准妈妈及时补铁可防止胎宝宝身体内的储铁不足。

麻油猪肝汤

原料：猪肝150克，米酒150克，老姜、香油各适量。

做法：❶ 猪肝洗净擦干，切成1厘米厚的薄片备用；老姜连皮切片。

❷ 锅加热后，倒入香油，油热后加入姜片，煎至浅褐色，再将猪肝放入锅内大火快速煸炒，煸炒3分钟后，将米酒倒入锅中。

❸ 米酒煮开后，立即取出猪肝。

❹ 将米酒用小火煮20分钟至完全没有酒味为止，再将猪肝放回锅中即可。

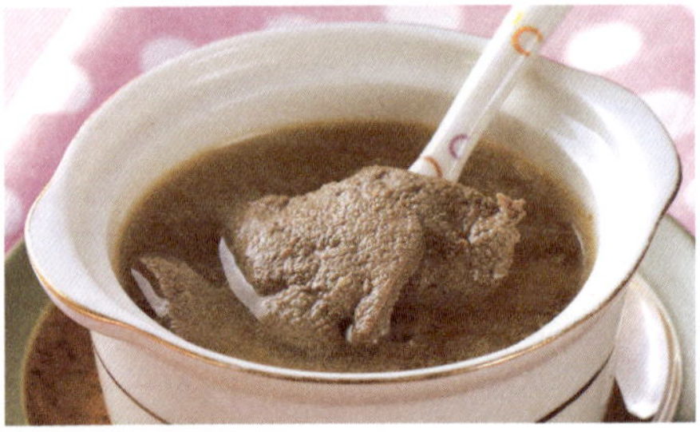

猪肝粥

原料：大米100克，猪肝50克，盐、料酒、淀粉、葱花、姜末各适量。

做法：❶ 大米洗干净；猪肝洗净，切薄片，装入碗内，加淀粉、葱花、姜末、料酒和少许盐，抓拌均匀，腌上浆。

❷ 锅内放油烧至五六成热，投入猪肝片，用筷子划开，约1分钟，至猪肝半熟，捞出控油。

❸ 锅内放水烧开，倒入大米，开后改用小火熬煮约30分钟，至米涨开时，放入猪肝片，继续小火煮20分钟，加盐调味即可。

淮杞玉竹牛肝汤

原料：牛肝160克， 山药20克，枸杞子20克，玉竹20克， 盐、姜各适量。

做法：❶ 淮山、杞子和玉竹分别洗净；牛肝和生姜分别洗净，生姜去皮，切片；牛肝切片。

❷ 用适量水，猛火煲至水沸，放入全部材料，用中火煲约3小时，加入盐调味，即可饮用。

腐竹猪肝粥

原料：粳米100克，小米50克，猪肝100克，腐竹100克，姜3克，盐2克，色拉油3克。

做法：❶ 腐竹洗净，剪碎；姜片洗净切丝。

❷ 粳米、小米淘洗干净，用冷水浸泡好。

❸ 猪肝洗净，放入热水中稍烫一下，切薄片，入色拉油、盐拌匀。

❹ 锅中加入约1500毫升冷水，将粳米、小米粒依次放入，用旺火烧沸，然后加入鲜腐竹、猪肝片和姜丝，改用小火熬煮成粥，下入盐调好味，再稍焖片刻，即可盛起食用。

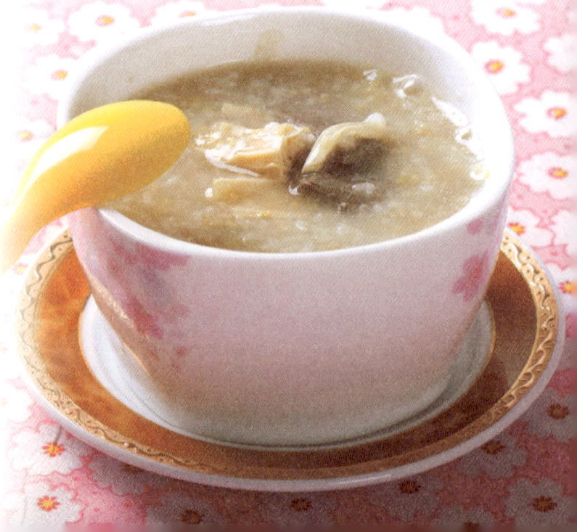

孕 前
孕早期
孕中期
孕晚期
坐月子

牛肉

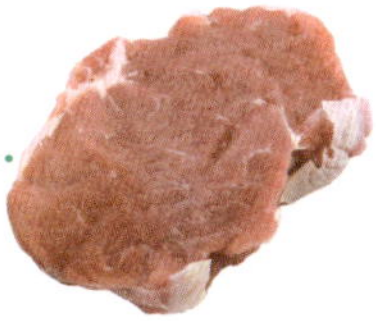

牛肉富含铁，适当食用对准妈妈缺铁性贫血有较好的辅助治疗作用。

甜椒牛肉丝

原料：甜椒200克，牛肉200克，青蒜段15克，嫩姜25克，油50克，香油10克，料酒10克，淀粉20克，酱油15克，甜面酱5克，盐4克，鸡精2克，水或高汤适量。

做法：❶ 牛肉去筋洗净，切成0.3厘米粗的丝，加入盐、淀粉拌匀；甜椒去蒂去籽洗净，切成细丝；姜洗净，切成细丝。

❷ 取一个小碗，放入香油、酱油、鸡精、淀粉，加适量水或高汤调成芡汁。

❸ 锅内放入植物油，烧至六成热时，放入甜椒丝炒至断生，盛入盘内。

❹ 洗净锅，放入植物油，烧至七成热时下牛肉丝迅速炒散，放甜面酱、甜椒丝、姜丝炒出香味，烹入芡汁，最后加入青蒜段，翻炒均匀即成。

牛肉粉丝汤

原料：牛肉 100克，粉丝80克，虾米25克，盐、料酒、淀粉、香油各适量。

做法：❶ 牛肉切薄片，加淀粉、料酒、盐拌匀。

❷ 锅里水沸后，先放牛肉片，盖上锅盖略滚即加入用开水发好的粉丝，盖上锅盖煮5分钟左右。

❸ 开盖加盐后再烧沸，盛入汤碗，淋上香油即可。

牛肉胡萝卜汤

原料：牛肉150克，胡萝卜200克，料酒、大料、姜片、花椒、鸡精、盐各适量。

做法：❶ 牛肉洗净、切片，用沸水略焯一下，撇去浮沫；胡萝卜洗净、切片。

❷ 在锅中倒入适量清水，放入焯过的牛肉，加花椒、大料、姜片、料酒，先用大火煮沸后，再用小火煨。

❸ 待牛肉煮至七成熟时，把胡萝卜片放入锅中，加盐，待胡萝卜煮熟后加鸡精调味即成。

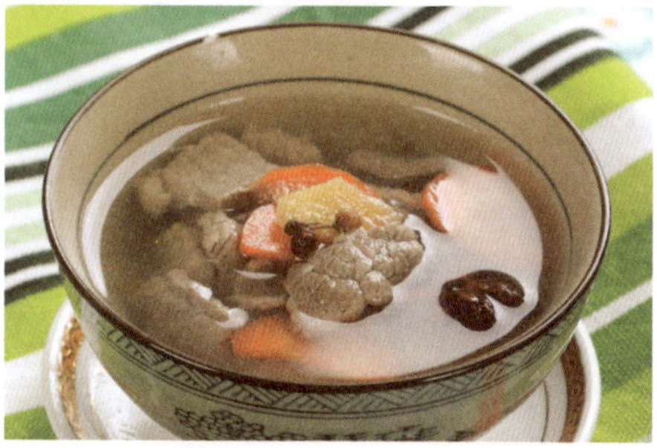

阿胶牛肉汤

原料：牛肉（肥瘦）200克，阿胶15克，江米酒20克，姜10克，盐1克。

做法：❶ 将牛肉去筋，切片；生姜切片。

❷ 牛肉与生姜、米酒一起放入砂锅内，加水适量，用小火煮30分钟。

❸ 加入阿胶、盐，待阿胶熔化即可。

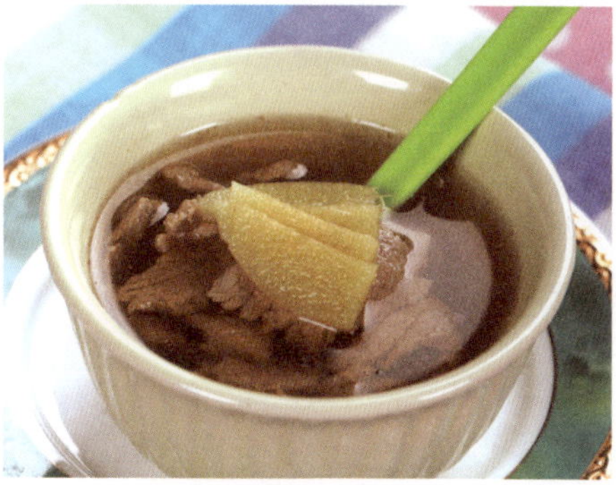

预防上火的食物

孕晚期，准妈妈很容易上火，如果不能及时调整饮食，很难缓解症状。那么，准妈妈上火到底应当怎么吃呢？

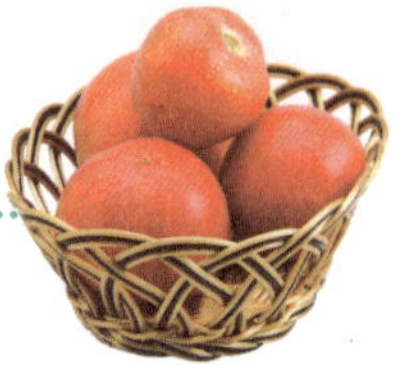

番茄

番茄不但营养丰富，而且对准妈妈去火也有很大的帮助。

番茄火腿蛋卷

原料：番茄200克，火腿50克，洋葱50克，鸡蛋2个，盐、胡椒粉、油各适量。

做法：❶ 先把鸡蛋打好，放点盐、胡椒粉调味，打散备用。

❷ 把番茄、洋葱、火腿清洗干净，切丁。

❸ 平底锅中放入油，等油热了，放入切好的丁，翻炒，放入少量盐。等烧到八分熟时倒入蛋液铺均匀弄成蛋饼的样子，最后卷起来出锅，切成一段一段即可。

番茄炒玉米

原料：番茄200克，甜玉米100克，植物油、盐、白糖、葱花各适量。

做法：❶ 将番茄洗净，切小丁；甜玉米粒洗净，沥水，备用。

❷ 炒锅中倒入植物油烧热，放入番茄丁炒熟后，加入盐、白糖炒匀，盛出备用。

❸ 锅中留底油烧热，放入甜玉米粒炒熟，倒入炒好的番茄丁，猛火炒匀，加盐，撒上葱花即可。

糖水小番茄

原料：小番茄500克，白糖30克，盐、白醋各适量。

做法：❶ 将小番茄根蒂去掉，用清水冲洗干净，用刀在表面划一道口子，这样煮的时候更容易去皮。

❷ 煮一锅开水，将小番茄放进去煮，煮至小番茄切口的皮外翻，就可以捞出来了。锅中的水不要扔。

❸ 用拇指和食指很轻松地把番茄皮去掉，把剥完皮的小番茄，倒入刚才的水中接着煮。

❹ 倒入适量的糖，煮至糖溶解、小番茄开始浮在水面上时，将小番茄捞出到准备好的容器中。

❺ 加一点点的盐和几滴白醋提味，浇上些煮番茄的水，待番茄水放凉即可。

土豆番茄酸奶沙拉

原料：土豆100克，小番茄50克，酸奶50克。

做法：❶ 土豆去皮切小丁，放入热水中煮熟，捞出沥干水分，待凉备用。

❷ 小番茄洗净去蒂，对半切，和土豆丁一起放入盘中，淋上酸奶后即可食用。

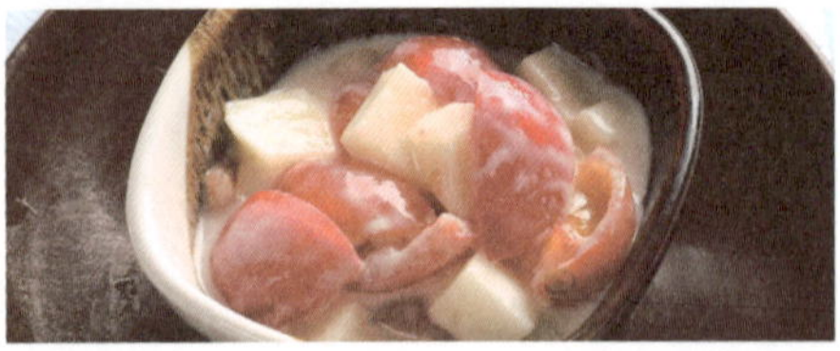

黄瓜

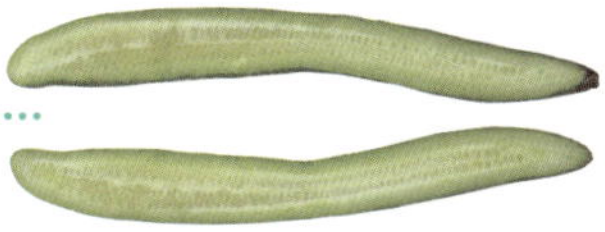

每天吃一些黄瓜，也可以辅助降火。

黄瓜海蜇

原料：海蜇皮300克，黄瓜200克，姜、盐、醋、香油各适量。

做法：❶ 黄瓜和生姜分别洗净后切成细丝；水发海蜇放入清水中浸泡，切成细丝后，再放入清水中浸泡，去净盐分和矾，放入热水锅中焯一下，捞出沥干，放入盆中。
❷ 加入黄瓜丝、生姜丝、盐、醋和香油，拌匀即成。

蒸酿黄瓜

原料：黄瓜300克，肥瘦猪肉250克，盐、料酒、水淀粉、大葱、姜、植物油各适量。

做法：❶ 将黄瓜洗净，切成段，去掉黄瓜瓤，备用；葱、姜分别切末备用。
❷ 将猪肉剁馅放入碗中，加入精盐、料酒、姜末、葱末搅匀，做成肉丸。
❸ 将肉丸放在切好的黄瓜段内，入蒸锅蒸3分钟。将锅置于旺火上，放入植物油烧热，加入清汤、精盐，烧开后用水淀粉勾芡，淋上在黄瓜段上即可。

皮蛋黄瓜汤

原料：皮蛋3个，黄瓜1根，干淀粉、香葱、高汤适量。

做法：❶ 皮蛋每个切成6块，黄瓜切厚片，香葱切碎；将皮蛋块逐一薄薄地扑上一层干淀粉。
❷ 将锅置火上放油烧七、八成热，将皮蛋块放锅中略炸后捞出沥干油，装盘后待用。
❸ 将干净的锅置火上，倒入鲜汤、盐烧沸后下黄瓜片、皮蛋块，煮1分钟后起锅盛汤碗里，撒上葱碎即成。

爽口黄瓜

原料：黄瓜2根，蒜3瓣，油、盐、醋、味精、白糖各适量。

做法：❶ 黄瓜洗净，拍瘪；蒜剥皮，洗净。
❷ 黄瓜切成大小适中的块，蒜切成末。
❸ 将二者搅拌均匀，放入调味料，搅拌均匀即可。

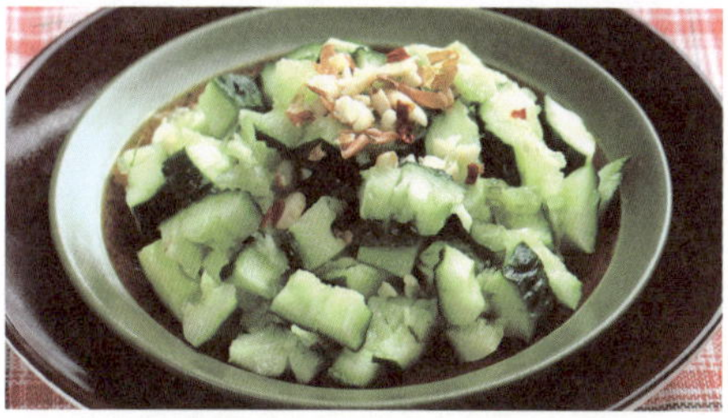

黑木耳拌黄瓜

原料：黄瓜1根，黑木耳（干）2朵，大蒜、香油、盐、糖、陈醋、熟芝麻各适量。

做法：❶ 黄瓜洗净，用擀面杖拍碎，掰成小块；大蒜捣成蒜泥。
❷ 黑木耳浸泡舒展后，去根，洗净，撕成小朵，入开水中焯一下，捞出沥干晾凉。
❸ 把黄瓜、木耳和蒜泥混合，调入盐、糖、陈醋拌匀，淋上香油，撒上芝麻即可。

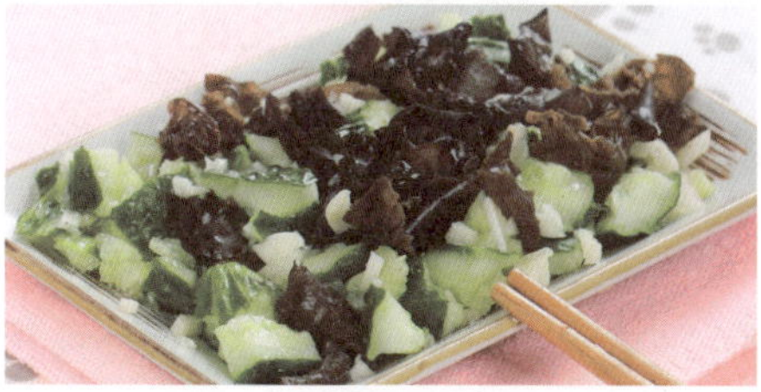

绿豆

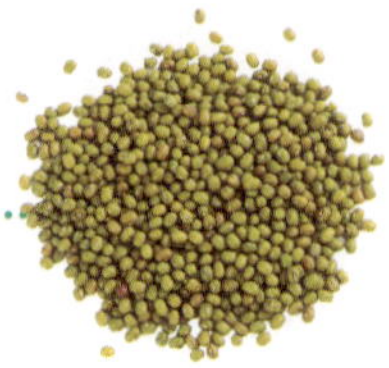

绿豆汤有清热解暑、润喉止渴之效，但不宜多喝。

绿豆南瓜粥

原料： 绿豆50克，老南瓜500克，盐3克。

做法： ❶ 绿豆洗净，趁水气未干时加入盐搅拌均匀，腌制几分钟后，用清水冲洗干净。

❷ 老南瓜去皮、瓤用清水洗净，切成2厘米见方的块。

❸ 锅内加水500毫升，烧开后，先下绿豆煮沸2分钟，淋入少许凉水，再煮沸，将南瓜入锅，盖上锅盖，用小火煮沸约30分钟，至绿豆开花，加入少许盐调味即可。

百合绿豆粥

原料： 绿豆50克，百合20克，白糖适量。

做法： ❶ 绿豆、百合洗净，绿豆加开水煮至断生，放入百合，搅拌几下。

❷ 再次开锅后，开始不停地搅动，至浓稠状为止，加入适量白糖即可食用。

绿豆芹菜汤

原料： 绿豆50克，芹菜50克，鸡蛋1只，精盐适量。

做法： ❶ 绿豆洗净，用清水浸泡2小时，拣去杂质；芹菜择去叶，洗净切段；鸡蛋取蛋清，打散；将绿豆、芹菜放搅拌机内，加适量清水，搅成泥。

❷ 锅中放两碗清水煮沸，倒入绿豆芹菜泥搅匀，煮沸后倒入鸡蛋清推匀，放入精盐调味即成。

绿豆粥

原料： 绿豆50克，粳米100克，冰糖适量。

做法： 将绿豆、粳米洗净煮粥，粥成时加入冰糖，搅拌均匀，即可食用。

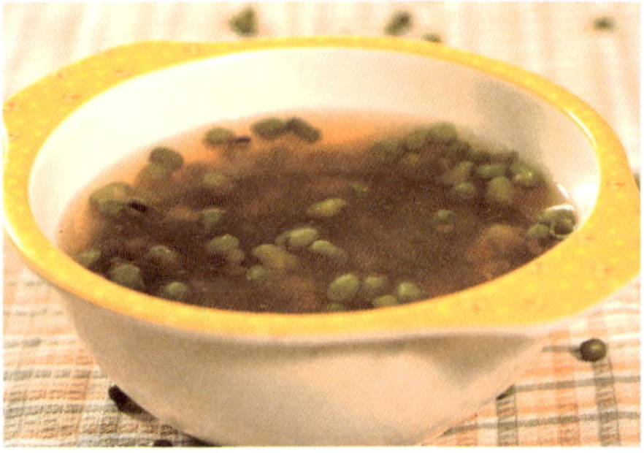

绿豆沙

原料： 绿豆300克，鲜橙2个，陈皮1个，冰糖50克，清水适量。

做法： ❶ 绿豆与陈皮用清水泡一泡，洗净，鲜橙也擦干净。

❷ 煲里注入适量的清水，将绿豆、陈皮放进煲里。

❸ 水沸25分钟后，用勺子将绿豆壳捞掉，加入鲜橙、冰糖再煲15~20分钟即可。

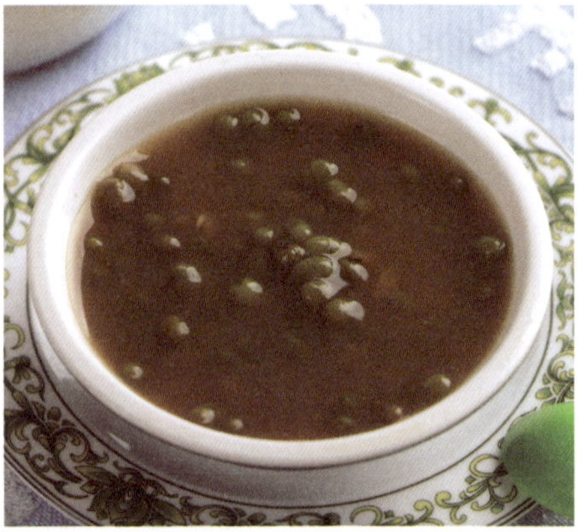

苦瓜

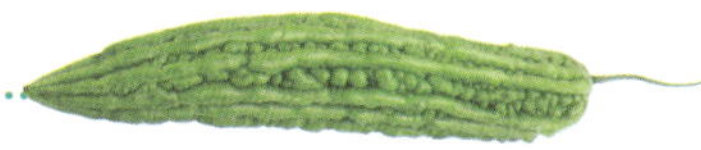

苦瓜能除邪热、解劳乏、清心明目，夏季食用，清凉消暑。准妈妈上火时食用，可快速降火消肿，排除毒素。

苦瓜莲肉汤

原料：苦瓜30克，莲叶1张，猪瘦肉50克，盐适量。

做法：❶ 将苦瓜、鲜莲叶、猪瘦肉均切片，一起放入锅内。

❷ 加清水适量，大火煮沸后，小火煮约1小时，至肉熟，加盐即可。

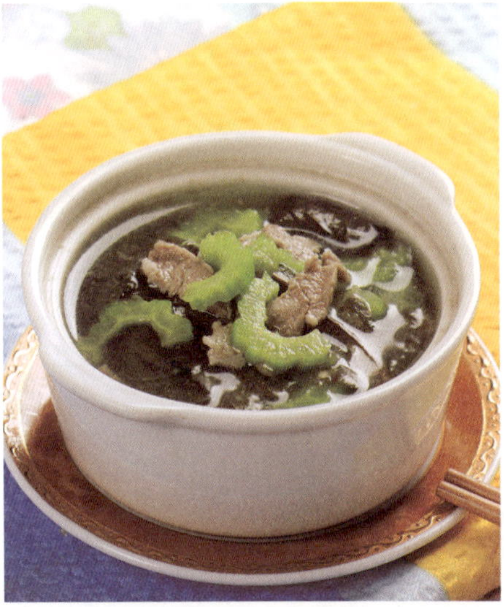

苦瓜炒肉丝

原料：苦瓜300克，猪肉(瘦)50克，食用油、盐、味精各适量。

做法：❶ 苦瓜切断，用盐腌制片刻，再横切成片；猪肉洗净切丝。

❷ 锅烧热，入油适量，油热后下肉丝略微煸炒，再放入苦瓜一起煸炒片刻，加水适量，焖烧2分钟，最后加盐、味精调味即可。

四彩苦瓜

原料：苦瓜1根，鸡蛋2个，黑木耳、红辣椒、盐、植物油各适量。

做法：❶ 木耳先用水泡发洗净撕成小片，焯水备用；苦瓜洗净去瓤切薄片；红椒切丝；鸡蛋打匀后加盐少许。

❷ 准备就绪后，油锅烧热，先将鸡蛋过热油鼓涨成大蛋花饼，用铲子捣碎滤油盛出。

❸ 锅留底油，下红椒和苦瓜，略翻炒几下，就倒入木耳继续翻炒，然后落盐并加炒好的鸡蛋炒匀既可出锅。

苦瓜粥

原料：苦瓜100克，粳米100克，冰糖10克，盐适量。

做法：❶ 苦瓜去瓤，切成小块备用；粳米淘洗干净入锅，加适量清水，用旺火烧开。

❷ 放入苦瓜丁、冰糖、盐，转用小火熬煮成稀粥即可。

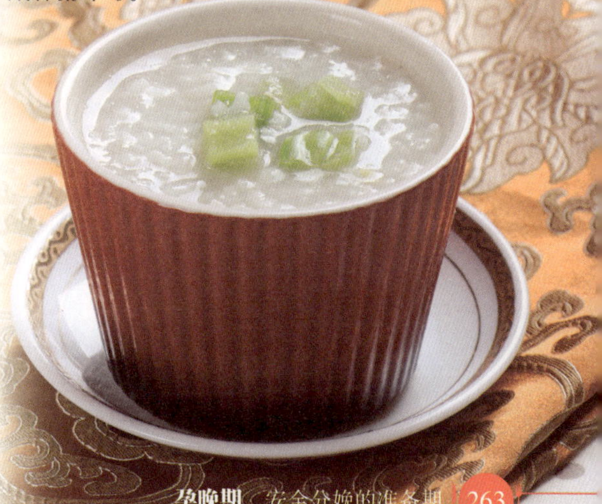

缓解便秘的食物

准妈妈饮食合理搭配，荤素结合，多吃含膳食纤维的食物，如蔬菜、水果，可缓解孕晚期便秘症状。

酸奶

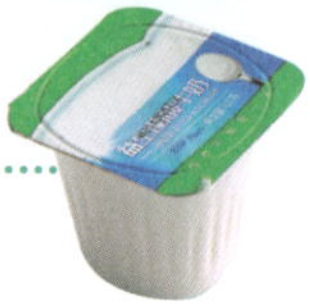

酸奶能促进肠道内有益菌的繁殖，具有保护肠道黏膜、恢复肠道正常功能的作用。酸奶中含有的有机酸还可刺激肠壁、增强肠蠕动，从而起到促进排便的作用。

香蕉沙拉

原料：香蕉2根，橙子1个，小番茄适量，酸奶1盒。

做法：❶ 把香蕉、橙子切成小块，小番茄切成两半。

❷ 把切好的水果放在碗中加酸奶拌匀即可。

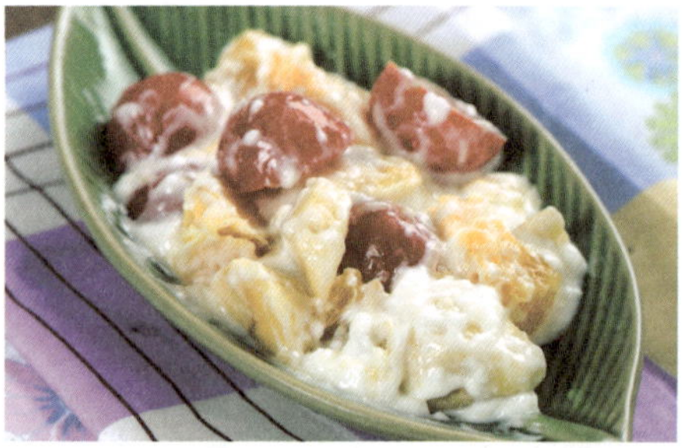

甘薯

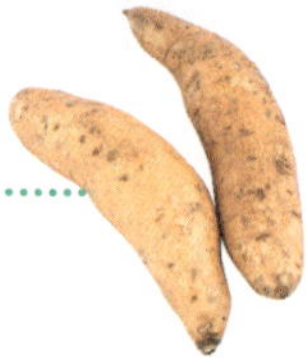

甘薯中含有丰富的膳食纤维，膳食纤维能在肠中吸收大量的水分，使粪便变软，从而起到促进排便的作用。

南瓜甘薯汤

原料：低盐培根 60克，小洋葱 2个，甘薯240克，南瓜泥450克，鸡汤、盐、胡椒、肉豆蔻、香菜各适量。

做法：❶ 培根切碎；洋葱切末；甘薯去皮，切块；香菜切段。

❷ 用中火将培根碎末煸炒大约3分钟，至肥肉变软，培根粒变脆后，取出待用。

❸ 将洋葱末放入锅中，加入1/4杯的鸡汤和少许盐搅拌，煮大约3分钟到洋葱变软时再加入甘薯块搅拌，煮3分钟，然后加入剩余的鸡汤，煮沸，加盖但不要扣死，煨煮大约10分钟，等甘薯快变软即可。

❹ 将汤内的所有蔬菜取出，放入搅拌机里搅成蔬菜泥后取出，再加入南瓜泥，搅拌均匀。

❺ 把蔬菜泥放回到汤锅里再次煨煮，加入剩余的盐、胡椒、肉豆蔻；将汤盛入汤碗内后，撒上培根碎末和香菜末即可食用。

绿叶蔬菜

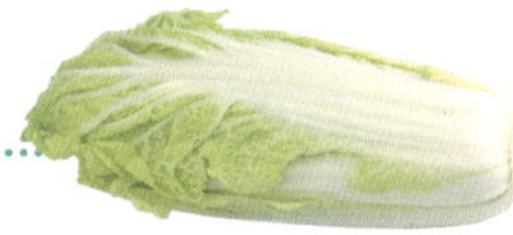

芹菜、白菜、茼蒿等绿叶蔬菜富含膳食纤维和水分，孕晚期食用可促进肠胃蠕动，缓解便秘症状。

海米醋熘白菜

原料：白菜700克，虾米10克，花生油、香油、酱油、糖、 醋、盐、味精、水淀粉、料酒各适量。

做法：❶ 将白菜去外帮取其心切成小片段，放入沸水锅内焯一下，捞出沥干水分。

❷ 炒锅上火，放油烧热，下入发好的海米和酱油、盐、醋、料酒、白糖，加入白菜片翻炒，加水少许，待汤沸时，用水淀粉勾芡，放味精，淋花椒油，盛入盘内即成。

大丰收

原料：生菜150克，洋葱150克，莴笋150克，大葱150克，青萝卜150克，白萝卜150克，黄瓜150克，甜面酱100克，香油10克，白砂糖5克。

做法：❶ 各种蔬菜冲洗干净，控净水。

❷ 洋葱、大葱去掉皮，削去两头切成段。

❸ 莴笋去皮切成6厘米长的条。

❹ 青白萝卜、黄瓜切成6厘米长的条。

❺ 将以上蔬菜分类摆于大圆盘或小竹筐内。

❻ 甜面酱加少许糖和香油搅匀，同蔬菜盘一起上桌。

菌类

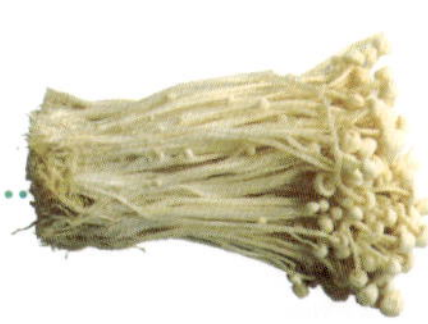

菌类也是富含膳食纤维的食物。用菌类来煲汤，不仅味道鲜美、营养丰富，而且含有丰富的膳食纤维，很适合孕晚期的准妈妈食用。

金针木耳猪肝汤

原料：金针菇30克，木耳30克，红枣12粒，猪肝200克，盐适量。

做法：猪肝洗净切片；木耳浸发，切除根蒂（根蒂有沙泥）。将金针菇、红枣（去核）、木耳洗净；将以上材料放入煲内加水煮滚，改用中火煮45分钟，再放入猪肝，煲数分钟即可食用。

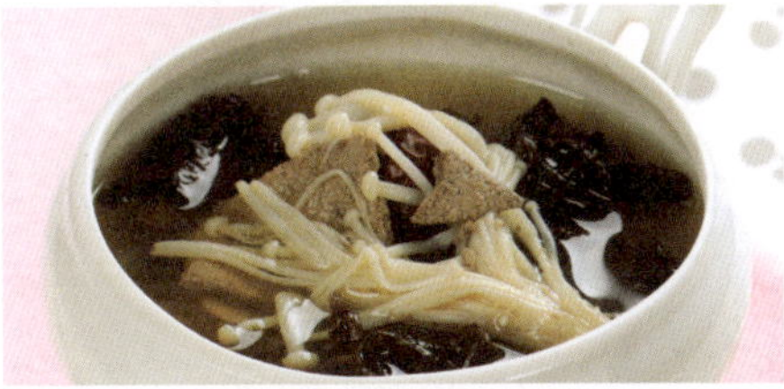

鲜菇肉丸汤

原料：鲜菇50克，青菜50克，猪肉馅100克，上汤600克，盐、酱油、白砂糖、胡椒粉、淀粉各适量，蛋清1个。

做法：❶ 鲜菇、青菜洗净切碎。

❷ 肉馅加入酱油、淀粉、蛋清、盐等调搅匀，做成肉丸。

❸ 锅内放入上汤，将做好的肉丸放入汤中煮熟，少加一些糖、盐和胡椒粉调味即可。

缓解痔疮的食物

妊娠晚期，盆腔内的血液供应增加，长大的子宫压迫静脉，造成血液的回流受阻，再加上妊娠期间盆腔组织松弛，这些都会使痔疮发生和加重。孕晚期防治痔疮，应以食疗为主，选择具有保健功用、适合食用的食物来调节准妈妈的身体，让准妈妈有一个健康的体魄来预防疾病的侵袭，同时更好地预防身体的潜在疾病，保持健康。

新鲜水果

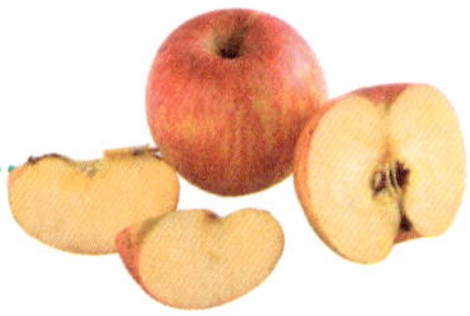

新鲜水果含有丰富的膳食纤维，具有清肠通便的功效。

苹果柠檬汁

原料： 苹果1个，柠檬汁50毫升，冷开水适量。

做法： ❶ 将苹果洗净，去皮及核，切成小块。

❷ 苹果块放入果汁机中，加入冷开水、柠檬汁搅打均匀，即可倒入杯中饮用。

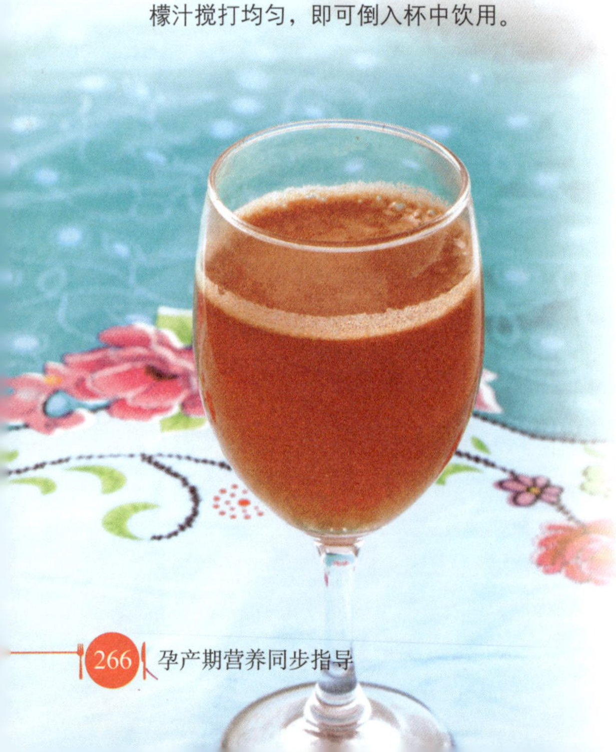

芒果椰汁黑糯米

原料： 去核芒果200克，黑糯米100克，椰汁150克，冰糖适量。

做法： ❶ 黑糯米洗净后，提前用冷水浸泡2小时；芒果削去外皮，将核取出，果肉切丁备用。

❷ 锅中放入芒果核，加清水，水煮沸后继续煮2分钟；将芒果核捞出，加入泡好的黑糯米和泡米水，小火煮约40分钟，煮至糯米软熟，放入冰糖。

❸ 用勺子不停搅拌，直至冰糖融化，倒入椰汁，搅匀后关火，放入芒果丁即可.

菠萝鸡片汤

原料： 菠萝1/2个，鸡胸肉200克，姜、植物油、料酒、淀粉、盐各适量。

做法： ❶ 用温水冲净处理好的菠萝，切成2厘米厚的扇片，再切小块，放盐水里泡15分钟；鸡胸肉切片，加料酒、适量盐和淀粉拌匀腌好；姜片切成丝。

❷ 热锅放油，油热后放姜丝爆香，下鸡胸肉，翻炒几下，放入菠萝，加水，煮开后下盐调味即可食用。

膳食纤维

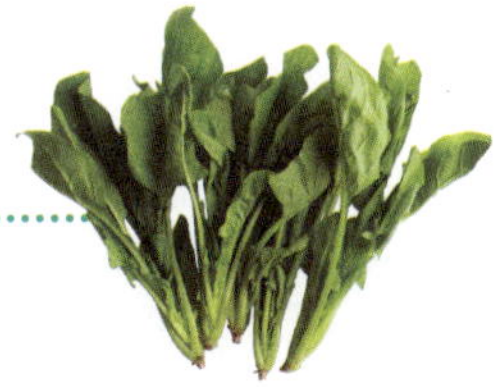

绿叶蔬菜和粗粮中含有丰富的膳食纤维，如芹菜、韭菜、燕麦、糙米等。

藕拌黄花菜

原料： 鲜藕100克，黄花菜80克，盐、葱花、水淀粉各适量。

做法： ❶ 将鲜藕切片，放开水锅中略煮一下捞出待用；黄花菜用冷水泡，洗净，挤去水分。

❷ 锅中放油烧热，放入葱花煸香，再放入黄花菜煸炒，加入少许水、盐，炒至黄花菜熟，用水淀粉勾芡。

❸ 将藕片与黄花菜略拌，装盘即可。

老母鸡玉米汤

原料： 老母鸡1/2只，玉米1根，胡萝卜1根，生姜、蜜枣各适量。

做法： ❶ 老母鸡清洗干净，斩成大块；玉米切小块；生姜去皮拍扁；胡萝卜削皮切块。

❷ 把所有材料放进锅里，加入足量水，大火煮开后，撇掉浮沫；转中火煮20分钟，再转小火煮1.5~2个小时，放盐调味即可。

糙米黑豆排骨汤

原料： 糙米600克，黑豆200克，排骨600克，盐、米酒各适量。

做法： ❶ 将糙米与黑豆洗净后泡水，糙米要浸泡30分钟，黑豆要浸泡2小时。

❷ 排骨斩件，取锅加水煮沸后将排骨汆烫2分钟后，捞起用冷水洗去除肉上杂质血污。

❸ 取锅加水，待煮沸后将糙米、黑豆加入锅中，再煮滚后，放入排骨，滚开后转小火煮1小时，放入盐、米酒再煮约3分钟即可。

凉拌芹菜

原料： 芹菜梗200克，水发海带100克，水发黑木耳50克，老抽、醋、香油、盐、白糖各适量。

做法： ❶ 海带、黑木耳洗净切丝，用沸水焯熟。

❷ 芹菜梗洗净，切成 3 厘米长的段，入沸水中煮 3 分钟后捞起，沥干。

❸ 将海带丝、黑木耳、芹菜梗加老抽、醋、香油、盐、白糖拌匀即成。

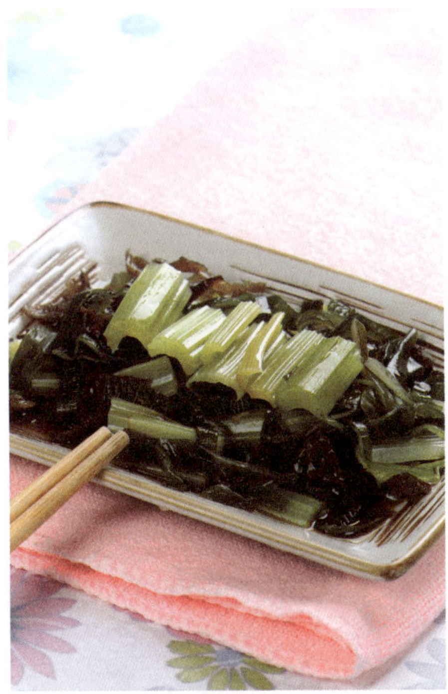

补钙的食物

孕晚期胎宝宝对钙依然有较大量的需求，这就需要孕妈妈在饮食中继续注意补钙，以免造成宝宝钙缺乏或者自己因缺钙导致骨质疏松等健康问题。

排骨

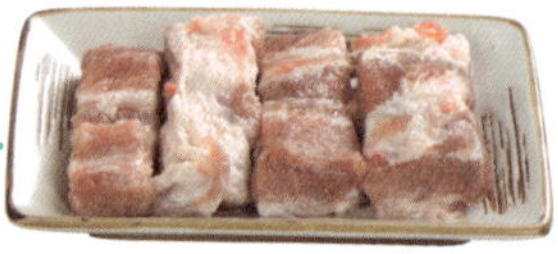

排骨含有丰富的钙、铁等多种矿物质和蛋白质。用排骨煲汤，清淡又营养，适合孕晚期的准妈妈补钙食用。

海带炖排骨

原料：猪排骨500克，海带300克，盐、葱、姜各适量。

做法：❶ 排骨洗净，入开水焯一遍；海带洗净，切丝。

❷ 排骨、海带、葱、姜放入砂锅，加适量水，大火烧开，撇去浮沫，再用小火继续炖至烂熟。

❸ 放入盐调味即可。

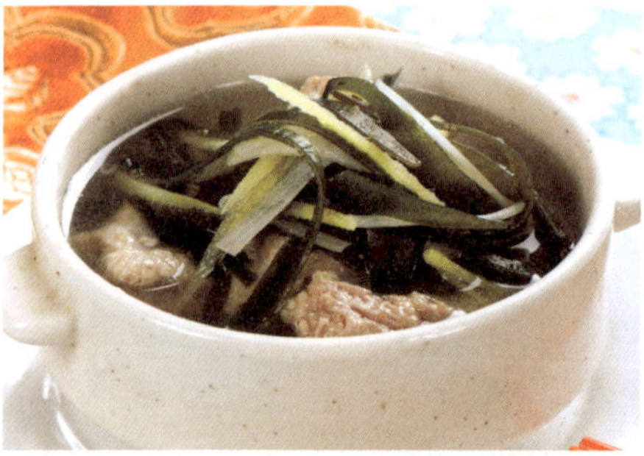

排骨煲冬瓜

原料：猪排骨250克，冬瓜150克，葱白、生姜、料酒、盐各适量。

做法：❶ 猪排骨洗净，剁成块，汆水；冬瓜切成相同大小的块。

❷ 将排骨块放入砂锅内，加清水、生姜、葱白、料酒，大火烧开，改小火煲至排骨八成熟时，倒入冬瓜块煲熟，拣去生姜、葱白，加盐调味即可。

西瓜白排骨汤

原料：小排骨100克，西瓜白100克，米酒、盐各适量。

做法：❶ 西瓜白切块；小排骨放入沸水中烫去血水，用清水洗净沥干。

❷ 锅内放入2碗水，烧开后放入烫好的排骨，转中小火熬煮；熬煮的过程中，用汤勺捞起浮在汤上的杂质。

❸ 熬煮大约15分钟后，再放入西瓜白；煮10分钟后，加入米酒和盐即可上桌。

冬瓜炖排骨

原料：排骨500克，冬瓜300克，姜、料酒各适量，大料1个，盐适量。

做法：❶ 把排骨斩成小块，洗净沥干水分；冬瓜去皮适当切块；姜拍破。

❷ 将排骨放在开水锅中烫5分钟，捞出洗净。

❸ 将排骨、姜、大料和适量清水，用旺火烧沸，再改用小火炖约1小时，放入冬瓜再炖约20分钟，捞出姜块、大料，加入盐调味即可。

银鱼

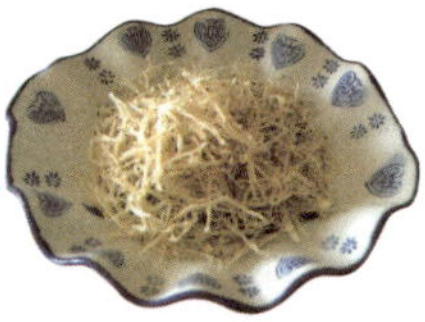

银鱼含钙丰富，可预防孕晚期腰酸、腿痛、手脚发麻、腿抽筋等症状的发生。

银鱼炒鸡蛋

原料：鸡蛋3个，小银鱼200克，韭菜50克，盐、酱油、姜片、红椒各适量。

做法：❶ 小银鱼洗净，过水焯一下；韭菜切小段，鸡蛋打散。

❷ 小银鱼、韭菜、红椒放入碗中，加盐、酱油、姜片拌匀；油锅加油烧热，放入鸡蛋液，加入拌匀的调料翻炒熟即可。

银鱼三丝羹

原料：银鱼300克，北豆腐1盒，香菇（鲜）2~3朵，火腿1根，橄榄油、盐、鸡精、料酒、胡椒粉、淀粉（玉米）、香油各适量。

做法：❶ 银鱼洗净沥干，放入碗中加入料酒、盐、胡椒粉拌匀腌制10分钟；香菇洗净切成细丝、火腿切丝、豆腐切成段。

❷ 锅中倒入适量清水，加料酒煮沸后投入银鱼焯熟，捞出备用；另坐锅倒油，烧至五成热，放入香菇丝翻炒3分钟

❸ 然后倒入料酒，加适量清水、盐、鸡精炖5分钟后将银鱼倒入汤中煮5分钟，放入香油，用淀粉勾芡即可。

虾米

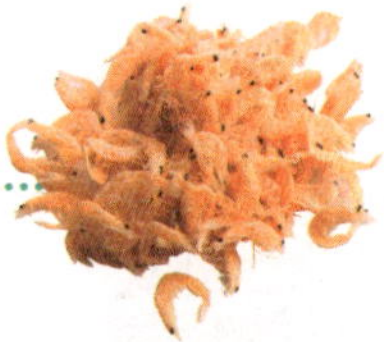

虾米营养丰富，尤其是钙的含量很高，对准妈妈孕晚期的补钙和产后康复有很好的帮助。

虾米粥

原料：虾米30克，粳米100克。

做法：❶ 粳米加适量水煮粥。

❷ 待粥煮至半熟时，加入洗净的虾米，熬至米汤稠时即可食用。

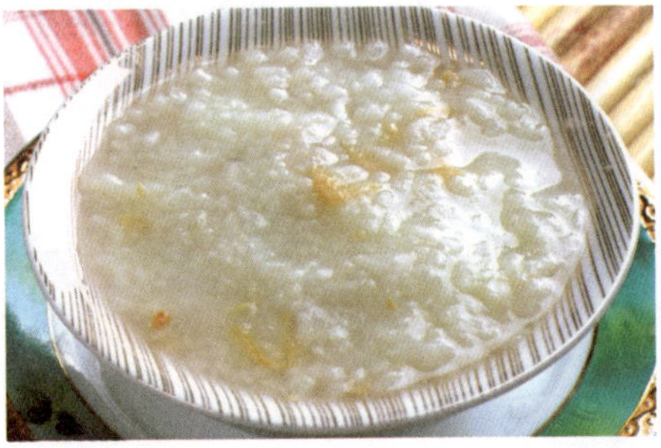

虾米烧莴笋

原料：虾米50克，莴笋350克，料酒、酱油、白糖、盐、水淀粉、葱、姜片各适量。

做法：❶ 将莴笋去根、叶、皮，切片，下入沸水锅中焯烫透，捞出沥净水分备用。

❷ 炒锅上火烧热，下入虾米、葱、姜炝锅，烹入料酒，放入莴笋翻炒，再放入白糖、酱油、盐，添少许汤，烧至入味，用水淀粉勾薄芡，即可出锅。

豆制品

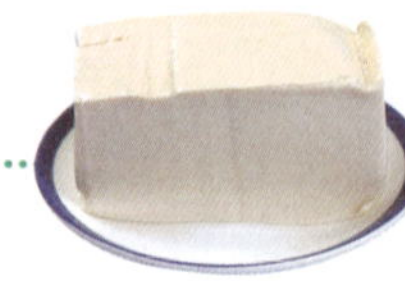

豆腐、豆腐丝、豆腐干等豆制品用含钙凝固剂加工，是钙的良好来源，而豆浆、豆汁、内酯豆腐等含钙量比较低。

萝卜豆腐汤

原料：北豆腐200克，白萝卜400克，食用油、盐、葱末、姜末、香菜、胡椒粉各适量。

做法：❶ 白萝卜去皮，切丝，放入沸水锅中焯一下，捞出投入冷水中；豆腐切成粗条；香菜洗净切段。

❷ 炒锅加油烧热，放入葱末、姜末炝锅，加入适量水，放萝卜丝、豆腐条，用旺火烧沸，待萝卜熟透，加入盐，小火炖至入味，撒上胡椒粉、香菜末即成。

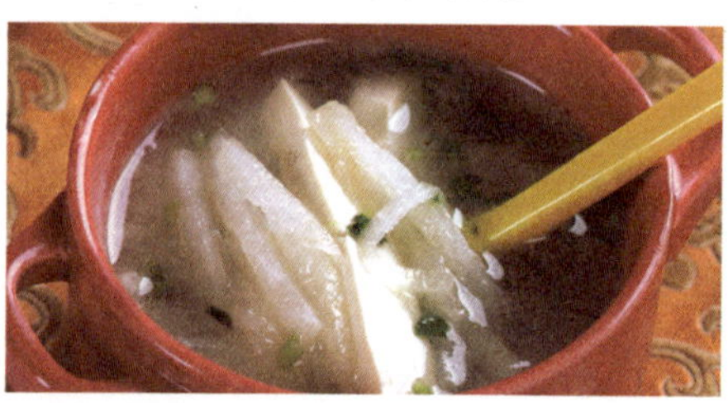

秋葵炒豆腐干

原料：秋葵350克，豆腐干2块，食用油、胡椒粉、酱油、盐各适量。

做法：❶ 秋葵去头一破为二，豆腐干切片。

❷ 起锅放油，放入秋葵翻炒，略施盐，炒至秋葵起粘。

❸ 放入切好的豆腐干，略炒放胡椒粉和酱油，炒至秋葵断生起锅装盘。

腐竹木耳汤

原料：腐竹150克，水发黑木耳100克，花生油、香油、精盐、水淀粉、生姜、葱、清汤各适量。

做法：❶ 将腐竹放在盆内，加入开水泡至无硬心时捞出，切成3～4厘米长的段；生姜、葱洗净，切成末；黑木耳洗净，撕成小朵。

❷ 炒锅中放入花生油烧热，下入葱末、姜末略炒，放入腐竹、黑木耳煸炒几下，倒入清汤烧沸后改小火慢炖3分钟，加入精盐，转大火收汁，用水淀粉勾芡，淋入香油即成。

芹菜香干炒肉丝

原料：芹菜200克，香干100克，猪瘦肉100克，姜丝、淀粉、酱油、料酒、鸡精、盐各适量。

做法：❶ 芹菜择洗干净后切段；香干洗净、切条。

❷ 猪瘦肉切丝，用淀粉、料酒和半匙酱油拌匀，腌渍片刻。

❸ 锅中倒油，烧热后用姜丝爆香，倒入肉丝翻炒，变色后放入香干和芹菜段，再加少许酱油，加盐、鸡精炒匀即可。

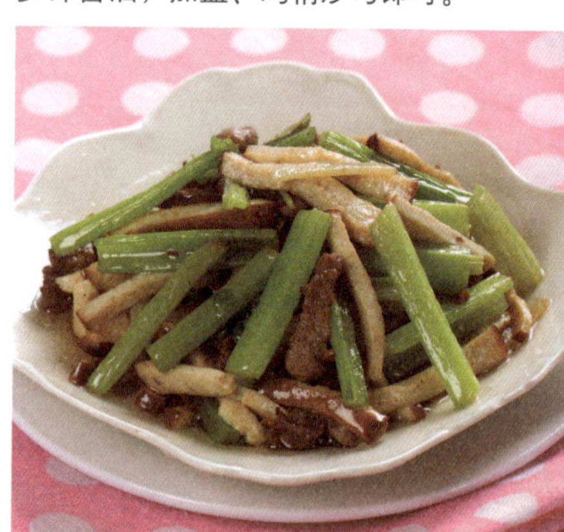

海带

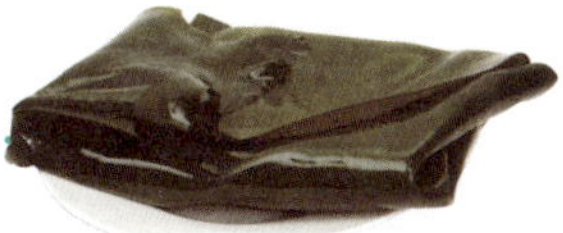

海带是一种营养价值很高的蔬菜，每100克干海带中约含钙2.25克，因此食用海带有一定的补钙效果。与菠菜、油菜相比，海带的粗蛋白、钙、铁的含量均比较高。

海带绿豆甜汤

原料：水发海带60克，绿豆100克，白糖10克。

做法：❶ 将海带洗净切丝；绿豆洗净，清水浸泡半小时。

❷ 把海带丝、绿豆一齐放入锅内，加清水适量，大火煮沸后，改小火煮1小时，放白糖调味，再煮沸即可。

海带炖鸡

原料：母鸡1只，海带400克，盐、料酒、大葱、姜各适量。

做法：❶ 将鸡去除内脏后洗净，斩块；海带洗净，切成菱形块。

❷ 锅上火，放入适量水，先放入鸡肉块，烧至鸡块熟时，加入精盐、料酒、葱花、姜丝、海带，烧至鸡肉熟烂时，出锅即成。

海带炖排骨

原料：猪排骨500克，海带300克，盐、葱、姜各适量。

做法：❶ 排骨洗净，入开水焯一遍；海带洗净，切丝。

❷ 排骨、海带丝、葱、姜放入砂锅，加适量水，大火烧开，撇去浮沫，再用小火继续炖至烂熟。

❸ 放入盐调味即可。

海带炖豆腐

原料：北豆腐200克，水发海带100克，食用油、盐、大葱、姜各适量。

做法：❶ 将海带洗净，切成菱形片；豆腐切成大块，放入锅内加水煮沸，捞出晾凉，切成小方丁备用。

❷ 炒锅上火倒油烧热，放入姜末、葱花煸香，放入豆腐丁、海带片，加入适量清水烧沸，加入盐，改用小火炖，至海带、豆腐入味时，出锅即成。

海带冬瓜汤

原料：海带200克（泡发），冬瓜200克，盐、油、姜、料酒、鸡精各适量。

做法：❶ 将泡发好的海带洗净切块，冬瓜去皮去瓤，洗净切片；锅里倒油烧热，放下冬瓜煸一下。

❷ 加适量清水，放入海带、姜片、料酒，大火煮开，中火煮至冬瓜熟，放盐、鸡精调味即可。

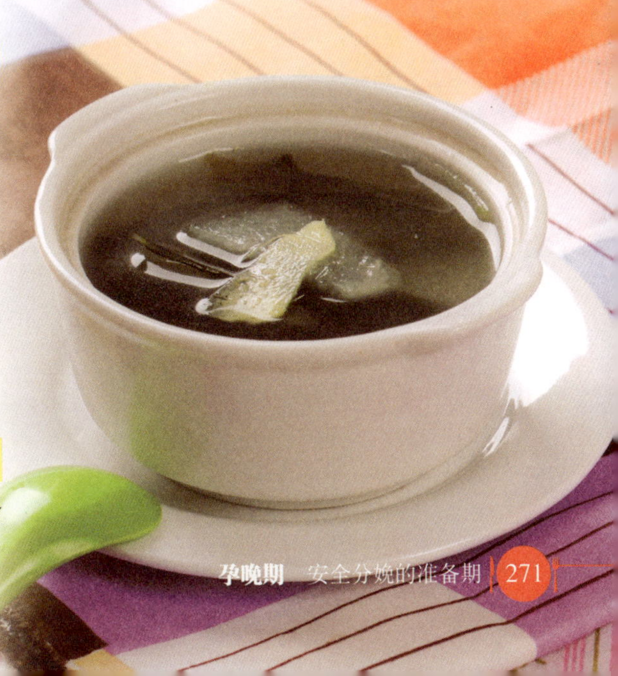

消水肿、降血压的食物

大部分准妈妈在久站或久坐后，下肢可出现凹陷性水肿，但经卧床后即能消退，这也是妊娠期的生理现象。水肿的准妈妈要做到进食足够量的蛋白质，进食足量的蔬菜水果，不要吃过咸的食物，控制水分的摄入，少吃或不吃难消化和易胀气的食物，摄取具利尿作用的食物。

豆芽

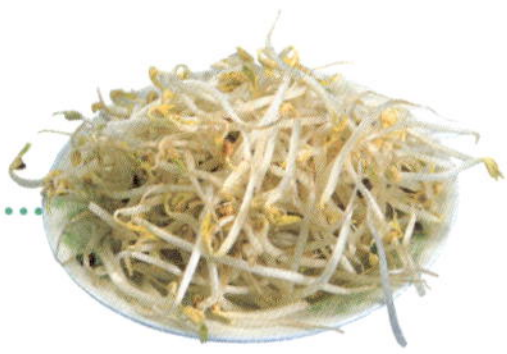

豆芽低脂肪、高蛋白，富含维生素C，可保护皮肤和血管，还具有清热利湿、消肿、润肤的功效。

海带豆芽炖鲫鱼

原料：鲫鱼250克，黄豆芽200克，海带(鲜)50克，大豆油20克，大葱、姜各10克，排骨汤、味精、盐、料酒各适量。

做法：❶ 将海带、黄豆芽洗净，沥水；鲫鱼去鳞、鳃及内脏，洗净后在鱼身上剞成十字花刀。

❷ 锅中放油，旺火烧热，放入葱姜末，翻炒两下，立即倒入排骨汤烧煮。

❸ 待烧开后放入鱼、海带、黄豆芽、盐、料酒，煮沸后改文火慢炖，待鱼熟后再放入少量味精起锅装盘。

豆芽拌粉丝

原料：黄豆芽300克，粉丝50克，胡萝卜100克，葱丝、蒜末、香菜末、盐、凉拌酱油、香油、辣椒油各适量。

做法：❶ 黄豆芽择去根须、豆皮后洗干净；粉丝用温水泡一泡，再放开水锅里煮软。黄豆芽放锅里煮至断生，捞出过冷水后沥干水分，放入料盆。

❷ 将煮软的粉条稍剁几刀后也放进料盆，再放上胡萝卜丝、葱丝、蒜末，加入香菜末、盐、凉拌酱油、香油、辣椒油拌匀即可。

黄豆芽血豆腐汤

原料：黄豆芽50克，血豆腐200克，姜丝、葱段、油、盐、高汤各适量。

做法：❶ 黄豆芽洗净；血豆腐用清水漂净后切块。

❷ 锅中放油，油热后，爆香姜丝、葱段。

❸ 锅中加入高汤，将血豆腐、黄豆芽入锅，中火烧汤至熟透，加盐调味即可。

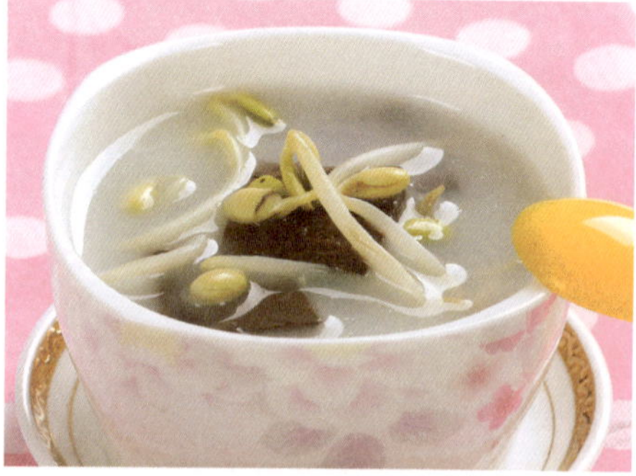

芹菜

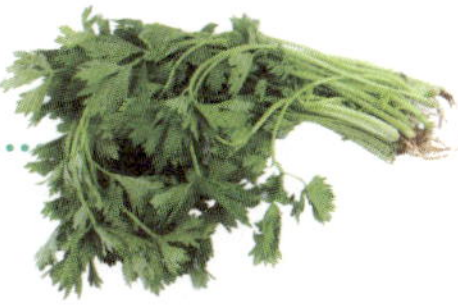

芹菜香味浓郁，富含胡萝卜素、维生素C、维生素B_3及粗纤维等，有镇静降压、清热凉血等功效。

菠菜芹菜粥

原料：菠菜、芹菜各250克，大米100克。

做法：❶ 将菠菜、芹菜淘洗干净，切5厘米左右小段备用。

❷ 大米洗净，放入锅中，加水800毫升。

❸ 先大火煮沸，再小火煮30分钟。

❹ 加芹菜、菠菜，再煮5分钟即可。

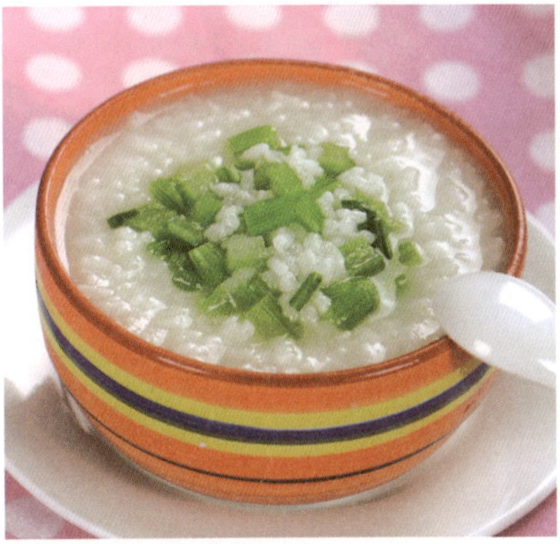

鲜虾芹菜粥

原料：鲜虾适量，芹菜1根，大米90克，香菇、盐、胡椒粉各适量。

做法：❶ 香菇切碎粒。

❷ 虾剪去须角，清洗干净。

❸ 芹菜切碎粒。

❹ 米清洗干净，倒入豆浆机中，加入适量的水（加至900ml处）。

❺ 加入香菇粒、鲜虾，按豆浆机煮粥键，约煮40分钟。

❻ 煮好后加入芹菜粒和适量的盐以及胡椒粉焖一会儿，倒出即可食用。

黑木耳炒芹菜

原料：芹菜200克，水发木耳30克，植物油、姜、大葱、大蒜、盐各适量。

做法：❶ 黑木耳洗净去蒂；芹菜洗净后切成段；姜、蒜切片；葱切段。

❷ 将炒锅置大火上烧热，加入植物油，待油至六成热时，放入姜片、葱段、蒜片爆香，然后放入芹菜、木耳、盐，炒至芹菜断生即成。

凉拌芹菜

原料：芹菜梗200克，水发海带100克，水发黑木耳50克，老抽、醋、香油、盐、白糖各适量。

做法：❶ 海带、黑木耳洗净切丝，用沸水焯熟；芹菜梗洗净，切成 3 厘米长的段，入沸水中煮 3 分钟后捞起，沥干。

❷ 将海带丝、黑木耳、芹菜梗加老抽、醋、香油、盐、白糖拌匀即成。

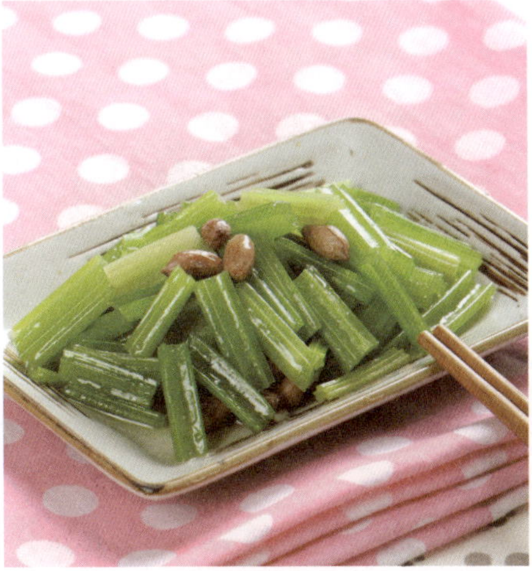

冬瓜

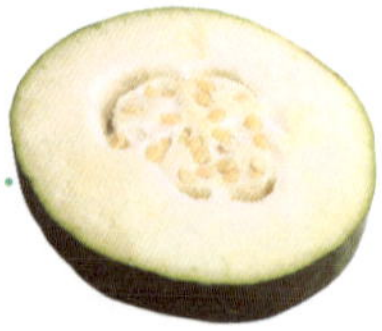

冬瓜有润肺生津、化痰止渴、利尿消肿的功效，对孕晚期水肿有很好的效果。

冬瓜排骨汤

原料：猪小排250克，冬瓜500克，盐、胡椒粉、葱各适量。

做法：❶ 猪排骨洗净，切小块，温水下锅，水开后捞出备用。

❷ 换锅加入净水，放入排骨，水开后转小火炖。

❸ 冬瓜去皮和瓤，切成小块。

❹ 排骨炖烂时加入冬瓜继续炖20分钟即可。

❺ 葱洗净切葱花，置碗中，放入适量盐、胡椒粉，搅匀倒入锅中，关火即可。

冬瓜荷叶扁豆粥

原料：冬瓜500克，白扁豆30克，鲜荷叶15克，盐适量。

做法：❶ 将扁豆、荷叶、冬瓜洗干净，冬瓜连皮切成小块。

❷ 把扁豆、荷叶一起放入锅内，加清水适量，大火烧沸后，下冬瓜，然后用小火煮1~2小时，加盐调味即可饮用。

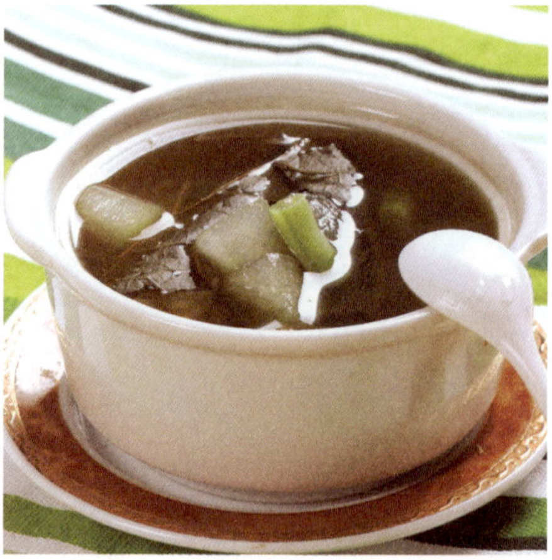

冬瓜银耳羹

原料：冬瓜250克，银耳30克，食用盐、盐、鸡精各适量。

做法：❶ 先将冬瓜去皮、瓤，切成片状；银耳水泡发，洗净。

❷ 锅放火上加油烧热，把冬瓜倒入煸炒片刻，加入清水，烧至冬瓜将熟时，加入银耳略煮，加盐调味即成。

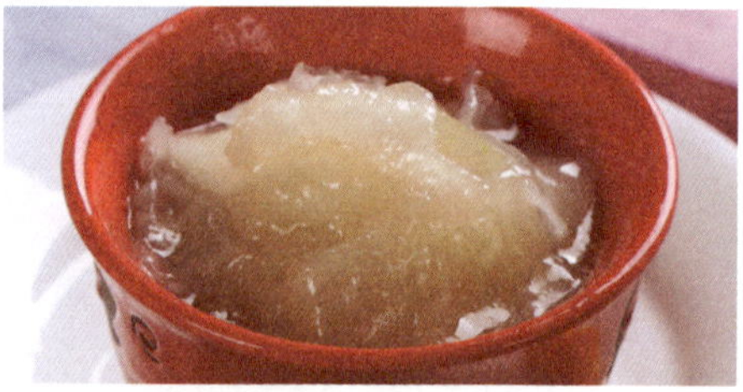

蘑菇烧冬瓜

原料：冬瓜500克，口蘑100克，水淀粉、料酒、盐各适量。

做法：❶ 冬瓜洗净，去皮去瓤，入沸水焯一下，捞出用凉水浸泡，再切成块；口蘑去杂洗净，切块。

❷ 锅内放入适量清水，下入口蘑、冬瓜块，加入料酒、盐，旺火烧沸，改小火烧至口蘑、冬瓜入味，用水淀粉勾芡即可。

冬瓜荷叶汤

原料：冬瓜500克，荷叶20克，盐适量。

做法：❶ 将冬瓜削去皮，去瓤、籽，切成块状。

❷ 将鲜荷叶洗净，切成丝，与冬瓜同入汤锅中，加水适量，先用大火，煮沸后改用小火，煮熟用盐调味即成。

鱼类

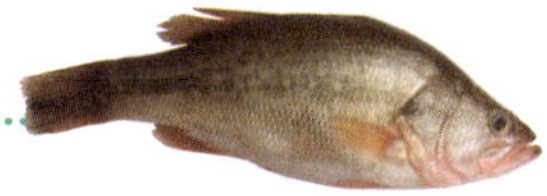

鱼类富含优质蛋白与优质脂肪，其中的不饱和脂肪酸可抗氧化，降低血中的胆固醇，抑制血小板凝集，从而有效地防止全身小动脉硬化及血栓的形成。

砂仁蒸鲤鱼

原料： 砂仁15克，鲤鱼1条，植物油10克，盐2克。

做法： ❶ 将砂仁研细末，鲫鱼去鳞及肠杂，洗净。

❷ 将盐、油适量，拌和砂仁末，将砂仁末纳入鱼腹内，用线缝合刀口，置碟上，隔水蒸熟。

❸ 加入食盐调味即可。

鲶鱼炖茄子

原料： 鲶鱼1条，长茄子500克，干香菇5朵，咸肉、姜片、大蒜、香葱、枸杞子、盐、植物油各适量。

做法： ❶ 鲶鱼去除内脏、鱼鳃，收拾干净，切段；香葱择洗干净，打成结；干香菇泡发后去蒂洗净，沥干水分待用；长茄子洗净去蒂，切成大小适中的滚刀块，放入适用于微波炉的盘子中，移入微波炉中，高火加热2分钟，至茄子块变软取出。

❷ 大火烧热炒锅中的油，放入大蒜、姜片煸炒出香味，放入切好的鲶鱼段，煸至鱼块变成金黄色。

❸ 放入茄子块，加入热水，大火烧开后撇去浮沫，加入香葱结，转中小火继续炖15分钟，再放入处理好的香菇和切好的咸肉片，调入盐，继续炖10分钟即可。

豆芽烧鲫鱼

原料： 鲫鱼1条（350克），绿豆芽25克，熟五花肉50克，植物油30克，盐5克，葱10克，姜10克，酱油15克，醋3克，水淀粉10克，汤500克。

做法： ❶ 鲫鱼两面剞上十字花刀，抹上盐、酱油腌制10分钟，再下入七成热的植物油炸透捞出。

❷ 将熟五花肉切成片，放盐稍腌；绿豆芽洗干净。

❸ 炒锅内放油15克，下入葱段、姜片煸出香味，下入肉片翻炒。

❹ 加酱油、汤，下入炸好的鲫鱼，加盐、醋烧透入味，再放入绿豆芽略烧至熟，用水淀粉勾芡，出锅装盘即成。

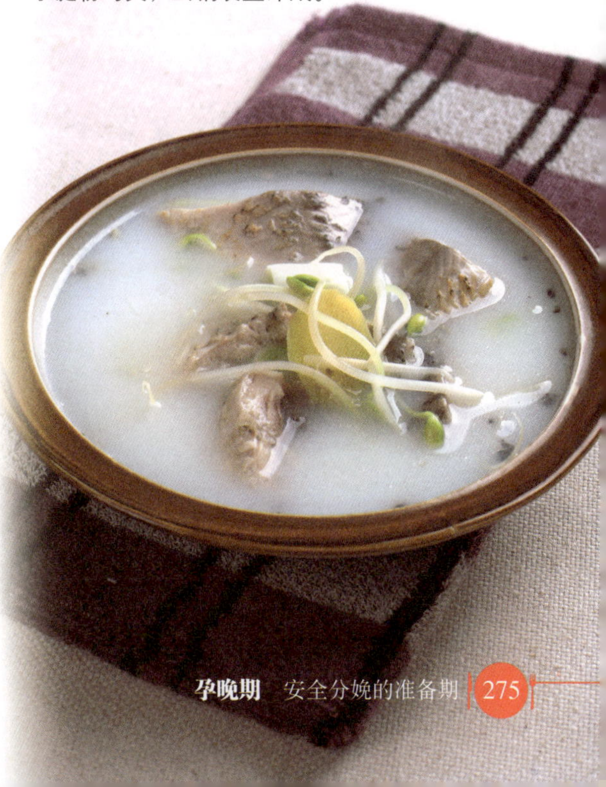

鸭肉

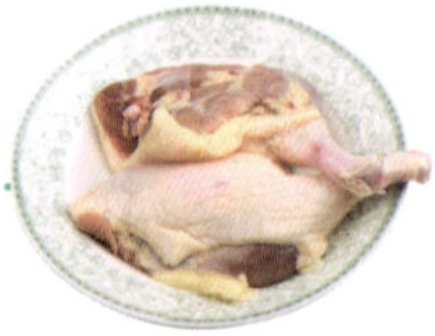

鸭肉富含蛋白质、脂肪、铁、钾、糖等多种营养素，有清热凉血、祛病健身的功效。鸭肉中的脂肪不同于黄油或猪油，其化学成分近似橄榄油，有降低胆固醇的作用，对防治妊娠期高血压有帮助。

清蒸山药鸭

原料：烤鸭1只，山药400克，盐、味精、料酒、大料、大葱、姜各适量。

做法：❶ 将烤鸭剁成大小适宜的肉块，按原形排于大汤碗内；将山药洗净去皮，切成滚刀块后置于盘中。

❷ 再加入葱、姜、大料、料酒、盐和适量汤拌匀后，上笼屉蒸透。

❸ 在锅中倒入清汤、山药，并加入适量盐、味精调好味后烧沸，浇于烤鸭上即成。

莲肉煲鸭汤

原料：鸭肉1/4只，莲藕1节，红枣4颗，姜片、葱段、盐各适量。

做法：❶ 鸭子洗净斩小块浸泡片刻再过开水；莲藕切块。

❷ 所有材料一起放入汤煲，一次性把水加足，大火烧开后转小火慢煲，煲足2小时。

❸ 去掉浮油加盐即可食用。

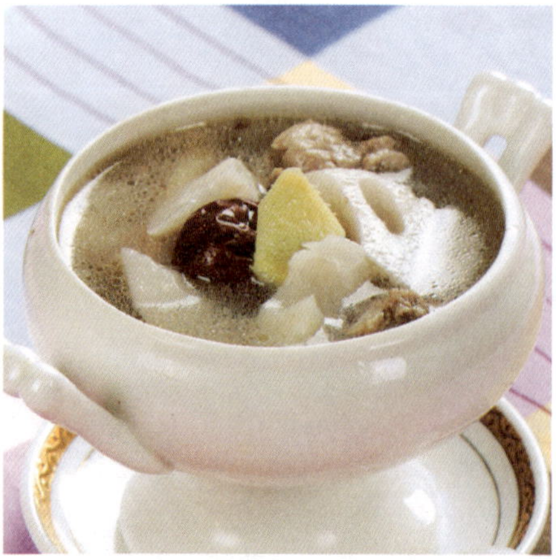

冬虫夏草炖草鸭

原料：草鸭1只，冬虫夏草3根，高汤、盐、味精、鸡精、胡椒粉各适量。

做法：❶ 草鸭焯水待用。

❷ 锅中放入高汤、草鸭及冬虫夏草，煲约1.5小时，加调料调味即可。

老鸭炖冬瓜

原料：冬瓜300克，老鸭肉300克，盐、胡椒粉、料酒、葱段、姜片、香油、高汤各适量。

做法：❶ 冬瓜去皮切块；鸭子剁成块，洗净。

❷ 鸭块入锅内炒干水气，加高汤1000毫升烧沸，放葱、姜、料酒煮20分钟，然后放入冬瓜再煮20分钟，用盐、胡椒粉调味，淋入香油即可。

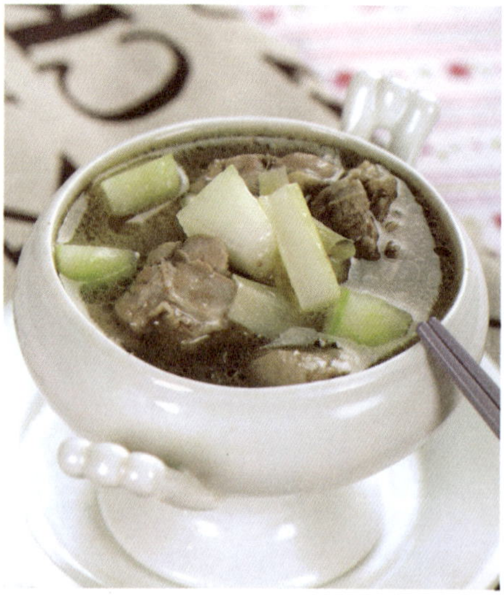

洋葱

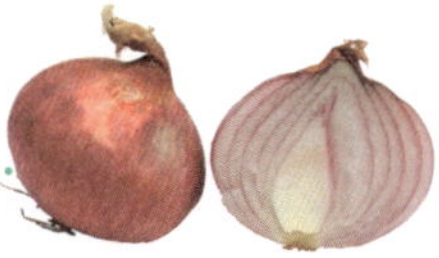

洋葱中含有丰富的前列腺素A，对妊娠高血压综合征有预防作用。

洋葱拌番茄

原料：番茄300克，洋葱100克， 花生油、香油、盐、醋、白砂糖、胡椒粉各适量。

做法：❶ 番茄洗净，放开水锅中烫一下，即捞出，剥皮，纵向一切两半，再横向切成片，码在盘内；洋葱洗净，一切两半，放开水锅中烫一下，速捞出，晾凉后切成细丝，放在西红柿片上，撒上精盐和胡椒粉腌数分钟。

❷ 炒锅置火上烧热，加入花生油，待油热后加入白糖和醋调成汁，浇在西红柿上，淋上香油即可。

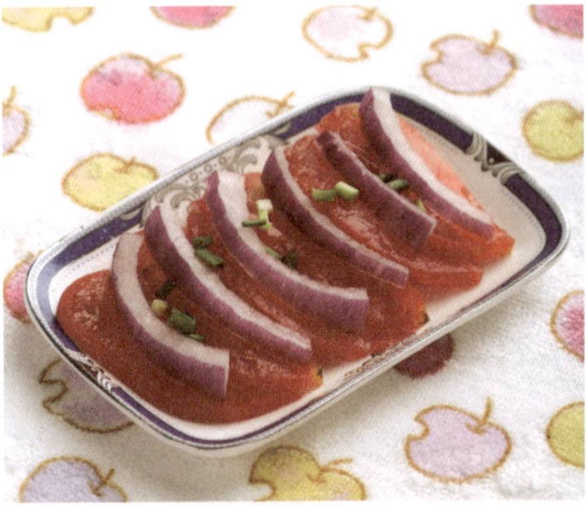

菠菜洋葱牛奶羹

原料：菠菜50克，白洋葱10克，牛奶20克

做法：❶ 将菠菜清洗干净，放入开水中氽烫至软时后捞出，沥干，剁为泥；洋葱洗净，剁成泥。

❷ 将菠菜泥与洋葱泥放入小锅中，加入适量清水，用小火煮至黏稠状，出锅前加入牛奶略煮即可。

洋葱菜花胡萝卜土豆汤

原料：土豆200克，胡萝卜100克，番茄100克，菜花100克，洋葱40克，青椒40克， 姜、胡椒粉、盐各适量。

做法：❶ 土豆和胡萝卜均去皮，洗净切粒；洋葱去衣，洗净，切丝；番茄洗净，切件去核；菜花洗净，切块；姜去皮，洗净，拍松；青椒洗净，开边去粒，切粗条。

❷ 锅内加油烧热，爆香生姜，下洋葱炒香，再下菜花炒软，铲起；

❸ 锅内加水适量煲开，放下土豆、胡萝卜、番茄、菜花、洋葱，慢火煲开，加胡椒粉及盐调味即可。

洋葱炒鸡蛋

原料：洋葱300克，鸡蛋1个，盐、植物油适量。

做法：❶ 鸡蛋打匀，锅内加油烧热，将鸡蛋摊成薄饼，出锅后切成小碎块。

❷ 洋葱切丝，锅内另加油烧热，放入锅中爆炒5分钟，加盐调味，出锅后撒上蛋饼即可。

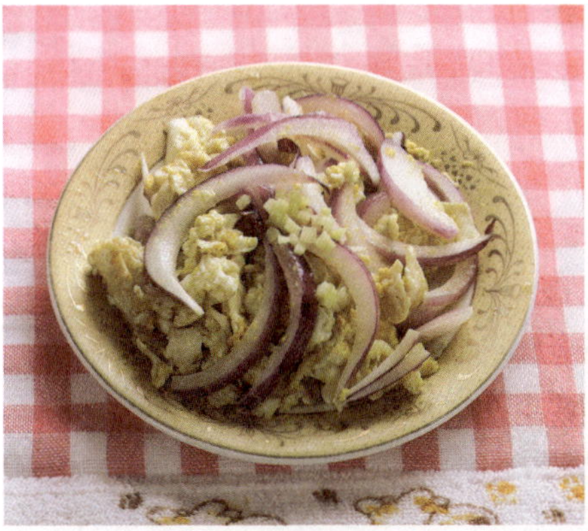

帮助顺产的食物

准妈妈临产前食用一些食物，在补充营养的同时，还可辅助生产，缩短产程。

豆腐皮

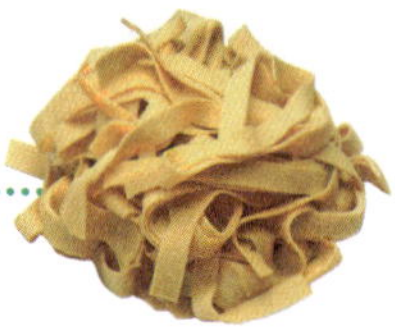

豆腐皮性味甘、淡、平，有清肺养胃、止咳、敛汗的作用。准妈妈临产前食用，可使胎滑易产，缩短产程，是准妈妈产前保健佳品。

豆腐皮粥

原料：豆腐皮50克，粳米100克，冰糖适量。

做法：❶ 将豆腐皮放入清水中漂洗干净，切成丝。

❷ 将粳米淘洗干净，放入锅内，加适量清水，置于火上，先用旺火煮沸后，再改用小火煮至粥快熟的时候，加入豆腐皮、冰糖，再次煮沸即可。

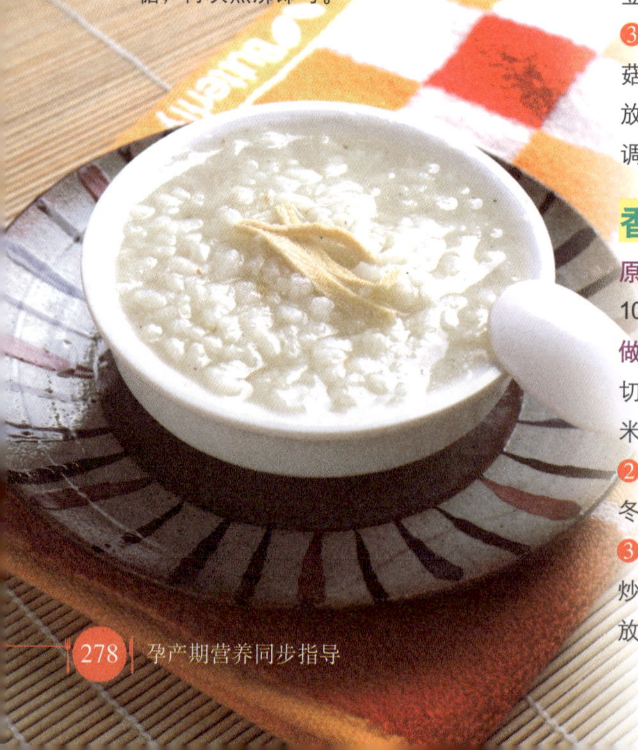

南瓜腐皮花生香菇汤

原料：豆腐皮50克，香菇（干）20克，花生仁（生）80克，南瓜500克，香菜、姜、盐、香油、胡椒粉各适量。

做法：❶ 南瓜去皮瓤，切成花生粒大小，蒸20分钟，沥干水。

❷ 香菜洗净切段；香菇浸软，沥干水，蒸10分钟，晾冷后切粒；花生仁洗净备用；豆腐皮洗净，剪成方块。

❸ 锅中下油爆香姜片，加水煲开，先将香菇和花生放入煮片刻，再将南瓜和豆腐皮放入水中煲至熟透，加盐、胡椒粉、香油调味，撒上香菜段即可。

香菇炒豆腐皮

原料：鲜香菇100克，豆腐皮300克，胡萝卜100克，冬笋100克，盐、花生油各适量。

做法：❶ 香菇去蒂洗净，捞出，挤去水，切成片；豆腐皮洗净，捞出控水，切成1厘米宽的条。

❷ 胡萝卜削皮，切去头尾，再切成薄片；冬笋切成片。

❸ 炒锅置中火上，放花生油烧热，下香菇炒出香味，放胡萝卜片、笋片略炒片刻，放入豆皮条、盐炒匀即可。

空心菜

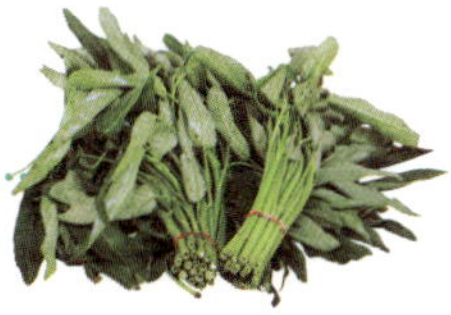

空心菜含丰富的维生素与微量元素，有清热凉血、利尿除湿的功效。

蒜香空心菜

原料：空心菜250克，水发粉丝100克，盐、蒜、生抽、腐乳汁、鸡精、辣椒油、香油、白糖各适量。

做法：❶ 将空心菜洗干净，粉丝用温水泡一下，再将空心菜和粉丝分别用开水焯一下捞出过凉，沥干水分，分别切成寸段，放入器皿中。

❷ 将蒜去皮洗净切成末放入碗中，加入盐、生抽、白糖、鸡精、辣椒油、香油调制均匀，做成蒜蓉待用。

❸ 将调制好的蒜蓉加入腐乳汁倒入装有空心菜和粉丝的器皿中搅拌均匀即可。

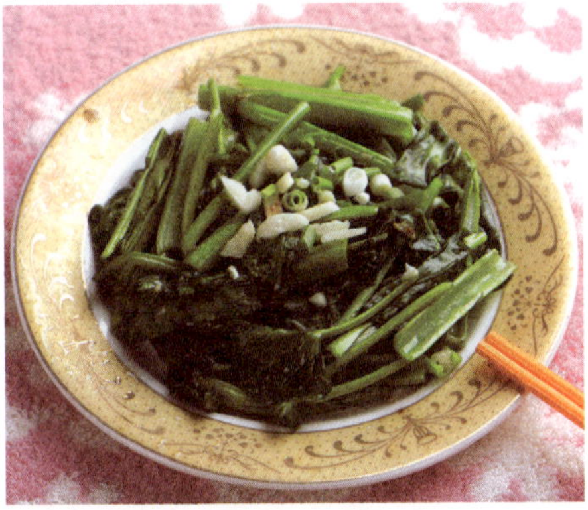

腐乳空心菜

原料：空心菜300克，蒜头2颗，红辣椒、豆腐乳适量。

做法：❶ 空心菜洗净切段；蒜头切片；红辣椒切片备用。

❷ 锅内加油烧热，爆香蒜片、红辣椒片，加入豆腐乳及少许水炒匀。

❸ 加入空心菜段，翻炒至熟即可。

空心菜炒肉片

原料：肉片50克，空心菜120克，食用油、蒜、姜、辣椒、盐、米酒各适量。

做法：❶ 空心菜洗净放入沸水汆烫一下捞出；葱姜洗净切丝备用；辣椒洗净切丝。

❷ 锅内加油烧热，下蒜末爆香，再放入肉片翻炒至颜色变白，放入姜丝、辣椒丝，加入所有调味料略炒一下，最后放入空心菜翻炒入味即可。

空心菜白萝卜粥

原料：空心菜150克，白萝卜100克，大米100克，蜂蜜适量。

做法：❶ 将空心菜洗净，切成段；白萝卜洗净，切成小块；大米淘洗干净，锅内盛入适量水，放入大米煮粥。

❷ 粥至七成熟时，加入空心菜、白萝卜块，再煮至粥熟，稍微晾凉后加入适量蜂蜜调味即可。

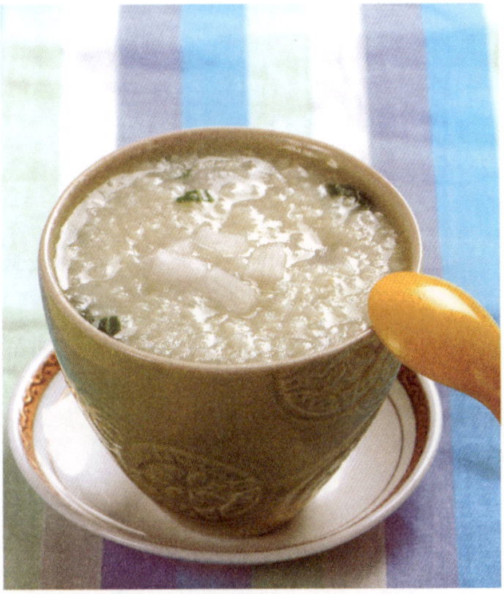

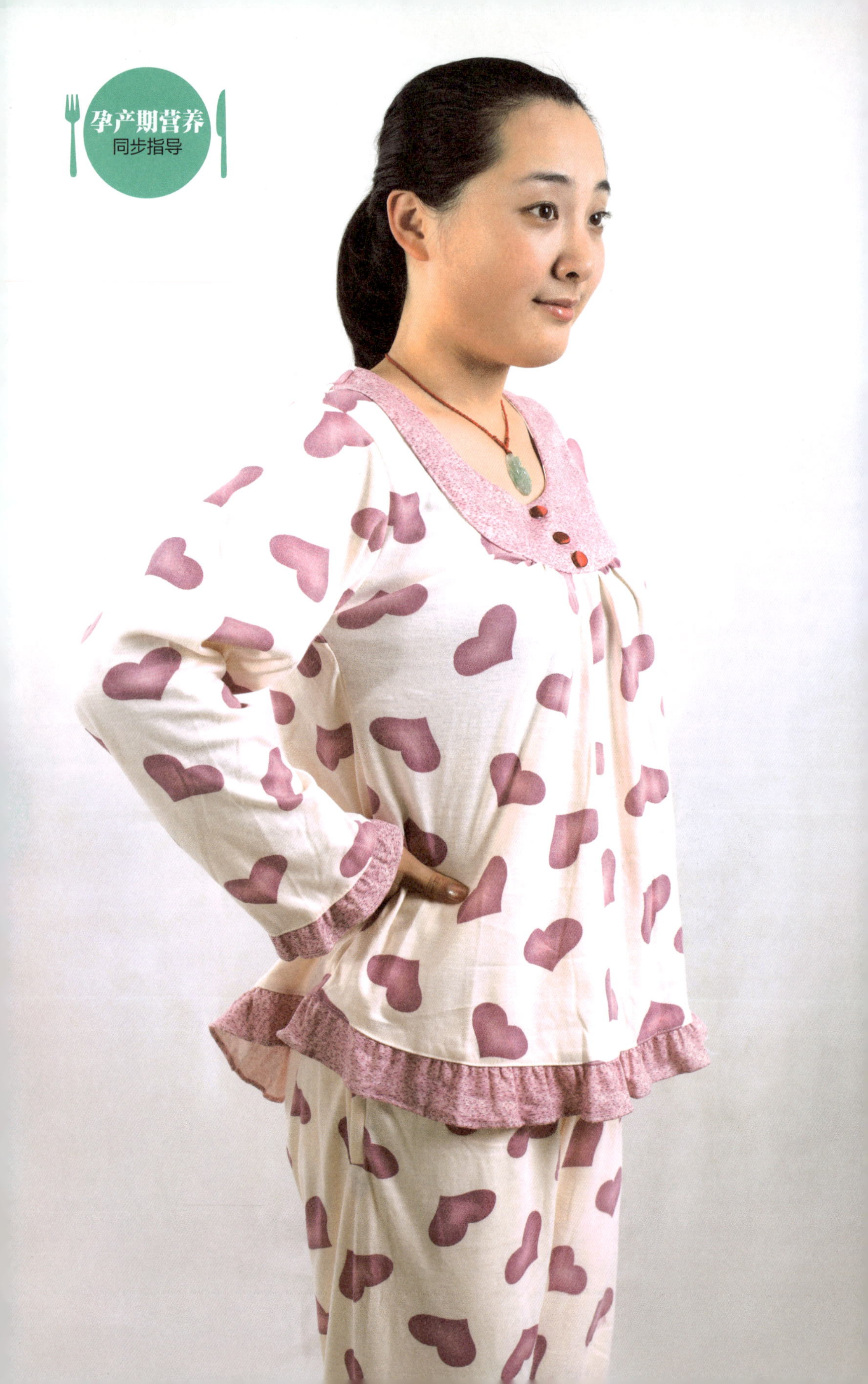

第五章

产后坐月子

恢复调养的关键期

分娩时，准妈妈出血、出汗、腰酸、腹痛，非常耗损体力。因此坐月子期间，准妈妈要做适度的运动与休养，进行恰当的食补与食疗，以使子宫恢复生产前的大小，气血逐渐恢复，体质慢慢得到调整。

产后恢复营养细节

控制总热能

准妈妈产后快速恢复需要科学的营养搭配，并非吃得越多越好。相反，产后妈妈应该避免摄取过多的热量，以免体重超标带来一系列健康问题。最合适的饭量应该比正常时期多1/3左右。

蛋白质摄取要适量

新妈妈在月子里要比平时多吃一些蛋白质，尤其是优质动物蛋白，如鸡肉、鱼肉、瘦肉、动物肝等；牛奶、豆类也是新妈妈必不可少的补养佳品。从饮食中摄取蛋白质不足时，对乳汁中的蛋白质含量影响并不明显，但会影响乳汁的分泌量。但也不可过量摄取，不然会加重肝肾负担，还易造成肥胖，反而对身体不利。一般每天摄入90~95克蛋白质就可以了。

主副食种类要多样化

新妈妈不要偏食，粗粮和细粮都要吃，不能只吃精米精面，还要搭配杂粮，如小米、燕麦、玉米粉、糙米等。这样既可保证各种营养的摄取，还可与蛋白质起到互补的作用，提高食物的营养价值，对新妈妈恢复身体很有益处。另外，不论是哪种分娩方式，产后新妈妈在最初几日里都会感觉身体虚弱、胃口比较差。如果这时饮食单一，只会让胃口更差。

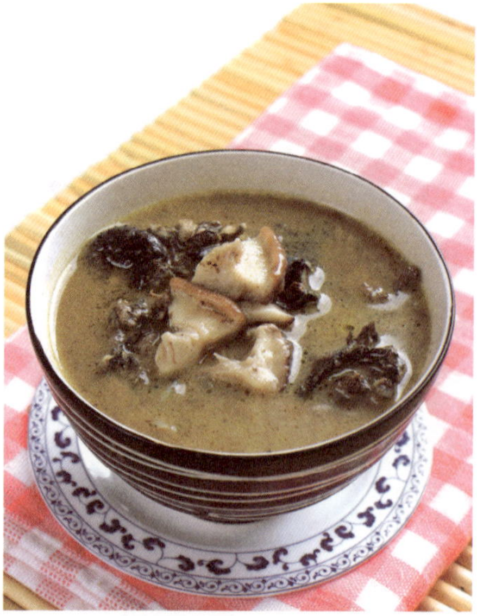

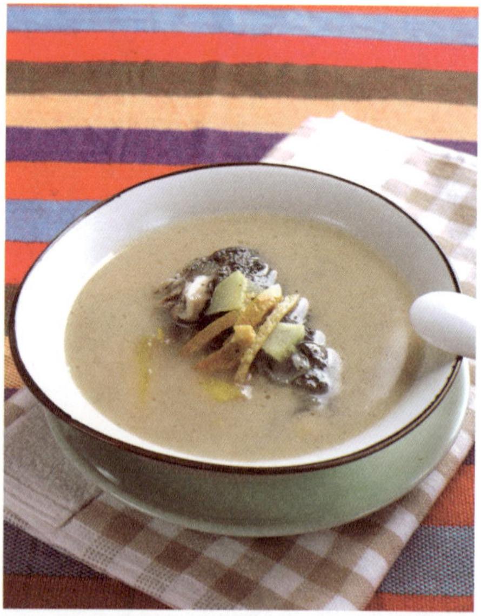

多吃含钙丰富的食物

产后新妈妈特别是哺乳的妈妈，每天大约需摄取1200毫克钙，方能使分泌的每升乳汁中含有300毫克以上的钙。乳汁分泌量越大，对钙的需要量就越大。

为了满足钙的需要，产后的妈妈每天要喝至少250毫升牛奶，以补充乳汁中所需的优质钙。妈妈们还可以适量饮用酸奶，提高食欲。另外，月子里的妈妈每天还要多吃些豆类或豆制品、乳酪、海带、紫菜、虾米、虾皮、芝麻或芝麻酱、西蓝花及羽衣甘蓝等，以保证钙的摄取量。

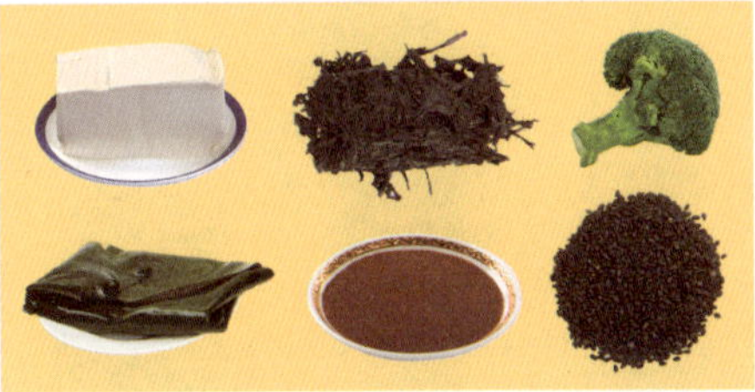

多吃含铁丰富的食物

新妈妈由于产后出血及要哺喂宝宝，补充铁也是非常必要的，不然容易发生贫血。如果在饮食中注意多吃一些含血红素铁的食物，如动物血或肝、瘦肉、鱼类、油菜、菠菜及豆类等，就可一定程度上预防产后贫血。

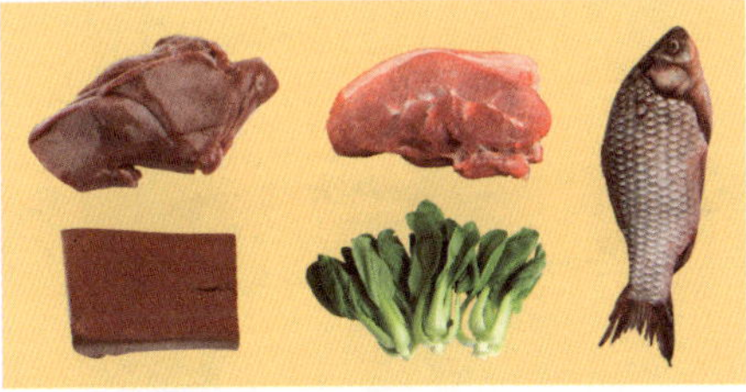

合理摄取必需脂肪

新妈妈要注意摄取必需脂肪，其中的脂肪酸对宝宝的大脑发育很有益，特别是不饱和脂肪酸，对宝宝中枢神经的发育特别重要。哺乳妈妈饮食中的脂肪含量及脂肪酸组成，会影响乳汁中这些营养的含量。但应注意脂肪摄取也不能过度，脂肪所提供的热能应该低于总热能的1/3。

多吃富含维生素、矿物质的蔬果

维生素A和维生素D在我国习惯饮食中含量非常小，难以达到需求。新妈妈可多去户外晒太阳补充维生素D，并可在医生指导下适量补充维生素A和维生素D制剂。多吃一些瘦肉、粗粮及肝、奶、蛋、蘑菇、紫菜等食物，可避免缺乏B族维生素，如维生素B_1、维生素B_2等。

新鲜蔬菜和水果中富含丰富维生素、矿物质、果胶及足量的膳食纤维。海藻类可提供适量的碘。这些食物既可增加食欲、防止便秘、促进乳汁分泌，还可为新妈妈提供必需的营养素。

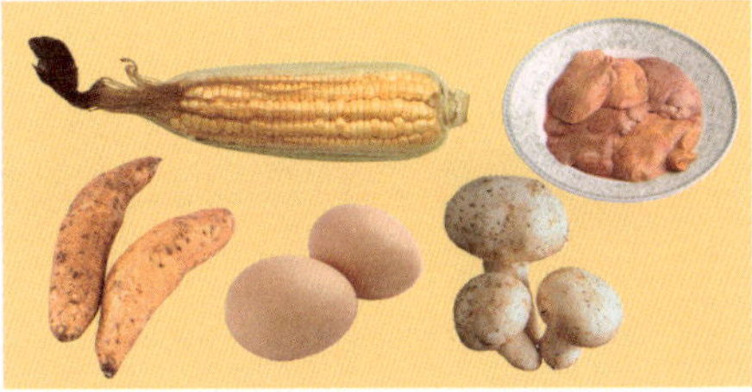

饮食要稀、软、精、杂

稀 “稀”是指水分要多一些。乳汁的分泌是新妈妈产后更需要补水的原因之一，此外，新妈妈大多出汗较多，体表的水分挥发也大于平时。因此，新妈妈饮食中的水分可以多一点，如多喝汤、牛奶、粥等。牛奶不仅可以补充水分，还可以补充新妈妈特别需要的钙。粥类甜香可口，有益于脾胃，新妈妈也可以多喝一些。

软 “软”是指食物烧煮方式应以细软为主。新妈妈的饭要煮得软一点，少吃坚硬的带壳食物。这是因为新妈妈产后体力透支，消化系统功能减弱，很多人还会有牙齿松动的情况，过硬的食物一方面对牙齿不好，另外一方面也不利于消化吸收。

精 产后过量饮食，不但会让新妈妈在孕期体重增加的基础上进一步肥胖，而且对于产后的恢复并无益处。如果是母乳喂养，宝宝需要的乳汁很多，食量可以比孕期稍增，但最多增加1/5的量；如果乳汁正好够宝宝吃，则与孕期等量亦可；如果没有奶水或是不准备母乳喂养，食量和非孕期差不多就可以了。

杂 产后饮食虽有讲究，但忌口不宜过，荤素搭配还是很重要的。只有进食的品种丰富，营养才平衡和全面。除了明确对身体无益和吃后可能会过敏的食物外，荤素菜的品种应尽量丰富多样。

坐月子期勤补水，可以帮助排除恶露等有害物质。

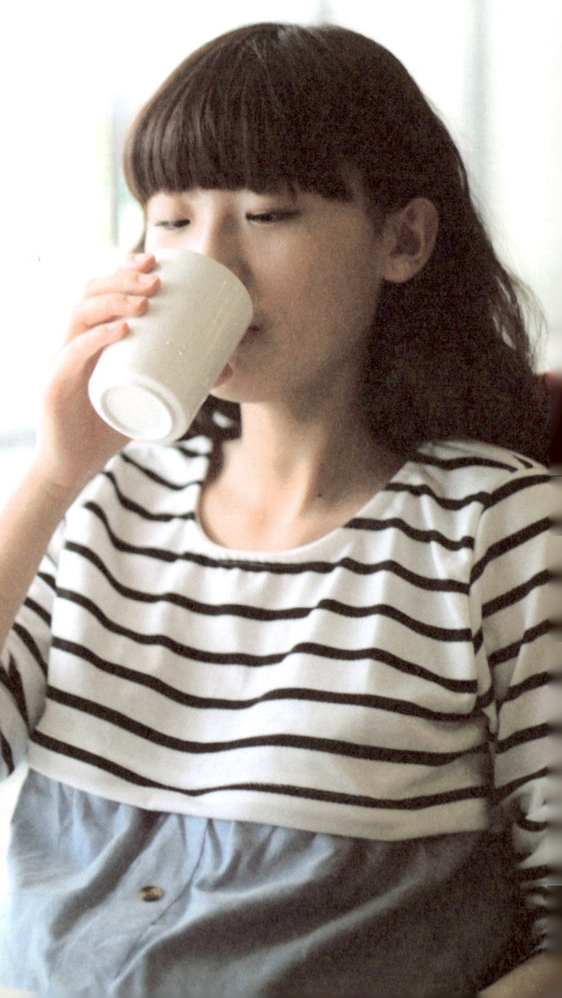

坐月子期间的正确饮食原则

禁食辛辣

产后失血伤津，多阴虚内热，故大蒜、辣椒等辛辣大热的食物应忌食。如果进食辛辣的食物，不仅容易引起便秘、痔疮等，还可能通过乳汁影响婴儿的肠胃功能。

不宜大补

如果饮食合理得当，而且新妈妈身体没什么大碍，就用不着刻意服用一些保健品。按时进餐，科学进补是能够满足月子里新妈妈的营养需要的。

滋补过量的新妈妈易患肥胖症，从而引发多种疾病。新妈妈肥胖还可以造成乳汁中脂肪含量增多，最终导致婴儿肥胖或腹泻。

进补前需先调肠胃

新妈妈产后胃肠功能虚弱，如立即进补，一则会损伤胃肠道功能，造成产后食欲下降甚至没有食欲；二则中医认为“脾主运化”，如果先把脾胃功能调旺，日后进补将事半功倍。

先排毒后进补

准妈妈怀孕期间负担胎宝宝的新陈代谢，身体内积蓄着大量废水、废物，即所谓“毒素”，毒素排掉之前就进补，毒素会越补越多，甚至造成抵抗力下降等月子病。

可以使用米酒煮成的米酒水料理新妈妈所有的粥、汤、餐点、饮用水。大量实践表明米酒水促进排毒及母乳生成，快速恢复体型，防止内脏下垂。

子宫恢复是关键

正常人子宫仅拳头那么大，而新妈妈子宫有宝宝那么大，因此子宫的恢复是月子期的首要任务。子宫的健康对女性意义重大，不仅与妇科疾病的发生率直接相关，还对更年期的到来时间有深远的影响。

中医认为香油是子宫恢复的首选药材，月子餐全程用香油料理即可。大小恢复只是一方面，更重要的是功能的恢复。子宫的健康对于女性的健康是至关重要的。

使用温而不燥的食材

“产前一盆火，产后一块冰”“百脉空虚”说的就是新妈妈的“虚寒”体质，所以所有的产后药膳食材都必须遵循“温而不燥”的原则。寒性、热性食材都不可以选择，否则会造成虚寒体质或阴虚体质，这样的月子病例屡见不鲜。

可使用香油和老姜来料理月子餐，这能够给新妈妈创造温补的大环境。

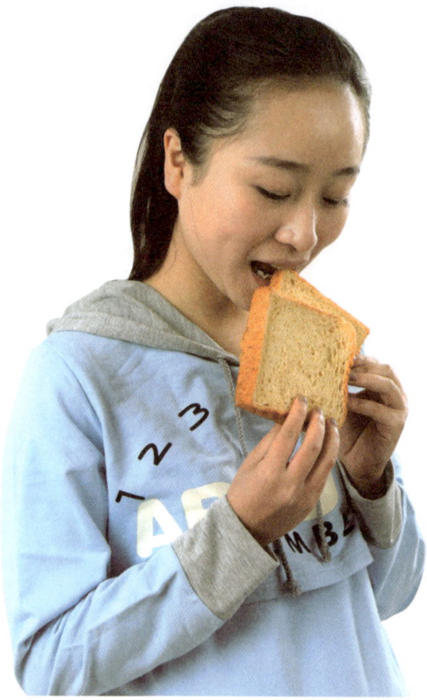
适当吃点粗粮，能预防月子期便秘。

中药食疗要对症

身体正常的新妈妈不需要药物进补，可针对症状用些中药，配合食疗调理。如缺奶可用王不留、通草、猪蹄、桔梗等以通经下乳；产后腹痛、便秘可酌加当归、芝麻、核桃仁、黄酒以活血化瘀，润肠通便。

烹调合理

新妈妈的膳食要清淡，品种要丰富，经常变化花样。多做高营养的汤水，少用煎、炸等不利于新妈妈消化的烹调方法；肉汤做得很油腻也不适合。

每天少食多餐，5~6餐是比较合适的。加餐可以是全麦面包、牛奶、荷包蛋等。烹调时应避免加太多调料，仅用少许葱姜即可，盐也不可太多。

蔬菜水果不可少

月子食谱中，主食、蛋白质和蔬菜水果，哪样都不可少。尤其是新鲜的蔬菜水果，不仅可以补充肉、蛋类所缺乏的维生素C和膳食纤维，还可以促进食欲，帮助消化及排便，防止产后便秘的发生。需要注意的是，要吃常温下保存的新鲜水果。

水分摄取要适量

如果新妈妈每天摄取的水分不足，不但无法让体重减轻，还可能造成乳汁分泌减少。除了保证充足的饮水外，豆浆、汤、粥等都会是很好的补充。

不吃冰冷的食物

从医学的角度来说，由于生产消耗大量体力，新妈妈产后体内激素水平大幅改变，加上宝宝和胎盘的娩出，使得代谢降低，体质大多从内热到虚寒。因此产后宜温，过于生冷的食物不宜多吃，如冷饮、冷菜、凉拌菜等。

产后妈妈的体质较弱，抵抗力差，容易发生胃肠炎等消化道疾病。一些凉拌的菜未经高温消毒，一些寒性的水果，如西瓜、梨等，都不宜多食。

坐月子期间的错误饮食习惯

大量吃鸡蛋

在营养平衡的膳食中，没有必要让新妈妈每天过量进食高蛋白食品，因为高蛋白饮食会加重胃肠负担，并影响其营养物质的摄入，使合理营养失去平衡。

蔬菜水果补充过少

产后妈妈摄入的蔬菜水果如果不够，易导致大便秘结，医学上称为产褥期便秘症。

蔬菜和水果富含矿物质和膳食纤维，可促进胃肠道功能的恢复，增进食欲，促进糖分、蛋白质的吸收利用，特别是可以预防便秘，帮助达到营养均衡的目的。

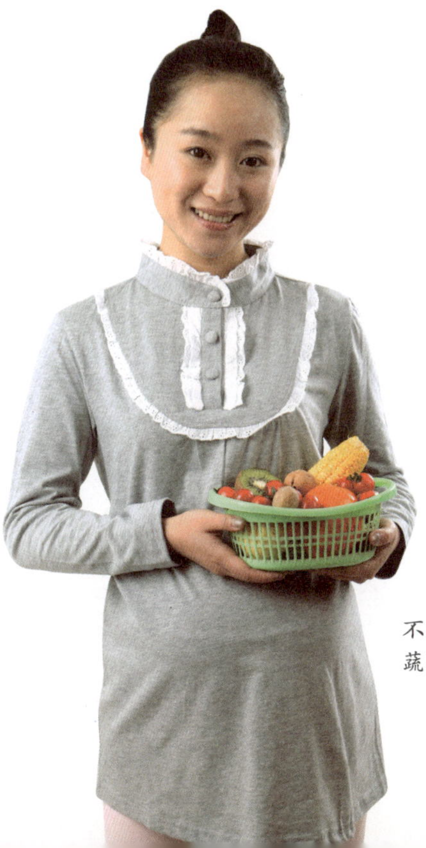

不要只顾着大鱼大肉而忽略蔬菜水果。

大量吃巧克力

有些喜欢吃巧克力的准妈妈，生完宝宝后也经常会吃这种食品，如果是需要哺乳的妈妈过多食用巧克力，会对宝宝的生长发育产生不良影响。

因为巧克力中所含的可可碱能够进入母乳，通过哺乳被宝宝吸收并蓄积在体内。久而久之，可可碱会损伤宝宝的神经系统和心脏，并使肌肉松弛，排尿量增加，导致婴儿消化不良，睡觉不稳，经常爱哭闹。

急于节食

为了恢复以往的苗条身材，许多新妈妈刚生完宝宝就开始迫不及待地节食，这种做法不仅损害妈妈自身的健康，不利于身体康复，而且也不能保证为宝宝提供足够的营养。

新妈妈所增体重大多是脂肪和水分，如果给宝宝哺乳，增加的脂肪不一定够用，还需动用身体里原来储存的脂肪。而且，节食使妈妈不能保证每天吃到营养丰富的食物，使身体保持一定的热量，进而不能满足宝宝的营养需要。

过早大量喝汤

产后家里人少不了给新妈妈炖一些营养丰富的汤，如鲫鱼汤、猪蹄汤、排骨汤等，认为这样可以补充营养，促进身体早些康复，还可使乳汁多分泌些，使宝宝得到充足的母乳。

殊不知，刚出生的宝宝胃容量小，吸吮力也较差，吃得也少，过多的乳汁会淤滞于新妈妈的乳腺导管中，导致乳房发生胀痛。

新妈妈的乳头比较娇嫩，容易发生破损，一旦被细菌感染就会引起乳腺感染，不仅造成新妈妈痛苦，还会影响正常哺乳。产后不宜过早催乳，适宜在产后第3天喝催乳汤，并在1周后逐渐增加喝汤的量，以适应宝宝进食量逐渐增加的需要。

红糖水喝太久

新妈妈产后多吃一些红糖可以补养身体。红糖具有益气养血、健脾暖胃、驱散风寒、活血化瘀的功效，可以帮助补充碳水化合物，促进恶露排出，有利于子宫复位，但不可因红糖有如此多的益处，就认为吃得越多越好。

过多饮用红糖水，不仅会损坏新妈妈的牙齿，而且如果在夏天里坐月子，还会导致新妈妈出汗过多，使身体更加虚弱，甚至引起中暑。另外，红糖水喝得过多会增加恶露血量，造成妈妈持续失血，反而引起贫血。产后喝红糖水的时间，以7~10天为宜。

杜绝吃盐

过去很多人认为，新妈妈在产后头几天不能吃盐，不然身体会浮肿。实际上产后出汗较多，乳腺分泌旺盛，体内容易缺水和盐，因此适量补充盐分是可以的。如果总吃无盐饭菜，也会使妈妈感觉食欲不佳，并感到身体无力，不利于身体的恢复。

用人参进补

人参是一种大补元气的药物，但它对于刚刚生产完的妈妈来说弊大于利。人参对人体中枢神经有兴奋作用，可引起失眠、烦躁、易激动、心神不安等不良反应，不利于产后妈妈的休息调养；人参的抗凝血作用会干扰受损血管的自行愈合，造成出血过多。新妈妈应在产后3周再服用人参。

月子期间使用中药进补要先征求医生意见。

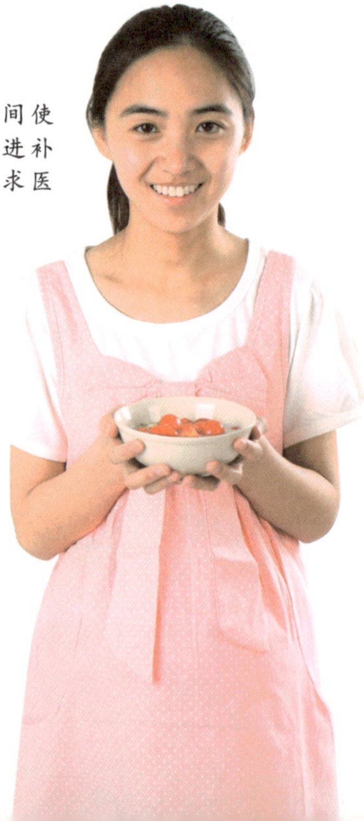

乳汁不足怎么办

补充水分

哺乳妈妈常会在喂奶时感到口渴，这是正常的现象。新妈妈在喂奶时要注意补充水分，或是多喝豆浆、杏仁粉茶（此方为国际母乳会推荐）、果汁、原味蔬菜汤等。水分补充适度即可，这样乳汁的供给才会既充足又富营养。

忌生冷、寒凉食物

生冷、寒凉的食物有回乳的作用，哺乳妈妈为了宝宝，要控制好自己，多吃一些温热的食物，如米酒、红枣、鲫鱼、桂圆、花生等，使乳汁泌出畅通。

产后第3天喝催乳汤

过早喝催乳汤，会使乳汁下来过快过多，新生宝宝吃不了，不但会造成浪费，还会使妈妈乳管堵塞而出现乳房胀痛。过晚喝催乳汤又会使乳汁下来过慢过少，妈妈会因无奶而心情紧张，分泌乳量会进一步减少，形成恶性循环。因此一般建议在产后第3天开始给妈妈喝催乳汤。

增加优质蛋白摄入

新妈妈们要使自己乳汁泌出畅通，就要摄入更多的营养，特别是优质蛋白，因为蛋白质对乳汁的分泌有很大的影响。应当保持每日喝牛奶的良好习惯。不要分娩后马上喝，否则容易胃胀，感觉肠胃好了才开始。一些中西药虽有催乳功效，但营养作用不大，甚至会有不良反应。所以，新妈妈缺奶时，应以食疗为主来催奶。

按摩热敷刺激

按摩乳房能刺激乳房分泌乳汁，新妈妈用干净的毛巾蘸些温开水，由乳头中心往乳晕方向成环形擦拭，两侧轮流热敷，每侧各15分钟，同时还可配合下列按摩方式：

环形按摩 双手置于乳房的上、下方，以环形方向按摩整个乳房。

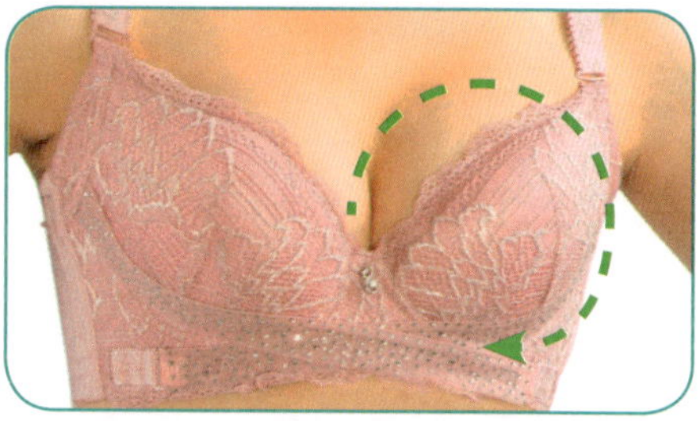

螺旋按摩 一手托住乳房，另一手食指和中指以螺旋形向乳头方向按摩。

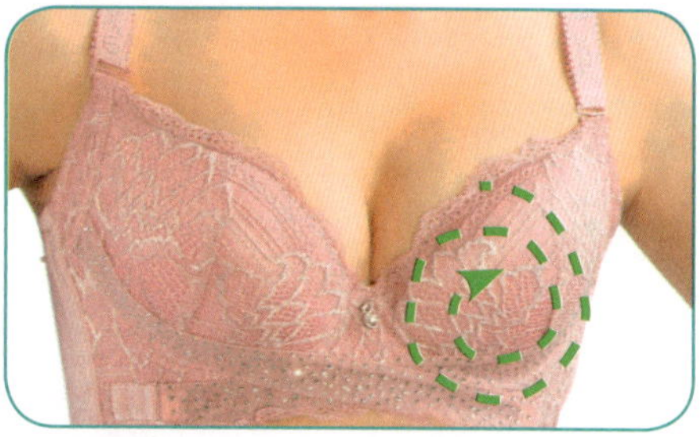

指压式按摩 双手张开置于乳房两侧，由乳房向乳头挤压。

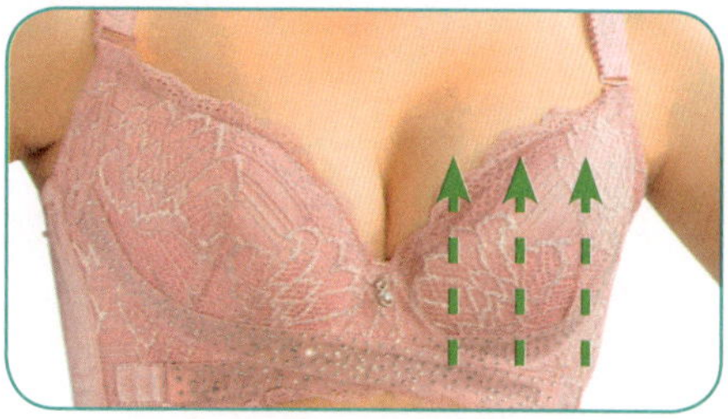

哺乳妈妈饮食禁忌

香烟

如果哺乳妈妈在喂奶期间仍吸烟的话，尼古丁会很快出现在乳汁当中被宝宝吸收，对宝宝的呼吸道有不良影响。也要阻止新爸爸抽烟，最好能戒掉，它不仅对爸爸自己的身体没什么好处，对宝宝的危害也很大。

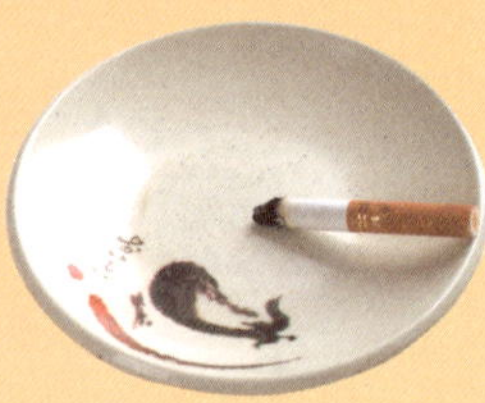

碳酸饮料

碳酸饮料不仅会使哺乳妈妈体内的钙流失，它含有的咖啡因成分还会使定宝吸收后烦躁不安。

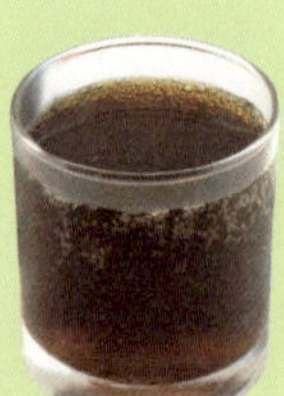

药物

对哺乳妈妈来说，虽然大部分药物在一般剂量下，都不会让宝宝受到影响，但仍建议哺乳妈妈在自行服药前，主动告诉医生自己正在哺乳的情况，以便医生开出适合服用的药物。

另外，妈妈如果在喂了宝宝母乳后再服药，应在乳汁内药的浓度达到最低时再喂宝宝，这样宝宝才会更加安全。

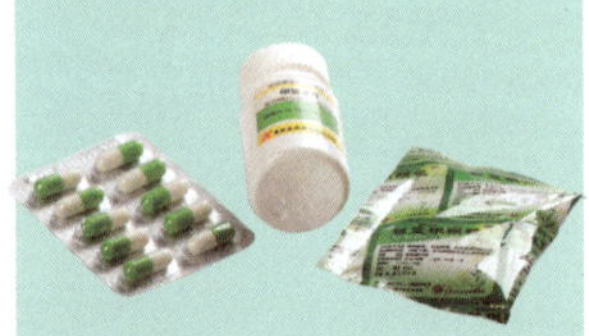

油炸、肥腻食物

不要用油炸薯片、糖及蛋糕来代替正餐。因为这些食物通常含热量较高，缺乏营养且不易消化。

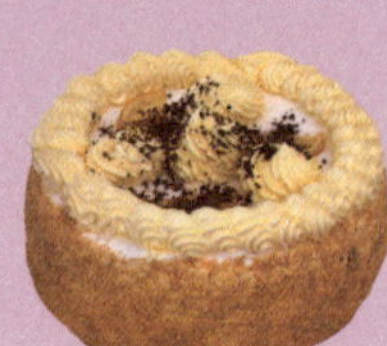

浓茶

哺乳期间新妈妈不能喝浓茶。因为浓茶中的鞣酸被胃黏膜吸收，进入血液循环后，会产生收敛的作用，从而抑制乳腺的分泌，造成乳汁分泌障碍。

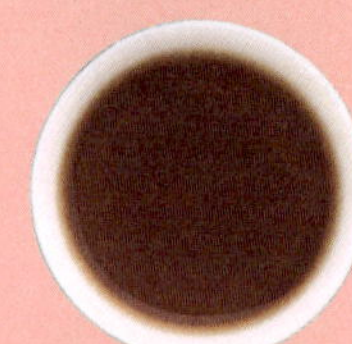

辛辣、刺激性食物

哺乳妈妈胃口不佳时，会希望吃一些辛辣食物来开胃。但刚分娩后的新妈妈吃辛辣食物，容易出现口舌生疮、大便秘结等不适，因此，产后1个月内不宜吃生蒜、辣椒、胡椒、茴香、韭菜等刺激性食物。

在整个哺乳期，新妈妈也应该尽量减少这类食物的摄入，因为它们会通过乳汁影响宝宝，使宝宝容易上火。

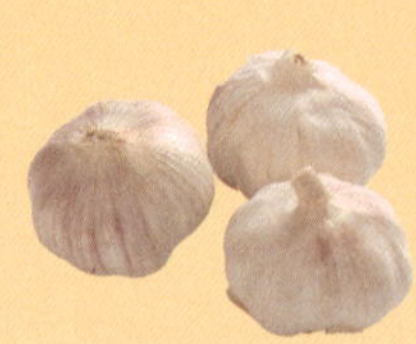

寒凉食物

猪心、鸭肉、鱿鱼、黑鱼等甘凉的肉食，会减少乳汁分泌，哺乳妈妈最好不要吃。马齿苋、黄瓜、冬瓜、苦瓜、菜瓜，竹笋等性寒凉，会引起哺乳妈妈肠胃不适或回乳，宝宝月龄小的妈妈最好也不要吃。

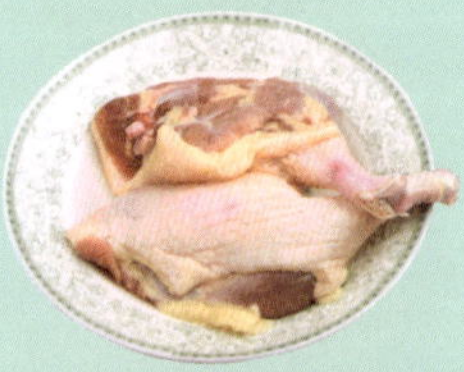

可能会引起过敏的食物

可能使某些宝宝过敏的食物，如橙子、洋葱等会引起宝宝拉肚子胀气，另外妈妈还要多观察宝宝皮肤上是否出现红疹，避免吃会造成宝宝过敏的食物。

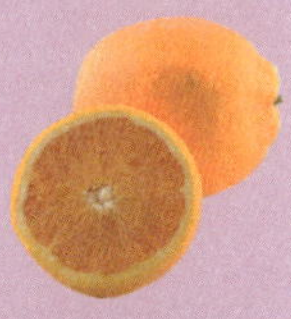

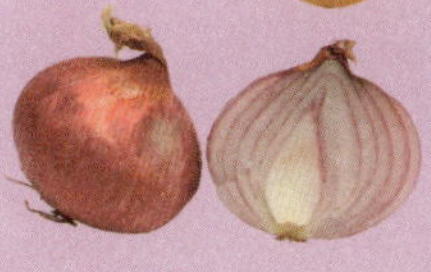

有回奶作用的食物

韭菜、麦芽等食物有回奶的作用，最好不要吃。

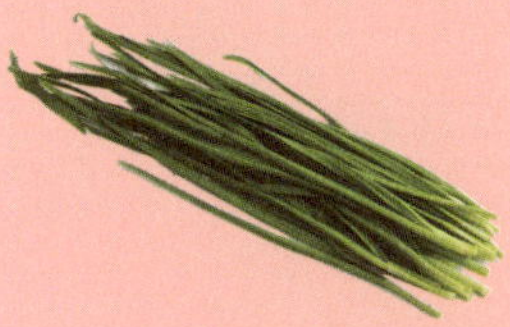

味精

味精的主要成分是谷氨酸钠，会通过乳汁进入宝宝体内，与宝宝血液中的锌发生特异性结合，生成不能被吸收利用的谷氨酸，随尿液被排出体外，这样会导致宝宝缺锌，出现味觉减退、厌食等症状，特别是会造成智力减退、生长发育迟缓、性晚熟等不良后果。新妈妈在哺乳期或最少在产后3个月内不吃或少吃味精。大部分鸡精的主要成分也是味精或谷氨酸钠，也不宜食用。

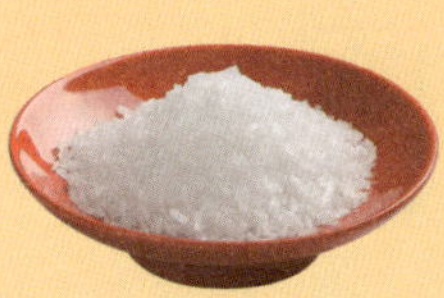

酒精饮料

一般而言，少量的酒可促进新妈妈乳汁分泌，对宝宝亦无太大影响；过量时，则会抑制乳汁分泌，也会影响子宫收缩，同时，也会影响宝宝运动系统的发育，长大后动作会比别的孩子迟缓。

月子里很多汤水都是肉类，加入少量酒可以去腥，但酒有活血的作用，每顿饭都加酒，有可能导致子宫收缩不良，恶露淋沥不尽。

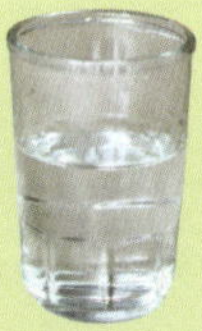

咖啡

咖啡会使人体的中枢神经兴奋。虽然没有证据表明它对宝宝有害，但同样会引起宝宝神经系统兴奋。

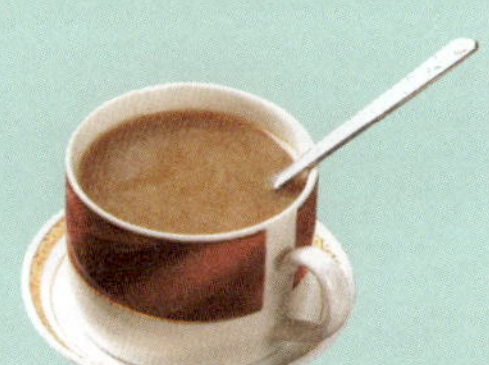

坐月子特效营养保健康

促进伤口恢复的食物

产后1~2周，产妇要排出体内的恶露，同时还要促进顺产时阴道撕裂或侧切或剖宫产后伤口的愈合。在恶露排出的这段关键时间里，产妇不宜大补，饮食应在清淡、稀软的原则上多样化，可以吃一些鸡蛋、瘦肉、小米粥、萝卜等，促进子宫收缩，使恶露顺利排出。

萝卜

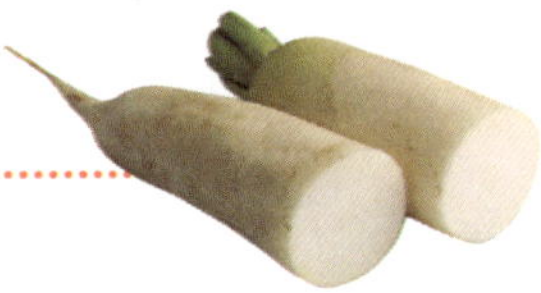

萝卜有顺气的功效，有助于剖宫产新妈妈尽早排气。

萝卜汤

原料： 白萝卜1根。

做法： ❶ 白萝卜洗净，切成片。

❷ 将白萝卜片放锅中，加水用大火煮开，小火煮10分钟即可。

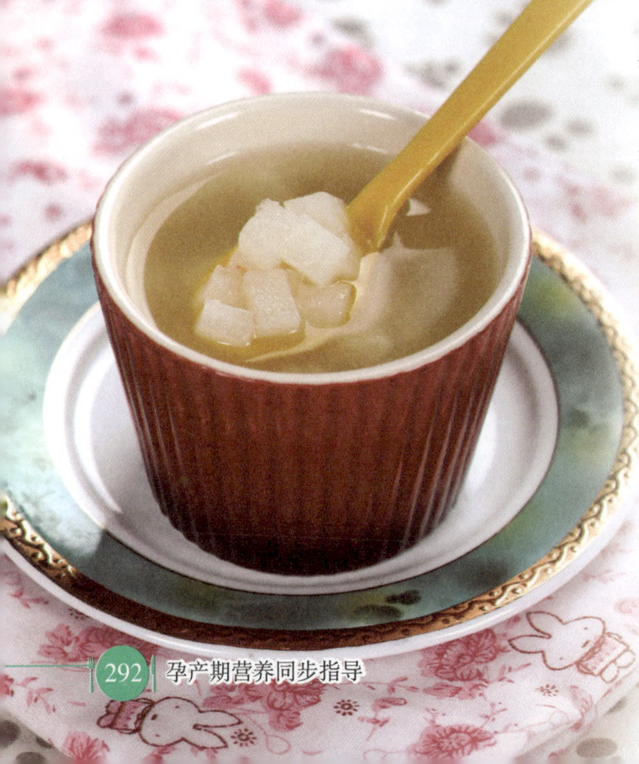

萝卜蜇丝

原料： 白萝卜500克，海蜇皮200克，盐、米醋、白糖各适量。

做法： ❶ 海蜇皮剔去红膜，在流动的清水中泡去腥涩味，挤干，切成细丝。

❷ 白萝卜去皮，切细丝，用盐腌渍10分钟，挤干水分。

❸ 将萝卜丝与海蜇皮和在一起，加入盐、米醋、白糖调成甜酸味，拌匀即成。

白萝卜虾皮枸杞汤

原料： 白萝卜250克，虾皮、枸杞子、生姜、葱、食盐、白胡椒粉、芝麻香油各适量。

做法： ❶ 白萝卜洗净，去皮，擦细丝；枸杞子用清水洗净备用；生姜洗净切片，葱洗净切段。

❷ 锅内放油烧热，下生姜丝爆香，放入萝卜丝，翻炒片刻，加入清水适量，大火煮开约2分钟，用小勺撇去浮沫。

❸ 下枸杞子，大火煮1分钟，再放入虾皮、葱花，加入食盐、白胡椒粉调味，滴入芝麻香油即可。

莲藕

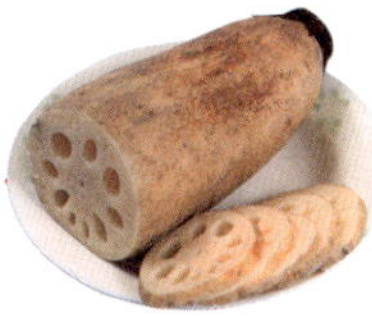

莲藕含有大量淀粉、维生素和矿物质，煮熟后能够健脾开胃，清除新妈妈腹内积存的瘀血，很适合刚分娩、身体虚弱、恶露未尽的新妈妈食用。

藕粉羹

原料：藕粉200克，蜂蜜适量。

做法：❶ 将藕粉和水调匀待用。

❷ 将调好的藕粉倒入锅内，用微火慢慢熬煮，边煮边拌，直至呈透明糊状为止。

❸ 停火待稍凉后加入蜂蜜即可。

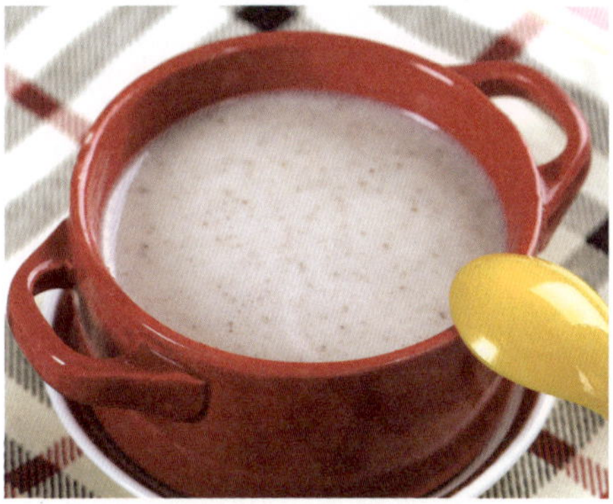

鲜藕汁

原料：鲜藕250克，蜂蜜适量。

做法：❶ 鲜藕洗净切片，放榨汁机中榨成汁或捣绞取汁。

❷ 加蜂蜜适量，搅匀，分次服用。

鲜藕鸡片

原料：鸡脯肉100克，嫩藕150克，食用油、香菜末、淀粉、蛋清、盐、料酒各适量。

做法：❶ 将鸡脯肉切成薄片，以淀粉、蛋清挂浆后备用；嫩藕切薄片。

❷ 鸡片入油锅中滑炒断生，起锅待用。

❸ 藕片下锅中翻炒片刻，倒入鸡片，加盐调味，再淋料酒少许，快速翻炒，撒香菜末拌匀起锅。

红豆莲藕粥

原料：糯米50克，莲藕80克，红小豆40克，莲子20克，冰糖15克。

做法：❶ 糯米、红小豆分别洗净，用冷水浸泡2小时，捞出沥干。

❷ 莲子洗净，用冷水浸泡回软；莲藕切片。锅中加入约1500克水煮沸，将红豆、糯米、莲子、莲藕片放入，煮沸后转小火熬约2小时，见粥稠，加入冰糖拌匀即可。

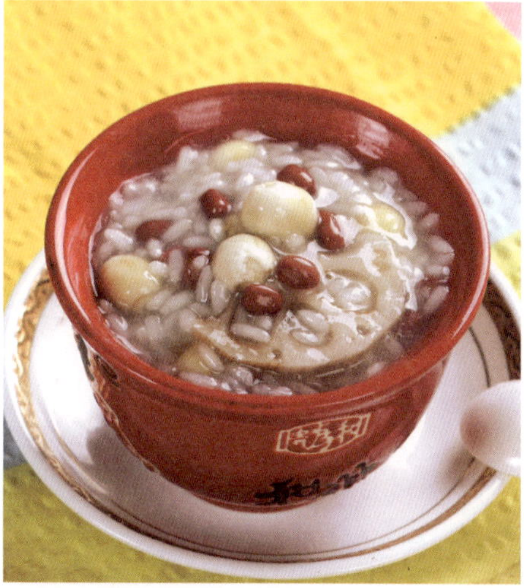

花生莲藕绿豆汤

原料：莲藕200克，花生30克，绿豆30克，生姜、盐适量。

做法：❶ 莲藕洗净去皮，切滚刀块；花生绿豆用水浸泡1小时以上；姜切片备用。

❷ 锅内放适量水，加姜片煮开后放入莲藕、绿豆、花生，烧开后转小火。

❸ 继续煮大约半小时，加盐调味即可出锅。

猪瘦肉

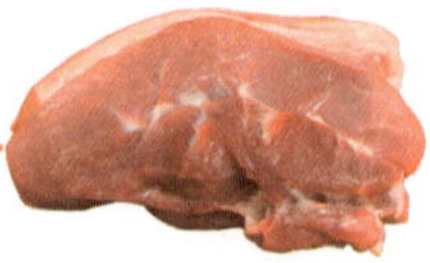

猪瘦肉中含有大量蛋白质，有助于剖宫产后妈妈补充蛋白质。

陈皮瘦肉粥

原料：陈皮30克，大米100克，瘦肉馅30克。

做法：大米洗净，与陈皮、瘦肉馅一起加水煮开，小火煮成粥，去除陈皮即可。

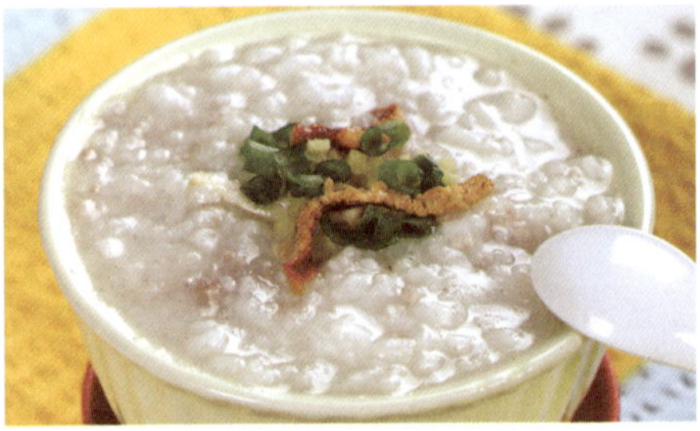

皮蛋瘦肉粥

原料：大米、小米、糙米各100克，猪肉丝50克，皮蛋1个，水发香菇、葱丝、食用油各适量。

做法：❶ 炒锅中放油加热，倒入香菇爆香后加入水煮开。

❷ 加入洗净的大米、小米、糙米、猪肉丝和皮蛋。

❸ 煮熟后加入切碎的皮蛋、盐等，关火前加入葱丝。

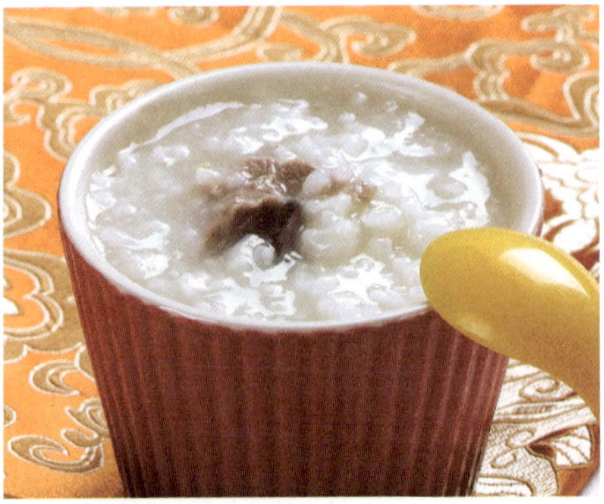

番茄瘦肉汤

原料：猪瘦肉100克，番茄250克，排骨汤200毫升，食用油、盐、葱花各适量。

做法：❶ 将猪肉切成小薄片，加少量盐搅拌。

❷ 将番茄洗净，切成橘瓣状的块。

❸ 锅内先放少许油，再放排骨汤烧开后，放入肉片，稍煮一会儿。

❹ 放入番茄，烧开撒入葱花、加盐即可。

胡萝卜瘦肉粥

原料：胡萝卜50克，瘦肉馅50克，大米100克。

做法：❶ 将大米用搅拌机打成米碎。

❷ 在锅中放入清水烧开。

❸ 在开水中加入米碎，用勺子搅拌防止粘锅。

❹ 在肉馅中加入等量的水搅匀，这样稀释过的肉馅放入粥中不会结块；胡萝卜切成细末。

❺ 将稀释过的肉馅和胡萝卜末放入粥中一起煮开，转小火将粥熬至黏稠即可。

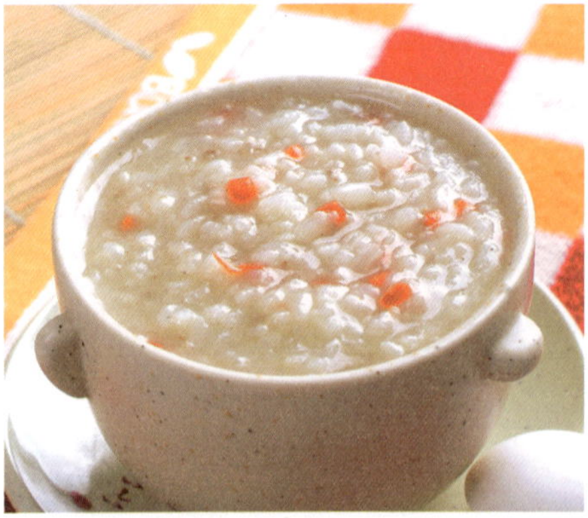

鲫鱼

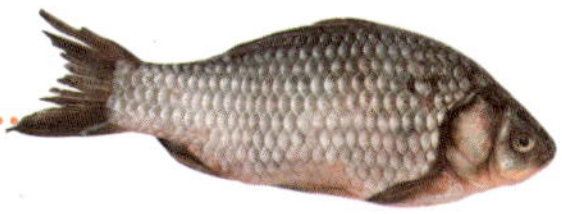

鲫鱼味美，营养丰富，可增强新妈妈的食欲，而且鲫鱼补血、排恶露、通血脉的功效非常好。

清蒸绿茶鲫鱼

原料： 鲫鱼500克，绿茶6克。

做法： ❶ 先将鲫鱼去腮、内脏和鳞洗净。

❷ 将绿茶装入鱼腹放在凉盘内。

❸ 上蒸锅蒸至鲫鱼熟透，不加任何调味品食之。

鲫鱼青菜汤

原料： 鲫鱼1条，青菜50克，香菇3朵，葱、姜、料酒、白醋、胡椒粉各适量。

做法： ❶ 鲫鱼去内脏洗净备用；葱洗净切末，姜洗净切块；香菇泡发切片；青菜洗净切段备用。

❷ 锅内加油烧热，下葱姜爆香，放入鲫鱼，两面煎好；倒入适量的水和料酒，再加入白醋，煮至汤变白。

❸ 最后放入香菇和青菜煮熟后，加适量盐和胡椒粉调味即可。

鲫鱼丝瓜汤

原料： 鲫鱼1条，丝瓜200克，葱2段，姜3片，料酒10克，食用油、盐各适量。

做法： ❶ 将新鲜的鲫鱼去内脏和鳞，洗净，背上剞十字花刀。

❷ 鲫鱼入热油中略煎两面后，烹料酒，加清水、姜、葱 等，小火焖炖20分钟。

❸ 将丝瓜洗净切片，投入鱼汤，旺火煮至汤呈乳白色后加盐，3分钟后即可起锅。

鲫鱼冬瓜汤

原料： 鲫鱼1~2条，冬瓜300克，葱、姜、盐各适量。

做法： ❶ 鲫鱼杀好洗净，冬瓜去皮切片，葱切段，姜切片。

❷ 锅中加入冷水，将鲫鱼下锅，大火烧开后放入葱姜改小火慢炖。

❸ 汤汁变为奶白色以后加入冬瓜片，继续炖5分钟，加入盐调味即可出锅。

当归鲫鱼汤

原料： 鲫鱼1条，当归10克，盐、葱花各适量。

做法： ❶ 将鲫鱼洗净，去内脏和鱼鳞，洗的时候要把鱼鳞全部弄干净，鱼肚里也要洗净，免得汤有腥味。

❷ 洗好后，在鱼身上涂抹少量食盐，腌放10分钟。

❸ 用清水把当归洗净，整个放进热水中浸泡30分钟，然后取出切片，当归切得越薄越好，浸泡的水不要倒掉，用泡过当归的水煲汤。

❹ 将鲫鱼与当归一同放入锅内，加入泡过当归的水，炖煮至熟，出锅前加入葱花即可。

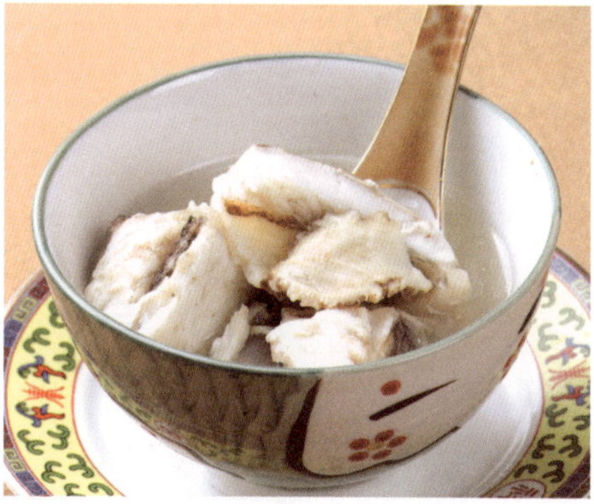

圆白菜

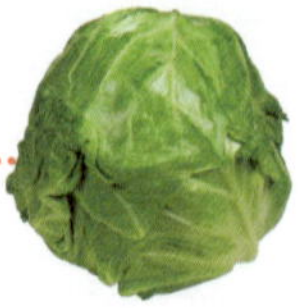

圆白菜里含有一种神奇的能帮助溃疡愈合的成分，能加速创面愈合，对溃疡有很好的治疗作用。而且，圆白菜还含有植物杀菌素，有抑菌消炎的作用。

培根圆白菜

原料： 圆白菜200克，培根2片，食用油、蒜、盐、白糖、香醋各适量。

做法： ❶ 圆白菜洗净，用手撕成小块备用；培根切小段。

❷ 热锅上油，油热后下培根片煸炒至出香味。

❸ 加入蒜片煸香，倒入沥干水分的圆白菜，翻炒。

❹ 调入盐、少许白糖，沿锅边淋上香醋，翻匀后起锅即可。

木耳拌圆白菜

原料： 圆白菜300克，木耳20克，干辣椒2个，生抽适量，植物油适量。

做法： ❶ 圆白菜切丝，木耳用水泡发好，干辣椒切丝备用。

❷ 木耳用水煮5分钟捞出切丝。

❸ 干辣椒丝放在碗里，将油烧热后浇在碗里。

❹ 盘中放入圆白菜丝，木耳丝，干辣椒丝，然后加生抽拌匀即可。

燕麦

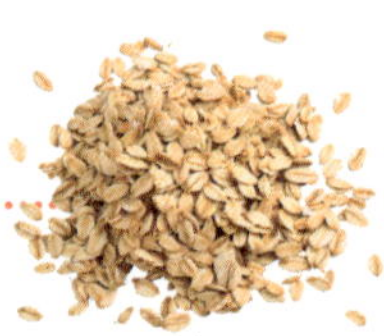

燕麦的营养价值很高，在禾谷类作物中含有更多的蛋白质，而且含有人体必需的多种氨基酸。其含有的钙、磷、铁、锌等矿物质有预防骨质疏松、促进伤口愈合，防止贫血的功效。

鸡蛋白菜燕麦粥

原料： 白菜100克，鸡蛋1个，燕麦片25克，香油3克，盐2克。

做法： ❶ 锅内放水烧开，向锅内敲一个鸡蛋，用筷子把鸡蛋搅散。

❷ 把小白菜切碎，放入锅内，等水烧开后，把燕麦片放进去不停搅动，烧开后关火，加盐,淋上少量香油即可。

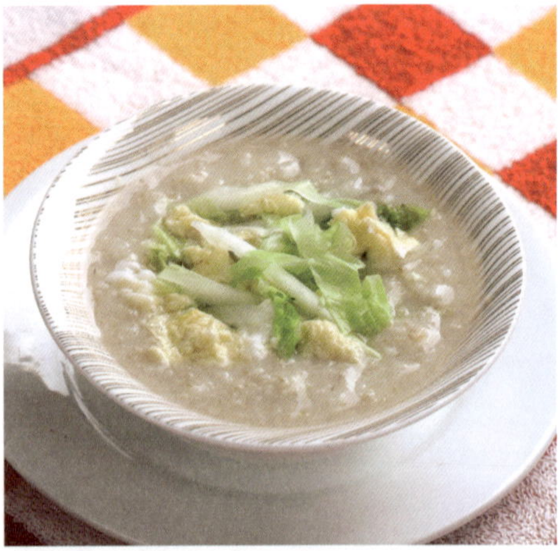

排骨

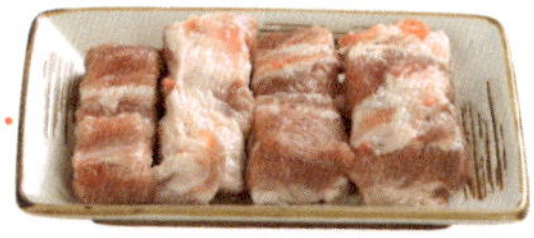

猪排骨可提供人体生理活动必需的优质蛋白质、脂肪，尤其是丰富的钙可维护骨骼健康；具有滋阴润燥、益精补血的功效，很适宜于产后气血不足的新妈妈食用。

清炖排骨

原料： 猪排骨300克，小白菜50克，植物油、精盐、料酒、大葱、生姜各适量。

做法： ❶ 将排骨洗净、斩件，下沸水锅焯烫后捞出，冲洗干净；小白菜洗净，去根部，一切两段；葱洗净切段；姜洗净切块，用刀轻轻拍松备用。

❷ 锅内加油烧热，下葱段、姜块爆香，烹料酒，下排骨，添汤适量，大火烧开，撇净浮沫，转小火慢炖至将熟。

❸ 下小白菜稍煮，加精盐调味，再炖至排骨酥烂脱骨即可。

莲子土豆排骨汤

原料： 莲子150克，土豆200克，肋排骨500克，精盐适量。

做法： ❶ 肋排骨洗净斩件，焯去血水，过冷水沥干备用；莲子去皮，去掉莲衣和莲芯，焯水片刻捞出备用；土豆切滚刀块与莲子分别置于冷水中浸泡片刻。

❷ 将排骨下入锅中，加适量清水（没过排骨），大火煮开，去掉浮沫后转小火慢炖；待汤汁少许发白，倒入沥干水的土豆块，闭盖先煮；当土豆飘香时，再下莲子煮至熟透，加盐调味即可。

罗汉果冬瓜排骨汤

原料： 罗汉果50克，冬瓜400克，排骨500克，胡萝卜、生姜、精盐各适量。

做法： ❶ 排骨洗净切块，氽水捞起冲净；冬瓜去皮洗净切块；胡萝卜去皮切块；生姜洗净切片；罗汉果洗净稍掰碎。

❷ 锅中加清水适量煮沸，放入所有材料，大火煮20分钟，转小火煲1个半小时，下盐调味即可。

山药排骨汤

原料： 山药600克，排骨500克，盐适量。

做法： ❶ 将山药洗净去皮，切成块状。

❷ 排骨斩段、洗净，用沸水氽烫后捞起，以去血水。

❸ 锅中加适量水，放入山药先以大火煮沸，再转成小火，最后放入排骨。

❹ 炖2小时，起锅时加适量盐调味即可。

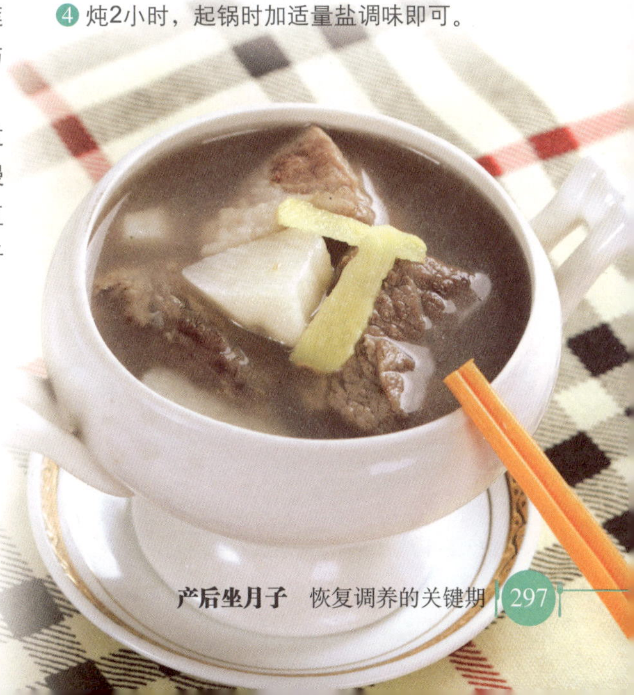

特殊妈妈的退奶食物

一些新妈妈因为工作和生活的特殊原因，或者因为疾病的原因不能给宝宝哺乳，这时候需要吃一些退奶的食物来调节乳汁分泌，最常见的安全的退奶食物有麦芽、花椒、老母鸡等。

麦芽

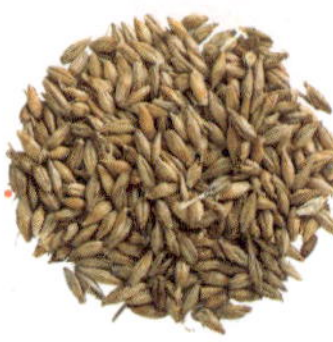

大麦芽性温，味甘，入肝、脾经，有益气健脾、和胃调中、疏肝利气、回乳之功效。生麦芽中所含麦角类化合物有抑制催乳素分泌的作用。

煎麦芽

原料：炒麦芽（中药店有售）100克。

做法：炒麦芽和适量水一同煮，水开后再煮5~10分钟，取汁饮用。

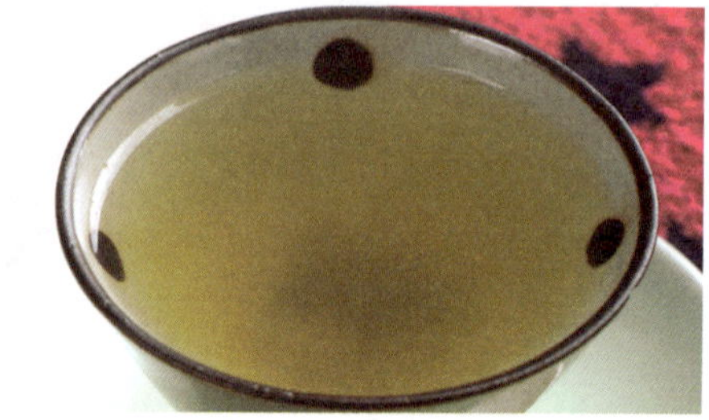

麦芽粥

原料：粳米100克，生麦芽、炒麦芽（中药店均有售）各50克，红糖适量。

做法：❶ 粳米洗净，用清水浸泡30分钟。

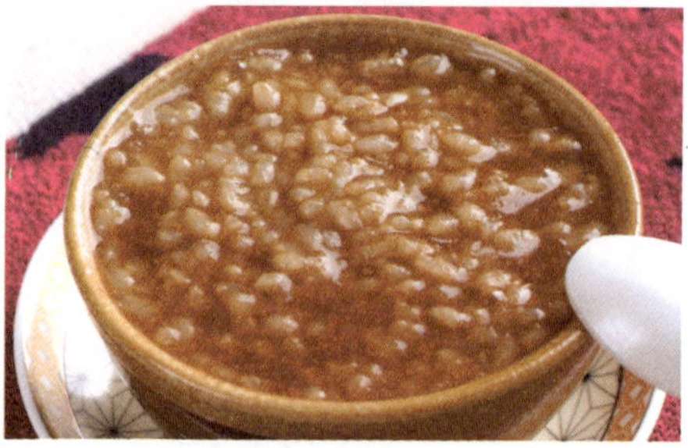

❷ 将生麦芽与炒麦芽一同放入锅内，加清水大火煎煮，去渣取汁。

❸ 将粳米放入锅中与麦芽汁一起煮。

❹ 煮到粳米完全熟时，加入红糖即可。

麦芽茶

原料：麦芽（中药店有售）10克，绿茶1克。

做法：❶ 麦芽用冷水快速洗净，倒入钢锅中，加水半碗。

❷ 用中火烧沸后，立即冲入预先放好茶叶的杯中，加盖，闷5分钟后即可饮用。

麦芽糙米糊

原料：麦芽30克，糙米50克，大米50克，白芝麻粉、红糖各适量。

做法：❶ 将大米和糙米一起洗净后炒香，泡水半小时。

❷ 将白芝麻粉和麦芽一起放入搅拌机中，和米一起加适量水，反复搅打成米浆。

❸ 将米浆过滤去渣，倒入锅中煮开后加红糖调味即可。

花椒

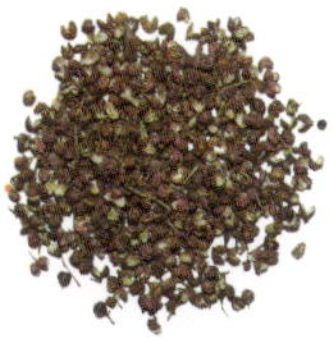

花椒有较好的退乳效果，但是其性热，上火的新妈妈不宜含有。

花椒红糖饮

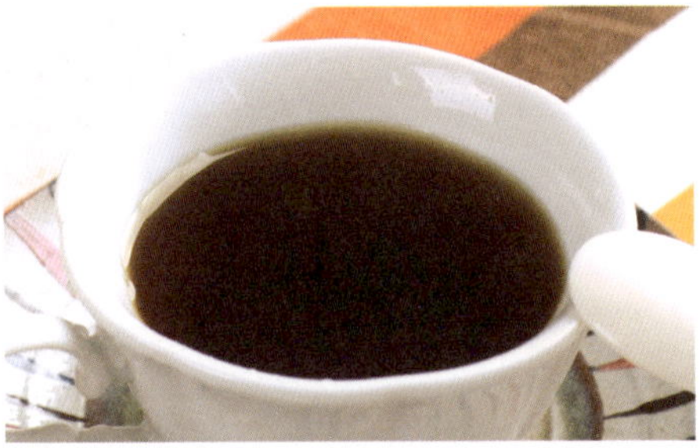

原料：花椒、红糖各30克。

做法：❶ 将花椒先放在清水中浸泡 1 小时。

❷ 锅置火上，倒入花椒水用大火煮10分钟。

❸ 出锅时加入红糖即可。

母鸡

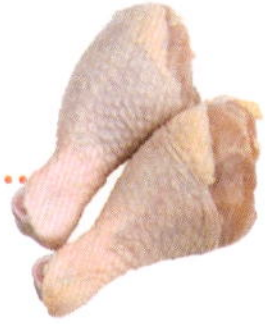

老母鸡有一定的退乳效果，所以普通做月子的新妈妈最好还是少吃老母鸡进补。

黄芪枸杞母鸡汤

原料：黄芪30克，枸杞子15克，母鸡肉200克，红枣10个，姜、盐、米酒各适量。

做法：❶ 将黄芪、枸杞子、姜洗净一并放入调料袋内。

❷ 母鸡肉切成小块，放入沸水中焯1分钟后，捞出洗净。

❸ 将母鸡块、红枣、姜和调料袋一起放入锅内，加清水。

❹ 大火煮开后，改小火焖炖1小时后加盐、米酒调味即可。

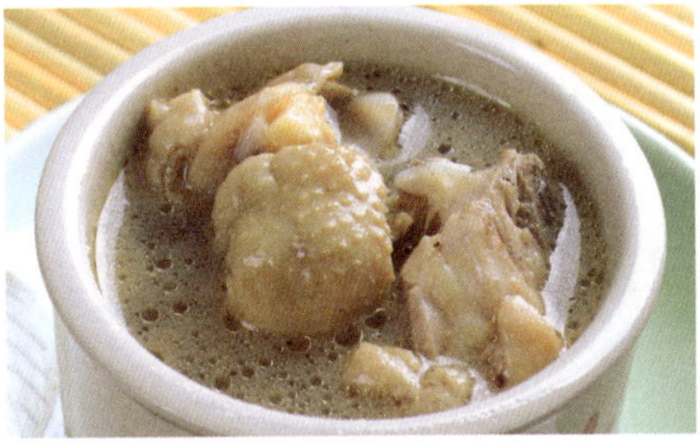

麻油鸡

原料：鸡腿2只，老姜1大块，米酒1杯，香油2匙。

做法：❶ 鸡腿洗净、切块；老姜洗干净后切片，备用。

❷ 在锅中倒入适量的香油，将老姜放入爆香。

❸ 转大火将鸡块放入锅中翻炒，待六分熟时将米酒倒入锅里一起滚沸即可。

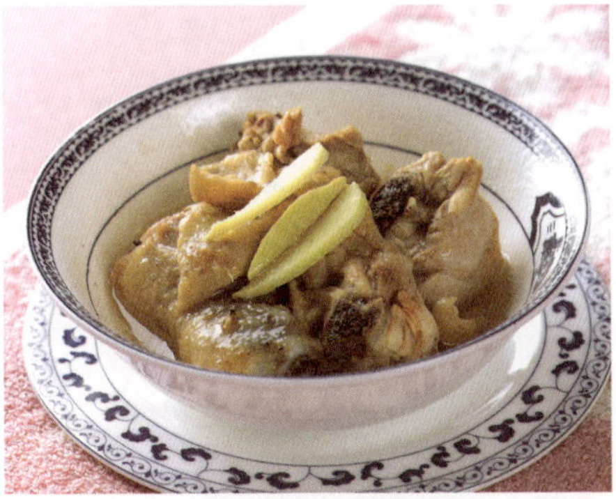

下奶、增加奶水的食物

奶水分泌不足，是让全母乳喂养宝宝妈妈们最苦恼的事。新妈妈缺乳主要有两种原因：气血虚弱、肝郁气滞。饮用一些催乳汤，可促进乳汁分泌，使奶水充足。一般建议在产后第3天开始给妈妈喝催乳汤。喝得过早，会使乳汁下来过快过多，新生宝宝吃不了，还会使妈妈乳管堵塞而出现乳房胀痛。

红小豆

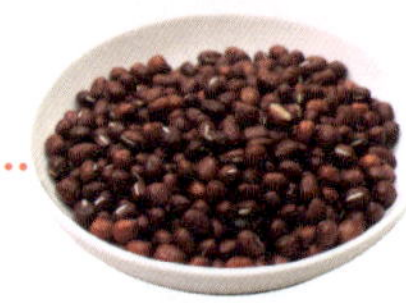

红小豆中含有蛋白质、脂肪及B族维生素等多种营养成分，钙、磷、铁的含量也较高。它可以健脾养胃，有清血排脓和通乳的作用。

冬瓜红豆汤

原料：红小豆70克，冬瓜100克，带皮老姜10克，月子米酒水1220毫升，红糖30克。

做法：❶ 将红小豆放入月子米酒水中，加盖泡8小时。

❷ 老姜切成丝放入已泡好的红小豆中。

❸ 上述两种材料用高压锅大火煮沸后，加入冬瓜片转小火25~35分种即可。

❹ 待红小豆开花时，加入红糖，煮至约剩600毫升即可。

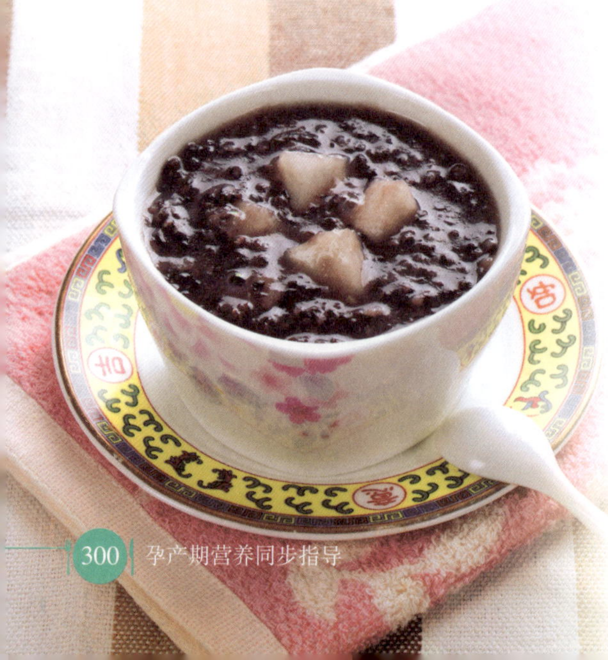

红豆桂花羹

原料：红豆400克，糖桂花50克，冰糖、陈皮各适量。

做法：❶ 将红豆拣去杂质，洗净，用温水泡2小时；陈皮洗净备用。

❷ 汤锅内加水，大火烧开，下红豆，再次烧开后转中火煮1小时，其间稍搅几下，以免粘底。

❸ 加入冰糖、桂花、陈皮，用小火继续煮1小时，至红豆软烂，捞出陈皮弃掉，即可。

红豆黑米粥

原料：红小豆50克，黑米50克，粳米20克。

做法：❶ 红小豆、黑米、粳米分别洗净后，用清水浸泡2小时。

❷ 将浸泡好的红小豆、黑米、粳米放入锅中，加入足够量的水，用大火煮开。

❸ 转小火再煮至红小豆开花，黑米、粳米熟透后即可。

红糖赤豆汤

原料：红小豆30克，红糖适量。

做法：红小豆加水煮至汤浓豆烂，加入红糖即可。

通草

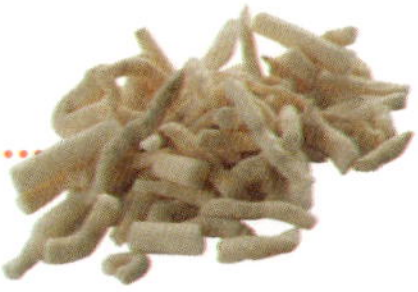

通草味甘、淡、有清热利湿、通经下乳的功效，是常见的通乳食材，可在中药铺买到。

乌鱼通草汤

原料： 乌鱼（又称黑鱼）1条，通草3克，葱、盐、料酒各适量。

做法： 将乌鱼去鳞及内脏，洗净，与通草加葱、盐、料酒、水适量共炖熟即可。

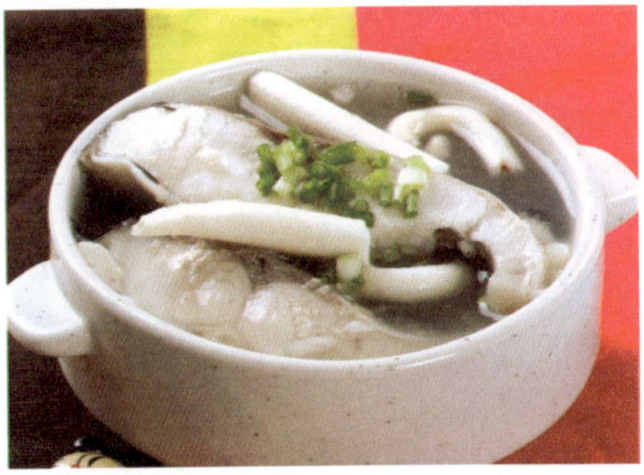

花生粥

原料： 花生米30 克，粳米50克，通草8克，王不留行12 克，红糖适量。

做法： ❶ 先将通草、王不留行煎煮，去渣留汁。

❷ 再将药汁、花生米、粳米一同入锅，加水熬煮。

❸ 待花生米、粳米煮烂后，加入适量红糖即可食用。

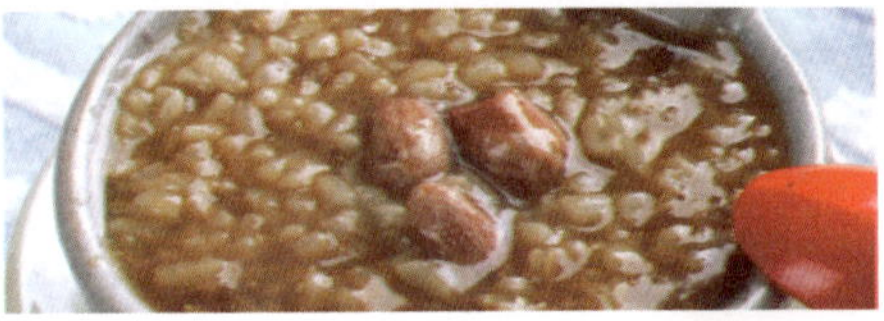

莴笋

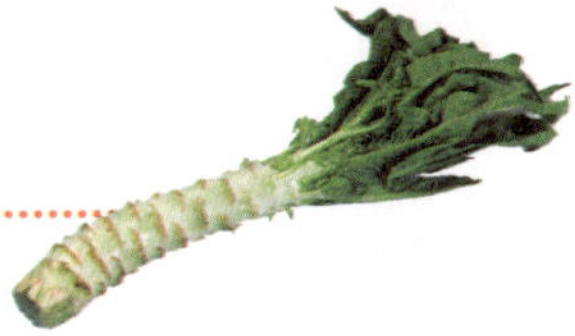

莴笋是最适合哺乳妈妈吃的蔬菜之一。莴笋粥可以益气养血、养五脏，促进新妈妈身体复原，也能下乳催奶。

莴笋粥

原料： 莴笋30克，猪瘦肉30克，粳米50克，盐、香油各适量。

做法： ❶ 莴笋切丝，猪瘦肉切末，粳米淘洗干净。

❷ 将莴笋丝、猪肉末及粳米放入锅内，加水约400毫升，用中火煮。

❸ 煮至米烂汁黏时，放入盐及香油，稍煮片刻后即可食用。

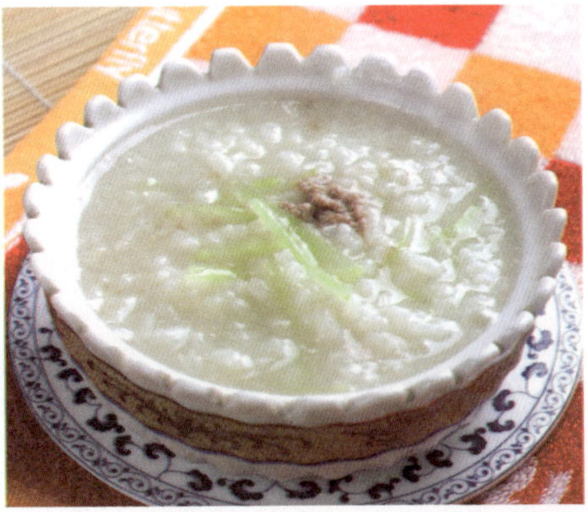

鲫鱼

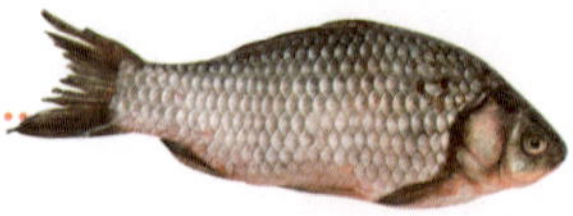

鲫鱼富含蛋白质，而且脂肪含量低，哺乳期常吃鲫鱼，母乳脂肪含量不会偏高，不易导致宝宝腹泻。而且鲫鱼富含钙、铁等宝宝不可缺少的营养元素，还能使新妈妈体内多余水分排出，促进乳汁分泌。

姜枣鲫鱼粥

原料： 粳米100克，鲫鱼250克，红枣（干）20克，姜5克，盐2克，葱白5克，料酒10克，味精1克。

做法： ❶ 粳米洗净泡好，捞出沥水备用。

❷ 红枣洗净去核；姜洗净切片。

❸ 将鲫鱼宰杀，洗净切块，放入锅内。

❹ 锅内加料酒、姜片和适量冷水，煮至极烂，去掉鱼刺，用筛子过滤一下。

❺ 锅中加入约1000毫升清水，放入粳米和红枣，先用旺火烧沸。

❻ 再用小火煮至米烂汤浓，放入鲫鱼肉、加盐、味精调好味，再煮片刻即可。

韭菜蒸鲫鱼

原料： 鲫鱼200克，韭菜30克，酱油1克，盐1克。

做法： ❶ 鲫鱼去肠杂及鳞，洗净，腹中纳入韭菜。

❷ 放入盖碗内，加酱油、盐，盖上盖，蒸半小时即成。

鲤鱼

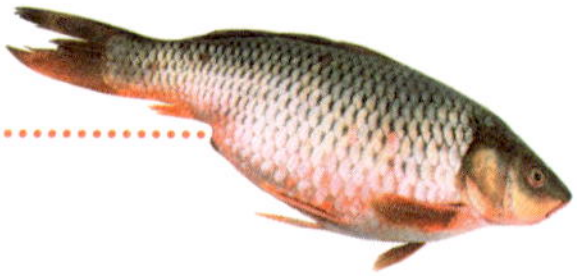

鲤鱼含有丰富的蛋白质、脂肪、铁、钙及维生素A、B族维生素等营养成分，并且可以益气健脾，清热解毒，滋养开胃。对新妈妈们来说，鲤鱼汤热量低，还可以促进乳汁分泌。

清蒸鲤鱼

原料： 鲤鱼1条（约500克），葱、姜、盐、胡椒粉各适量。

做法： ❶ 鲤鱼收拾干净，用胡椒粉、盐腌制20分钟；姜洗净切片；葱一部分切丝，一部分切段。

❷ 鱼身开花刀，把姜片塞进刀口中；把葱段塞入鱼腹中，装盘。

❸ 锅烧开，将鲤鱼连盘子一起放于笼屉上大火蒸10分钟，关火，不开盖虚蒸5分钟，撒上葱丝再虚蒸5分钟。

莼菜鲤鱼汤

原料： 鲤鱼1条（约500克），莼菜100克，盐、葱、料酒、香油各适量。

做法： ❶ 莼菜洗净，葱洗净切成葱末，备用；鲤鱼去腮、去鳞，洗净，取无刺净肉，切片。

❷ 将鱼片在热水锅内煮1分钟，取出放入碗中，加入料酒、盐、葱末拌匀。

❸ 将鱼片、莼菜放入锅内，加清水煮沸，去浮沫，转小水再煮10分钟，淋上香油即可。

米酒

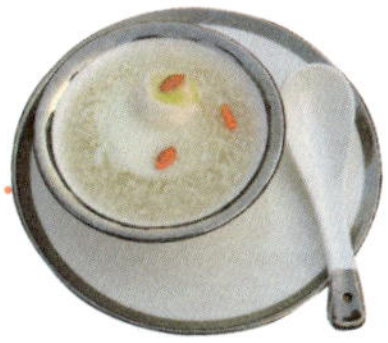

米酒是一种传统的民间增乳食品，营养口感都很好。但米酒有活血作用，最好在新妈妈恶露干净、伤口愈合好后吃，不然会刺激子宫，引起出血。

米酒蒸鸡蛋

原料： 米酒250克，鸡蛋1枚，桂花、白糖各适量。

做法： ❶ 米酒放在碗中，打入鸡蛋，隔水蒸10分钟左右。

❷ 从蒸锅中取出，加入适量桂花和白糖即可食用。

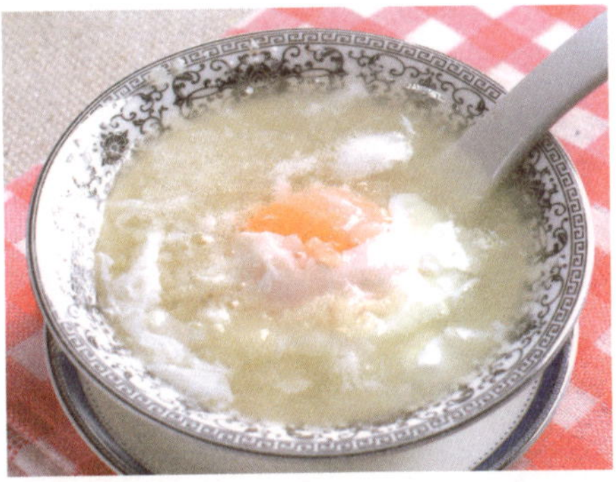

熟地牛尾汤

原料： 牛尾300克，熟地5克，米酒、姜、盐各适量。

做法： ❶ 牛尾斩段，用沸水焯去血水，捞出备用。

❷ 砂锅中放适量米酒，下入牛尾、熟地、姜一起炖成汤。

❸ 炖至肉烂，加盐连肉带汤一起食用。

薏米饭

原料： 薏米150克，月子米酒水1000毫升，香米50克。

做法： 将薏米、香米和月子米酒水倒入电饭锅中，蒸1小时左右至熟即可。

红豆米酒酿蛋

原料： 红豆50克，米酒200毫升，鸡蛋2个，红糖适量。

做法： ❶ 红豆洗净，用清水浸泡1个小时。

❷ 将浸泡好的红豆和清水一同放入锅内，用小火将红豆煮烂。

❸ 糯米酒酿倒入煮烂的红豆汤内，烧沸。

❹ 打入鸡蛋，待鸡蛋凝固熟透后，加入适量红糖即可。

山药木耳排骨汤

原料： 山药50克，黑木耳（干）1.5克，老姜4片，排骨200克，米酒600毫升，香油30毫升。

做法： ❶ 先将黑木耳用温水浸泡1小时，以泡软为标准，沥干、备用；山药去皮，切块。

❷ 排骨余烫后，洗净沥干、备用。

❸ 香油入锅大火加热，放入老姜后转小火，爆香至姜片皱褶捞出。

❹ 最后，放入黑木耳、山药、排骨、米酒一同煮沸，以小火炖煮45分钟即可食用。

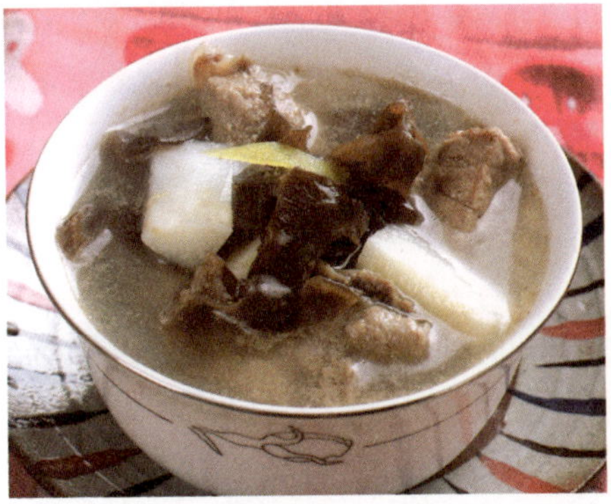

木瓜

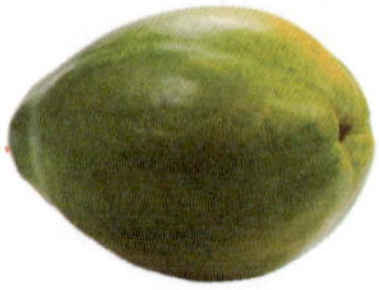

木瓜是“天然消化酶”，木瓜中的酶类似于人体所分泌的胃蛋白酶和胰蛋白酶，能消化蛋类、牛奶、肉类及其他营养成分，同时有助于哺乳期妈妈的乳汁分泌。

木瓜烧带鱼

原料：鲜带鱼350克，生木瓜400克，葱段、姜片、醋、盐、酱油、料酒各适量。

做法：❶ 将带鱼去头和内脏，洗净，切成3厘米长的段。

❷ 生木瓜洗净，削去瓜皮，除去瓜核，切成3厘米长、2厘米厚的块。

❸ 砂锅置火上，加入适量清水、带鱼、木瓜块、葱段、姜片、醋、盐、酱油、料酒烧至熟。

木瓜炖狗肉

原料：狗肉300克，木瓜30克，白萝卜100克，香菜25克，姜5克，料酒10克，大葱10克，盐3克，鸡精3克，胡椒粉2克。

做法：❶ 将木瓜洗净后切成薄片。

❷ 狗肉反复冲洗干净，并切成3厘米见方的厚块。

❸ 白萝卜去皮后洗净，切成3厘米见方的大块。

❹ 姜拍松，葱切成段。

❺ 将木瓜、狗肉、白萝卜、姜、葱、料酒一同置于炖锅内。

❻ 加入1200毫升清水，用武火烧沸，再改用文火炖煮45分钟。

❼ 加入盐、鸡精、胡椒粉、香菜略煮即成。

木瓜鲜奶

原料：木瓜600克，牛奶200克，白砂糖10克，姜汁5克。

做法：❶ 将木瓜去皮和核，切细块。

❷ 将各种原料倒入果汁搅拌机中，搅拌数分钟即可饮用。

木瓜粥

原料：粳米100克，木瓜200克，白糖20克。

做法：❶ 将木瓜洗净，用冷水浸泡后，上笼蒸熟，趁热切成小块。

❷ 粳米淘洗干净，用冷水浸泡半小时，捞起，沥干水分。

❸ 锅中加入约1000毫升冷水，放入粳米，先用旺火煮沸，再改用小火煮半小时。

❹ 下入木瓜块，用白糖调好味，续煮至粳米软烂即可。

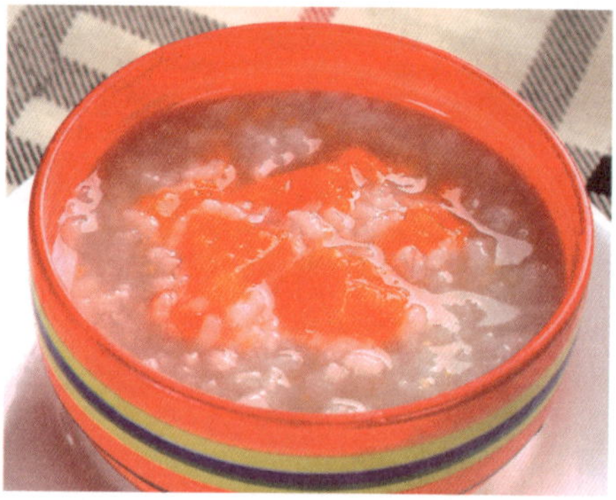

木瓜花生大枣汤

原料：木瓜750克，花生仁（生）150克，大枣5枚，冰糖适量。

做法：❶ 木瓜去皮、核，切块。

❷ 将木瓜、花生仁、大枣和适量水放入砂锅内，放入适量冰糖煮沸。

❸ 改用小火煲2小时，即可饮用。

黄豆

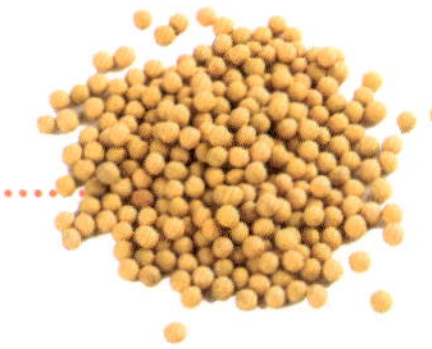

黄豆是植物性食物中含蛋白质最丰富的，黄豆蛋白质中所含必需氨基酸基本齐全，尤其富含赖氨酸。黄豆钙、铁含量也很高，可以提高新妈妈乳汁中钙、铁的含量。

什锦黄豆

原料： 黄豆250克，豆腐干150克，豆角150克，粉丝100克，姜、葱、生抽、盐、香油、醋各适量。

做法： ❶ 豆角洗净切段；豆腐干洗净切条；粉丝泡软切长段；葱洗净切成葱花；姜洗净切末备用。

❷ 将豆角、豆腐干和粉丝分别入开水焯熟。

❸ 黄豆洗净，煮熟。

❹ 将黄豆、豆腐干、粉丝、豆角混合，加入生抽、盐、姜末、葱花、香油、醋调匀装盘即可。

黄豆燕麦大枣豆浆

原料： 黄豆50克，燕麦50克（麦片也可），大枣20克。

做法： ❶ 将黄豆和燕麦放在一起，用水浸泡3小时以上。

❷ 大枣去核备用。

❸ 将黄豆和燕麦捞出，和大枣一起放入豆浆机，加适量水打成豆浆即可。

白糖豆浆

原料： 黄豆100克，白糖50克。

做法： ❶ 将黄豆择洗干净，浸泡7小时（夏季4小时），捞出用清水洗净，沥尽水。

❷ 将泡好的黄豆加适量水用豆浆机磨成细浆，过滤出豆渣。

❸ 将豆汁倒入锅中，放在中火上煮开，加入白糖搅动，稍煮一会儿即可食用。

牛肉焖黄豆

原料： 黄豆200克，牛肉400克，盐、料酒、白糖、番茄酱、胡椒粉、香油、姜、大葱、水淀粉各适量。

做法： ❶ 黄豆用清水浸过，再放入锅内，加水用小火炖软。

❷ 牛肉切片，放少许盐、料酒腌一会儿；生姜切末，葱切碎。

❸ 锅上火倒油烧热，下姜末爆出香味，放入牛肉翻炒。

❹ 炒至牛肉变色后，加入少许料酒，把炖软的黄豆和汤一同放入，再放盐、白糖、料酒、番茄酱、胡椒粉调味，将牛肉焖至熟烂。

❺ 起锅前用水淀粉勾芡，撒上葱花即成。

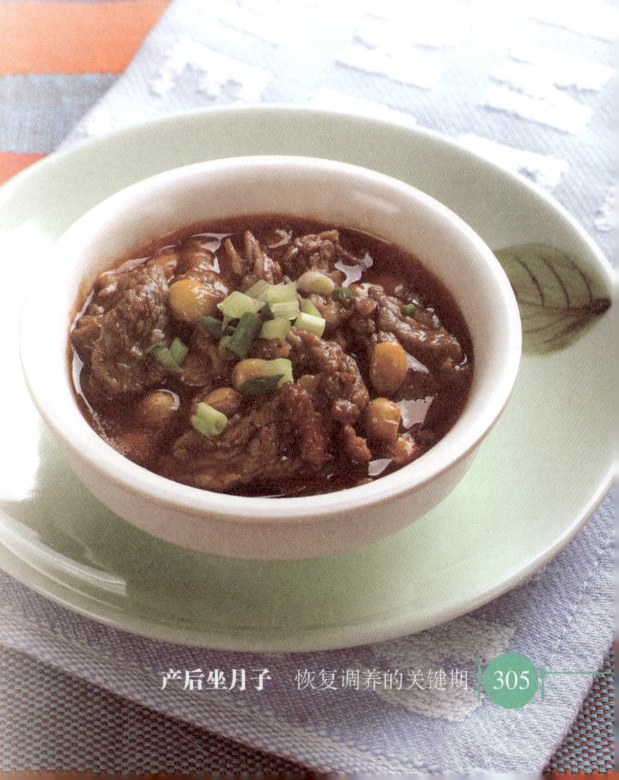

排毒、提高免疫力的食物

产后，新妈妈由于身上的伤口愈合要消耗能量，加上内分泌的作用又会让身体处在高代谢的状态，所以这时通过一定的饮食调理，可有效排毒，增强身体免疫力。

玉米

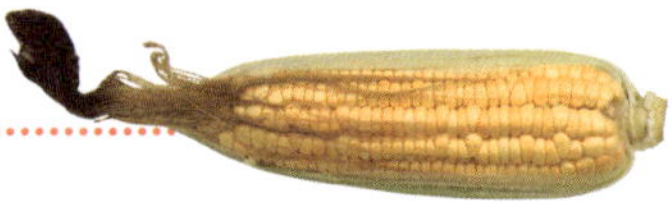

玉米含有较多的谷氨酸，它能帮助和促进脑细胞进行呼吸，在生理活动过程中，能清除体内废物，帮助脑组织中氨的排除。玉米中铜的含量也很高，有助于产后新妈妈的睡眠。

鸡蓉玉米羹

原料：鸡胸肉100克，鲜玉米粒50克，鸡蛋1个，盐适量。

做法：❶ 将鲜玉米粒洗净，备用；把鸡蛋打成蛋液，备用。

❷ 鸡胸肉洗净，切成与玉米粒大小相同的丁。

❸ 把鲜玉米粒、鸡肉丁放入锅内，加上清水大火煮开，并撇出浮沫，加盖转中火再煮30分钟。

❹ 将打好的蛋液沿着锅边倒入，一边倒入一边进行搅动，开大火将蛋液煮熟，放盐调味即可。

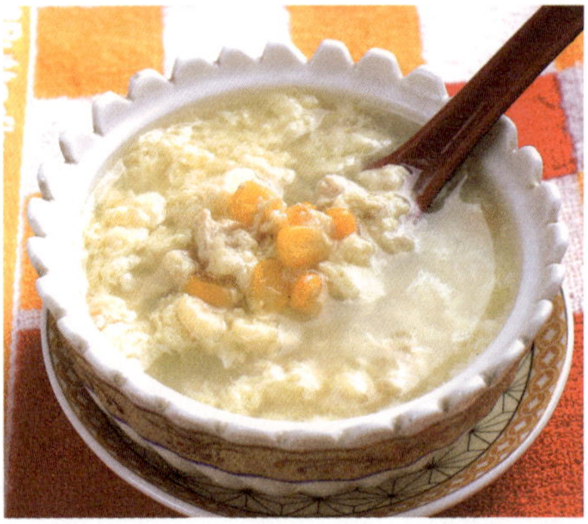

玉米炖排骨

原料：排骨200克，牛蒡50克，玉米1根，胡萝卜50克，盐适量。

做法：❶ 排骨洗净，切成4厘米长的段，用热水煮出血沫，用清水冲洗干净，备用；牛蒡用小刷子刷去表面的黑色外皮，切成小段。

❷ 玉米切小段；胡萝卜洗净，切成滚刀块，备用。

❸ 把排骨、牛蒡、玉米段、胡萝卜块一起放入锅中，加清水用大火煮开后，转小火再炖1小时，出锅时加盐调味即可。

甘蔗玉米炖牛肉

原料：牛腩900克，玉米1个，甘蔗、陈皮各适量。

做法：❶ 将玉米、甘蔗洗净，切成小段；陈皮洗净，用水泡开备用。

❷ 将所有材料放入锅内，加水适量，大火煮开后，转小火煮约2小时左右即可。

海带

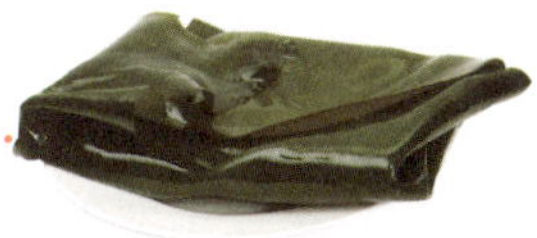

海带能提高机体的免疫力。但应注意，海带含碘丰富，哺乳妈妈不可过量食用。

蒜蓉海带丝

原料：海带100克，大蒜20克，生抽、盐、植物油适量。

做法：❶ 将海带用水泡发、洗净后切成丝。

❷ 将大蒜剥好，捣成蒜蓉备用。

❸ 锅内加少许植物油，烧热后加入蒜蓉、生抽爆香，加入海带丝大火炒3~5分钟，加盐调味即可出锅。

海带丝拌白菜心

原料：海带100克，白菜心半个（约200克），盐、生抽、香油适量。

做法：❶ 海带泡发切丝，用水煮熟备用，白菜心洗净切丝备用。

❷ 海带丝和白菜丝放在盆子里，加盐、生抽、香油，拌匀即可食用。

橘皮海带丝

原料：干海带150克，青菜（取茎）150克，干橘皮50克，香油、香菜、白糖、醋、酱油各适量。

做法：❶ 把干海带放水里浸泡一天，再放入热水中浸泡15分钟，捞出沥干水，切成细丝。

❷ 将青菜的茎洗净，切成丝；干橘皮用热水浸软洗净，切成细丝；香菜切成小段。

❸ 把海带丝、青菜丝和橘皮丝放入大碗内，加香油、酱油、醋、白糖、香菜段，拌匀即可。

海带豆腐汤

原料：豆腐100克，海带100克，姜、盐各适量。

做法：❶ 将豆腐洗净，切成1厘米宽的小方丁。

❷ 海带洗净，切成长3厘米，宽1厘米的条。

❸ 锅中加入适量清水，放入海带并用大火煮沸，改用中火将海带煮软。

❹ 然后放入豆腐块，以盐调味，再煮约4分钟。放入姜丝，再次煮沸即可。

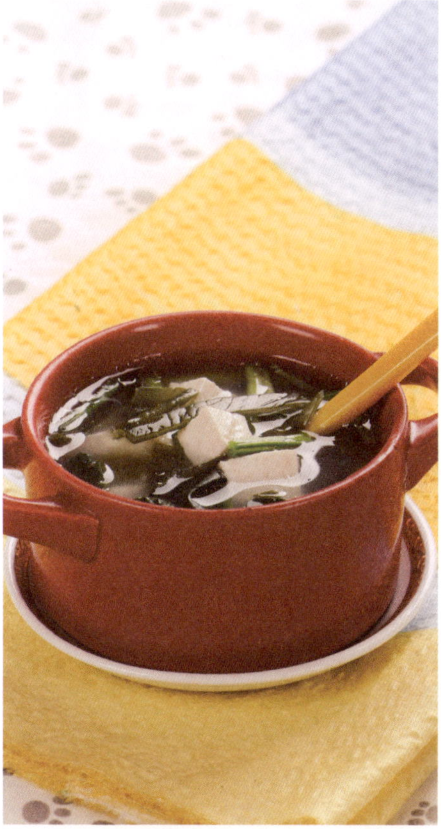

改善食欲的食物

月子里的大补常常使胃肠超负荷运作，导致新妈妈见到油腻的食物就没有胃口，加之产后身体疲累、情绪抑郁不振等因素的影响，许多产后新妈妈都有食欲不振的状况。豆腐和各种菌类味道清香，又富含蛋白质和多种营养素，非常适合食欲不振的新妈妈食用。

豆腐

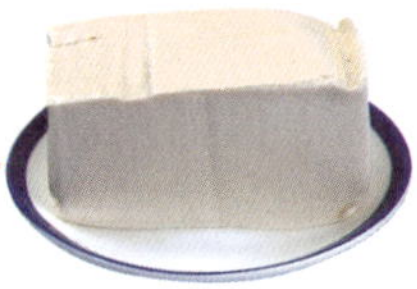

豆腐具有增加营养、帮助消化、增进食欲的作用，适合食欲不振的新妈妈食用。

豆腐蔬菜羹

原料：北豆腐30克，胡萝卜、干香菇、白菜、菠菜各10克，高汤、香油、酱油、白砂糖、水淀粉、植物油各适量。

做法：❶ 北豆腐切片，微焯备用；将胡萝卜、生香菇、白菜洗净，切成细丝；菠菜焯熟后，切段备用。

❷ 锅内加入植物油烧热，下蔬菜翻炒，注入高汤，加入酱油、白砂糖等调料。

❸ 加入菠菜，用水淀粉勾芡，淋于豆腐上即可。

猪蹄丝瓜炖豆腐

原料： 豆腐、丝瓜各200克，香菇50克，猪蹄2个，盐、姜丝、葱段各适量。

做法： ❶ 将猪蹄去毛，洗干净，用刀斩成小块，用开水焯烫后捞出洗净备用。

❷ 把豆腐放入淡盐水中浸泡10~15分钟，用清水洗净，切成小块。

❸ 将丝瓜削去外皮，清水洗净，切成菱形块； 把干香菇清水浸软后，洗净备用。

❹ 将猪蹄置于洗净的锅中，加水约2500毫升，大火烧开后，加香菇转小火炖至肉烂，放入豆腐、丝瓜，并加入盐、姜丝、葱段，再炖十几分钟后即可分次食之。

明虾炖豆腐

原料：虾100克，豆腐100克，葱、姜、盐各适量。

做法：❶ 将虾线挑出，去掉虾须，洗净备用。

❷ 豆腐切成小块，备用；葱洗净切成粒；姜洗净切片，备用。

❸ 锅内放水置火上烧沸，将虾和豆腐块放入烫一下，盛出备用。

❹ 锅置火上，放入虾、豆腐块和姜片，煮沸后撇去浮沫，转小火炖至虾肉熟透。

❺ 拣去姜，放入盐调味，撒上葱花即可。

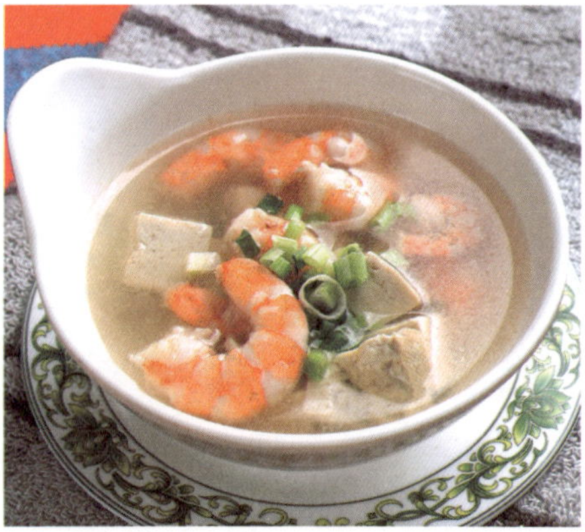

菌类

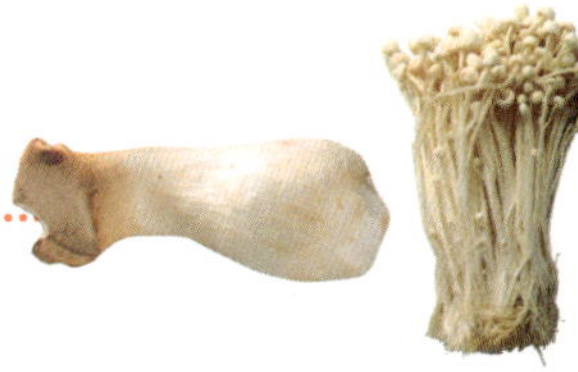

菌类含有丰富的营养物质，其中蛋白质的含量大多在30%以上，比一般蔬菜、水果的含量要高得多。

平菇豆腐汤

原料：平菇250克，豆腐1块（约200克），花生油、葱花、精盐、味精各适量。

做法：❶ 豆腐切成小块。

❷ 平菇洗净切成片。

❸ 炒锅内注入花生油烧热，投入平菇翻炒片刻，加适量清水煮沸，下入豆腐块，煮沸后撒入葱花，加精盐、味精调味即成。

草菇丝瓜汤

原料：干草菇20克，北豆腐100克，丝瓜480克，姜、盐、白砂糖、香油、胡椒粉各适量。

做法：❶ 干草菇洗净浸软，切去硬的部分，沥干；豆腐切成薄片；姜洗净切片备用。

❷ 锅内加水烧开，加少许油，下丝瓜焯至稍熟捞起，沥干；豆腐也放入开水中焯3分钟，捞起沥干；草菇焯煮4分钟，捞起冲洗净，沥干。

❸ 炒锅加油烧热，爆香姜片，加水煮开；下入食材再煮开，煮至丝瓜熟透，下盐、香油、胡椒粉调味即可。

香菇炖鸡

原料：土鸡腿2只，干香菇6朵，红枣12个，姜2片，米酒1大匙，盐适量。

做法：❶ 土鸡腿剁小块，氽烫过后去除血水后冲净。

❷ 干香菇泡软、去蒂，红枣泡软。

❸ 将鸡肉、香菇、红枣、姜片放入炖盅内，放入米酒，再加开水6杯，加盖蒸40分钟。

❹ 起锅前加盐调味，拌匀后即可盛出食用。

香菇鸡汤面

原料：细面条400克，鸡胸肉400克，胡萝卜1根，香菇4个，鸡汤、酱油、盐、葱花各适量。

做法：❶ 鸡胸肉洗净；锅中放温水，入鸡肉，加盐，略煮熟，盛出。

❷ 在另一个锅中把水煮开，加盐，入面条煮熟。

❸ 胡萝卜去皮，洗净，切片，放入过滤过的鸡汤中煮熟，加盐和少许酱油调味。

❹ 香菇入油锅略煎（每一面各煎几分钟）。

❺ 将煮熟的面条盛入碗中，把胡萝卜片和切成片的鸡胸脯肉摆在面条上，淋上热鸡汤，再点缀上葱花和煎好的香菇即可。

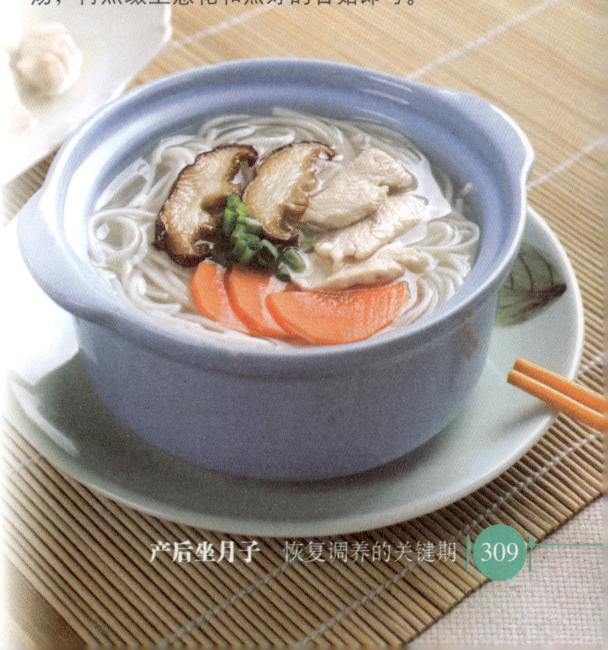

防脱发的食物

很多新妈妈在产后2~7个月，都有不同程度的头发脱落，让新妈妈的心情很不愉快。

原先有光泽、有韧性的头发会在产后暂时停止生长，并出现明显的脱发症状，这是受到产后妈妈体内激素的影响。这种症状最长在1年之内便可自愈，妈妈不必过分担心。如果脱发情形严重，可服用维生素B_1、谷维素等，但一定要在医生指导下。

预防或减轻产后脱发，要注意饮食平衡，尤其是哺乳的妈妈，不能挑食、偏食，菜的口味宜淡不宜咸。

枸杞子

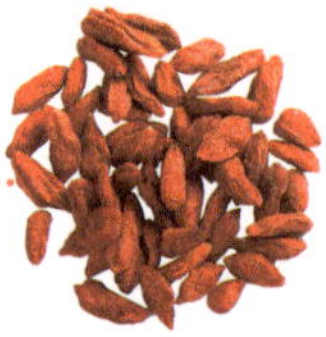

枸杞子有补益肾气、养血生发之功效，适合肾气不足、精血亏虚引起脱发的新妈妈食用。

枸杞炖羊肉

原料：枸杞子20克，羊肉150克，姜、盐各适量。

做法：❶ 先将羊肉洗净切块，用开水氽去腥味；生姜切成片，枸杞子淘洗干净。

❸ 将枸杞子、姜片与羊肉共放锅内，加水适量，大火煮沸后，改用小火煲2小时，加入盐调味即可。

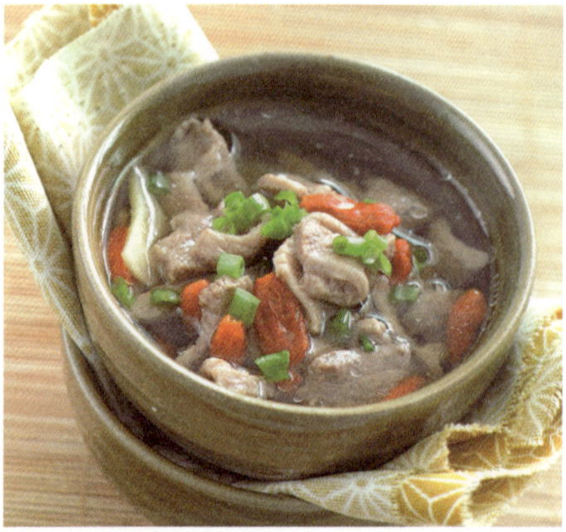

枸杞虾仁

原料：虾仁300克，枸杞子40克，鸡蛋1个（取蛋清），花生油、料酒、盐、胡椒粉、水淀粉、干淀粉、葱、姜各适量。

做法：❶ 将虾仁洗净，剔去虾肠，控干水分；枸杞子洗净，用少许水泡上；葱切碎、姜拍散放入碗中，加水适量搅拌，制成葱姜水。

❷ 将虾仁用盐、鸡蛋清、干淀粉浆拌上劲；取小碗放入盐、料酒、胡椒粉、水淀粉、葱姜水，兑成汁。

❸ 锅置火上，烧热倒入少许花生油，烧至六成热时，把浆好的虾仁，用少许油抓散（防止粘在一起），放入油锅内，滑熟装盘。

❹ 锅洗净放在火上烧热，倒入调好的调料汁和泡枸杞子的水，水开时撒上枸杞子，浇在虾仁上即可食用。

黄芪

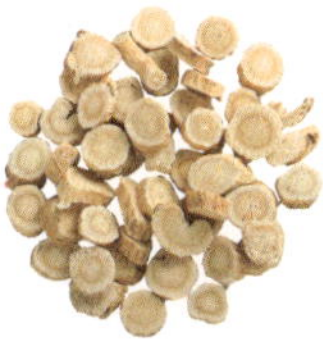

黄芪含皂苷、蔗糖、多糖、多种氨基酸、叶酸及硒、锌、铜等多种微量元素，有增强机体免疫功能的作用。

芪归芝麻炖乳鸽

原料：黄芪30克，当归20克，黑芝麻20克，乳鸽1只，葱、姜、胡椒粉、盐各适量。

做法：❶ 将乳鸽宰杀去毛及内脏，洗净后切块；葱切段，姜切片。

❷ 黄芪、当归、黑芝麻用水冲净，与鸽肉共放炖锅中，加入葱、姜、胡椒粉、盐，用小火隔水炖至鸽肉烂熟。

❸ 拣去药渣后食肉饮汤。

归芪鱼汤

原料：鱼300克，当归3克，黄芪3克，高汤600毫升，姜片、香油各适量。

做法：❶ 鱼处理干净后洗净备用。

❷ 油加热，然后放入姜片，加入鱼、当归、黄芪及高汤煮开。

❸ 转小火，加盖煮5分钟后熄火，即可食用。

黄芪橘皮红糖粥

原料：黄芪30克，粳米100克，橘皮末3克，红糖适量。

做法：❶ 将黄芪洗净，放入锅内，加适量清水煎煮，去渣取汁；锅置火上，放入粳米、黄芪汁和适量清水煮粥。

❷ 粥煮好后再加橘皮末稍煮，最后加入红糖调匀即可。

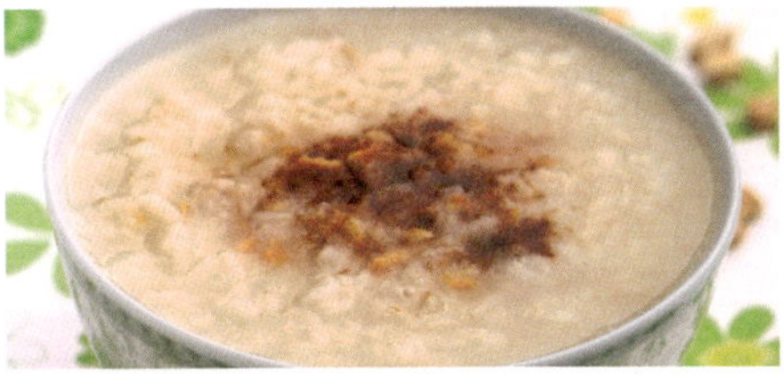

黄芪山楂粥

原料：黄芪30克，粳米100克，山楂末3克。

做法：❶ 将黄芪水煎3次，去渣，取汁加粳米煮粥。

❷ 粥熟后加山楂末，稍煮，加红糖适量调食。

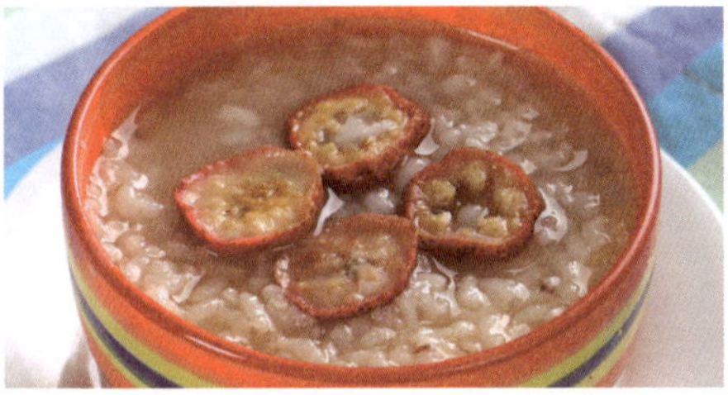

芪归炖鸡汤

原料：仔鸡1 只（约1000克），黄芪50克，当归10克，盐适量。

做法：❶ 仔鸡宰杀，去毛及内脏，剁去鸡爪及嘴壳，用清水洗净。

❷ 黄芪去粗皮，与当归一起洗净。

❸ 砂锅洗净，加清水后放入全鸡，大火烧开后撇去浮沫。

❹ 加黄芪、当归，用小火炖2 小时左右，加入盐，再炖2 分钟即可食用。

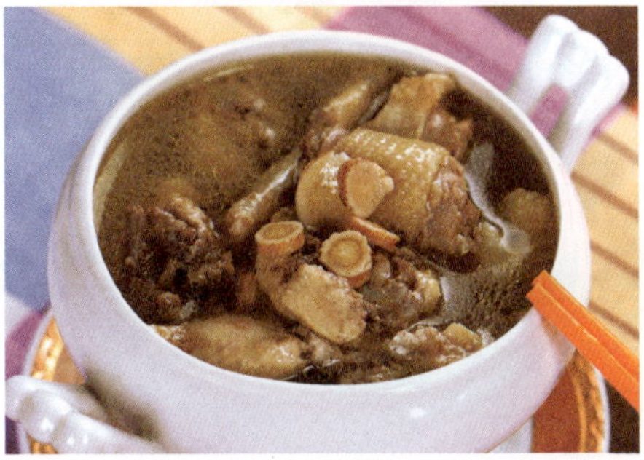

防便秘、痔疮的食物

由于分娩时过于用力或会阴撕裂，加重静脉回流障碍，大多数新妈妈都可能会患有痔疮。产后大多数妈妈都会产生排便困难，加上坐月子吃了大量含蛋白质、脂肪较多的精细食物，更加重了妈妈们的痛苦。水果、蔬菜、粗粮中含有大量的粗纤维，可以缓解症状，减轻妈妈产后的痛苦。

此外，还要注意喝一些水，增加肠道水分，加快肠道蠕动，预防便秘。

黑木耳

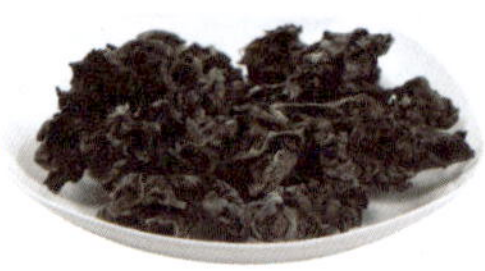

黑木耳中含有丰富的纤维素和一种特殊的植物胶原，这两种物质能够促进新妈妈胃肠蠕动，防止便秘，有利于体内有毒物质的及时清除和排出。

木耳羹

原料： 黑木耳30克。

做法： 将黑木耳择去污物，洗净，加少许水，小火煮成羹。

益母木耳汤

原料： 益母草50克，黑木耳30克，白糖30克。

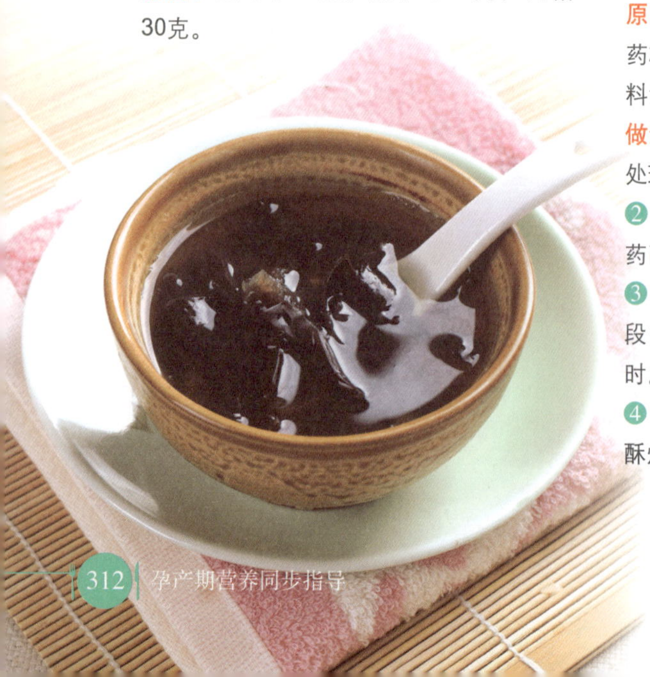

做法： ❶ 益母草用纱布包好，扎紧口。

❷ 黑木耳水发后去蒂洗净，撕成碎片。

❸ 锅置火上，放入适量清水、药包、木耳，煎煮30分钟，取出益母草包，放入白糖，略煮即可。

鸽子木耳汤

原料： 鸽子1只，香菇3朵，木耳1朵，山药200克，红枣8颗，枸杞、姜片、葱段、料酒各适量。

做法： ❶ 锅中加水烧开，加少许料酒，将处理干净的鸽子放入，去血水，捞出待用。

❷ 香菇、木耳分别用温水泡发，洗净；山药削皮，切块。

❸ 砂锅放水加热至沸腾，放入姜片、葱段，红枣、香菇、鸽子，转小火炖1.5小时。放入枸杞、木耳，再炖20分钟。

❹ 将山药块放入，小火炖20分钟，到山药酥烂，加盐调味即可。

蜂蜜

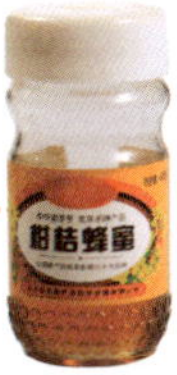

对产后的新妈妈来讲，蜂蜜可以改善口干、贫血、便秘等症状。香油生吃熟食都可以，能解毒杀虫、润燥、消肿，可治产后痔疮，并对防止产后新妈妈的掉发也有一定的作用。

蜂蜜茶

原料：蜂蜜80克，香油30克。

做法：把香油和蜂蜜混合均匀，加入温开水就可以了。

苹果银耳煲雪梨

原料：苹果2个，雪梨2个，银耳25克，红枣20粒，蜂蜜适量。

做法：❶ 苹果、雪梨先用开水烫一烫，切块去核。

❷ 银耳浸泡发胀，剪去底部，洗净；红枣去核。

❸ 所有材料加入适量水，煲1个半小时，加入适量蜂蜜即可。

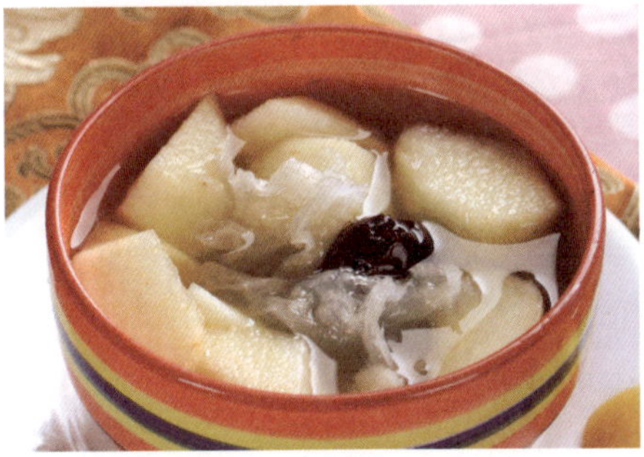

椰香蜂蜜南瓜羹

原料：带皮南瓜150克，蜂蜜、椰蓉各适量。

做法：❶ 南瓜去皮切块，放入蒸笼，大火蒸8分钟左右；将南瓜块取出晾凉，待温度降下来之后，将南瓜过筛。

❷ 过筛之后的南瓜泥加入蜂蜜调匀，表面撒适量椰蓉即可。

葡萄干苹果粥

原料：粳米50克，苹果1个，葡萄干20克，蜂蜜适量。

做法：❶ 粳米洗净沥干，备用。

❷ 苹果洗净去皮，切成小方丁，立即放入清水锅中，以免氧化后变成黑色。

❸ 锅内再放入粳米，与苹果一同煮至滚沸，用勺子稍微搅拌一会儿，改用小火熬煮40分钟。

❹ 食用时加入蜂蜜、葡萄干搅匀即可。

黑芝麻粳米粥

材料：黑芝麻25克，粳米100克，蜂蜜适量。

做法：❶ 将黑芝麻捻碎、粳米洗净，加水适量煮成粥。

❷ 粥将熟时加入适量蜂蜜，一同煮至粥熟，即可食用。

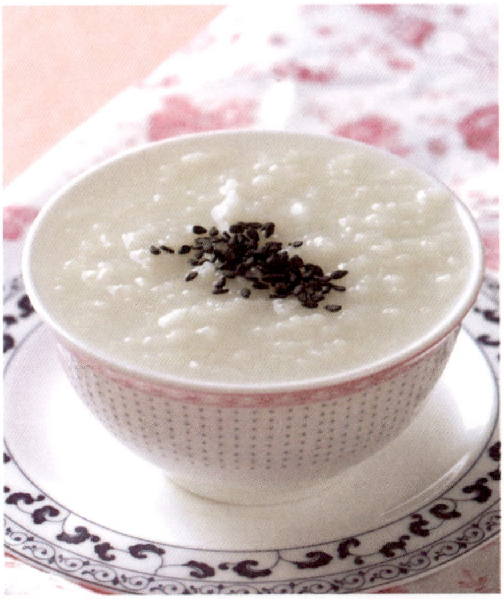

孕前
孕早期
孕中期
孕晚期
坐月子

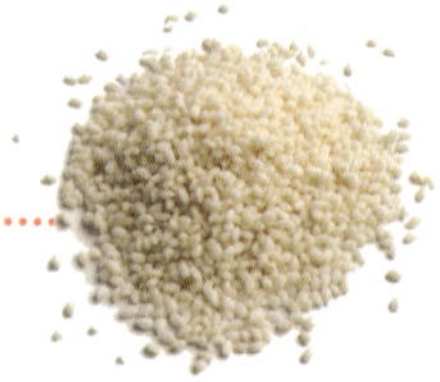

糯米

糯米可以增强新妈妈大肠的蠕动力，还可防止肠胃的下垂，预防便秘的产生。但糯米较难消化，新妈妈不可一次吃太多。

糯米山药粥

原料：糯米50克，山药50克，月子米酒水1000毫升，桂圆5粒，红糖30克。

做法：❶ 将糯米与去皮后的桂圆肉、切片的山药放入月子米酒水中，用电饭锅加盖煮40分钟左右。

❷ 熄火，加入红糖搅拌后即可。

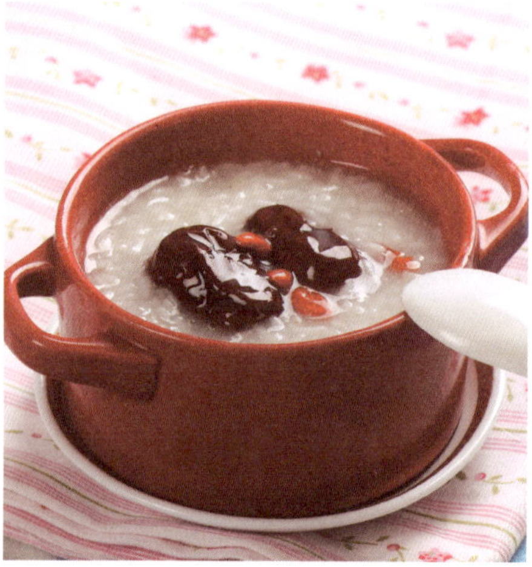

血糯米饭

原料：糯米500克，红小豆、桂圆肉各25克，红枣15枚，食用油、白糖各适量。

做法：❶ 将红小豆、桂圆肉、红枣（去核）洗净；糯米洗净，沥干水分。

❷ 炒锅置于火上，油烧至四成热时，将糯米倒入翻炒，加入红小豆、桂圆肉、红枣和白糖，翻炒均匀。

❸ 加适量清水，大火煮沸，改小火煮至水与米持平，用筷子在饭上扎几个洞，用小火焖30分钟即可食用。

桂圆糯米粥

原料：糯米100克，桂圆肉15克。

做法：❶ 将糯米淘洗干净；糯米入锅，加水1000毫升，先用旺火烧开，再转用小火熬煮。

❷ 待粥半熟时加入桂圆肉，搅匀，继续煮至粥成。

糯米椒

原料：糯米、甜椒各200克，萝卜干30克，辣椒、豆豉、植物油、酱油、香油各适量。

做法：❶ 把糯米、甜椒、萝卜干、辣椒分别洗净后斜切成宽片状。

❷ 锅内加油烧热，放入上述片状食材与豆豉及其他调味料，大火快炒约2分钟至炒香，翻炒均匀即可起锅。

糯米酒红糖煮鸡蛋

原料：糯米酒100克，鸡蛋2枚，红糖适量。

做法：❶ 将糯米酒放入煲里，加清水1碗，煮开。

❷ 将鸡蛋打破去壳，放入煲里，再加入红糖适量，煮至蛋熟即可食用。

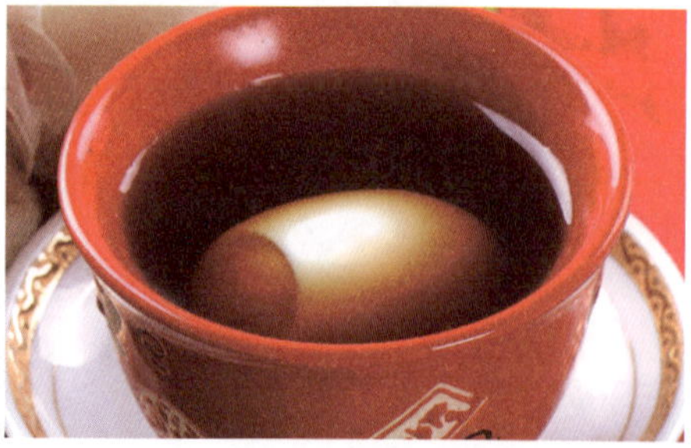

甘薯

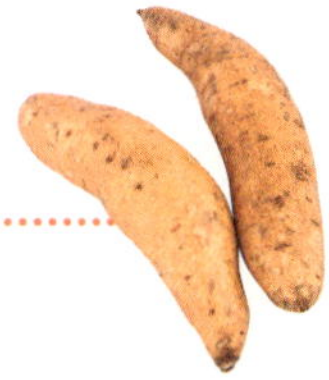

甘薯可益气通乳，润肠通便。甘薯中含有大量维生素A，还可以预防新妈妈由于维生素A缺乏所导致的眼部疾病。

甘薯粥

原料：新鲜甘薯150克，粳米100克。

做法：❶ 将甘薯洗净，连皮切成2厘米厚的块。

❷ 粳米洗净，用清水浸泡30分钟。

❸ 将泡好的粳米和甘薯放入锅内，大火煮沸后，转小火继续煮至粥稠即可。

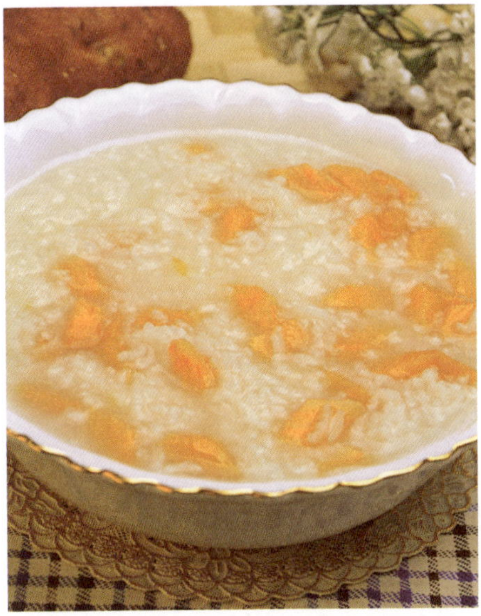

甘薯紫米粥

原料：紫米50克，大米100克，甘薯200克，莲子20克，花生仁30克。

做法：❶ 将甘薯去皮洗净，随意切滚刀块；将其他材料用清水洗净备用。

❷ 高压锅中加清水5碗，下所有食材，加盖，熬煮30分钟即可。

豆沙糯米饼

原料：甘薯150克，糯米粉150克，食用油、牛奶、豆沙各适量。

做法：❶ 甘薯洗净，保留水分，用保鲜膜包好，放入微波炉高火8分钟至软烂（保留水分是为了甘薯不会变得太干）。

❷ 用勺子将已经软烂的甘薯碾成泥，如果想更细致一些，可以用细筛网过筛一下，如果太干，可以加少量牛奶混合均匀。

❸ 加入适量糯米粉（糯米粉和甘薯的比例可以是1:1，也可以少放一些糯米粉，依个人喜好），和成光滑面团。

❹ 将面团分成若干份，放入豆沙馅，团成圆球，压扁。

❺ 锅中放少量油，油热后，放入豆沙甘薯饼，煎至两面金黄即可。

甘薯扣酱骨

原料：甘薯200克，排骨350克，香菇1朵，葱、姜、海鲜酱、生抽、老抽、糖、料酒各适量。

做法：❶ 甘薯洗净切块，排骨洗净斩件；香菇泡发，切丁；葱洗净切段，姜洗净切片备用。

❷ 排骨用海鲜酱、生抽、老抽、糖、料酒码味，深碗底铺香菇，排骨围在周边，甘薯填内。

❸ 腌汁加入清水半杯倒入碗里，盖碟进微波炉用中高火热20分钟，取出倒出汁液，倒扣上碟，再把汁淋上即可。

淡化疤纹的食物

剖宫产的新妈妈产后要加强营养，多食含蛋白质丰富的食物，减少感染机会，如各种瘦肉、蛋类、豆类、牛奶等。新鲜的水果、绿叶蔬菜等含有丰富的维生素E及维生素C，可以促进伤口愈合，改善皮肤代谢功能。海鲜中富含锌元素，当锌与维生素C结合，参与体内胶原蛋白的合成，能促进伤口愈合，加快疤痕修复。

黄瓜

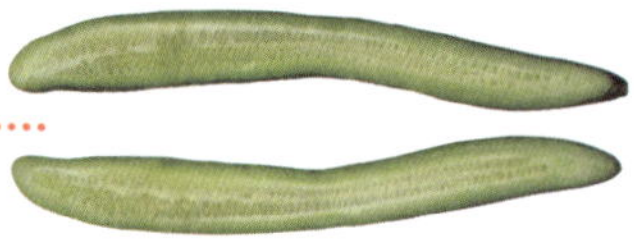

黄瓜含有丰富的钾盐和一定数量的胡萝卜素、维生素C、维生素B_1、维生素B_2、糖类、蛋白质以及磷、铁等营养成分，经常食用黄瓜，能一定程度缓解疤痕色素沉着。

黄瓜粥

原料：大米100克，鲜嫩黄瓜300克，盐、生姜各少许。

做法：❶ 锅内加水适量，置火上，大火烧开后，下大米、生姜。

❷ 煮沸后改用小火，慢慢煮至米烂时下入黄瓜片，再煮至汤稠时放盐调味即可。

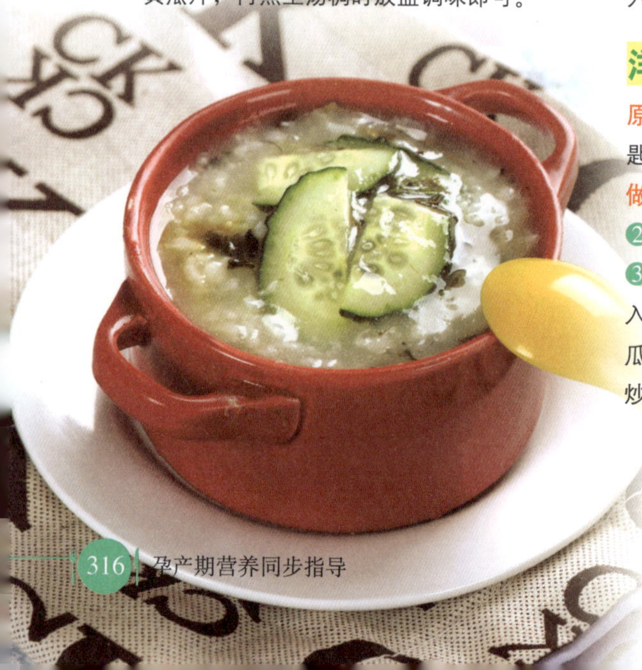

蒜泥黄瓜

原料：黄瓜300克、盐8克、香油15克，蒜50克。

做法：❶ 黄瓜洗净，用盐水泡10分钟。

❷ 黄瓜切成小片，蒜剁碎。

❸ 容器内加入蒜和挤净水分的黄瓜片，加入香油，搅拌均匀即可。

洋葱炒黄瓜

原料：黄瓜2根、紫皮洋葱半个，生抽2汤匙、盐1克，食用油适量。

做法：❶ 黄瓜洗净，斜切成菱形片。

❷ 洋葱切成细丝。

❸ 锅中倒入油，大火加热至七成热时，放入洋葱炒至变软，呈现略透明状，放入黄瓜片，倒入生抽，翻炒均匀后加入盐，再炒30秒钟即可。

猕猴桃

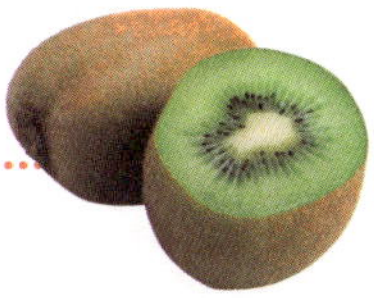

猕猴桃含有维生素C、维生素E、维生素K等多种维生素，属于营养和膳食纤维丰富的低脂肪食品，对减肥、美容有独特的功效。

猕猴桃汁

原料： 猕猴桃2个，纯净水100毫升，蜂蜜适量。

做法： ❶ 猕猴桃洗净、去皮，切小块备用。

❷ 将切好的猕猴桃和纯净水一起放入果汁机中，搅拌至细碎成汁。

❸ 依据个人口感添加适量蜂蜜即可。

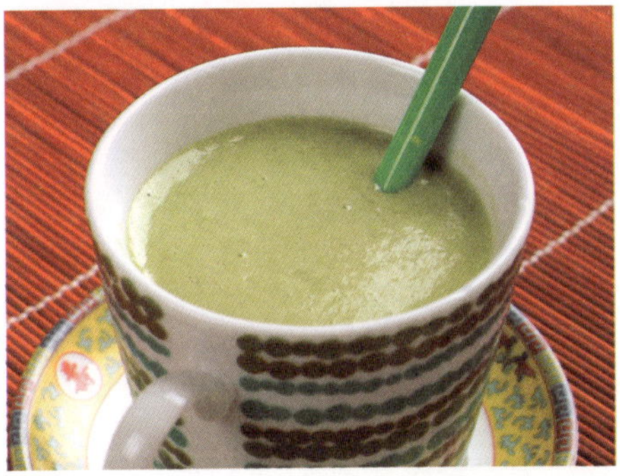

猕猴桃酸奶

原料： 猕猴桃1个，酸奶1杯。

做法： 猕猴桃清洗干净，切成两半，用勺子挖出中间的果肉，放入酸奶杯中即可。

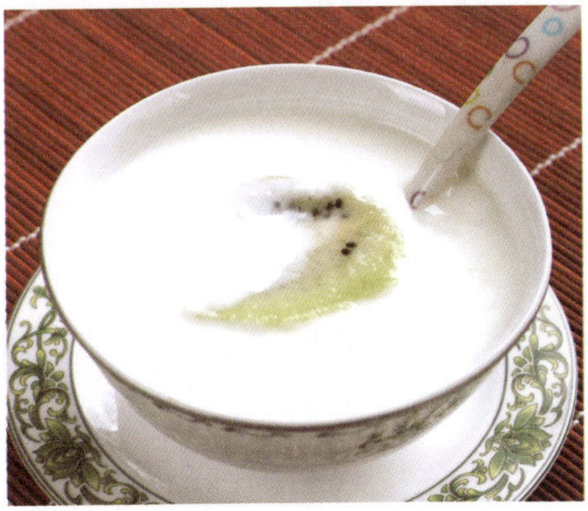

什锦水果羹

原料： 苹果、草莓、白兰瓜、猕猴桃各50克。

做法： ❶ 将苹果、白兰瓜洗净去皮去籽去核后，切成约1.5厘米的方丁，备用。

❷ 草莓除去根叶洗净，从中间切开成两瓣；猕猴桃剥去外皮，切成约2厘米的块，备用。

❸ 将苹果丁、白兰瓜丁、猕猴桃块、草莓瓣一同放入锅内，加清水大火煮沸。

❹ 转小火再煮10分钟即可。

猕猴桃薏米粥

原料： 猕猴桃40克，薏米100克，冰糖适量。

做法： ❶ 将猕猴桃洗净，去皮，切成小丁；薏米淘洗干净，放入开水锅中，煮至米熟。

❷ 放入冰糖，待冰糖化开后，放入猕猴桃丁搅拌均匀即可。

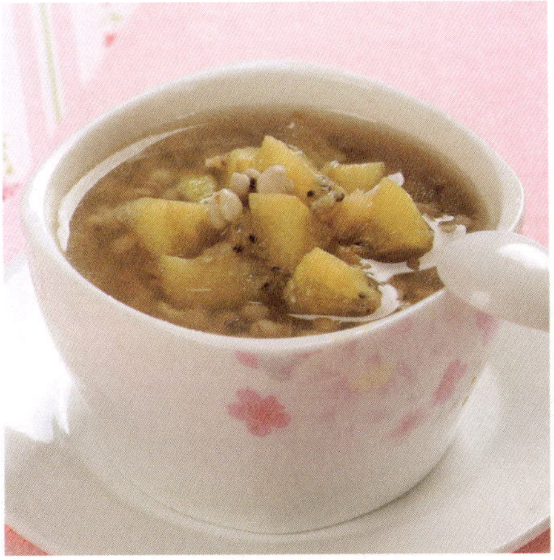

海带

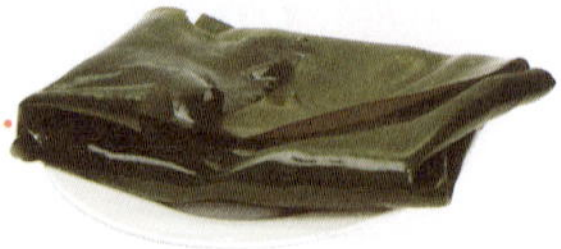

海带中含有丰富的矿物质，常吃能够调节血液中的酸碱度；海带富含碘、钙、磷、硒等多种人体必需的营养元素，其中钙含量是牛奶的10倍，含磷量比所有的蔬菜都高；海带还含有丰富的维生素，可以有效防止皮肤老化，缓解妊娠斑。

海带鸡汤

原料：松子仁5克，水发海带100克，鸡汤、盐各少许。

做法：❶ 松子仁用清水洗净；再将水发海带洗净，切成细丝。

❷ 然后将锅置火上，放入鸡汤、松子仁、海带丝，用小火煨熟，加盐调味即成。

海带黄花汤

原料：鸡蛋3个，黄花菜、白菜心各10克，海带、木耳各5克，盐、水淀粉各适量，高汤350毫升。

做法：❶ 将海带泡好洗净后切丝，木耳泡发、洗净。

❷ 黄花菜择洗净后切段，鸡蛋打入碗中搅拌均匀。

❸ 锅内加高汤烧开，放入海带、黄花菜、木耳、白菜心，烧开后再放入鸡蛋，加入适量盐，再烧片刻后用水淀粉勾芡即成。

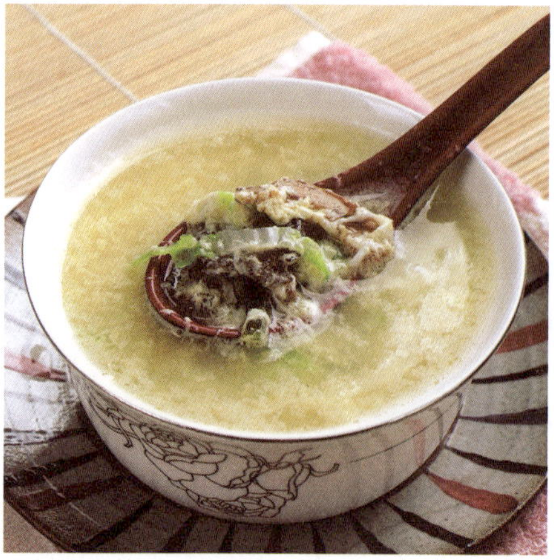

海带炒肉

原料：猪瘦肉150克，海带200克，料酒、白糖、酱油、精盐、花椒面、葱、蒜、淀粉、植物油各适量。

做法：❶ 猪肉切成小薄片；海带涨发透，择洗净，切片，用沸水焯透，捞出沥干；葱洗净切段，蒜洗净切片备用。

❷ 锅内加油烧热，下肉片煸炒至变色，放葱段、蒜片爆香，烹料酒，加入白糖、酱油、精盐、花椒面，添少许汤，再下入海带片，翻炒均匀。

❸ 最后用水淀粉勾芡，淋明油，出锅装盘即可。

豆干拌海带

原料：海带150克（水发），豆干100克，香葱2棵，熟白芝麻20克，酱油、香油、白糖、盐、味精各适量。

做法：❶ 海带、豆干均切丝；香葱切碎。

❷ 将海带丝下沸水锅中煮约15分钟至熟。

❸ 捞出后放在大量的清水中浸泡10分钟以上。

❹ 将海带丝捞出沥干水分，与豆干丝同放拌碗中，加入酱油、白糖、盐、味精、香油。

❺ 拌匀后撒上熟白芝麻即可上桌。

番茄

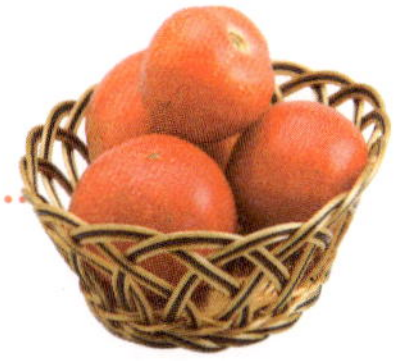

番茄中含有丰富的茄红素，茄红素的抗氧化能力很高，能够帮助准妈妈有效减轻妊娠纹。

番茄菠菜面

原料：番茄100克，菠菜50克，鸡蛋1个，切面100克，盐、植物油各适量。

做法：① 鸡蛋打匀成蛋液，菠菜洗净后切成3厘米长的段，备用。

② 番茄用热水烫过，去皮，切成块，备用。

③ 锅中放入植物油，油烧热后，放入番茄块煸出汤汁。

④ 锅内加入清水，烧开后把面条放入，煮至完全熟透。

⑤ 将蛋液、菠菜段放入锅内，大火再次煮开，出锅时加盐调味即可。

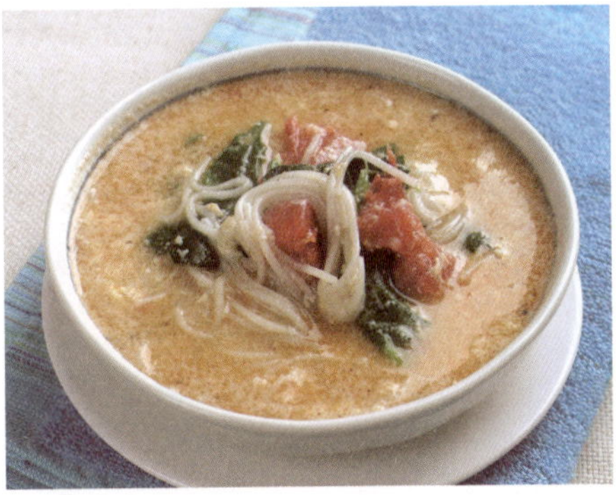

鲜蘑番茄汤

原料：鲜平菇、番茄、嫩玉米粒、嫩豌豆各20克，高汤、生姜、大葱、精盐，胡椒粉、水淀粉、植物油各适量。

做法：① 将鲜平菇、番茄洗净切丁；生姜、大葱洗净切碎。

② 锅中加油烧热，下葱姜爆香，放入平菇丁、番茄丁炒匀，倒入高汤，再加入嫩豌豆和嫩玉米粒烧开。

③ 最后调入盐、胡椒粉和水淀粉即可。

番茄咖喱虾

原料：大虾10只，番茄1个，咖喱粉、番茄酱、糖、胡椒粉、大葱、蒜、姜各适量。

做法：① 大虾修剪和清洗干净备用；番茄洗净切块；葱洗净切段，蒜洗净切末，姜洗净切片。

② 锅内加油烧热，爆香姜蒜，加入大葱翻炒片刻后，加入大虾翻炒，同时加入番茄酱和咖喱粉炒一会儿，然后加适量水调味。

③ 虾不能煮太久，不然就太老，用大火烧才够味，最后用水淀粉勾芡即可上桌。

番茄蹄花汤

原料：猪蹄500克，西红柿250克，精盐、葱、姜、白糖、番茄酱、白酒、八角、植物油各适量。

做法：① 猪蹄开水焯洗干净；葱姜洗净切片备用；西红柿切小块备用。

② 将猪蹄下到砂锅中，加温水没过，投入切好的葱姜片、白酒、八角，大火烧开转至小火慢炖。

③ 猪蹄八成烂时加入适量盐调味，然后捞出，趁热脱骨撕块。

④ 锅里加油少许，油热后下西红柿翻炒至出汁，加入番茄酱、白糖调味，继续翻炒至西红柿软烂。

⑤ 将猪蹄和西红柿一起放入先前的砂锅中，小火继续炖煮20分钟，最后撒少许香菜和葱花装饰即可。

改善体虚的食物

由于分娩过程中的能量消耗、创伤和出血，导致新妈妈元气耗损，气血不足，称为产后体虚。

妊娠后期，准妈妈体内雌激素、黄体酮、皮质激素都会不同程度增高。产后，体内内分泌环境发生了急剧的变化，尤其是产后24小时内，体内激素水平的短时急速下降，造成机体内分泌的不平衡，如调养不慎，容易产生产后月子病和产后体虚。产后体虚应以补气血为主。选用党参、黄芪、当归、麦冬、枸杞子、山药、桂圆、核桃仁、黑芝麻、莲子等煮粥或煲汤喝，可以帮助产妇的身体尽快恢复。

当归

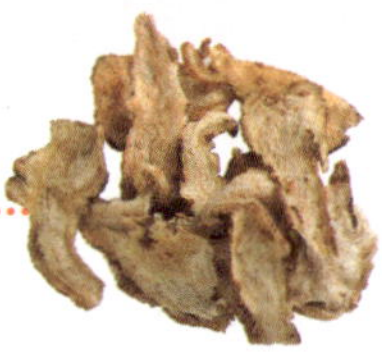

当归既能补血，又能活血，有祛瘀调经、润肠通便的功效，被历代医家推崇为妇科要药。产后新妈妈适当服用当归可补气养血，增强体质。

当归红糖蛋

原料：当归10克，红糖50克，鸡蛋2枚。

做法：❶ 当归洗净后加水700毫升，煎熬至500毫升。

❷ 打入鸡蛋，加红糖，蛋熟即可。

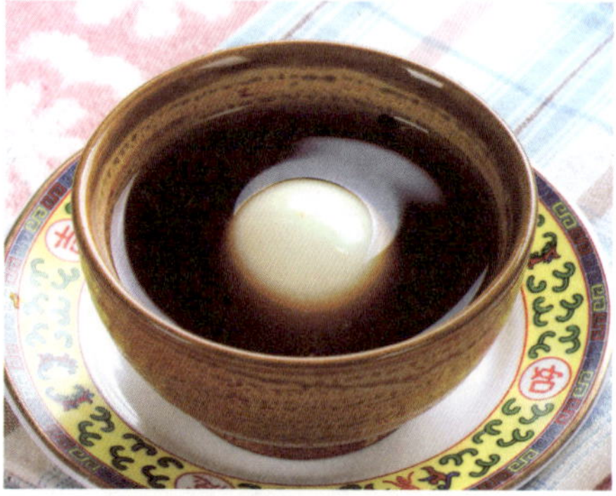

当归黄芪红枣鸡

原料：当归20克，黄芪20克，红枣10枚，仔母鸡1只，米酒、盐各适量。

做法：❶ 仔母鸡宰杀后去毛、内脏，洗净，在沸水中烫3分钟。

❷ 将洗净的黄芪、当归、红枣塞入鸡腹内，加米酒、清水适量，小火煮至烂熟。

❸ 去除药渣，调入盐即可。

当归红枣牛筋花生汤

原料：牛蹄筋100克，花生50克，红枣10枚，当归5克，盐适量。

做法：❶ 牛蹄筋去掉肉皮，在清水中浸泡4小时后，洗净，切成细条。

❷ 用清水把当归洗净，整个放进热水中浸泡30分钟，然后取出切片，当归切得越薄越好。

❸ 花生、红枣洗净。

❹ 砂锅置火上，加清水，放入牛蹄筋、花生、红枣、当归，用大火煮沸后，改用小火炖至牛筋烂熟，出锅时加盐调味即可。

西洋参

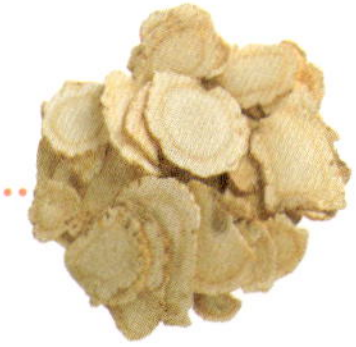

适合阴虚者的茶饮方，西洋参可益气生津、润肺清热，适用于口干、虚火，易口舌生疮的人。

西洋参茶

原料： 西洋参约2~3片。

做法： 将西洋参切成薄片，以沸水冲泡20分钟后，温服，可回冲，当茶饮。

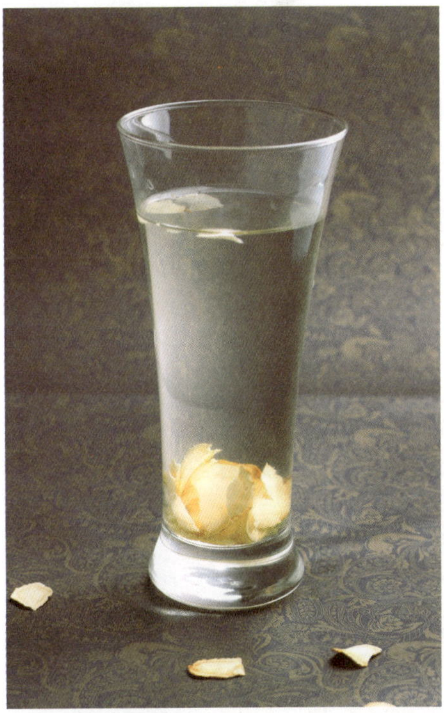

西洋参鲫鱼汤

原料： 西洋参10克，鲫鱼1条，红枣、姜、盐各少许。

做法： ❶ 西洋参切片，鲫鱼洗净，放入锅中煎至半熟。

❷ 煲中水开后放入鲫鱼、红枣、西洋参、姜、盐再次煮开，换慢火煲约半小时即可。

参枣桂圆饮

原料： 西洋参6 克，桂圆肉5 克，大枣10克，红糖少许。

做法： 所有药材用水煎2次，每次40 分钟，合并药液后加入红糖，分早中晚3次服用。

西洋参大枣粥

原料： 西洋参3克，大枣10枚，粟米100克。

做法： ❶ 先将西洋参洗净，置清水中浸泡一夜，切碎西洋参。

❷ 洗净大枣；将西洋参、大枣、粟米及浸泡西洋参的清水一起倒入砂锅内，再加适量清水，小火熬60分钟即可。

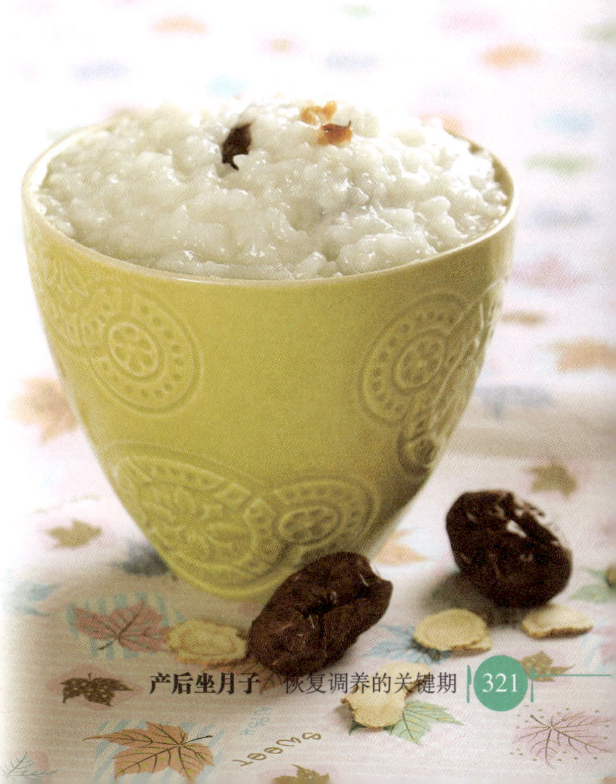

党参

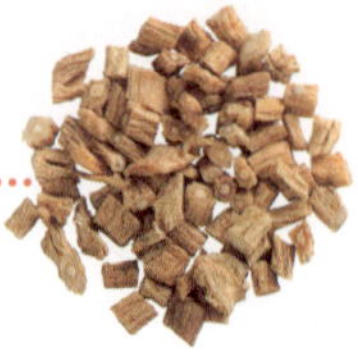

党参最宜入药膳，药性温和，是产后体虚温补的上佳中药。

党参红枣茶

原料：党参5克，红枣3枚。

做法：将两味药方加水煎汤，取汁代茶饮用，每日1剂。

参枣米饭

原料：党参10克，大枣10个，糯米150克，白糖适量。

做法：先将党参、大枣洗净，煎水取汁，另将糯米隔水蒸熟后反扣于碗中，上浇党参、大枣及其汁液，放入适量白糖。

参芪鸡汤

原料：鸡腿2只，党参、黄芪、淮山各10克，大枣 5 枚，盐适量。

做法：鸡腿洗净，与党参、黄芪、淮山、大枣一起放入砂锅内，加适量水，大火煮沸，撇去浮沫，转小火煲2小时，加盐调味即可。

党参煨羊肉

原料：羊肉1000克，莲藕1节，党参5克，姜片、葱段、八角、盐、料酒各适量。

做法：❶ 羊肉切块，清水洗净，开水焯透放入砂锅内，加适量水，放入党参、姜片、葱段、八角、盐、料酒，大火煮沸，转小火煨2小时。

❷ 莲藕洗净切块，放入砂锅中煮熟即可。

党参炖乌鸡

原料：乌鸡1000克，党参10克，葱段、姜片、盐各适量。

做法：将乌鸡处理干净，切成大块，放入沸水锅中焯去血水，捞出洗净。砂锅中加适量水，放入鸡块、党参、葱段、姜片和适量盐，大火煮沸改小火炖熟烂即可。

党参杞子猪肝粥

原料：党参20克，枸杞子30克，猪肝50克，粳米60克。

做法：一同煮粥食用。

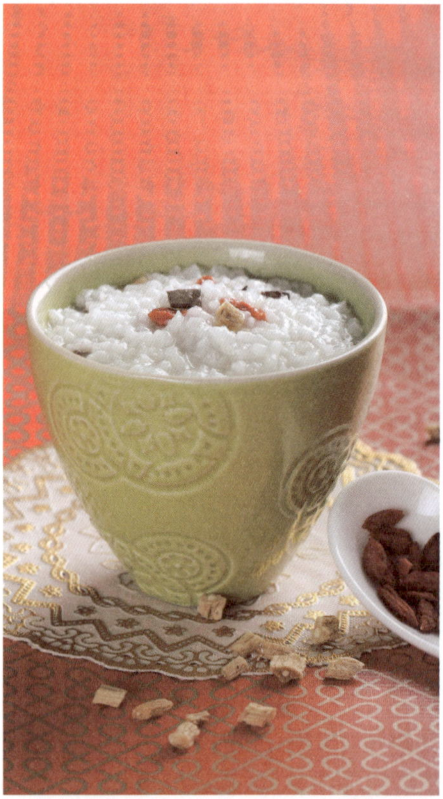

小米

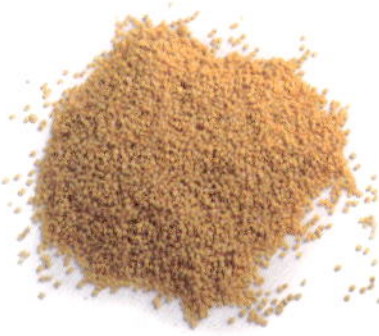

小米又称为“粟米”，是我们经常食用的谷类。小米可以滋养脾胃，并有催乳的作用。产后体质虚弱、脾胃不适的产妇可以经常食用。

小米香菇粥

原料：小米50克，香菇50克，盐适量。

做法：❶ 小米淘洗干净；香菇择洗干净，切成小块或碎末。

❷ 锅内放入清水、小米煮粥；大火煮沸时放入香菇，小火煮至熟烂，加入盐调味即可。

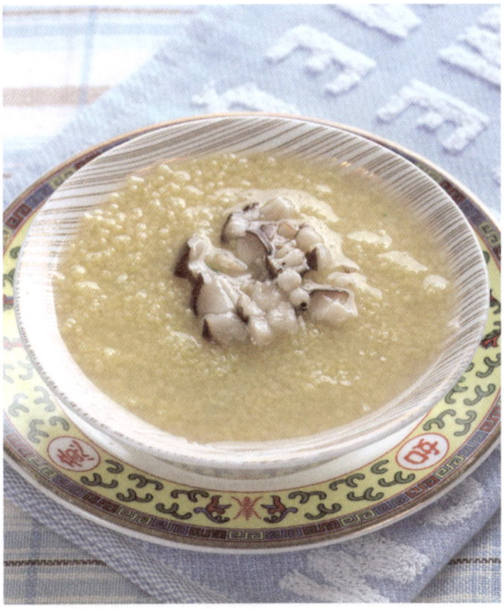

小米鸡蛋红糖粥

原料：新鲜小米100克，鸡蛋3枚，红糖适量。

做法：❶ 将小米清洗干净，备用。

❷ 在锅里加足清水，烧开后加入小米。

❸ 待煮沸后改成小火熬煮，直至米烂粥黏稠。

❹ 再往粥里打入鸡蛋、搅匀，稍煮，放入红糖后即可食用。

小米菜汁粥

原料：小米50克，菠菜50克，生抽、醋适量。

做法：❶ 将菠菜洗净后用榨汁机打成蔬菜汁，滤掉杂质备用。

❷ 用菠菜汁加适量水，放入小米熬成粥。

❸ 出锅后调入少许生抽、醋即可食用。

羊骨小米粥

原料：羊骨200克，小米50克，陈皮5克，姜、苹果各10克。

做法：❶ 羊骨捣碎，备用。

❷ 将羊骨和陈皮、姜、苹果一起放入锅中，加适量水，煎浓汁去渣。

❸ 将小米放入上述浓汁中煮粥食用。

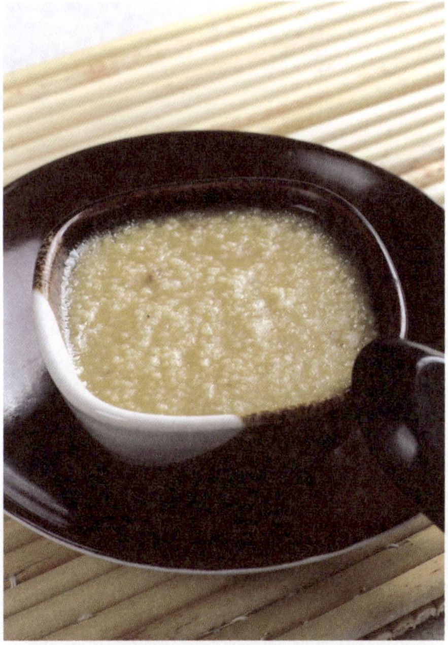

收腹、紧致皮肤的食物

新妈妈经过妊娠、分娩，皮肤松弛是很自然的现象。哺乳期间，体内营养消耗较大，新妈妈若不注意营养补充，脸色就会不好。多吃些含胶质的食物，比如猪蹄、骨头汤等，不仅能补充肌肤所需要的胶原蛋白，同时还有下奶的作用。

猪蹄

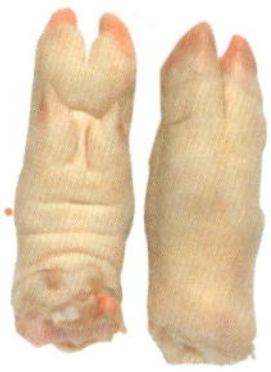

猪蹄含有较多的蛋白质、脂肪、碳水化合物，以及钙、磷、镁、铁、维生素等成份。不仅如此，蹄皮、蹄筋中还含有丰富的胶原蛋白质，可以有效对付妊娠纹。

猪蹄粥

原料：猪蹄1只，通草3克，漏芦10克，粳米100克，盐适量。

做法：❶ 将通草、漏芦放入锅中，加适量清水熬煮，至汁浓，去渣取汁备用。

❷ 锅置火上，放入猪蹄、药汁、粳米，加清水适量煮至猪蹄烂熟，加入盐调味即可。

蜜瓜猪蹄汤

原料：猪前蹄200克，蜜瓜100克，南北杏50克，食盐适量。

做法：❶ 将蜜瓜切开数块，去瓤。

❷ 猪前蹄肉洗净，去毛，切成小块。

❸ 南北杏洗净，沥干。

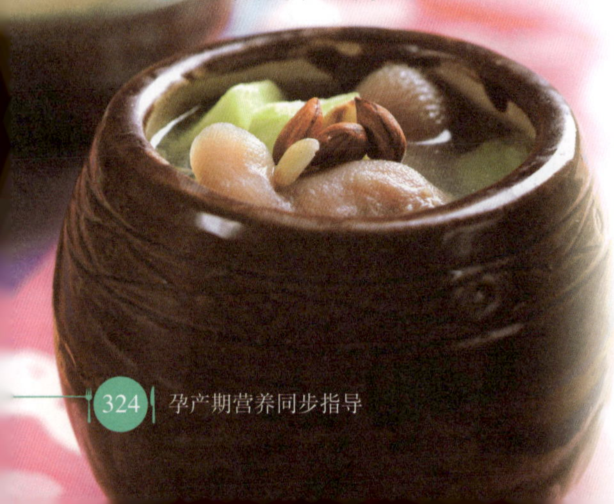

❹ 把猪肉、南北杏同放锅内加清水烧沸后下蜜瓜。

❺ 待水沸腾时，改文火煲约3小时。 出锅时，加入适量食盐即可。

猪蹄茭白汤

原料：猪蹄250克，茭白100克，生姜2片，料酒、大葱、盐各适量。

做法：猪蹄用开水氽后刮去浮皮，拔去毛，洗净，放入锅内，加清水、料酒、生姜片及大葱，旺火煮沸，撇去浮沫，再改用小火炖至猪蹄烂熟，最后投入茭白片煮5分钟，加入食盐即可。

花生炖猪脚

原料：猪蹄500克，花生250克，生姜10克，盐、料酒各适量。

做法：❶ 猪蹄洗净切块，花生用清水浸透，生姜切片。

❷ 锅内加水烧开，放入猪蹄稍煮片刻，去除血污，捞起待用。

❸ 取炖盅一个，将猪蹄、花生、姜片、料酒一起放入盅内，加入清水，用中火炖约3小时，加入盐调味即成。

三文鱼

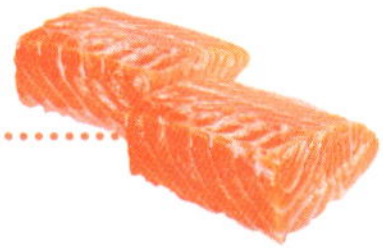

三纹鱼肉及其鱼皮中富含的胶原蛋白是皮肤最好的营养品，大量的胶原蛋白，能减慢机体细胞老化。新妈妈经常食用，可使皮肤丰润饱满，富有弹性。

三文鱼蒸蛋羹

原料：三文鱼250克，鸡蛋240克，芥蓝5克，青椒3克，柿子椒3克，牛奶100克，椰子水100克，香菇（鲜）5克，油菜心5克，盐2克，味精1克，胡椒粉1克，淀粉(玉米)5克，色拉油3克。

做法：❶ 三文鱼洗净，切粒。

❷ 芥蓝、青椒、红椒、香菇、油菜心洗净，均切粒备用。

❸ 鸡蛋打入碗中，加牛奶、椰子水和50克冷水调成蛋羹，加入少许三文鱼粒。

❹ 蛋羹置蒸锅上，隔水蒸至定型，即可拿出。

❺ 坐锅点火，放入三文鱼粒、芥蓝粒、青红椒粒、香菇粒、菜心粒等，用色拉油滑一下。

❻ 加盐、味精、胡椒粉和适量冷水搅拌均匀。

❼ 再用水淀粉勾芡做成汁，浇在蛋羹上即可。

鳄梨

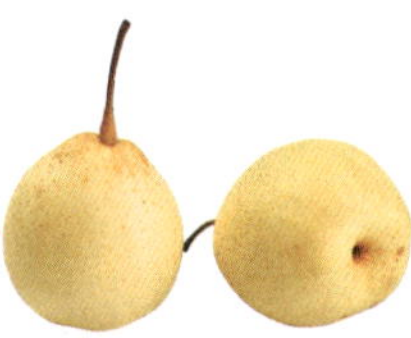

鳄梨是一种营养价值很高的水果，含多种维生素，钠、钾、镁、钙等含量也高。

鳄梨三明治

原料：鳄梨1个，面包片1片，盐适量。

做法：鳄梨对半切开，取走果核，用小勺将果肉从皮上刮下来碾碎，放入适量的盐，搅匀。取一片面包，把鳄梨泥涂抹在面包上即可食用。

鳄梨酸奶

原料：酸奶200克，鳄梨半个。

做法：❶ 鳄梨削皮，去籽，切块。

❷ 鳄梨块跟酸奶一起放到果汁机或搅拌机，打到又滑又稠的状态即可。

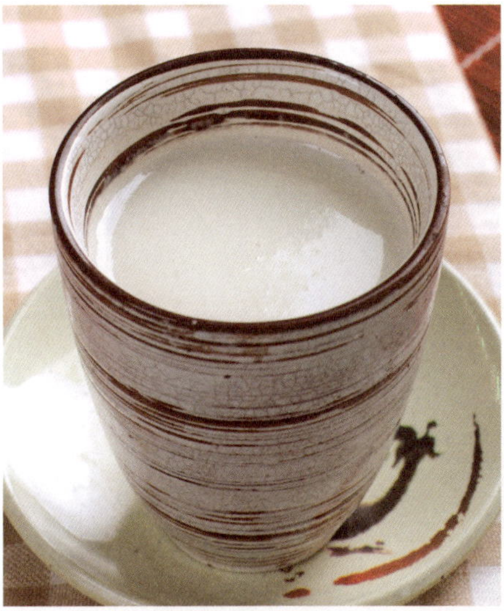

帮助睡眠的食物

产后失眠多因产后失血过多，或产时不顺、心情抑郁所致。可通过改变生活习惯来纠正，比如减少甚至不午睡，饭后多散步，增加每日活动量，晚上不要睡得过早等。服用一些食疗方，对改善睡眠也有所帮助。

牛奶

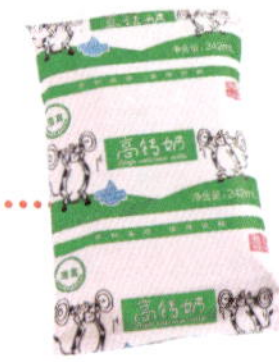

牛奶中含有色氨酸和肽类，可让人感到全身舒适，有利于解除疲劳并促使入睡，对产后体虚而导致睡眠不好的产妇有促进睡眠的作用。

牛奶蛋羹

原料：鸡蛋2枚，纯牛奶250毫升。

做法：❶ 将鸡蛋打成蛋液，用筛网过滤（也可不过滤）。

❷ 将牛奶倒入蛋液中，朝一个方向搅拌至均匀，静待3分钟，让两种液体溶合。

❸ 然后将牛奶蛋液用筛网过滤，把过滤好的牛奶蛋液慢慢倒入碗中。

❹ 碗表面蒙上保鲜膜，用牙签在表面扎几个小孔。

❺ 锅中放入冷水，把碗放到蒸锅里，盖上盖子，大火蒸15分钟，撕下保鲜膜即可。

牛奶红枣粥

原料：粳米50克，牛奶200克，红枣10枚。

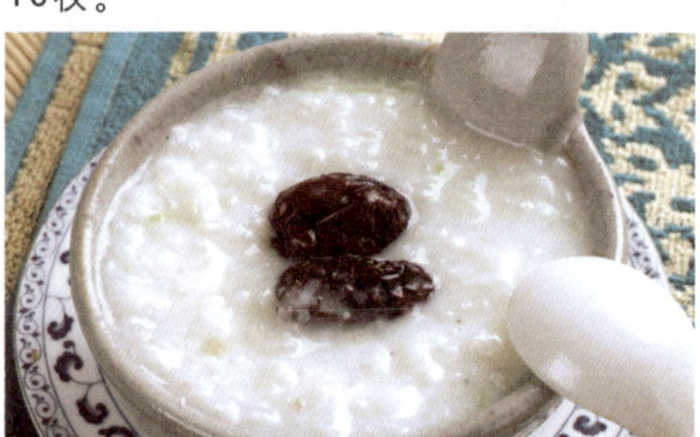

做法：❶ 粳米洗净，用清水浸泡30分钟。

❷ 红枣洗净，取出枣核后，枣肉备用。

❸ 锅内加入清水，将粳米放入，大火煮沸后，转小火熬30分钟，至粳米绵软。

❹ 加入牛奶和红枣，小火慢煲至粥浓稠即可。

牛奶水果薄饼

原料：面粉100克，牛奶125毫升，鸡蛋、猕猴桃、火龙果各1个，小番茄6个，白糖、黄油、植物油各适量。

做法：❶ 将鸡蛋、面粉、牛奶和融化的黄油放入碗内搅拌成糊状，放一旁静置10分钟备用。

❷ 火龙果去皮挖成小球状，猕猴桃去皮切片，小番茄切半，把切好的水果码放在盘子的一侧待用。

❸ 平底锅倒油少许，用小火加热，舀一小勺面糊放入锅中，立即转动平底锅，使面糊摊开成圆形薄饼状，待饼的边缘翘起时，用铲子翻个面再煎一下后盛出，对折码放在水果的一侧即可。

羊肉

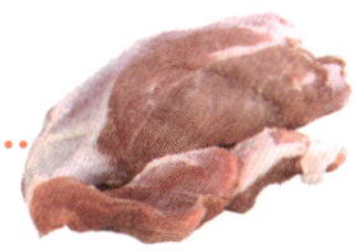

羊肉有安神、快速清除疲劳的作用，对于防止产后恶露不尽也有一定作用。

桂圆羊肉汤

原料：羊肉500克，桂圆肉30克，生姜30克，葱、盐、料酒各少许。

做法：① 将羊肉切成大块，锅中加适量水，放入羊肉，大火煮沸后捞出洗净。

② 将羊肉块、桂圆肉、生姜（拍碎）、葱、料酒放入砂锅，加水淹没羊肉。

③ 大火烧沸，改小火炖2小时至羊肉烂熟，加盐调味即可。

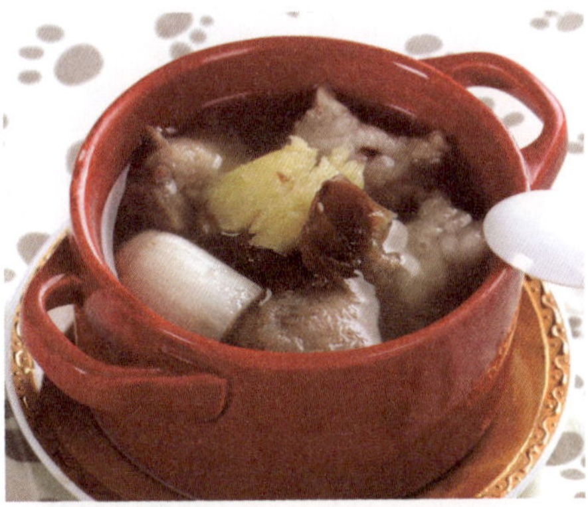

胡萝卜炖羊肉

原料：胡萝卜300克、羊肉180克，食用油、料酒、葱末、姜末、蒜末、糖、盐、香油各适量。

做法：① 胡萝卜与羊肉洗净沥干，各切块备用。

② 将羊肉放入开水中汆烫，捞起沥干。

③ 起油锅，放入适量油，将羊肉放入大火快炒至颜色转白。

④ 将胡萝卜及其他调味料（除香油外）一起放入锅内，加入清水没过材料，大火煮沸，改小火煮约1小时，淋上香油即可起锅。

葱爆羊肉

原料：羊肉200克，大葱50克，白糖、料酒、盐、油各适量。

做法：① 羊肉洗净切成小块；葱切末。

② 锅加油烧热，加入大葱爆香后放入白糖炒至粘稠。

③ 加羊肉、料酒翻炒熟，加盐调味即可。

黄芪羊肉汤

原料：羊肉200克，黄芪15克，红枣8枚，红糖20克，姜片、盐各适量。

做法：① 将羊肉洗净，切成3厘米见方的小块，放在沸水略煮一下去掉血污，捞出备用。

② 姜洗净切片；红枣洗净备用。

③ 将羊肉块、黄芪、红枣、姜片一同放入锅内，加清水大火煮沸。

④ 转小火慢炖至羊肉烂熟，出锅时加入盐调味即可。

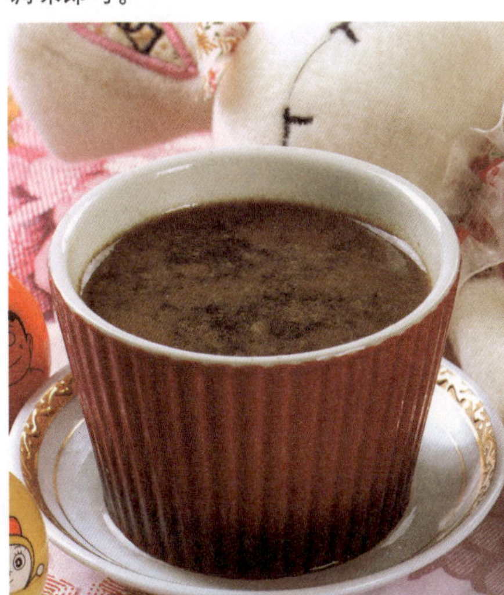

百合

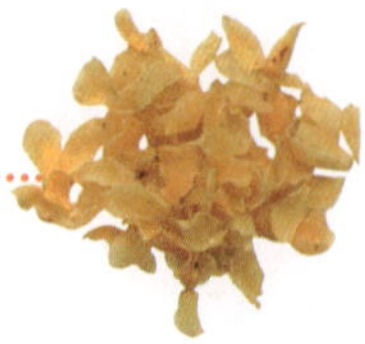

百合中含有百合苷，有镇静和催眠的作用，妈妈得到良好的休息，宝宝也会睡得安稳踏实。

薏米红枣百合汤

原料： 薏米100克，鲜百合20克，红枣10枚。

做法： ❶ 将薏米淘洗干净，放入清水中浸泡4个小时。

❷ 鲜百合洗净，掰成片；红枣洗净切开，并取出枣核。

❸ 将泡好的薏米和清水一同放入锅内，用大火煮开后，转小火煮1个小时。

❹ 把鲜百合和红枣块放入锅内，继续煮30分钟即可。

西芹百合

原料： 西芹250克，鲜百合150克，食用油、盐、水淀粉、白糖各适量。

做法： ❶ 西芹择去筋，洗净，切成较薄的段。

❷ 百合去蒂洗净，掰成片。

❸ 锅内放油烧热，下西芹炒至五成熟，加百合、盐、白糖炒熟，用水淀粉勾薄芡即可。

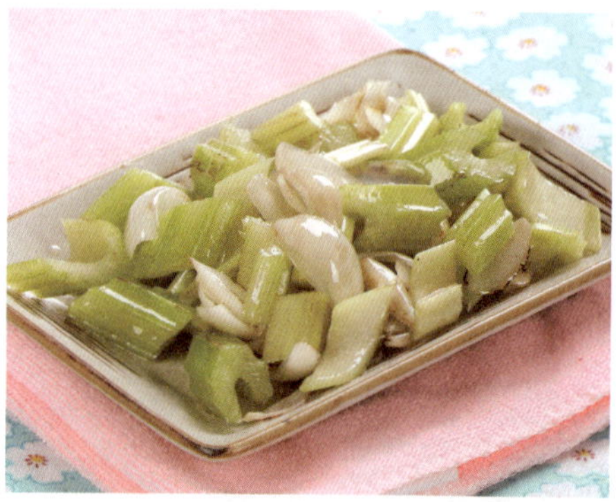

蛤蜊

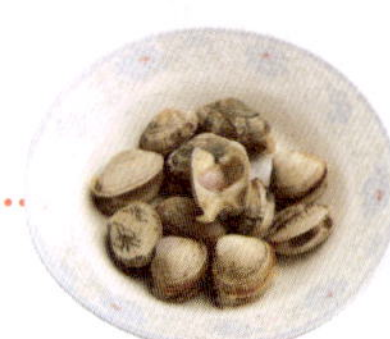

蛤蜊不仅味道鲜美，而且营养也比较丰富，属物美价廉的海产品。它含有蛋白质、脂肪、铁、钙、磷、碘等，可以帮助妈妈抗压舒眠。蛤蜊中的牛磺酸还是促进宝宝脑组织和智力发育必不可少的成分。

青蛤南瓜粥

原料： 粳米200克，嫩南瓜100克，蛤蜊100克，植物油20克，香油15克，盐5克，酱油15克，柠檬汁5克，蒜泥、葱段各适量。

做法： ❶ 粳米在水中浸泡20分钟，淘米水备用。

❷ 嫩南瓜洗净，去皮，切丝备用。

❸ 蛤蜊养在水里，吐净杂质后，挖出蛤蜊肉，淋一点柠檬汁去腥。

❹ 炒锅放植物油烧热，加蒜泥、葱段炒香。

❺ 放入蛤蜊肉，加香油翻炒片刻。

❻ 粳米和淘米水一起用文火煮30分钟。

❼ 加入蛤蜊肉和嫩南瓜丝熬煮熟，最后加盐、酱油和香油调味即可。

桂圆

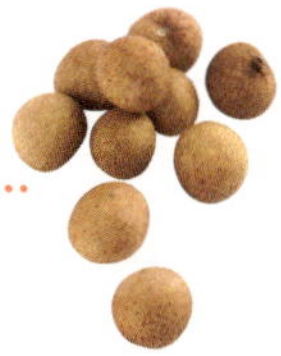

桂圆含有葡萄糖、蔗糖、维生素A、B族维生素、蛋白质、脂肪及鞣质，能补益心脾、养血安神，适用于心血不足的心悸、失眠、健忘、贫血等的辅助治疗。

大枣桂圆粥

原料：小米100克，大枣10枚，桂圆肉50克，红糖20克。

做法：① 将小米淘洗干净；大枣与桂圆肉均洗净，备用。

② 把小米、大枣、桂圆肉一同放入锅中，加入清水，用大火煮沸，转小火再煮40分钟。

③ 当小米快烂熟时，加入红糖，继续煮至粥稠时即可。

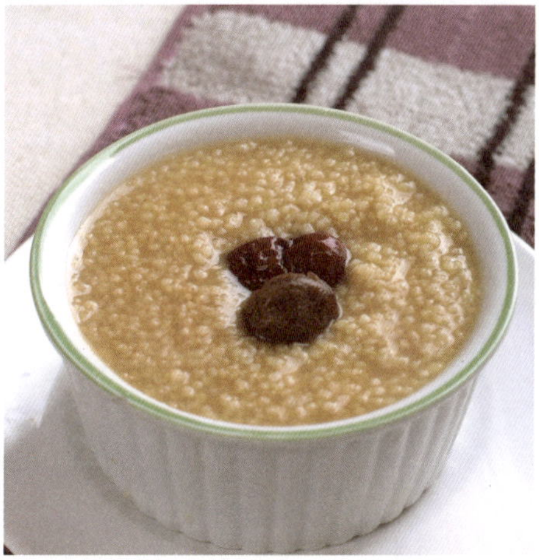

桂圆红枣汤

原料：红枣10枚，桂圆50克。

做法：① 红枣洗净，去掉枣核，枣肉备用。

② 桂圆剥去壳，桂圆肉备用。

③ 将桂圆、红枣放入锅内，加入清水煮沸。

④ 转小火再煮30分钟即可。

桂圆小米粥

原料：小米100克，桂圆30克，红糖20克。

做法：将小米与桂圆肉同煮成粥，待粥熟，调入红糖即可。

桂圆酸枣仁粥

原料：桂圆肉25克，芡实20克，糯米100克，酸枣仁10克，蜂蜜适量。

做法：① 糯米、芡实分别洗净，并用清水浸泡1小时。

② 酸枣仁用纱布包好，防止煮粥时散开。

③ 锅中加入清水，把糯米、芡实、桂圆肉一同放入，大火煮沸。

④ 转小火煮30分钟后，将包好的酸枣仁放入，再煮20分钟，食用前加入适量蜂蜜调味即可。

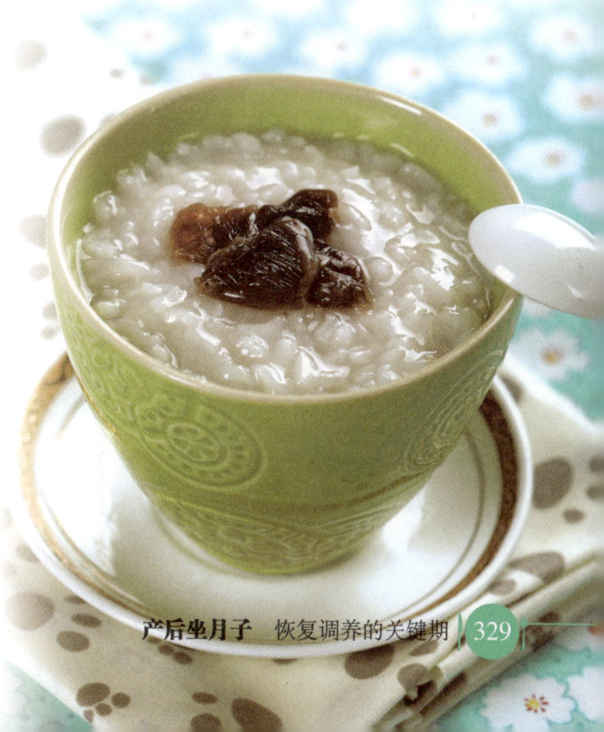

附录

怀孕期间不可不知的各种饮食、用药禁忌

有较强致畸作用的西药

药物种类	举例	危害
激素类药物	己烯雌酚	易使女婴生殖道异常、男婴女性化
	孕酮、睾丸酮类激素	易使女婴男性化
	肾上腺皮质激素	易致死胎、早产，或胎宝宝无脑畸形
各种镇吐药	异丙嗪、氯丙嗪、三氟拉嗪、氯苯甲嗪	易致胎宝宝畸形、心脏发育受阻而患先天性心脏病
解热镇痛药	阿司匹林、安乃静、非那西丁以及含有此类成分的复方制剂	易致胎宝宝软骨发育不全、脑积水、畸形足和先天性心脏病，同时影响胎宝宝的神经系统和肾脏发育
抗生素类药	四环素	易致胎儿牙齿变黄，还易引起先天性白内障、长骨发育不全
	链霉素和卡那霉素	易致胎宝宝先天性耳聋、肾脏功能受损
	氯霉素	易影响胎宝宝骨髓造血功能,还易导致使新生儿患灰婴综合征
	氟哌酸	易影响胎宝宝骨骼生长
抗肿瘤药	甲氨蝶呤、白消安、6-巯基嘌呤和环磷酰胺	易致胎宝宝颅骨骨化不全、腭裂、脑积水、指（趾）畸形、骨髓抑制

慎用的中成药

●泻下药

具有攻下、峻下逐水等作用的中成药，如十枣丸、舟车丸、润肠丸等，有损胎气。

●祛风湿、止痹痛类

具有祛风、散寒、除湿止痛作用的中成药，如虎骨大瓜丸，因其中的川牛膝有活血作用，川乌药性辛热且有大毒，故易损伤胎气。类似还有活络丸、天麻丸、虎骨追风酒、华陀再造丸、伤湿止痛膏等。

●消导类

具有消食导滞、消痞化积作用的中成药，如槟榔四消丸、九制大黄丸、清胃和中丸、大山楂丸等，都具有活血行气、攻下之效，易导致流产。

●清热类

具有清热解毒、凉血、燥湿等功效的中成药，如清热凉血膏，因其为苦寒之品，易伤人体阳气，故准妈妈应慎用。类似的还有牛黄解毒丸、败毒膏、消炎解毒丸等。

●理气类

具有疏畅气机，降气行气功效的中成药，如木香顺气丸、气滞胃痛冲剂、开胸顺气丸、十香止痛丸等，因其下气破气、行气解郁力强而易导致流产，故准妈妈应慎用。

●理血类

具有活血祛瘀、理血通络、止血功能的中成药，如七厘散、小金丹、复方虎杖片、脑血栓片、云南白药、三七片等，易导致流产。

最常犯的几个饮食习惯错误

●偏食挑食

有的准妈妈偏食鸡、鸭、鱼、肉和高档营养保健品，有的只吃荤菜、不吃素菜，有的不吃内脏如猪肝等，有的不喝牛奶，不吃鸡肉和鸡蛋，易造成营养单一。

●无节制进食

有的准妈妈不控制进食量，想吃什么就吃什么，想吃多少就吃多少。有位准妈妈一个月内吃了一箩筐橘子，造成营养不均衡。还有位准妈妈怀孕期间体重增加过多，造成准妈妈肥胖、胎宝宝巨大，这增加了难产的风险。

●食品过精、过细

准妈妈是家庭的重点保护对象，一般都吃精白面和精白米，不吃小米粥和麦片等粗粮，这样容易造成维生素B_1不足或严重缺乏。

需要小心的危险食物

咸肉、咸鱼、咸蛋

过高的盐分会使你体内驻留更多的水分，容易导致准妈妈身体水肿，还可能引起妊娠高血压综合征。所以准妈妈应少吃这些高盐的食物，调味以清淡为主。

烤肉

香飘四溢、外焦里嫩的烤肉总能让准妈妈的味蕾兴奋起来。然而，烤焦的肉类表面含有致癌物质；而里面生鲜的肉可能含有弓形虫，一旦感染会严重损害胎宝宝。

螃蟹类

秋风起，蟹黄肥，大闸蟹的鲜美让你蠢蠢欲动了吧。虽然螃蟹含有较高的蛋白质，但中医认为，螃蟹性寒，吃多了会伤脾胃，而螃蟹有活血祛瘀作用，对胎宝宝不利。

酒

酒精是导致胎儿畸形和智力低下的重要因素。

生鱼片

生鱼片鲜美可口，是很多人的最爱。不过由于缺少加温烹饪过程，它里面的寄生虫和病菌可能会伤害胎宝宝，嘴馋的准妈妈还是不要冒这个险吧。

生田螺、牡蛎等

与生鱼片一样，没有煮过的田螺或牡蛎所带的寄生虫与细菌会影响胎宝宝的发育。如果准妈妈实在控制不了口腹之欲，将它们做熟了再吃，会保险一点。

辛辣食物

辣椒、胡椒、花椒等调味品刺激性较大，多食可引起便秘。准妈妈食用大量这类食物后，会出现消化功能的障碍。

糖

糖在人体内的代谢会大量消耗钙，孕期钙的缺乏，会影响胎宝宝牙齿、骨骼的发育。糖不是基本的营养物质，也会造成准妈妈超重。

味精

味精的成分是谷氨酸钠，进食过多会影响锌的吸收，不利于胎宝宝神经系统的发育。

人参、桂圆

中医认为准妈妈多数阴血偏虚，食用人参会引起气盛阴耗，加重早孕反应、水肿和高血压等；桂圆辛温助阳，准妈妈食用后易动血、动胎。

致敏食品

食用可能致敏食物对胎宝宝的影响尚未引起人们的重视，但事实上，致敏食品很可能会引起流产、早产，导致胎宝宝畸形等多种恶性后果。

各种“污染”食品

应尽量选用新鲜天然食品，避免食用含食品添加剂、色素、防腐剂的食品、熟食。水果等要洗净后才食用，以避免农药残留。

饭后容易犯的几个错误

立刻吃水果

食物进入胃内需要经过1～2小时的消化过程，才能缓慢吸收。饭后立即吃进很多水果，水果会被食物阻滞在胃内，引起腹胀、腹泻或便秘等症状。可在进餐前20~40分钟吃一些水果或饮用1~2杯果汁，最好选择酸性不太强、涩味不太浓的水果，如苹果、梨、香蕉、葡萄、西瓜、甜瓜。

立刻喝茶

饭后马上喝茶，大量的水进入正在消化食物的胃中，冲淡了胃分泌的消化液，从而影响了胃对食物的消化。茶叶还会妨碍机体对铁元素的吸收，如果饭后喝了用15克干茶叶冲泡的茶水，会使食物中铁的吸收率降低50%，长期如此，会引起缺铁性贫血。特别是吃肉后立即喝茶还会增加有毒物质对肝脏的毒害作用。

立刻饮水

饭后立刻喝水会冲走酶或降低它们的作用，影响消化。最好在进食后1~2小时再喝水，若是食用了高蛋白食品至少要在1.5小时后再喝水。

立刻做剧烈运动

饭后运动会使消化器官供血减少，进而不能顺利地进行食物的消化、吸收；饭后立即运动，交感神经就会紧张起来，肾上腺的分泌就会增加，影响糖元的贮存，还容易引起恶心、呕吐、腹痛等。

立刻洗澡

饱餐后立即洗澡，会影响消化功能。饭后要先休息1个小时再洗澡比较好。

立刻看书

饭后立刻读书、看报，会使血液集中于大脑，从而导致消化系统血液量相对减少，影响胃液分泌，时间一长，就会发生消化不良、胃胀、胃痛等症状。

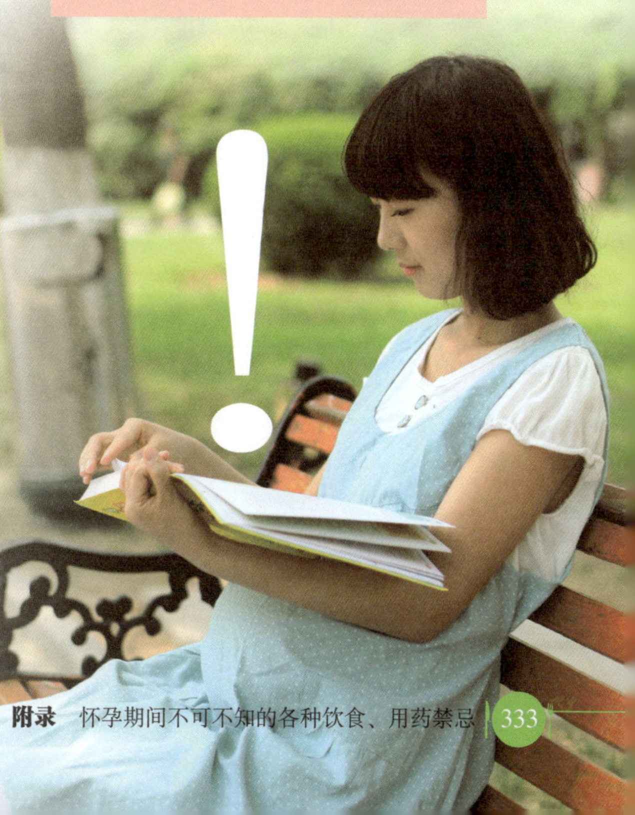

孕期看书对深居腹中的胎宝宝也会起到潜移默化的影响，不过，可不要一吃完饭就拿起书噢。

图书在版编目（CIP）数据

孕产期营养全程指导／吴光驰编著. —北京：中国纺织出版社，2014.5

（妈妈宝宝系列）

ISBN 978-7-5064-8779-5

Ⅰ.①孕… Ⅱ.①吴… Ⅲ.①孕妇－营养卫生－基本知识②产妇－营养卫生－基本知识③孕妇－妇幼保健－基本知识④产妇－妇幼保健－基本知识 Ⅳ.①R153.1 ②R175.3

中国版本图书馆CIP数据核字（2013）第294654号

责任编辑：胡　敏　韩　婧　　　　责任印制：何　艳

中国纺织出版社出版发行

地址：北京市朝阳区百子湾东里A407号楼　邮政编码：100124

邮购电话：010–87155894　传真：010–87155801

http：//www.c-textilep. com

E-mail：faxing@c-textilep. com

北京千鹤印刷有限公司印刷　各地新华书店经销

2014年5月第1版第1次印刷

开本：710×1000　1/16　印张：21

字数：377千字　定价：49.80元

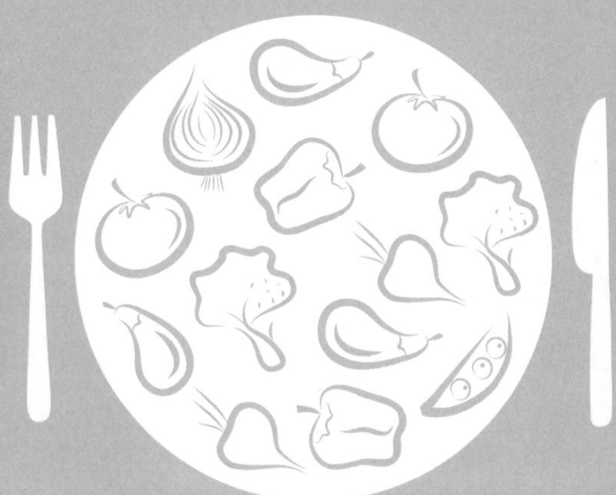

常见食材、简单加工方式
适合普通家庭操作

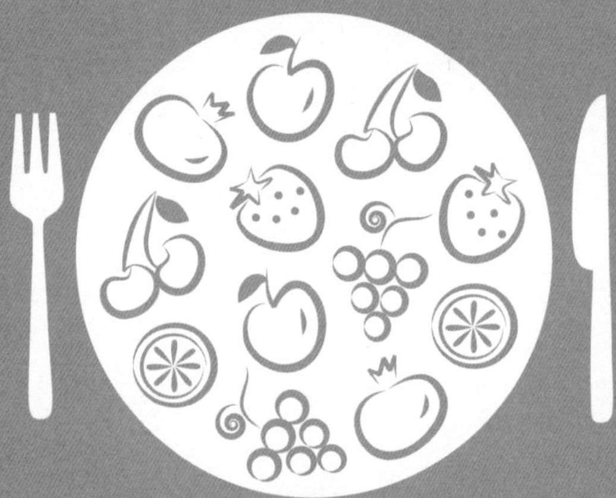

用料安全，食养对症
帮助调理大多数孕期健康问题